SÉPTIMA
EDICIÓN
Su embarazo
y el nacimiento de su bebé

MES POR MES

De los principales expertos en atención de la salud de la mujer

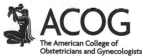

ACOG
The American College of
Obstetricians and Gynecologists

Su embarazo y el nacimiento de su bebé: mes por mes, séptima edición, fue desarrollado por un panel de expertos que trabajan con el personal del Colegio Americano de Obstetras y Ginecólogos (ACOG, American College of Obstetricians and Gynecologists):

Miembros del Grupo de Trabajo Editorial
Brian M. Mercer, MD, Presidente
Dane M. Shipp, MD, Vicepresidente
D. Ware Branch, MD
Lisa M. Foglia, MD
Manijeh Kamyar, MD
Gayle Olson Koutrouvelis, MD
Maria Mascola, MD
Barbara M. O'Brien, MD
T. Flint Porter, MD, MPH
Adrienne D. Zertuche, MD, MPH

Personal del ACOG
Christopher Zahn, MD, Jefe de práctica clínica y equidad y calidad en salud
Jennifer Walsh, Jefa de producto y publicaciones
Jennifer Hicks, MS, Directora, Desarrollo editorial
Martha Hawley Bertsch, Directora, Gestión de productos
Olivia Bobrowsky, Editora principal
Rey Weydert, Editora
Elizabeth Frey, Gerente de producción
Hosnia N. Jami, Diseñadora gráfica
Samantha Lee, Gerente de marketing y diseño creativo

Las contribuciones de las siguientes personas son reconocidas con gratitud:
Robin Marwick, Escritora
Debra Naylor, Naylor Design, Inc., Diseño del libro
Jaime Flores, Diseñador de libros
Ximena Valderrama, Correctora de pruebas
John Yanson, Ilustración
Lightbox Visual Communications Inc., Ilustración
Cade Martin Fotografía con Photogroup Inc./DC Studios

Datos del catálogo de publicaciones de la Biblioteca del Congreso
Names: American College of Obstetricians and Gynecologists, author.
Title: Su embarazo y el nacimiento de su bebé: mes por mes/de los principales expertos en atención de la salud de la mujer, ACOG, the American College of Obstetricians and Gynecologists.
Other titles: Your pregnancy and childbirth. Spanish.
Description: Septima edición. | Washington, DC: American College of Obstetricians and Gynecologists, 2022.
Identifiers: LCCN 2022006147 | ISBN 9781948258364 (paperback) | ISBN 9781948258371 (ebook)
Subjects: LCSH: Pregnancy–Popular works. | Childbirth–Popular works.
Classification: LCC RG525.A2618 2016 | DDC 618.2–dc23/eng/20220308

345/65432

Contenido

8 COMPLICACIONES DURANTE EL EMBARAZO Y EL NACIMIENTO DE SU BEBÉ 637

Introducción

El embarazo es una experiencia que cambia la vida, y es importante que usted tenga la mejor información desde el principio. Este libro, *Su embarazo y el nacimiento de su bebé: mes por mes*, viene de los expertos del Colegio Americano de Obstetras y Ginecólogos (ACOG, American College of Obstetricians and Gynecologists). Durante más de 60 años, el ACOG ha certificado las pautas médicas que los ginecólogos obstetras (ginecoobstetras) y otros profesionales de atención médica utilizan al cuidar a las mujeres.

¿Por qué usar este libro?

Primero, porque no hay nada similar disponible en la actualidad. Dado que *Su embarazo y el nacimiento de su bebé* proviene del ACOG, ofrece las últimas pautas médicas para ayudarle a tomar las mejores decisiones para usted y su embarazo. Usted puede confiar en que la información que usted lee aquí es respaldada por la investigación médica y la experiencia diaria de los ginecoobstetras que han cuidado a millones de mujeres embarazadas.

En segundo lugar, este libro presenta la información médica de una manera sencilla y fácil de comprender. *Su embarazo y el nacimiento de su bebé* la anima a que

- aprenda sobre la salud y la planificación pregestacionales, el embarazo, el trabajo de parto y el parto, y el período posparto
- use la información que aprenda para hablar con su ginecoobstetra y otras personas que podrían cuidar de usted durante el embarazo
- sea una tomadora de decisiones activa y empoderada en su cuidado

¿Qué hay de diferente en esta edición?

Esta séptima edición de *Su embarazo y el nacimiento de su bebé* ha sido completamente revisada. Se ha actualizado la información médica y se han añadido nuevas ilustraciones. También se ha añadido nuevo contenido en respuesta a los comentarios de los lectores, incluyendo

- un nuevo capítulo sobre el ejercicio durante y después del embarazo
- información actualizada sobre cuándo y cómo se realizan las pruebas genéticas
- un capítulo actualizado sobre el alivio del dolor durante el trabajo de parto
- un nuevo capítulo en el que puede encontrar respuestas rápidas a preguntas frecuentes

Además, este libro fue impreso durante la crisis de salud del coronavirus (COVID-19). Revise el índice en la parte posterior del libro para encontrar páginas que hablan sobre el efecto de la COVID-19 en la telesalud, los viajes durante el embarazo, la lactancia materna y más. La investigación sobre la COVID-19 está en curso y usted debería hablar con su ginecoobstetra sobre cómo mantenerse segura y saludable durante el embarazo. También puede encontrar información actualizada en www.acog.org/COVID-Pregnancy.

¿Cómo se organiza este libro?

Notará que la primera mitad del libro es una guía prenatal detallada. Los capítulos de cada mes de embarazo hablan sobre

- el desarrollo de su bebé semana a semana
- algunos de los cambios que tienen lugar en su cuerpo
- cómo manejar algunas de las molestias del embarazo
- lo que puede suceder durante la consulta de cuidados prenatales de ese mes

La segunda mitad del libro incluye secciones sobre el trabajo de parto, el parto y el período posparto, desde justo después de que su bebé nace hasta las primeras 12 semanas y más. También encontrará capítulos dedicados a

- nutrición durante el embarazo
- trabajo y viajes durante el embarazo
- afecciones médicas frecuentes que pueden afectar el embarazo
- complicaciones del embarazo y cómo se manejan

¿Cómo se pueden usar las herramientas y los recursos?

También son nuevas para esta edición las herramientas importantes que usted puede utilizar al hablar con su ginecoobstetra, incluyendo

- un formulario de historia clínica para revisar antes de su primera consulta de cuidados prenatales
- un formulario para realizar un seguimiento de la posible exposición a tóxicos o cosas nocivas en casa o en el trabajo
- una lista de verificación para el seguimiento de los síntomas o preocupaciones durante el periodo posparto
- un cuadro para anotar la información de contacto de amigos, familiares y profesionales de atención médica que le ayudarán durante el periodo posparto

Puede encontrar todas estas herramientas en la parte posterior de este libro. En la parte posterior encontrará también una sección de "Términos que debería conocer". Esta sección define los términos médicos utilizados en el libro, términos que usted podría escuchar de su ginecoobstetra durante su embarazo.

En resumen, usted tiene en sus manos una guía completamente actualizada y factual que le ayuda a ponerla en control de su embarazo y su experiencia de parto. El ACOG espera que *Su embarazo y el nacimiento de su bebé: mes por mes* se convierta en un recurso de confianza y una presencia reconfortante durante su embarazo y periodo posparto.

Finalmente, aunque el término "mujeres" se usa en este libro, el ACOG reconoce que los ginecoobstetras tratan a las personas de todas las identidades de género, incluyendo a las personas que son cisgénero, transgénero, género no binario, o de otra manera de género expansivo y que podrían experimentar embarazo. El ACOG considera que todas las personas deberían tener acceso a una atención médica respetuosa, de alta calidad y segura. El uso del término "mujeres" en este libro está destinado a ser utilizado de manera inclusiva.

Más para explorar en línea

¿Busca más información sobre el embarazo, el trabajo de parto y el parto y el periodo posparto? Visite www.acog.org/MyPregnancy para conocer las últimas novedades de los principales expertos en atención de la salud de la mujer. En línea encontrará

- las principales preguntas de los pacientes y sus respuestas por los ginecoobstetras del ACOG—y una herramienta para enviar sus propias preguntas
- historias de embarazo de pacientes y ginecoobstetras
- un directorio de la A a la Z de temas de salud—que cubren el embarazo y más allá

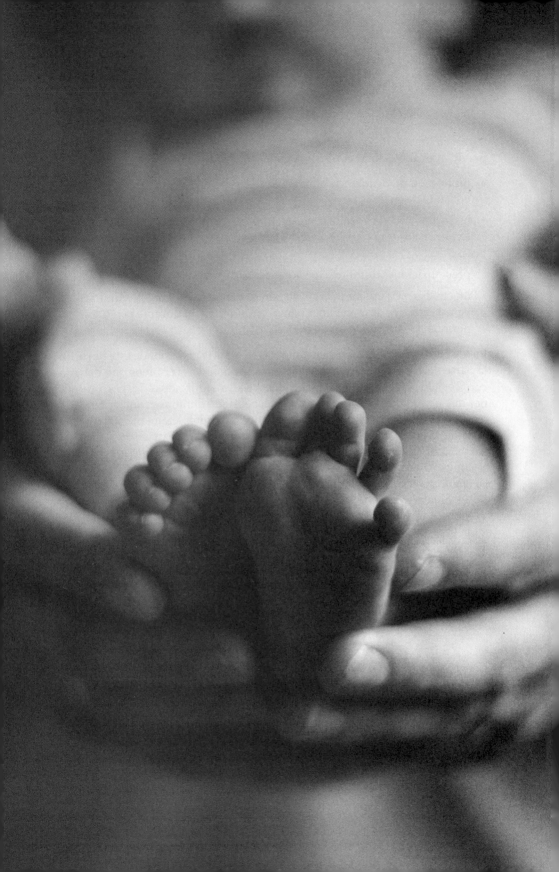

Embarazo
Mes a Mes

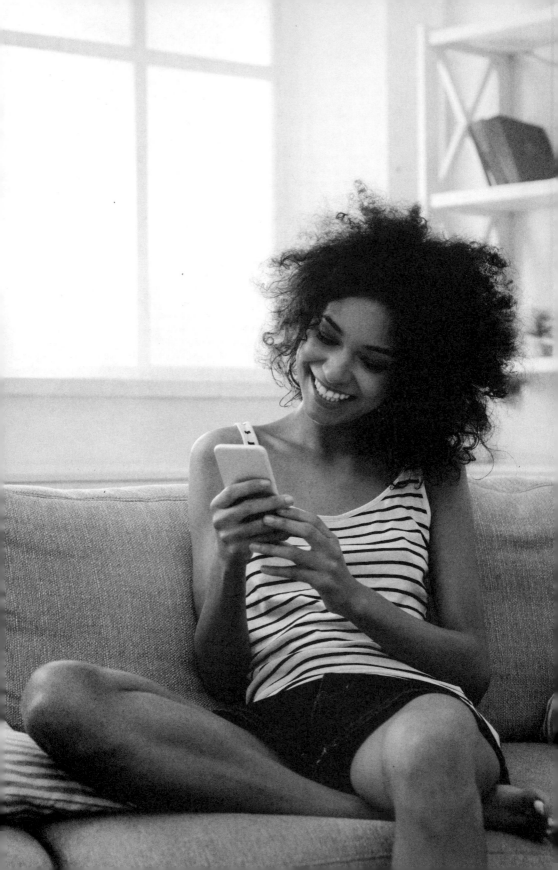

Preparación para el embarazo

¡Felicidades! Usted ha decidido tener un bebé. Bienvenida a la primera parte de un viaje que cambiará su vida para siempre. Antes de tratar de embarazarse, hay algunas cosas importantes que puede hacer para darse la mejor oportunidad de tener un embarazo y un bebé saludables. Al planificar con anticipación y hacer los cambios necesarios antes de embarazarse, es más probable que esté preparada. Por eso son tan importantes los *cuidados pregestacionales*.

La consulta pregestacional

Un chequeo de cuidados pregestacionales es el primer paso en la planificación de un embarazo saludable. El objetivo de este chequeo es encontrar cosas que podrían afectar su embarazo. Identificar estas cosas es importante porque las primeras 8 semanas del embarazo son el momento en el que los órganos principales han comenzado a formarse. Puede consultar a su médico de atención primaria para su consulta pregestacional o puede consultar al **ginecólogo obstetra (ginecoobstetra)** que ha elegido para cuidar de usted durante su embarazo (véase el Capítulo 2, "Elección de su equipo de atención").

Durante una consulta de cuidados pregestacionales, usted y su ginecoobstetra deberían hablar sobre

- su dieta y estilo de vida (véase la sección "Un estilo de vida saludable" en este capítulo)
- sus antecedentes médicos y familiares
- medicamentos que toma
- cualquier embarazo anterior

Juntos revisarán sus **vacunaciones** para estar segura de que usted ha tenido todas las **vacunas** que se recomiendan para usted. Revisarán los riesgos de las **infecciones de transmisión sexual (ITS)** y hablarán sobre cómo protegerse. También podrían hablar sobre la detección de **trastornos genéticos** que podrían estar en su familia o en la de su pareja.

Afecciones de salud preexistentes

Su ginecoobstetra debería preguntar sobre cualquier enfermedad o cirugía que haya tenido. Él o ella también debería preguntar sobre cualquier afección crónica que usted podría tener en la actualidad. Las afecciones médicas pueden causar problemas durante el embarazo. Algunas de estas afecciones incluyen:

- **depresión**
- **diabetes mellitus**
- trastornos de la conducta alimentaria
- **hipertensión** (también llamada **presión arterial alta**)
- **trastornos convulsivos**

Algunas afecciones de salud pueden aumentar el riesgo de problemas para el bebé, como **defectos congénitos**. Otras afecciones podrían aumentar el riesgo de problemas de salud para usted. Tener una de estas afecciones no significa que usted no pueda tener un embarazo o bebé saludable. Sin embargo, una buena atención antes del embarazo podría reducir los riesgos relacionados con el embarazo.

Si usted tiene una afección médica, podría necesitar hacer algunos cambios para controlar su afección antes de intentar embarazarse. Por ejemplo, las mujeres con diabetes generalmente necesitan mantener sus niveles de **glucosa** (azúcar en la sangre) en el rango normal durante algún tiempo antes de embarazarse. Si tiene problemas para controlar su azúcar en la sangre, hable con su ginecoobstetra sobre la dieta, el ejercicio y los medicamentos, si es necesario.

Incluso si un problema de salud está bien controlado, las demandas del embarazo pueden hacer que empeore. Para mantener los problemas de salud bajo control, podría necesitar

- realizar cambios en su estilo de vida
- consultar a su ginecoobstetra con más frecuencia
- obtener otros cuidados especializados durante el embarazo

Historial de la salud familiar

Algunas afecciones de salud son más frecuentes en ciertas familias o grupos étnicos. Estas afecciones se denominan trastornos genéticos o trastornos hereditarios. Si un pariente cercano tiene una de estas afecciones médicas, usted o su bebé también podrían estar en mayor riesgo de tenerlo. Durante su consulta pregestacional, su ginecoobstetra podría pedirle que complete un formulario de antecedentes familiares. Si tiene una pareja, esta también puede completar el formulario. El formulario le pedirá información como

- su historial médico familiar
- su raza y etnia
- cualquier problema que podría haber tenido en embarazos anteriores

Con base en esta información, su ginecoobstetra podría sugerir que usted y su pareja se realicen una **prueba del portador** para ciertos trastornos genéticos (véase la sección "Prueba pregestacional del portador" en este capítulo).

En algunas situaciones, su ginecoobstetra podría recomendar que usted y su pareja reciban orientación genética. Un **orientador genético** es un profesional de atención médica que puede ayudarla a comprender sus posibilidades de tener un bebé con un trastorno genético. También podría ver a un médico que sea un experto en genética. La orientación genética implica tomar una historia familiar detallada. A veces se hacen exploraciones físicas y pruebas de laboratorio.

Medicamentos y suplementos

El período pregestacional es el momento de revisar todo lo que toma, incluso:

- medicamentos recetados
- medicamentos de venta libre
- suplementos vitamínicos
- suplementos herbolarios

Dígale a su ginecoobstetra acerca de todos los medicamentos que toma. Mejor aún, lleve los medicamentos con usted a su chequeo de cuidados pregestacionales. Incluya todos los medicamentos en sus botellas, paquetes u otros empaques. Usted y su ginecoobstetra pueden hablar sobre la seguridad de estos cuando se usan durante el embarazo.

Podría necesitar dejar de usar cierto medicamento o cambiar a otro antes de intentar embarazarse. Algunos medicamentos podrían aumentar el riesgo de defectos congénitos, pero los beneficios de tomar el medicamento durante el embarazo podrían superar los riesgos para su bebé. No deje de tomar un medicamento recetado hasta que haya hablado con su ginecoobstetra. Véase el Capítulo 24, "Reducción de riesgos de defectos congénitos", para obtener información sobre cómo tomar medicamentos durante el embarazo.

Embarazos anteriores

Durante su chequeo de cuidados pregestacionales, usted y su ginecoobstetra deberían hablar sobre cualquier embarazo pasado y cualquier problema que podría haber tenido. Algunos problemas del pasado podrían aumentar el riesgo de tener el mismo problema en un embarazo subsecuente. Estos problemas incluyen

- *diabetes gestacional*
- presión arterial alta
- *preeclampsia*
- parto *pretérmino*

Obtener los cuidados adecuados antes y durante el embarazo podría reducir las probabilidades de que estos problemas vuelvan a ocurrir.

Las mujeres que han tenido un *aborto espontáneo* o un *mortinato* a menudo temen que vuelva a ocurrir. Si esto es una preocupación para usted, hable con su ginecoobstetra. La mayoría de las mujeres que han perdido un embarazo tienen embarazos saludables y bebés sanos en el futuro.

Vacunaciones

Ciertas infecciones durante el embarazo pueden causar defectos congénitos o *complicaciones* durante el embarazo. Muchas infecciones se pueden prevenir con la vacunación. Usted debería recibir todas las vacunas recomendadas para su grupo de edad antes de intentar embarazarse. Véase la información de los Centros para el Control y la Prevención de Enfermedades (CDC, Centers for Disease Control and Prevention) en la sección "Recursos" al final de este capítulo.

Algunas vacunas no deberían administrarse a mujeres embarazadas porque contienen virus vivos atenuados. "Atenuado" significa que el virus se ha debilitado para que no pueda causar enfermedad en una persona sana. Las vacunas que las mujeres no deberían recibir durante el embarazo incluyen:

- *vacuna contra la influenza (gripe) de virus vivos y atenuados* administrada como aerosol nasal (pero la vacuna por aguja es segura)
- *vacuna contra el sarampión, rubéola y parotiditis (SRP o triple viral)*
- *vacuna contra la varicela*

Si necesita la vacuna SRP o la vacuna contra la varicela, debe vacunarse al menos 1 mes antes de embarazarse. Durante este mes, siga usando anticonceptivos.

La mayoría de las otras vacunas contienen versiones muertas de los virus o *bacterias* que causan la enfermedad. Estas versiones muertas no causan la enfermedad en sí cuando se administran como vacuna. Estas vacunas son seguras durante el embarazo.

Los CDC recomiendan que todas las personas de 6 meses de edad o mayores reciban la vacuna contra la gripe cada año. Si está embarazada o planea embarazarse, es especialmente importante recibir una vacuna contra la gripe tan pronto como la vacuna esté disponible. La temporada de gripe es de octubre a mayo y la vacuna contra la gripe está normalmente disponible poco antes de que comience la temporada. Una mujer embarazada que contrae la gripe puede enfermarse mucho más que una mujer no embarazada que contrae la gripe. La vacuna contra la gripe le ofrece la mejor protección. La vacuna también ayuda a proteger a su bebé de la gripe hasta que él o ella pueda recibir una vacuna contra la gripe a los 6 meses.

Su ginecoobstetra también podría mencionar la vacuna contra el *toxoide tetánico, toxoide diftérico reducida y acelular de Pertussis (Tdap)*. Esta vacuna activa su sistema inmunitario para producir *anticuerpos* contra la *tos ferina* (tos convulsa). Esto es importante porque la tos ferina es peligrosa para los recién nacidos. Todas las mujeres embarazadas deberían recibir la vacuna Tdap, idealmente entre las 27 y 36 semanas de todo embarazo. Véase el Capítulo 25, "Protegerse de las infecciones", para obtener información sobre las enfermedades infecciosas y las vacunaciones.

Protección contra las infecciones de transmisión sexual

Otras infecciones que pueden ser dañinas durante el embarazo son las que se transmiten a través del contacto sexual. Las ITS pueden afectar su capacidad para embarazarse. Las ITS también pueden dañar a su bebé si usted se infecta mientras está embarazada.

Antes del embarazo, tome medidas para reducir el riesgo de contraer una ITS. Es importante usar un condón masculino o femenino cada vez que tenga *relaciones sexuales*. Pero hay algunas otras recomendaciones:

• Si usa juguetes sexuales, lávelos antes y después del uso y cúbralos con un condón durante el uso.

• Use un *preservativo bucal* durante el sexo oral.

• Lávese las manos antes y después de tener sexo.

Orinar después de las relaciones sexuales puede reducir la probabilidad de desarrollar una *infección de las vías urinarias (IVU)* pero no protege contra las ITS.

Usted está en mayor riesgo de contraer una ITS si tiene sexo con más de una pareja. También está en mayor riesgo si su pareja tiene sexo con otra persona.

Algunas ITS no tienen cura. Estas infecciones incluyen

- *herpes genital*
- *virus de la inmunodeficiencia humana (VIH)*
- *hepatitis B* y *hepatitis C*

Otras ITS se pueden tratar con medicamentos. Debido a que muchas ITS no tienen síntomas en las primeras etapas, se recomiendan las pruebas pregestacionales para lo siguiente:

- Debería hacerse la prueba para *clamidia* si tiene 25 años o menos, o si tiene más de 25 años con factores de riesgo. Los factores de riesgo incluyen tener una nueva pareja sexual o múltiples parejas.
- Debería hacerse una prueba para *gonorrea* si tiene 25 años o menos y tiene ciertos factores de riesgo. Los factores de riesgo incluyen tener gonorrea u otra ITS en el pasado, tener parejas sexuales nuevas o múltiples y no siempre usar condones, y vivir en un área donde las tasas de gonorrea son altas.
- Todas las mujeres deberían hacerse la prueba para el VIH. El VIH no se puede curar, pero si conoce su estado de VIH, puede tomar decisiones importantes sobre el embarazo. Usted también puede aprender sobre las opciones de tratamiento que podrían hacer que sea menos probable que usted transmita la infección a su bebé.

SUna vez que esté embarazada, se recomienda realizar pruebas de detección precoz de otras ITS, como la *sífilis* y el *virus de la hepatitis B*. Véase el Capítulo 25, "Protegerse de las infecciones".

Prueba pregestacional del portador

Para algunos trastornos genéticos, podría haber pruebas del portador disponibles. Esta *prueba de detección precoz* le permite a usted y a su pareja averiguar si ustedes son *portadores* de ciertos trastornos, incluso si no tienen signos o síntomas. La prueba del portador analiza una muestra de sangre o saliva.

Usted y su pareja pueden hacerse pruebas del portador antes del embarazo o durante el embarazo. Si usted tuvo una prueba del portador en un embarazo

TABLA 1-1 **Pruebas del portador recomendadas para personas de diferentes tipos de orígen***

Antecedentes y etnicidad	Cribado recomendado
Todos los orígenes	Fibrosis quística Atrofia muscular espinal (AME)
Ascendencia africana	Alfa-*talasemia* *Enfermedad de células falciformes*
Ascendencia judía de Europa oriental o central	*Enfermedad de Tay-Sachs*
Ascendencia canadiense francesa o cajún	Enfermedad de Tay-Sachs
Ascendencia hispana	Beta-talasemia
Ascendencia mediterránea (incluyendo árabe, griega, iraní meridional, italiana o turca)	Alfa-talasemia Beta-talasemia Enfermedad de células falciformes
Ascendencia del sureste asiático	Alfa-talasemia Enfermedad de células falciformes
Ascendencia de la India occidental	Beta-talasemia

*Las pruebas disponibles y a quiénes se les debería ofrecer cambia con frecuencia como consecuencia de nuevas investigaciones.

pasado, no es necesario repetir la prueba. Sin embargo, si usted tiene una nueva pareja, su ginecoobstetra querrá saber si su pareja tiene alguna afección genética que se presenta en la familia. Podría recomendarse la realización de pruebas de detección precoz adicionales según los antecedentes familiares de su pareja y los resultados de sus pruebas de detección precoz previas.

En el pasado, se recomendaba la prueba del portador para las personas que tenían mayor riesgo de padecer ciertos trastornos genéticos debido a su historia familiar, su etnicidad o su raza (véase la Tabla 1-1, "Pruebas del portador recomendadas para personas de diferentes orígenes"). Ahora a todas las personas se les debería ofrecer la prueba del portador para la *fibrosis quística*, que es uno de los trastornos genéticos más frecuentes, y para la *atrofia muscular espinal (AME)*.

Si se hace la prueba de portador antes del embarazo, usted tiene tiempo para tomar decisiones si descubre que usted es portadora de un trastorno genético:

- Podría optar por embarazarse y preguntar si hay pruebas genéticas prenatales para la afección que le preocupa.
- Podría explorar la opción de la *tecnología de reproducción asistida (TRA)*.
- Podría optar por no tener niños.
- Podría optar por adoptar.

Una vez que esté embarazada, hay **pruebas diagnósticas** que pueden determinar si un bebé tiene ciertos trastornos genéticos. Generalmente toma mucho tiempo obtener los resultados de estas pruebas. El embarazo podría estar bastante avanzado antes de que se conozcan los resultados. Debido a ello, sus opciones son más limitadas. Véase el Capítulo 33, "Trastornos genéticos, detección precoz y pruebas".

Un estilo de vida saludable

Los meses antes de embarazarse son el mejor momento para tomar medidas para estar más saludable. Estos pasos podrían incluir

- comer bien
- hacer ejercicio con regularidad
- alcanzar y mantener un peso saludable
- dejar de consumir sustancias no saludables (tabaco, alcohol, marihuana, drogas ilegales y medicamentos de venta con receta tomados por una razón no médica)
- mantener su entorno seguro

Comer bien

Una dieta saludable es especialmente importante antes y durante el embarazo. La comida que consume es la principal fuente de **nutrientes** y energía para usted y su bebé. A medida que el bebé crece e impone nuevas demandas en su cuerpo, necesitará más **calorías** y nutrientes. No obstante, simplemente duplicar la cantidad de comida—o "comer por dos"—no es una estrategia saludable. Los expertos subrayan la importancia de

- comer alimentos ricos en nutrientes
- mantenerse activa
- ganar una cantidad apropiada de pesot

En su consulta pregestacional, hable con su ginecoobstetra sobre cualquier preocupación dietética. Él o ella necesitará saber si usted

- es vegetariana, y si es así, si come productos lácteos
- tiene cualquier alergia a los alimentos
- tiene problemas para digerir la leche y otros productos lácteos
- tiene **enfermedad celíaca**
- ayuna rutinariamente
- alguna vez ha tenido un trastorno de la conducta alimentaria

Si desea ayuda para planificar una dieta saludable, comience con la guía de planificación de alimentos MyPlate del Departamento de agricultura de EE. UU. (véase la sección "Recursos" al final de este capítulo). El sitio web de MyPlate puede ayudarle a aprender a elegir alimentos saludables para todas las comidas. MyPlate explica los cinco grupos alimentarios:

1. Ceréales—Pan, pasta, avena, cereal y tortillas son todos ceréales. La mitad de los ceréales que usted come deberían ser enteros. Los granos enteros son aquellos que no han sido procesados e incluyen el grano integral. Incluyen avena, cebada, quinoa, arroz integral y bulgur. Los productos hechos con estos alimentos también cuentan como granos enteros. Busque las palabras "grano entero" en la etiqueta del producto.

2. Frutas—Las frutas pueden ser frescas, enlatadas, congeladas o secas. El jugo que es 100 por ciento jugo de fruta también cuenta. Haga que la mitad de su plato sean frutas y verduras.

3. Verduras—Las verduras pueden ser crudas o cocidas, congeladas, enlatadas, secas o jugo 100 por ciento vegetal. Use verduras de hoja verde oscuro para hacer ensaladas.

4. Alimentos proteicos—Los alimentos proteicos incluyen carne, aves de corral, mariscos, frijoles y guisantes, huevos, productos procesados de soya, nueces y semillas. Incluya una variedad de proteínas y elija carne magra o baja en grasa y aves de corral.

5. Productos lácteos—La leche y los productos lácteos, como el queso, el yogur y el helado forman el grupo lácteo. Asegúrese de que los alimentos lácteos que come estén pasteurizados. Elija variedades libres de grasa o bajas en grasa (1 por ciento).

Los aceites y las grasas son otra parte de la alimentación saludable. Los aceites en los alimentos provienen principalmente de fuentes vegetales, como el aceite de oliva, los aceites de nuez y el aceite de semilla de uva. También se pueden encontrar en algunos peces, aguacates, nueces y aceitunas. La mayoría de las grasas y aceites en su dieta deben provenir de fuentes vegetales. Limite las grasas sólidas, que se encuentran en la grasa animal, mantequilla, manteca, queso, papas fritas, y muchos productos horneados y postres.

Hacer ejercicio con regularidad

La buena salud en cualquier momento de su vida implica hacer mucho ejercicio, y eso incluye durante el embarazo. Los expertos recomiendan que la mayoría de las mujeres embarazadas hagan al menos 30 minutos de ejercicio moderado la mayoría de los días de la semana. Hable con su ginecoobstetra

Enfoque en el ácido fólico

El ácido fólico, también conocido como folato o vitamina B$_9$, es una vitamina que ayuda a prevenir defectos congénitos importantes del cerebro y la columna vertebral del bebé, llamados defectos del tubo neural (DTN). Las pautas actuales recomiendan que las mujeres embarazadas reciban por lo menos 600 µg de ácido fólico al día, pero es difícil obtener lo suficiente solo de su dieta. Para alcanzar este objetivo, tome un vitamínico prenatal con al menos 400 µg de ácido fólico todos los días y coma alimentos ricos en esta vitamina. La combinación de ácido fólico en su vitamínico y en su dieta debería ayudarla a alcanzar el objetivo de 600 µg.

Los defectos del tubo neural (DTN), como la **espina bífida** y la **anencefalia**, se presentan en las primeras etapas del desarrollo prenatal cuando las cubiertas de la médula espinal no se cierran completamente. Usted puede tener un riesgo más alto de dar a luz a un bebé con un DTN si usted

- ya ha tenido un bebé con un DTN
- tiene ciertas afecciones de salud, como la enfermedad de células falciformes
- está tomando ciertos medicamentos, como medicamentos para la **epilepsia** (valproato)

Si alguno de estos es cierto para usted, su ginecoobstetra puede recomendar que tome 4 mg de ácido fólico cada día—10 veces la cantidad habitual—como suplemento vitamínico por separado al menos 3 meses antes del embarazo y durante los primeros 3 meses del embarazo. Usted y su ginecoobstetra pueden hablar sobre si necesita esta cantidad de ácido fólico basándose en su historia clínica.

acerca de cuánto ejercicio puede hacer con seguridad durante su embarazo.

Es mejor tener una rutina de ejercicios preparada antes de embarazarse. Si acaba de empezar, los buenos ejercicios para comenzar incluyen

- ciclismo
- natación
- caminata

Si no está acostumbrada a hacer mucho ejercicio, hable sobre la seguridad con su ginecoobstetra y tómelo con calma al principio. Además, si tiene sobrepeso u obesidad, obtenga la aprobación de su ginecoobstetra antes de comenzar un programa de ejercicios. Muchos gimnasios y clubes de salud tienen entrenadores físicos que pueden ayudar a diseñar un programa de ejercicio seguro. También podría haber entrenadores o clases en su parque local o YMCA. Para obtener mayor información sobre el ejercicio, véase el Capítulo 23, "Ejercicio durante el embarazo".

Tomar ácido fólico

Tomar un vitamínico prenatal con *ácido fólico* es importante antes y durante el embarazo. Las mujeres deberían recibir 400 microgramos (µg) durante al menos 1 mes antes del embarazo y durante las primeras 12 semanas del embarazo. Si la etiqueta del vitamínico enumera los equivalentes de folato en la dieta (EFD) en su lugar, debe tener 667 µg de EFD.

¿Por qué es importante el ácido fólico? Esta vitamina reduce el riesgo de tener un bebé con defectos congénitos en el cerebro y la columna vertebral. Estos defectos congénitos se llaman *defectos del tubo neural (DTN)*. Además de tomar un vitamínico prenatal (véase el cuadro "Enfoque en el ácido fólico"), también debería comer alimentos ricos en esta vitamina todos los días, incluyendo

- cereal fortificado
- pan y pasta enriquecidos
- mani
- verduras de hoja verde oscuro
- jugo de naranja
- frijoles

Alcanzar y mantener un peso saludable

Tener bajo peso o sobrepeso puede causar problemas durante el embarazo. Para muchas personas, es difícil ganar o perder peso. Hable con su ginecoobstetra sobre si su peso podría ser un problema para su embarazo. Hablar con un dietista (un experto en alimentación saludable) también podría ser útil.

Si su ginecoobstetra le sugiere que trate de aumentar de peso, comience por consumir más calorías de las que quema con la actividad y el ejercicio diarios. Coma bocadillos saludables con alto contenido de calorías todos los días. Algunas buenas opciones incluyen

- nueces
- barras de granola
- batidos sustitos de comidas
- batidos de frutas
- yogur

Si su ginecoobstetra sugiere que usted intente perder peso, tenga en cuenta que perder incluso una pequeña cantidad de peso puede mejorar su salud general. Esto puede pavimentar el camino para un embarazo más saludable. Véase el Capítulo 29, "Peso durante el embarazo: Obesidad y trastornos de la conducta alimentaria".

Detener el consumo de sustancias no saludables

El uso de sustancias—tabaco, alcohol, marihuana, drogas ilegales y medicamentos de venta con receta tomados por una razón no médica—puede causar problemas graves para su embarazo y su bebé, incluyendo

Consejos para parejas

Cuando una pareja decide tener un bebé, se le da mucha atención a la mujer embarazada. Sin embargo, el papel de su pareja es igual de importante. Las parejas deben ser conscientes de algunas cosas para asegurarse de que están lo más sanas posible para sus nuevas responsabilidades:

- Sea más saludable. Únase a su pareja en comer más sano y hacer ejercicio todos los días. Por ejemplo, si ella necesita reducir la cafeína y los alimentos no saludables, usted también puede hacerlo.

- Deje de fumar y consumir sustancias. El humo de tabaco en el entorno es peligroso para las mujeres embarazadas y sus bebés.

- Sea de apoyo. Tratar de embarazarse puede ser una montaña rusa emocional. Esto puede ser especialmente cierto para una mujer que está pasando por la *fecundación in vitro (FIV)* u otro tratamiento para ayudarla a embarazarse. Acompañarla a sus citas para las pruebas de infertilidad, cuidados pregestacionales y *cuidados prenatales* le hará saber a su pareja que puede contar con usted.

- Hacerse la prueba y tratarse cualquier infección de transmisión sexual (ITS). Continúe protegiéndose a usted y a su pareja de las ITS durante el embarazo. Mientras una mujer está embarazada, ella y el bebé no tienen protección contra estas enfermedades. Si ella se contagia con una ITS mientras está embarazada, los resultados podrían ser muy graves para ella y poner en peligro la vida del bebé.

- Participar en la orientación genética y la detección precoz, si es que se recomiendan. Esto ayudará a su pareja a tomar decisiones sobre el mejor abordaje para las pruebas de detección precoz o de diagnóstico.

- defectos del nacimiento
- *bajo peso al nacer*
- parto pretérmino
- mortinato

El consumo de sustancias incluye el consumo de drogas como la heroína, la cocaína o las metanfetaminas. También incluye el uso de oxicodona u otros *opiáceos* de maneras que no fueron prescritas para usted.

¿Cuándo debería dejar de consumir estas sustancias? Es mejor dejar de fumar antes de embarazarse. Evite el alcohol mientras esté tratando de embarazarse y no beba alcohol mientras esté embarazada. También deje de usar otras sustancias nocivas antes de embarazarse.

Además, es importante decirle a su ginecoobstetra cómo usa opiáceos, especialmente cuando está o quiere embarazarse. Si usted tiene un *trastorno por el consumo de opiáceos*, el tratamiento puede iniciarla en el camino hacia la recuperación y un embarazo más saludable.

También es importante saber que los estados tienen leyes y políticas diferentes. Algunos estados consideran que el uso de opiáceos durante el embarazo es una forma de maltrato o abandono de menores. Algunos estados han creado programas de tratamiento específicamente para mujeres embarazadas. Otros estados dan prioridad a las mujeres embarazadas en los programas de tratamiento general. Puede visitar este sitio web para conocer las leyes y políticas de su estado: www.guttmacher.org/state-policy/explore/substance-use-during-pregnancy.

El Colegio Americano de Obstetras y Ginecólogos (ACOG) considera que las mujeres embarazadas que tienen un trastorno por el consumo de opiáceos deben recibir atención médica y asesoramiento, no castigo. La búsqueda de ayuda es el primer paso para recuperarse de la adicción y hacer una mejor vida.

Su pareja también debería renunciar a las sustancias nocivas. Vivir con alguien que fuma significa que es probable que respire humo de tabaco en el entorno. El humo de tabaco en el entorno contiene productos químicos que son nocivos para su salud. Estas sustancias químicas también pueden dañar la salud de su bebé. Estar alrededor del humo de tabaco en el entorno mientras está embarazada se ha vinculado a un mayor riesgo de

- bajo peso al nacer
- *síndrome de la muerte súbita infantil (SMSI)*

Además, si usted tiene una pareja masculina, fumar y usar drogas ilegales puede disminuir su fertilidad y dañar al *espermatozoide*.

El ciclo menstrual

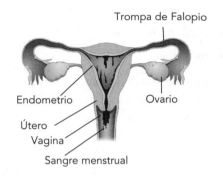

Trompa de Falopio

Endometrio

Ovario

Útero

Vagina

Sangre menstrual

Día 1

El primer día de su período menstrual se considera el día 1 de su ciclo menstrual.

Día 5

Los niveles de estrógeno comienzan a aumentar. El estrógeno hace que el endometrio (el revestimiento del útero) crezca y se espese.

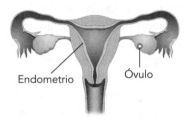

Endometrio

Óvulo

Día 14

Se libera un óvulo del ovario y se mueve hacia una de las dos trompas de Falopio (ovulación). Después de la ovulación, los niveles de progesterona comienzan a aumentar, mientras que los niveles de estrógeno disminuyen.

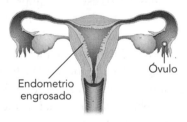

Endometrio engrosado

Óvulo

Día 28

Si el óvulo no se fecunda, los niveles de progesterona y estrógeno disminuyen y el endometrio se desprende durante la menstruación.

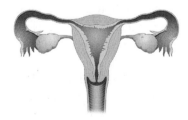

Mantener su entorno seguro

Las sustancias químicas están a nuestro alrededor—en el aire, el agua, la tierra, los alimentos que comemos y los productos que usamos. Antes de embarazarse y durante su embarazo, puede tener contacto con productos químicos en el trabajo, en casa o en su comunidad.

Se sabe que algunas sustancias químicas tienen efectos nocivos en el bebé. Estos incluyen plomo, mercurio y ciertos pesticidas. No se conocen los efectos de muchas otras sustancias químicas en el embarazo. Algunas sustancias que se encuentran en el hogar o en el lugar de trabajo podrían dificultar embarazarse.

Eche un vistazo a su hogar y lugar de trabajo. Dígale a su ginecoobstetra si trabaja

- en una finca
- en una fábrica
- en una instalación de tintorería
- en una instalación de imprenta o electrónica
- cualquier otro lugar donde esté expuesta a productos químicos

Usted también debe hablar sobre los pasatiempos que puedan exponerla a sustancias dañinas, como pintura o barnizado de cerámica. Véase el Capítulo 24, "Reducción de riesgos de defectos congénitos".

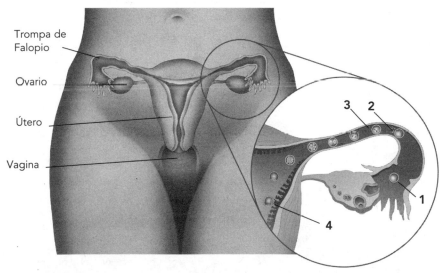

Trompa de Falopio

Ovario

Útero

Vagina

Cómo ocurre el embarazo. Cada mes durante la ovulación, se libera un óvulo (1) y se mueve a una de las trompas de Falopio. Si una mujer tiene sexo alrededor de este tiempo, y un óvulo y un espermatozoide se encuentran en la trompa de Falopio (2), los dos pueden unirse. Si se unen (3), el óvulo fecundado se mueve a través de la trompa de Falopio hacia el útero y se adhiere allí para crecer durante el embarazo (4).

Mantener un calendario menstrual

Cuando usted esté pensando en embarazarse, es posible que quiera hacer un seguimiento de su ciclo menstrual. Al registrar sus periodos menstruales en un calendario durante unos meses, puede identificar los patrones en su ciclo (cuántos días duran sus periodos menstruales, por ejemplo, y si su ciclo es habitualmente de 25 días o 30 días). Usted también podría ser capaz de señalar los días que usted es más fértil. Para usar el calendario, marque con un círculo los días que menstrue cada mes. Si puede, haga una gráfica de su ciclo durante unos meses y lleve el calendario con usted a su chequeo de cuidados pregestacionales. Las aplicaciones para smartphones también están disponibles para ayudarle a graficar su ciclo.

	1	2	3	4	5	6	7	8	9	10	11	12	13	14	15	16	17	18	19	20	21	22	23	24	25	26	27	28	29	30	31
Ene.	1	2	3	4	5	6	7	8	9	10	11	12	13	14	15	16	17	18	19	20	21	22	23	24	25	26	27	28	29	30	31
Feb.	1	2	3	4	5	6	7	8	9	10	11	12	13	14	15	16	17	18	19	20	21	22	23	24	25	26	27	28	29		
Marzo	1	2	3	4	5	6	7	8	9	10	11	12	13	14	15	16	17	18	19	20	21	22	23	24	25	26	27	28	29	30	31
Abril	1	2	3	4	5	6	7	8	9	10	11	12	13	14	15	16	17	18	19	20	21	22	23	24	25	26	27	28	29	30	
Mayo	1	2	3	4	5	6	7	8	9	10	11	12	13	14	15	16	17	18	19	20	21	22	23	24	25	26	27	28	29	30	31
Junio	1	2	3	4	5	6	7	8	9	10	11	12	13	14	15	16	17	18	19	20	21	22	23	24	25	26	27	28	29	30	
Julio	1	2	3	4	5	6	7	8	9	10	11	12	13	14	15	16	17	18	19	20	21	22	23	24	25	26	27	28	29	30	31
Ago.	1	2	3	4	5	6	7	8	9	10	11	12	13	14	15	16	17	18	19	20	21	22	23	24	25	26	27	28	29	30	31
Set.	1	2	3	4	5	6	7	8	9	10	11	12	13	14	15	16	17	18	19	20	21	22	23	24	25	26	27	28	29	30	
Oct.	1	2	3	4	5	6	7	8	9	10	11	12	13	14	15	16	17	18	19	20	21	22	23	24	25	26	27	28	29	30	31
Nov.	1	2	3	4	5	6	7	8	9	10	11	12	13	14	15	16	17	18	19	20	21	22	23	24	25	26	27	28	29	30	
Dic.	1	2	3	4	5	6	7	8	9	10	11	12	13	14	15	16	17	18	19	20	21	22	23	24	25	26	27	28	29	30	31

Embarazarse

Saber cómo ocurre el embarazo le ayudará a averiguar cuándo es más fértil—es decir, cuándo es más probable que se embarace. Para tener una mejor probabilidad de embarazarse, las relaciones sexuales tienen que ocurrir alrededor del momento de la *ovulación*.

El ciclo menstrual

Los cambios que ocurren durante el *ciclo menstrual* son causados por los cambios en los niveles de *hormonas* llamadas *estrógeno* y *progesterona*. Cada mes, las hormonas indican al útero que desarrolle un revestimiento rico en sangre llamado *endometrio*. Estas hormonas también envían una señal a un *óvulo*, haciendo que madure en un *folículo* en uno de sus *ovarios*.

Cuando un óvulo está listo, se libera del ovario y se mueve hacia una *trompa de Falopio*, una de las dos trompas que llevan desde los ovarios hasta el útero. La liberación del óvulo se llama ovulación. Alrededor del momento en que se libera un óvulo también podría sentir

- sensibilidad en las mamas

- un aumento del flujo vaginal (el líquido que sale de su *vagina*)

- un aumento en el deseo sexual

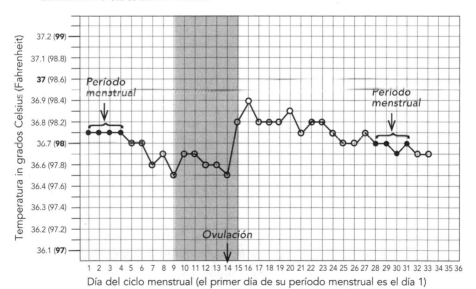

Muestra de la tabla de temperatura basal. Mantener una tabla de temperatura basal durante varios meses podría ayudar a predecir cuándo usted ovulará. La temperatura corporal aumenta de 24 a 48 horas después de la ovulación y permanece alta durante al menos 3 días.

El ciclo menstrual promedio dura alrededor de 28 días, contando desde el primer día de un período (día 1) hasta el primer día del siguiente. Los ciclos que van desde tan solo 21 días hasta 35 días son normales.

En un ciclo menstrual promedio de 28 días, la ovulación ocurre alrededor del día 14. Si el embarazo no ocurre, su cuerpo absorbe el óvulo y los niveles hormonales disminuyen. Esta disminución le da una señal al revestimiento del útero para que se desprenda. El desprendimiento es su período mensual.

¿Cuándo es usted más fértil?

Para que el embarazo ocurra, el espermatozoide debe unirse con un óvulo mientras está en la trompa de Falopio. Cuando un hombre alcanza el orgasmo durante el sexo y *eyacula*, millones de espermatozoides se depositan en la vagina de una mujer. Después de la eyaculación, el espermatozoide se mueve a través del *cuello uterino* y hacia el útero y las trompas de Falopio.

Los espermatozoides pueden vivir dentro del cuerpo de la mujer durante 3 días y a veces hasta 5 días. La vida de un óvulo es mucho más corta—solo 12 a 24 horas después de la ovulación. Por lo tanto, el embarazo puede ocurrir si ya hay un óvulo en las trompas de Falopio cuando tiene sexo. O puede suceder si usted ovula dentro de un día o dos después de tener sexo. Esto significa que usted es fértil desde 3 a 5 días antes de la ovulación hasta 1 día después de la ovulación.

No hay una manera infalible de calcular sus días fértiles. Pero hay varios métodos que pueden ayudarla a predecir cuándo estos días ocurren en su ciclo menstrual. Las aplicaciones para smartphones también están disponibles para ayudarla a realizar un seguimiento de sus días fértiles. Muchas de estas aplicaciones utilizan uno o más de los métodos que se describen a continuación.

Grafique su ciclo. Una manera de averiguar sus días fértiles es mantener un calendario menstrual. Esto le ayudará a aprender cuánto tiempo tienden a durar sus ciclos. Si su ciclo tiene entre 26 y 32 días de duración, los días 8 a 19 son los días en que es más probable que quede embarazada. Para tener la mejor probabilidad de embarazarse, debería tratar de tener sexo entre el día 8 y el día 19 todos los días o cada dos días.

Use un kit de predicción de la ovulación. Estos se venden sin receta médica en las farmacias y evalúan el nivel de *hormona luteinizante (LH)* en su orina. Cuando sus niveles de LH aumentan, significa que uno de sus ovarios está a punto de liberar un óvulo.

Vigile su moco cervical. Su cuello uterino produce moco que cambia en diferentes puntos de su ciclo. Justo antes de la ovulación, la cantidad de moco que produce el cuello uterino aumenta y el moco se vuelve más fino y resbaladizo. El último día de este moco fino y resbaladizo se llama el "día pico". La ovulación sucede dentro de las 24 a 48 horas desde el día pico. Justo después de la ovulación, la cantidad de moco disminuye, y se vuelve más grueso y menos perceptible.

Para usar este método, revise el moco en la abertura de la vagina cada vez que orine, comenzando el primer día después de que el sangrado menstrual se detenga. Para tener la mejor probabilidad de embarazarse, debería tratar de tener sexo todos los días o cada dos días cuando haya moco cervical.

Realice un seguimiento de su temperatura. La *temperatura basal (TB)* de la mayoría de las mujeres aumenta ligeramente—aproximadamente medio grado—después de ovular. Para usar este método, tome su temperatura a la misma hora cada mañana antes de salir de la cama. Necesitará un termómetro que mida por décimas de grado. Grafique la temperatura en una gráfica que también muestre los días que tiene su período. Su temperatura sube de 24 a 48 horas después de ovular.

Por sí mismo, el seguimiento de su temperatura no es una buena manera de determinar cuando tener sexo. El cambio de temperatura solo muestra cuándo ha ocurrido la ovulación, no cuándo va a suceder. Combinar métodos podría funcionar mejor. Por ejemplo, se puede usar un método de moco cervical para averiguar cuándo comienza su tiempo fértil, y el método de temperatura se puede usar para averiguar cuándo termina su tiempo fértil.

Detener los anticonceptivos

Usted puede comenzar a intentar embarazarse inmediatamente después de detener los anticonceptivos hormonales. Con la mayoría de los métodos hormonales, como los anticonceptivos orales, el parche y el *dispositivo intrauterino (DIU)* hormonal, la ovulación puede ocurrir dentro de las 2 semanas de la interrupción. Esto también es cierto para el DIU de cobre. Si usa la inyección anticonceptiva, la ovulación normal podría tardar hasta 10 meses o más en volver.

Si se embaraza mientras usa un método anticonceptivo hormonal, no se preocupe. No aumenta el riesgo de defectos congénitos. Pero una vez que sepa que está embarazada, debería dejar de usar su método de inmediato.

En raras ocasiones, el embarazo puede ocurrir con un DIU colocado. Si sucede, se debería extraer el DIU si es posible hacerlo sin cirugía. Hable con su ginecoobstetra si tiene un DIU y cree que podría estar embarazada.

RECURSOS

Antes del embarazo

www.cdc.gov/preconception

Información de los Centros para el Control y la Prevención de Enfermedades (CDC, Centers for Disease Control and Prevention). Ofrece consejos para las mujeres que están planeando un embarazo. Incluye información para hombres.

Embarazo y vacunación

www.cdc.gov/vaccines/pregnancy/pregnant-women

Información de los CDC sobre la vacunación antes, durante y después del embarazo. Incluye un cuestionario para ayudarle a averiguar qué vacunas necesita.

Herramienta de Retrato de Salud de Mi Familia

https://phgkb.cdc.gov/FHH/html/index.html

Sitio web de los CDC que la ayuda a crear un historial de salud familiar personalizado. Crea un dibujo del árbol genealógico y un gráfico de historial médico basado en la información que introduzca.

Mujeres libres de humo: embarazo y maternidad

https://women.smokefree.gov/pregnancy-motherhood

Sitio web del Instituto Nacional del Cáncer. Ofrece herramientas y consejos para dejar de fumar. Incluye un programa de mensajes de texto para ayudar a las mujeres a reducir o dejar de fumar durante el embarazo.

MyPlate

www.ChooseMyPlate.gov

Sitio web del Departamento de Agricultura de los Estados Unidos. El plan personalizado MyPlate le permite introducir su información para obtener consejos sobre qué y cuánto comer.

Su embarazo y el nacimiento de su bebé

www.acog.org/MyPregnancy

Sitio web de ACOG con información sobre el embarazo, el trabajo de parto, el parto y los cuidados posparto. Incluye la información más reciente de los expertos en atención de la salud de la mujer, preguntas respondidas por los ginecoobstetras del ACOG, historias de embarazos de mujeres reales y un directorio de la A a la Z de temas de salud que cubren el embarazo y más allá.

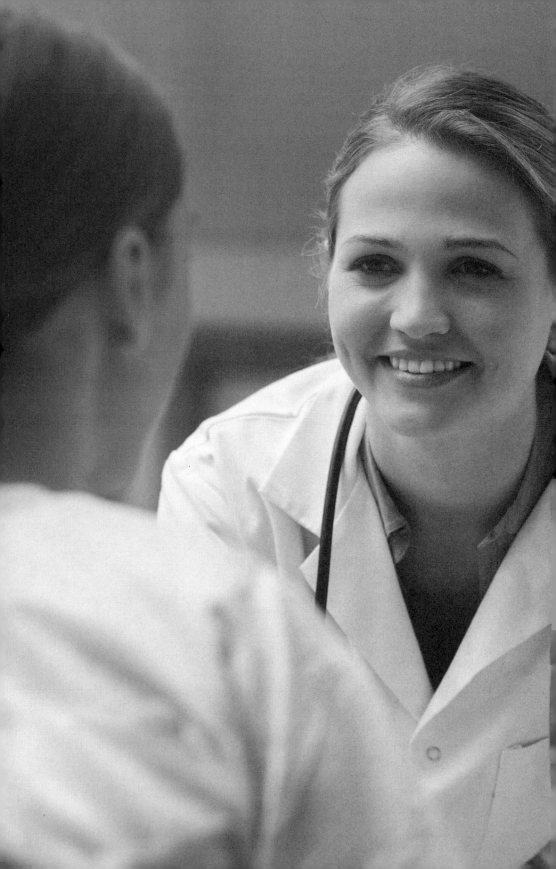

CAPÍTULO 2

Elección de su equipo de atención

La elección de quién le cuidará de usted durante el embarazo es una de las decisiones más importantes que tomará. Debería elegir a alguien con quien se sienta cómoda. También es importante conocer los tipos de profesionales, cómo están capacitados y cómo pueden trabajar juntos.

Tipos de médicos del embarazo

Hay diferentes tipos de médicos que tienen licencia para proporcionar cuidados prenatales de embarazo y *posparto*.

Ginecólogos obstetras

Los *ginecólogos obstetras (ginecoobstetras)* son médicos que se especializan en el cuidado de la salud de las mujeres. Después de la escuela de medicina, los ginecoobstetras toman 4 años de capacitación especializada en *obstetricia* y *ginecología*. Para ser certificado por la junta, los ginecoobstetras deben aprobar exámenes escritos y orales. También deben mantener su certificación a través de la educación continua y exámenes periódicos. Un ginecoobstetra certificado puede convertirse en miembro (Fellow) del Colegio Americano de Obstetras y Ginecólogos (ACOG). Los miembros del ACOG usan "FACOG" después de sus nombres para que usted pueda identificarlos.

El ACOG recomienda que un ginecoobstetra esté en todo equipo de cuidados de la mujer embarazada. Los ginecoobstetras practican la "medicina basada en la evidencia". Esto significa que se basan en información actualizada y científicamente probada. Usted y su ginecoobstetra pueden hablar sobre la información más reciente, sobre sus expectativas y ponerse de acuerdo en todos los aspectos de sus cuidados durante el embarazo.

Los ginecoobstetras están capacitados para manejar todos los embarazos, incluyendo los embarazos que desarrollan *complicaciones*. Los ginecoobstetras pueden coordinar los cuidados con otros profesionales de su equipo de atención. Además, después de su embarazo y período posparto, su ginecoobstetra puede proporcionarle cuidados continuos para ayudarla a mantenerse saludable durante toda su vida. Tener un médico que conozca su historia clínica puede ayudarla a mantener el control de sus cuidados en el futuro.

Especialistas en medicina materno-fetal

Los *especialistas en medicina materno-fetal (MMF)* son ginecoobstetras que se especializan en embarazos de alto riesgo. Los especialistas en MMF tienen 4 años de formación en obstetricia y ginecología. Luego pasan a 3 años de capacitación en embarazos de alto riesgo. Los especialistas en MMF deben aprobar exámenes escritos y orales para ser certificados.

Los especialistas en MMF pueden desempeñar diferentes funciones durante el embarazo. Una mujer con un embarazo de alto riesgo podría ver a su ginecoobstetra y tener una consulta única con un especialista en MMF. O podría ser atendida por su ginecoobstetra y un especialista en MMF al mismo tiempo. Otra opción sería que la atención se transfiriera a un especialista en MMF durante el resto de un embarazo de alto riesgo. Además, en algunos casos, un especialista en MMF podría hacer un ultrasonido fetal en lugar del ginecoobstetra primario.

Médicos en medicina familiar

Los médicos en medicina familiar (también conocidos como médicos de práctica familiar) ofrecen atención médica para la mayoría de las afecciones, incluyendo el embarazo. Después de la escuela de medicina, estos médicos completan 3 años de formación en medicina familiar, que incluye el tiempo dedicado a la obstetricia. Se certifican aprobando un examen escrito.

Los médicos en medicina familiar pueden cuidar a las mujeres con embarazos y partos de bajo riesgo. También podrían cuidar al bebé después del nacimiento. Si una mujer presenta complicaciones durante el embarazo, sus cuidados podrían ser transferidos a un ginecoobstetra.

Otros profesionales

Hay otros profesionales que pueden proporcionar cuidados prenatales, de embarazo y posparto. Estos profesionales pueden atender embarazos de bajo riesgo y pueden ser parte de su equipo de atención, junto con su ginecoobstetra.

Personal de enfermería partero certificado y parteros certificados

Los enfermeros parteros certificados (EPC) y los parteros certificados (PC) son profesionales especialmente capacitados. Ofrecen cuidados para mujeres con embarazos de bajo riesgo y para sus bebés desde el inicio del embarazo hasta el trabajo de parto, el parto y las semanas tras al parto. Las EPC y PC suelen trabajar con los ginecoobstetras como parte de un equipo de atención.

Las EPC son enfermeros registrados que han completado un programa de enfermería acreditado y tienen un título de posgrado en partería. Para ser certificados, deben aprobar un examen nacional escrito de la Junta Americana de Certificación de Partería (AMCB, American Midwifery Certification Board) y deben mantener una licencia de enfermería activa.

Los PC se han graduado de un programa de educación de parteros acreditado por la División de Acreditación del Colegio Americano de Enfermeras Parteras (American College of Nurse-Midwives/Division of Accreditation) Han cumplido los mismos requisitos, han aprobado el mismo examen de certificación nacional de la AMCB y siguen los mismos estándares profesionales que los EPC.

Parteros profesionales certificados

Los parteros profesionales certificados (PPC) son profesionales de atención médica reconocidos en algunos estados de los EE. UU. pero no en todos. Los PPC también pueden denominarse "parteros autorizados de entrada directa", "parteros registrados" o "parteros autorizados".

Cómo encontrar atención durante el embarazo

Hay diferentes maneras de encontrar a los ginecoobstetras y otros profesionales que se especializan en los cuidados del embarazo y el posparto:

- Pídale recomendaciones a su médico de atención primaria u otro profesional de la atención médica.

- Pregunte a sus amigos y familiares sobre sus experiencias con sus equipos de atención del embarazo.

- Busque el servicio de "Encuentre un médico" en el sitio web de su plan de seguro médico.

- Busque la herramienta "Encuentre un ginecoobstetra" en el sitio web del ACOG. Véase la sección "Recursos" al final de este capítulo.

Puede usar Internet para aprender sobre la educación, los títulos y las certificaciones de los ginecoobstetras y los profesionales en los que está interesada. También puede llamar a sus oficinas con preguntas.

No existe un programa de educación estándar para los PPC. Los PPC pueden aprender siguiendo un programa de capacitación, a través de un programa de becarios, o mediante el autoestudio. Reciben la certificación a través del Registro Norteamericano de Parteras (NARM, North American Registry of Midwives).

Tipos de prácticas

Otro factor en el que pensar es si su ginecoobstetra está en una práctica solitaria, grupal o colaborativa:

- En una práctica solitaria, un ginecoobstetra trabaja solo. Él o ella podría contar con ayuda de otros ginecoobstetras para cubrir los partos.

- En una práctica grupal, dos o más ginecoobstetras comparten deberes.

- Una práctica colaborativa reúne a un equipo de profesionales. Estos pueden incluir ginecoobstetras, enfermeros, EPC o PC, *parteros*, enfermeros de práctica avanzada, asistentes médicos, trabajadores sociales y educadores para el parto. Las contribuciones de cada miembro son clave para los cuidados de la paciente.

También hay cuidados prenatales en grupo. En lugar de citas médicas individuales, un grupo de mujeres con fechas de parto similares se reúne regularmente con un ginecoobstetra para evaluaciones de salud, educación y apoyo. Los exámenes físicos con un médico se realizan en una sala privada. Si este modelo de cuidados prenatales le resulta atractivo, pídale más información a su ginecoobstetra.

Preguntas que hacer

Una vez que encuentre a un ginecoobstetra que parezca prometedor, haga preguntas que le sean importantes. Escriba una lista de sus preocupaciones para llevar a su primera consulta de cuidados prenatales. Use esta lista como guía para algunas preguntas que usted pudiera querer hacer:

- ¿Acepta mi seguro de salud?

- ¿Está solo en la práctica, o hay un grupo?

- Si es un grupo, ¿con qué frecuencia voy a ver a la misma persona cuando venga a mis consultas de cuidados prenatales?

- Si usted está en la práctica en solitario, ¿quién lo cubre cuando usted no está disponible?

- ¿Cómo me puedo poner en contacto con usted durante el horario laboral?

Cómo aprovechar al máximo sus consultas de cuidados prenatales

¿Puedo llevar a otra persona conmigo a la cita?

Sí, usted puede traer a una pareja, amigo o miembro de familia con usted a su cita. Esta persona puede actuar como su defensor—alguien que la conozca y tiene sus mejores intereses en mente. Esta persona puede ayudarle a recordar algo durante o después de la cita. Asegúrese de que está cómoda compartiendo información privada con esta persona. Si necesita llevar a niños pequeños consigo, también traiga a alguien para que los cuide.

¿Qué pasa si necesito un intérprete?

Es posible que necesite un intérprete si su ginecoobstetra no habla su idioma preferido. Antes de su consulta, pregunte al personal del consultorio si pueden encontrar un intérprete que esté familiarizado con los términos médicos. O pregunte si la oficina puede proporcionar traducción médica por teléfono. Las visitas al consultorio con traducción toman más tiempo y el consultorio deberá estar al tanto para programar. Asegúrese avisarles con suficiente anticipación. Además, si necesita un intérprete de lenguaje de señas, asegúrese de hacer esta solicitud por adelantado.

Es posible que los amigos o familiares no sean los mejores intérpretes. Es posible que no entiendan los términos médicos. Además, puede hablar con su ginecoobstetra sobre inquietudes que desee mantener en privado.

¿Qué pasa si tengo problemas de visión o de audición?

Si usa anteojos, llévelos al consultorio. Si usa un audífono, utilícelo y asegúrese de que funciona antes de la visita al consultorio. Informe a su ginecoobstetra si tiene problemas para ver u oír. Solicítelo si necesita que alguien hable despacio.

¿Cómo debería hablar con mi ginecoobstetra?

Si tiene preguntas, hágalas. Usted tiene derecho a hacer preguntas a todas las personas que estén involucradas en su atención médica. No dude en preguntar nada sobre el proceso de atención médica. Si su ginecoobstetra le hace preguntas, responda lo mejor que pueda.

Es importante asegurarse de que entiende todo lo que dice su ginecoobstetra. Pida explicaciones sencillas y claras. Pídale que haga un dibujo si cree que puede ser de ayuda. Tome notas. Si tiene a alguien consigo, pídale a esa persona que tome notas para que pueda escuchar de cerca lo que se está diciendo. Recuerde, usted y su ginecoobstetra tienen el mismo objetivo, es decir, un embarazo saludable para usted y su bebé.

- ¿Tiene un número de teléfono fuera del horario laboral al que pueda llamar en caso de emergencia o si tengo alguna inquietud?

- ¿Quién toma las llamadas fuera del horario laboral?

- ¿A qué hospital iré cuando dé a luz?

- ¿Quién atenderá el parto de mi bebé?

- ¿Cuáles son sus puntos de vista sobre la anestesia durante el trabajo de parto, la *episiotomía*, las posiciones alternativas de parto, el *nacimiento por cesárea* y el parto vaginal instrumentado?

- ¿Quién puede estar conmigo durante el parto?

Véase el Capítulo 12, "Preparación para el parto", para mayor análisis de algunas de estas preguntas.

Consultas de cuidados prenatales

Usted tendrá citas periódicas de cuidados prenatales durante todo su embarazo. Lo que sucede durante una cita, y la frecuencia con la que usted tiene citas, dependerá de factores como

- qué tan avanzado está su embarazo
- su salud
- la salud de su bebé

Usted tendrá que someterse a una exploración física durante una o más consultas de cuidados prenatales, por lo que es importante que se sienta cómoda con su ginecoobstetra. En esta sección se analizan las sugerencias para hacer que sus consultas sean más cómodas.

¿Qué sucede durante una consulta?

En cada consulta, su ginecoobstetra vigilará su salud y la de su bebé. Su primera o segunda consulta de cuidados prenatales probablemente sea una de las más largas. Su ginecoobstetra le hará muchas preguntas sobre su salud y le hará varias pruebas.

Es importante responder a todas las preguntas con honestidad y con todo el detalle que pueda. En el reverso de este libro se proporciona un formulario de historia clínica. Puede utilizar este formulario para ayudarle a prepararse. Llene el formulario antes de su consulta y llévelo con usted, o simplemente léalo para ver algunas de las preguntas que se le harán.

Las consultas de cuidados prenatales también son un buen momento para que usted haga preguntas y aprenda. Si tiene preguntas entre consultas, anótelas para su próxima consulta. Puede ser útil llevar consigo a una persona de apoyo para sus consultas de cuidados prenatales (véase el cuadro "Aprovechar al máximo sus consultas de cuidados prenatales" en la página anterior). Esta persona puede tomar notas por usted y recordarle las preguntas que pueda tener.

¿Con qué frecuencia debería ver a su ginecoobstetra?

La frecuencia con la que usted verá a su ginecoobstetra para recibir cuidados prenatales depende de sus antecedentes de salud, de embarazo y otros factores:

Telesalud y sus consultas de ginecoobstetricia

En los últimos años, la telesalud ha llegado a estar más disponible como una forma de atención médica. Durante la crisis de salud del coronavirus (COVID-19), la telesalud ha sido una manera segura para que las personas reciban atención médica sin ir a un consultorio. Además, la telesalud también es una buena opción para las personas que necesitan viajar largas distancias para ver a un médico. En algunos casos, la telesalud puede usarse para reducir el número de consultas en persona necesarias durante el embarazo. No obstante, tenga en cuenta que si su ginecoobstetra piensa que sería mejor que la consulta sea en persona, es posible que se le pida que programe una visita al consultorio.

Para pasar por consulta con su ginecoobstetra utilizando telesalud, necesita un teléfono, una computadora o una tablet. Si su consulta es sólo por teléfono, usted y su médico hablarán por teléfono como cualquier llamada telefónica típica. Si su consulta se realiza a través de una conexión de vídeo, el consultorio de su ginecoobstetra le dará instrucciones sobre cómo descargar y utilizar una aplicación de vídeo en su smartphone, computadora o tablet. Con una conexión de vídeo, usted y su ginecoobstetra se verán entre sí en la pantalla.

Cuando programe la consulta de telesalud

- Pregúntele al consultorio de su ginecoobstetra cómo funcionará la consulta. ¿Su ginecoobstetra llamará a su teléfono? ¿O el consultorio le enviará un enlace a un sitio web o le pedirá que descargue una aplicación para el chat de vídeo? Informe al consultorio si prefiere hacer su consulta de telesalud solo por teléfono.
- Hable con el consultorio de su ginecoobstetra acerca de cómo mantendrán la consulta privada y segura.
- Pregunte lo que necesitará tener con usted durante la consulta, y si necesita hacer algo como tomar su temperatura o presión arterial en casa.
- Pregunte por la tarifa de la consulta de telesalud. Si usted tiene seguro, pregúntele a su compañía de seguros cuánto cubrirán.

Antes de la consulta de telesalud

- Si es posible, encuentre un lugar tranquilo, seguro y privado para su consulta. Si tienes auriculares, puede usarlos para reducir el ruido y ayudar con la privacidad. Trate de elegir un lugar que tenga un buen servicio de telefonía celular o conexión a Internet.
- Si es necesario, trate de hacer planes para el cuidado de los niños durante su consulta.
- Pruebe con antelación cualquier tecnología que necesite para la consulta. Si está utilizando una aplicación o un sitio web, pruébelo y asegúrese de poder iniciar sesión.
- Prepárese como lo haría para una consulta en persona. Anote sus síntomas, antecedentes de salud, medicamentos y preguntas para su ginecoobstetra.

Después de la consulta de telesalud

- Haga un seguimiento con el consultorio de su ginecoobstetra si tiene más preguntas sobre su atención. Si usted y su ginecoobstetra hablaron sobre pruebas o consultas de seguimiento, pregunte cómo y cuándo se programarán.
- Informe al consultorio de su ginecoobstetra si tiene algún comentario sobre cómo fue la consulta.

- Si este es su primer embarazo y usted no tiene ninguna complicación, probablemente verá a su ginecoobstetra cada 4 semanas durante las primeras 28 semanas de embarazo, cada 2 semanas hasta las 36 semanas, y luego semanalmente.

- Si usted está sana y ha tenido un embarazo exitoso antes, puede tener menos visitas siempre y cuando pueda ver a su ginecoobstetra según sea necesario.

- Si tiene problemas de salud o complicaciones durante el embarazo, es posible que necesite ver a su ginecoobstetra con más frecuencia, y es posible que necesite hacerse pruebas adicionales.

Los capítulos mes a mes de este libro hablan sobre lo que puede esperar cada mes. Además, en algunos casos puede ser posible utilizar la telesalud para las consultas de cuidados prenatales. Véase el recuadro "Telesalud y sus consultas de ginecoobstetricia".

Hacer su exploración física más cómoda

Para comprobar su salud y la salud del bebé, su ginecoobstetra necesitará hacer una exploración física. Él o ella tendrá que tocar diferentes partes de su cuerpo, incluyendo su

- brazo, para medir la presión arterial

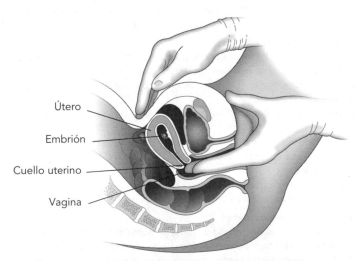

Útero

Embrión

Cuello uterino

Vagina

Exploración ginecológica. Durante una exploración ginecológica, su ginecoobstetra revisa sus órganos internos insertando uno o dos dedos en la vagina mientras presiona su abdomen con la otra mano.

- pecho o espalda, para escuchar el corazón y los pulmones con un estetoscopio
- abdomen y *genitales*, para hacer una *exploración ginecológica*

Durante una exploración ginecológica, su ginecoobstetra revisa sus órganos internos insertando uno o dos dedos en la *vagina* mientras presiona su abdomen con la otra mano. Si usted está nerviosa o incómoda por algo de esto, infórmeselo a su ginecoobstetra. Juntos pueden hablar sobre maneras de hacer que se sienta más cómoda.

Su ginecoobstetra debería tener una chaperona en la sala de examen. Esta persona es usualmente una enfermera o asistente médico. Puede negarse a tener una chaperona en la habitación. También puede tener a su pareja u otro miembro de la familia con usted durante el examen. Haga saber sus deseos.

Preocupaciones especiales para las sobrevivientes de abuso sexual

Alrededor de 1 de cada 5 mujeres fueron abusadas sexualmente en la niñez o la adolescencia. Debido a que estas experiencias pueden afectar la salud, muchos ginecoobstetras preguntan a sus pacientes si han tenido experiencias sexuales no deseadas.

El embarazo y el parto pueden ser difíciles para las sobrevivientes de *abuso sexual*. Es posible que le resulte útil trabajar con un consejero o terapeuta con experiencia en abuso o trauma. Pregunte a su ginecoobstetra si él o ella puede derivarla. También puede llamar a la Línea Nacional de Ayuda en Caso de Agresión Sexual al 1-800-656-HOPE (4673) para encontrar servicios en su área.

Las exploraciónes ginecológicas pueden ser dolorosas o gatillantes para las sobrevivientes de abuso. Si esto es cierto para usted, hágaselo saber a su ginecoobstetra. Estas cosas pueden ayudar a facilitar la exploración ginecológica:

- Su ginecoobstetra debería explicar lo que él o ella va a hacer por adelantado y hablar con usted a través de los pasos a medida que suceden.
- Su ginecoobstetra siempre debería pedir permiso antes de tocarla.
- Algunas cosas pueden ayudarla a sentirse más en control, como controlar el ritmo de la exploración, ser capaz de ver más (como con un espejo), o poner la mano sobre la mano de su ginecoobstetra para guiar el examen.
- Es posible que desee tener una pareja, un amigo o un miembro de la familia en la habitación durante el examen para ayudarle a sentirse más cómoda.

Si usted piensa que uno o más de estos podrían ayudar, dígale a su ginecoobstetra.

RECURSOS

Busque un especialista en MMF

www.smfm.org/members/search

Este directorio de la Sociedad de Medicina Materno-Fetal puede ayudarle a encontrar un especialista en MMF cerca de usted.

Elegir un médico de familia

https://familydoctor.org/choosing-a-family-doctor/

Sitio web de la Academia Americana de Médicos de Familia. Esta página habla sobre el papel del médico de familia y da consejos para encontrar el médico adecuado para usted y su familia.

Encuentre un ginecoobstetra

www.acog.org/FindAnObGyn

Este directorio del Colegio Americano de Obstetras y Ginecólogos (ACOG) puede ayudarle a encontrar un ginecoobstetra cerca de usted.

Encuentre una práctica de partería cerca de usted

www.midwife.org/find-a-midwife

Este directorio del Colegio Americano de Enfermeros Parteros (ACNM, American College of Nurse-Midwives) le ayuda a encontrar prácticas cerca de usted con al menos un enfermero-partero certificado o partero certificado que es miembro de la ACNM.

Línea Nacional de Ayuda en Caso de Agresión Sexual

1-800-656-HOPE (4673)

https://hotline.rainn.org/online/

Línea directa que conecta a los sobrevivientes de agresión sexual con ayuda y recursos de proveedores de servicios capacitados en su área.

Su embarazo y el nacimiento de su bebé

www.acog.org/MyPregnancy

Sitio web de ACOG con información sobre el embarazo, el trabajo de parto, el parto y los cuidados posparto. Incluye la información más reciente de los expertos en atención de la salud de la mujer, preguntas respondidas por los ginecoobstetras del ACOG, historias de embarazos de mujeres reales y un directorio de la A a la Z de temas de salud que cubren el embarazo y más allá.

L as siguientes ilustraciones muestran el desarrollo fetal y los cambios que ocurren en el cuerpo de una mujer durante el embarazo. Verlos todos juntos le da una idea de cómo el cuerpo se ajusta a medida que crece el bebé. Estas ilustraciones también se encuentran en cada uno de los capítulos de mes a mes.

Madre y bebé: Semanas 1 a 8

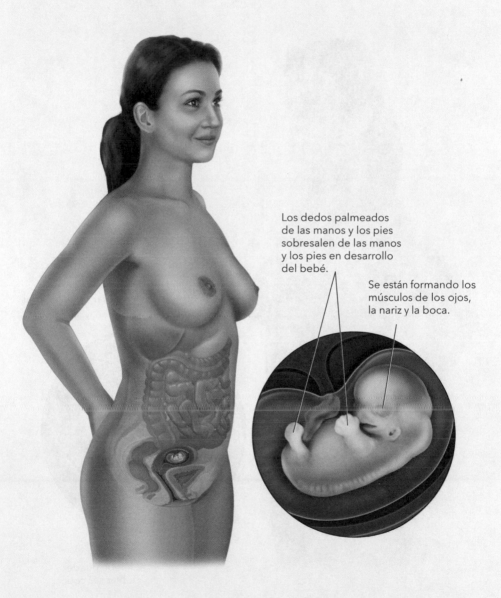

Los dedos palmeados de las manos y los pies sobresalen de las manos y los pies en desarrollo del bebé.

Se están formando los músculos de los ojos, la nariz y la boca.

Las primeras 8 semanas de embarazo son un momento de rápido crecimiento para su bebé. La mayoría de los órganos han comenzado a formarse durante estas semanas. Al final de la semana 8, el bebé—llamado embrión en esta etapa—tiene aproximadamente 1.3 cm (media pulgada) de largo.

Madre y bebé: Semanas 9 a 12

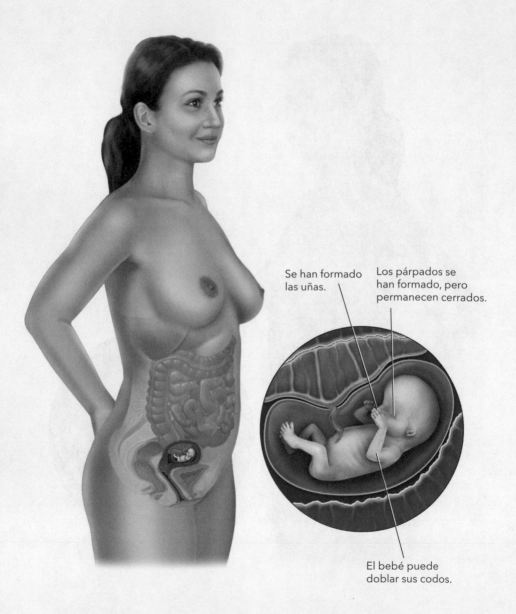

Se han formado las uñas.

Los párpados se han formado, pero permanecen cerrados.

El bebé puede doblar sus codos.

Al final de la semana 12, el bebé—ahora llamado feto—tiene aproximadamente 5.1 cm (2 pulgadas) de largo y pesa aproximadamente 14 g (0.5 onza).

Madre y bebé: Semanas 13 a 16

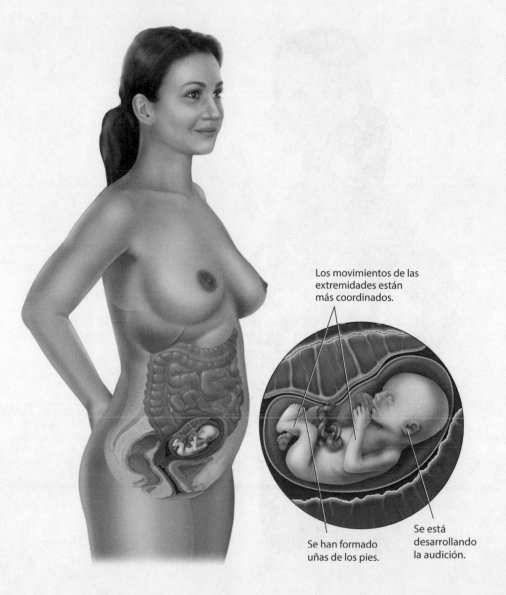

Los movimientos de las extremidades están más coordinados.

Se han formado uñas de los pies.

Se está desarrollando la audición.

Al final de la semana 16, el bebé tiene más de 10 cm (4 pulgadas) de largo y pesa más de 85 g (3 onzas).

Madre y bebé: Semanas 17 a 20

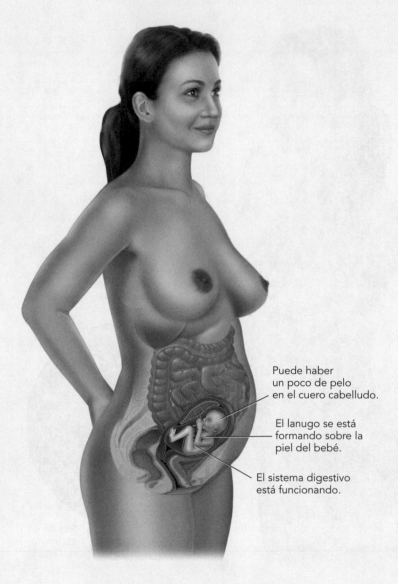

Puede haber
un poco de pelo
en el cuero cabelludo.

El lanugo se está
formando sobre la
piel del bebé.

El sistema digestivo
está funcionando.

Al final de la semana 20, el bebé tiene más de 15 cm (6 pulgadas) de largo y pesa menos de 0.3 kg (11 onzas).

Madre y bebé: Semanas 21 a 24

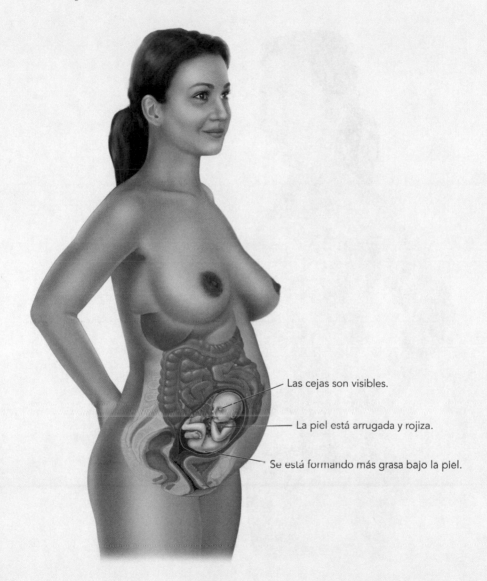

Las cejas son visibles.

La piel está arrugada y rojiza.

Se está formando más grasa bajo la piel.

Al final de la semana 24, el bebé mide aproximadamente 30.5 cm (12 pulgadas) de largo y pesa alrededor de 42.5 g (1.5 libras).

Madre y bebé: Semanas 25 a 28

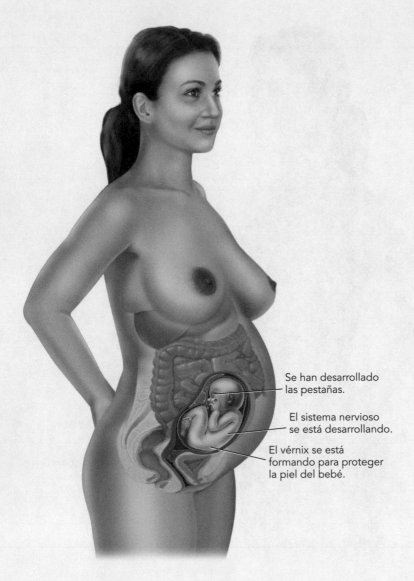

Se han desarrollado las pestañas.

El sistema nervioso se está desarrollando.

El vérnix se está formando para proteger la piel del bebé.

Al final de la semana 28, el bebé mide casi 38 cm (15 pulgadas) de largo y pesa alrededor de 1.1 kg (2.5 libras).

Madre y bebé: Semanas 29 a 32

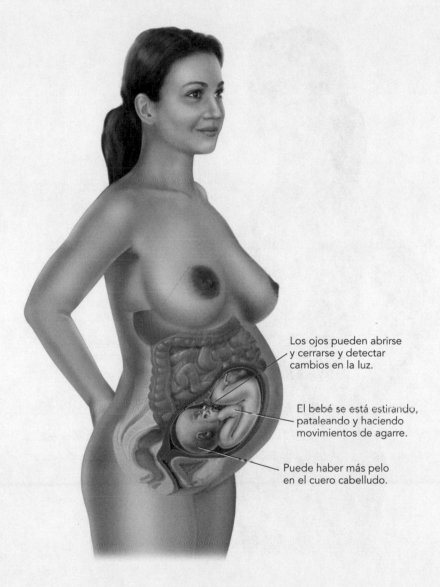

Los ojos pueden abrirse y cerrarse y detectar cambios en la luz.

El bebé se está estirando, pataleando y haciendo movimientos de agarre.

Puede haber más pelo en el cuero cabelludo.

Al final de la semana 32, el bebé mide casi 43 cm (17 pulgadas) de largo y pesa alrededor de 1.8 kg (4 libras).

Madre y bebé: Semanas 33 a 36

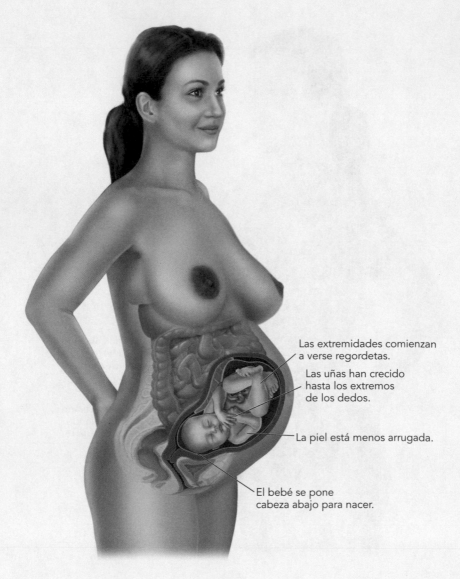

Las extremidades comienzan a verse regordetas.

Las uñas han crecido hasta los extremos de los dedos.

La piel está menos arrugada.

El bebé se pone cabeza abajo para nacer.

Al final de la semana 36, el bebé mide aproximadamente 46 cm (18 pulgadas) de largo y pesa un poco más de 2.7 kg (6 libras).

Madre y bebé: Semanas 37 a 40

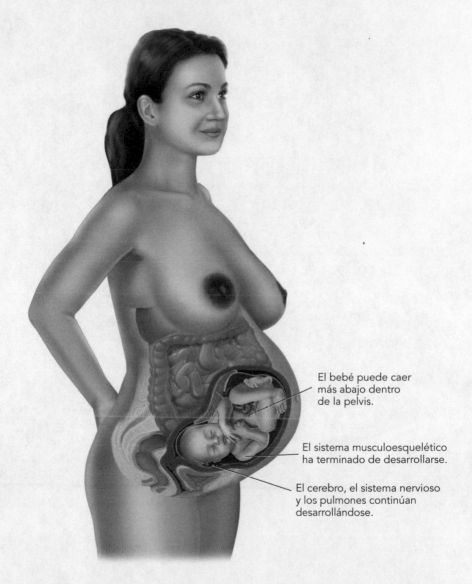

El bebé puede caer más abajo dentro de la pelvis.

El sistema musculoesquelético ha terminado de desarrollarse.

El cerebro, el sistema nervioso y los pulmones continúan desarrollándose.

Al final de la semana 40, el bebé mide 51 cm (20 pulgadas) de largo y puede pesar entre 3.4 y 3.6 kg (7.5 y 8 libras). El bebé está ahora listo para nacer.

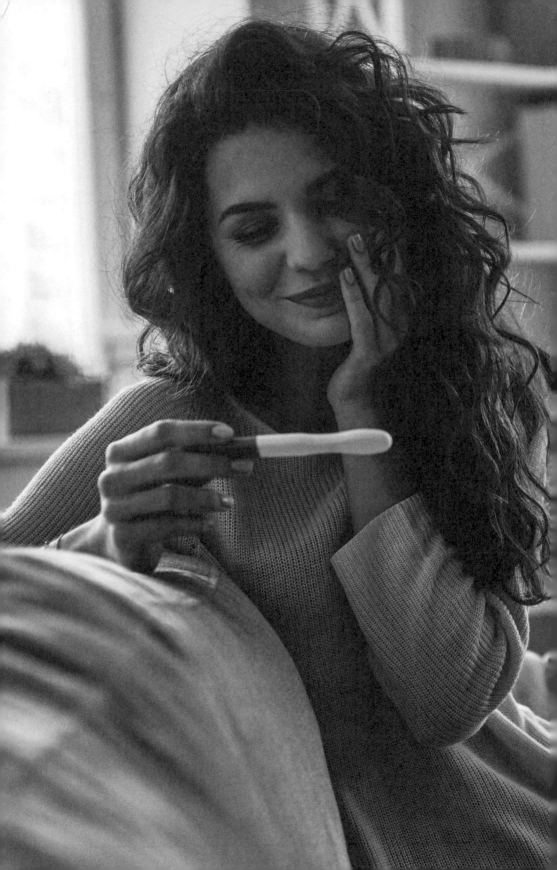

CAPÍTULO 3

Meses 1 y 2
(Semanas 1 a 8)

SU BEBÉ

➤ SEMANA 1

La cuenta regresiva de su embarazo comienza esta semana, pero no porque esté embarazada. Esta es la semana de su *fecha de última menstruación (FUM)* antes de embarazarse. Debido a que la mayoría de las mujeres conocen la FUM, *los ginecólogos obstetras (ginecoobstetras)* generalmente calculan la *fecha probable de parto (FPP)* como 40 semanas desde el primer día de la FUM.

➤ SEMANA 2

Durante esta semana, los *óvulos* maduran en los *ovarios* y el revestimiento del *útero* se está engrosando. Al final de esta semana tiene lugar la *ovulación*. Esta es la liberación de un óvulo maduro de un ovario. Después de su liberación, el óvulo comienza a viajar por una *trompa de Falopio*.

➤ SEMANA 3

Esta es la semana de la *fecundación*, la unión de un óvulo y un espermatozoide. Cuando el óvulo y el espermatozoide se unen, forman una sola *célula* llamada *cigoto*. La fecundación tiene lugar en una de las trompas de Falopio de la mujer. Después de la fecundación, el cigoto se divide, formando dos células. Estas células luego se dividen, formando cuatro células, y luego ocho células, y así sucesivamente. Al mismo tiempo, la masa de las células que se dividen continúa bajando por la trompa de Falopio hacia el útero.

➤ SEMANA 4

Aproximadamente 8 a 9 días después de la fecundación, el grupo de células que se divide rápidamente, ahora llamado **blastocisto**, entra al útero. El blastocisto ha comenzado a producir una **hormona** importante del embarazo llamada **gonadotropina coriónica humana (hCG)**. El **endometrio**, o revestimiento uterino, se ha preparado para el embarazo. El blastocisto se hunde profundamente en el revestimiento del útero. Esto se llama **implantación**.

Esta semana, el blastocisto tiene aproximadamente el tamaño de una sola semilla de amapola.

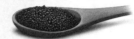

➤ SEMANA 5

Esta semana comienza la etapa **embrión** de desarrollo. El cerebro y la columna vertebral han comenzado a formarse. El músculo cardíaco también comienza a desarrollarse.

Esta semana, el embrión tiene aproximadamente el tamaño de una sola semilla de ajonjolí.

➤ SEMANA 6

Partes de la cara están tomando forma en este momento, incluyendo los ojos y las fosas nasales. La actividad cardíaca a veces se puede ver durante un **ultrasonido** durante esta semana. El tubo neural, del cual se formará el cerebro, la médula espinal y la columna vertebral, está completando su desarrollo.

Esta semana, el embrión tiene aproximadamente el tamaño de un solo guisante.

➤ SEMANA 7

Esta semana la boca y la cara continúan desarrollándose. Aparecen los vestigios de los brazos y las piernas. Los pulmones comienzan a desarrollar los conductos que transportan el aire dentro y fuera después del nacimiento. El conducto largo que se convertirá en el tubo digestivo ha tomado forma.

Esta semana, el embrión tiene aproximadamente el tamaño de un solo arándano.

➤ SEMANA 8

Los dedos palmeados de las manos y los pies ahora sobresalen de las manos y los pies en desarrollo. El oído interno comienza a desarrollarse. Se están desarrollando los músculos de los ojos, la nariz y la boca.

Esta semana, el embrión tiene aproximadamente el tamaño de una sola frambuesa.

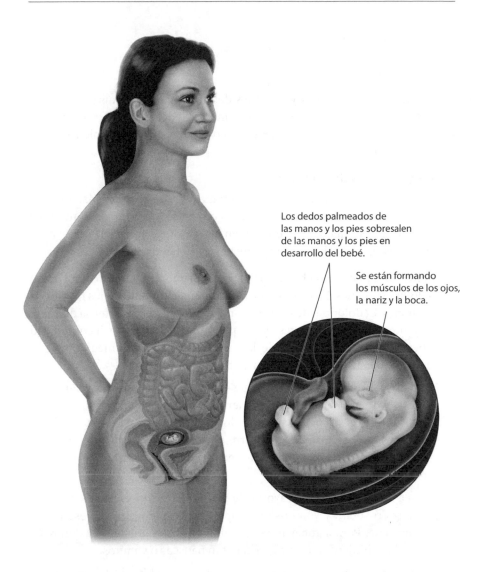

Los dedos palmeados de
las manos y los pies sobresalen
de las manos y los pies en
desarrollo del bebé.

Se están formando
los músculos de los ojos,
la nariz y la boca.

Madre y bebé: Semanas 1 a 8
Al final de la semana 8, el bebé—llamado embrión en esta etapa—tiene
aproximadamente 1.3 cm (0.5 pulgada) de largo.

SU EMBARAZO

Su cuerpo cambiante

Se cree que muchos signos y síntomas del embarazo son causados por los niveles hormonales cambiantes. Estos primeros signos y síntomas pueden ser sutiles. Algunas mujeres ni siquiera son conscientes de ellos, mientras que otras los notan de inmediato.

Signos y síntomas del embarazo

Lo más probable es que no tenga síntomas hasta aproximadamente el momento en que haya perdido su período o incluso aproximadamente 1 o 2 semanas después. Algunas mujeres notan los síntomas antes que otras. Aquí están los seis signos y síntomas más frecuentes del embarazo:

1. Mamas sensibles e hinchadas—Uno de los primeros signos del embarazo es dolor de mamas. Este dolor es causado por el aumento de los niveles de hormonas. El dolor puede sentirse como una versión más intensa de cómo se sienten sus mamas antes de su período. El dolor y la incomodidad deberían disminuir después de las primeras semanas a medida que su cuerpo se ajusta a los cambios hormonales.

2. Micción frecuente—Poco después de embarazarse, puede que se encuentre corriendo al baño con más frecuencia. Durante el embarazo, la cantidad de sangre en su cuerpo aumenta, lo que lleva a que el líquido adicional sea procesado por sus *riñones* y termine en su *vejiga*. Este síntoma generalmente continúa a medida que avanza el embarazo y su bebé ejerce más presión sobre su vejiga.

3. Náuseas o vómitos—La mayoría de las mujeres no experimentan un estómago revuelto y vómitos hasta aproximadamente 1 mes después de embarazarse. Pero algunas mujeres comienzan a sentir náuseas un poco antes. Otras mujeres nunca experimentan náuseas o vómitos.

4. Cansancio—Sentirse cansada es un síntoma habitual del inicio del embarazo. Nadie sabe con seguridad qué causa el cansancio durante el embarazo. El aumento rápido de los niveles de la hormona *progesterona* puede contribuir a la somnolencia. Usted debería comenzar a sentirse más enérgica una vez que usted entra en su segundo *trimestre*. El cansancio generalmente regresa al final del embarazo.

5. Mal humor—Usted puede notar que sus emociones están arriba un momento y abajo el siguiente. Tener cambios de humor durante este tiempo es normal.

6. Hinchazón—Los cambios hormonales al principio del embarazo pueden hacer que se sienta hinchada, similar a la sensación que tienen algunas mujeres justo antes de que comiencen sus períodos. La hinchazón puede hacer que su ropa le quede más ajustada alrededor de la cintura, incluso al principio, cuando su útero aún es bastante pequeño.

Pruebas de embarazo

Si no ha tenido su período y tiene algunos de los síntomas del embarazo, es posible que desee hacerse una prueba de embarazo. Hay varias marcas de pruebas de embarazo caseras que puede comprar. Todas son fáciles de usar y se pueden realizar en casa. Los resultados están listos en unos minutos.

Con las pruebas de embarazo caseras, usted orina en una varilla que detecta la hormona hCG en su orina. Aproximadamente 6 a 7 días después de la fecundación, el blastocisto (óvulo fecundado) comienza a producir hCG a medida que baja por la trompa de Falopio hacia el útero. Después de que el blastocisto se implanta en el útero, la producción de hCG aumenta rápidamente.

Las pruebas de embarazo caseras miden la hCG como milli-unidades internacionales por mililitro (mUI/mL). Dependiendo de la marca, las pruebas de embarazo caseras pueden detectar 20 mUI/mL, 50 mUI/mL o 100 mUI/mL de hCG en la orina. Es importante leer la etiqueta de la prueba, porque no todas las pruebas pueden detectar el mismo nivel de hCG. En general, cuanto más bajo sea el nivel de hCG que la prueba puede detectar, mejor será la prueba para detectar con precisión el embarazo.

Muchas pruebas de embarazo caseras afirman tener una precisión de alrededor del 99 por ciento en la detección del embarazo el primer día después de que no ha tenido su período. Sin embargo, en los estudios de investigación de estas pruebas, se encontró que la mayoría de las marcas de pruebas no detectan el embarazo de manera fiable tan temprano. Un resultado *falso negativo* es un resultado que dice que usted no está embarazada cuando realmente sí está embarazada. La mayoría de los resultados falsos negativos son causados por tomar el examen demasiado pronto, cuando no hay suficiente hCG en la orina. Si obtiene un resultado negativo y tiene algunos síntomas de embarazo, es posible que desee volver a realizar la prueba cuando su período se retrase al menos 1 semana.

Además, asegúrese de seguir exactamente las instrucciones para realizar el examen. Si lo hace, los resultados pueden ser más precisos. Por ejemplo, la mayoría de las pruebas dicen que se realice la prueba con la primera orina del día, cuando los niveles de hCG son más altos.

Las pruebas de embarazo caseras también pueden dar un resultado *falso positivo*. Esto significa que la prueba dice que usted está embarazada, aunque no lo esté. Las razones más frecuentes para un resultado falso positivo de la prueba de embarazo casera son no seguir las instrucciones de la prueba o leer los resultados incorrectamente.

Si tiene un resultado positivo en la prueba de embarazo casera o si su resultado es negativo y realmente quiere estar segura, puede ver a su gine-coobstetra para hacerse una prueba de sangre y un examen físico. La prueba de sangre para el embarazo es más sensible que la mayoría de las pruebas de orina por dos razones:

1. Puede detectar niveles bajos de hCG de 5 a 10 mUI/mL.

2. Hay más hCG presente en la sangre que en la orina.

Estos dos factores permiten que la prueba de sangre detecte el embarazo de 6 a 10 días después de la ovulación. Para muchas mujeres, esto es antes de que se retrase un período.

Al final de la semana 2, es probable que no sepa que está embarazada. Es posible que note un poco de manchado. Este manchado, conocido como *sangrado de implantación*, puede ocurrir cuando el óvulo fertilizado se adhiere al revestimiento del útero. El manchado es muy ligero y no todas las mujeres lo tienen. Algunas mujeres lo confunden con el sangrado mens-trual. El sangrado de la implantación es normal y por lo general no indica ningún problema.

Hormonas

Las hormonas son los mensajeros químicos que guían las funciones del cuerpo. Las siguientes hormonas desempeñan un papel importante en la reproducción, el embarazo y el parto:

- *Estrógeno* y progesterona—Estas hormonas son producidas por los ovarios. Hacen que el revestimiento del útero se espese durante cada *ciclo menstrual* y que se desprenda si no se produce el embarazo. Después de que un óvulo es fecundado, los niveles más altos de estrógeno y progester-ona impiden que los ovarios liberen óvulos hasta el final del embarazo.

- *Hormona folículo-estimulante (FSH)* y *hormona luteinizante (LH)*— Estas hormonas son producidas por la *hipófisis*, un órgano pequeño en la base del cerebro. La FSH hace que un óvulo madure en uno de los *ovarios*. La LH activa la liberación del óvulo.

- *La hormona liberadora de gonadotropinas (GnRH)*—Esta hormona se produce en una parte del cerebro llamada hipotálamo. Da la señal a la hipófisis para producir FSH y LH.

- Gonadotropina coriónica humana (hCG)—Esta hormona hace que el cuerpo aumente el estrógeno y la progesterona. Esta es la hormona que se detecta en las pruebas de embarazo.

Su fecha probable de parto

Debido a que la mayoría de las mujeres saben cuándo ocurrió su fecha de última menstruación (FUM) y debido a que los bebés típicamente nacen 40 semanas después, los ginecoobstetras suelen contar el embarazo desde el primer día de su FUM. El día en que nace su bebé se llama fecha probable de parto (FPP).

Su FPP se puede calcular contando 280 días a partir del primer día de su FUM (véase el recuadro "Estimación de su fecha probable de parto"). En algunos casos, hay mejores maneras de estimar su fecha probable de parto que usando su FUM. Su ginecoobstetra puede usar un ultrasonido en su primer trimestre para calcular su FPP si

- no está segura del primer día de su FUM
- sus períodos no son regulares
- estaba usando **anticonceptivos hormonales** cuando quedó embarazada
- sus ciclos menstruales son muy cortos o muy largos

Es importante saber que la FPP solo da una idea aproximada de cuándo nacerá su bebé, ya que solo 1 de cada 20 mujeres da a luz en la FPP. La mayoría de las mujeres entran en el trabajo de parto dentro de unas 2 semanas de su fecha de parto—ya sea antes o después.

Su ginecoobstetra usará su FPP para calcular la **edad gestacional** del bebé. La edad gestacional se mide en semanas, meses y trimestres. Los ginecoobstetras también dividen las semanas de embarazo en días. Por ejemplo, "24 y 3/7 semanas" significa "24 semanas completas más 3 días de embarazo".

Recuerde que las mujeres suelen ovular alrededor de 2 semanas después

Estimación de su fecha probable de parto

1. Tome la fecha en la que comenzó su último período menstrual normal.
2. Añada 7 días.
3. Cuenta atrás 3 meses.

Ejemplo: El primer día de su último período menstrual fue el 1 de enero. Añada 7 días para obtener el 8 de enero. Luego, cuente hacia atrás 3 meses. Su fecha probable de parto es el 8 de octubre.

del comienzo de su FUM. Por lo tanto, desde el primer día de su FUM hasta el día 14, el cuerpo se está preparando para el embarazo, pero usted todavía no está embarazada. Esto significa que el embarazo puede durar hasta 10 meses debido a estas semanas adicionales. Así se definen los trimestres:

- Primer trimestre (primer día de la FUM hasta las 13 semanas y 6 días): El momento en el que ocurre la fecundación y el desarrollo de los órganos importantes.

- Segundo trimestre (14 semanas y 0 días hasta las 27 semanas y 6 días): El momento del crecimiento y desarrollo rápidos. Hay alguna posibilidad de supervivencia si el bebé nace en las últimas semanas del segundo trimestre.

- Tercer trimestre (28 semanas y 0 días hasta las 40 semanas y 6 días): El momento en el que el peso del bebé aumenta y los órganos maduran para que estén listos para funcionar después del parto.

Molestias y cómo manejarlas

Los signos y síntomas del inicio del embarazo son simples molestias para algunas mujeres. Para otras, los síntomas pueden ser graves. No es posible predecir qué mujeres tendrán síntomas más graves. Además, una mujer puede tener síntomas diferentes durante cada uno de sus embarazos. Ya sean leves o graves, hay maneras de manejar estas molestias de manera segura y eficaz.

Náuseas del embarazo

Las náuseas del embarazo no es solo una sensación que ocurre antes del mediodía. Las náuseas y los vómitos que definen las náuseas del embarazo pueden afectar a cualquier hora del día—por la mañana, por la tarde o por la noche—y pueden durar todo el día. Hasta 8 de cada 10 mujeres embarazadas tienen náuseas del embarazo durante su primer trimestre. Las náuseas generalmente comienzan entre las 4 y 9 semanas de embarazo.

La mayoría de las mujeres que experimentan náuseas y vómitos suelen sentir un alivio total a las 16 semanas de embarazo. Pero para algunas mujeres, las náuseas y los vómitos continúan durante varias semanas o meses. Y para algunas mujeres, las náuseas del embarazo duran durante todo el embarazo.

Si tiene náuseas del embarazo, hay algunas cosas que puede intentar para ayudar a que sean más soportables y para asegurarse de que está recibiendo suficientes nutrientes y líquidos:

- Tomar un vitamínico prenatal—Tomar un vitamínico prenatal antes y durante el embarazo puede reducir el riesgo de náuseas del embarazo graves.

- Mantenga los bocadillos junto a la cama—Intente comer galletas saladas por la mañana antes de levantarse de la cama. Esto evita moverse con el estómago vacío.

- Beba líquidos—Su cuerpo necesita más agua en los primeros meses, así que trate de beber líquidos a menudo durante el día. No beber puede llevar a la **deshidratación**, que puede empeorar las náuseas. Si tiene problemas para beber agua debido a un mal sabor en la boca, pruebe a masticar chicle o comer caramelos duros.

- Evite los olores que le molestan—Los alimentos u olores que nunca antes le habían molestado pueden ahora provocar náuseas. Haga todo lo posible para alejarse de ellos. Utilice un ventilador al cocinar. Que alguien más vacíe la basura.

- Coma poco y a menudo—Asegúrese de que su estómago nunca esté vacío. Coma cinco o seis comidas pequeñas cada día.

- Pruebe los alimentos blandos—La dieta "BRATT" (banana, arroz [rice], compota de manzana [applesauce], tostada y té) es baja en grasa y fácil de digerir. Si estos alimentos no le atraen, pruebe otros que sí. El objetivo es encontrar alimentos que pueda comer y que se retengan. Si puede, trate de agregar un alimento proteico en cada comida. Las buenas fuentes no cárnicas de proteínas son los alimentos lácteos (leche, helado, yogur), las nueces y las semillas (incluyendo mantequillas de nueces), y los polvos y batidos de proteínas.

- Prueba el jengibre—La cerveza de jengibre hecha con jengibre real, el té de jengibre hecho de jengibre fresco rallado, las cápsulas de jengibre y los caramelos de jengibre pueden ayudar a asentar un estómago revuelto.

Si usted prueba estos remedios y no funcionan, su ginecoobstetra puede recomendar medicamentos. Por lo general, primero se recomienda una combinación de vitamina B_6 con o sin otro medicamento llamado doxilamina. Si esto no funciona, se pueden probar otros medicamentos.

Alrededor de 1 de cada 50 mujeres que tienen náuseas del embarazo tienen una forma grave llamada **hiperemesis gravídica**. Nadie sabe qué causa esta afección y puede ser grave si no se trata de inmediato. Llame a su ginecoobstetra si tiene cualquiera de los siguientes signos o síntomas:

- Usted no ha podido retener ningún alimento o líquido por 24 horas o más.
- Sus labios, boca y piel están muy secos.

- Usted está orinando con menos frecuencia (menos de tres veces al día), no está produciendo mucha orina, o su orina está oscura y tiene un olor.

- No está aumentando de peso o ha perdido 2.3 kg (5 libras) o más durante un período de 1 a 2 semanas.

Es muy probable que su ginecoobstetra la examine para descartar otras causas de sus síntomas. Si se diagnostica hiperemesis gravídica, se le puede administrar medicamentos para ayudar a controlar sus náuseas y vómitos. Si tiene un caso grave de hiperemesis gravídica, es posible que necesite obtener líquidos por *vía intravenosa (IV)*.

Cansancio

Durante su primer trimestre, usted puede sentirse totalmente agotada. Es posible que le resulte difícil salir de la cama por la mañana. Esto es normal. Estar embarazada ejerce presión sobre todo el cuerpo, lo que puede hacer que se sienta muy cansada. Sus niveles de hormonales han aumentado. Su metabolismo está funcionando mucho y quema energía, incluso mientras duerme. Las mujeres que están embarazadas por segunda vez o más pueden experimentar aún más cansancio que durante su primer embarazo debido a la necesidad de cuidar a los otros niños, así como otras demandas en su tiempo.

Para ayudar con el cansancio, escuche a su cuerpo. Vaya con calma y descanse lo que necesite. Trate de acostarse antes de lo habitual o tome una siesta de 15 minutos durante el día. No olvide que, durante estos primeros dos meses, descansar lo suficiente es importante. Así que, si es necesario, deje que algunas cosas sin hacer hasta que tenga la energía para hacerlas, o consiga la ayuda de su pareja, amigos, o miembros de la familia. Una dieta saludable y el ejercicio también pueden ayudar a aumentar su energía.

La fatiga generalmente comienza a desaparecer después del primer trimestre. Para su cuarto mes de embarazo, la mayor parte de su energía volverá. No obstante, muchas mujeres comienzan a sentirse cansadas de nuevo en los últimos meses del embarazo.

Nutrición

Para algunas mujeres, el embarazo es un evento planificado. Han estado haciendo ejercicio, comiendo alimentos saludables y tomando vitaminas durante meses antes. Para otras, el embarazo es una sorpresa. Una de las cosas más importantes que usted necesita hacer al inicio del embarazo temprano (e, idealmente, antes del embarazo) es asegurarse de que usted está recibiendo suficiente *ácido fólico*, una vitamina que ayuda a reducir el riesgo de ciertos *defectos congénitos*.

Enfoque en el ácido fólico

El ácido fólico, también conocido como folato o vitamina B$_9$, es una vitamina que ayuda a prevenir defectos congénitos importantes del cerebro y la columna vertebral del bebé, llamados **defectos del tubo neural (DTN)**. Las pautas actuales recomiendan que las mujeres embarazadas reciban por lo menos 600 µg de ácido fólico al día, pero es difícil obtener lo suficiente de su dieta sola. Para alcanzar este objetivo, tome una vitamina prenatal con al menos 400 µg de ácido fólico todos los días y coma alimentos ricos en esta vitamina. La combinación de ácido fólico en su vitamina y en su dieta debe ayudarle a alcanzar el objetivo de 600 µg.

Los defectos del tubo neural, como la **espina bífida** y la **anencefalia**, se presentan en las primeras etapas del desarrollo prenatal cuando las cubiertas de la médula espinal no se cierran completamente. Usted puede tener un riesgo más alto de dar a luz a un bebé con un defecto del tubo neural si usted

- ya ha tenido un bebé con un defecto del tubo neural
- tiene ciertas afecciones de salud, como la **enfermedad de células falciformes**
- están tomando ciertos medicamentos, como medicamentos antiepilépticos (especialmente valproato)

Si alguno de estos es cierto para usted, su ginecoobstetra puede recomendar que tome 4 mg de ácido fólico cada día —10 veces la cantidad habitual— como suplemento por separado al menos 3 meses antes del embarazo y durante los primeros 3 meses del embarazo. Usted y su ginecoobstetra pueden hablar sobre si necesita esta cantidad de ácido fólico basándose en su historia clínica.

Vitaminas prenatales

Si aún no estaba tomando un vitamínico prenatal, comience a tomar uno cuando sepa que está embarazada. Este suplemento vitamínico está disponible sin receta. Los vitamínocos prenatales contienen las cantidades diarias recomendadas de vitaminas y minerales que necesitará durante su embarazo, como

- vitaminas A, C y D
- ácido fólico
- hierro

Tomar vitaminas prenatales puede asegurar que usted está recibiendo los nutrientes importantes que necesita. Esto es especialmente importante si está luchando contra las náuseas y le cuesta comer. Además, tome su vita-

TABLA 3-1 **Aumento de peso durante el embarazo**

Índice de masa corporal (IMC) antes del embarazo	Aumento de peso total recomendado con un solo bebé	Tasa recomendada de aumento de peso por semana en el segundo y tercer trimestre*
Menos de 18.5 (bajo peso)	12.7 a 18.1 kg (28 a 40 libras)	0.5 a 0.6 kg (1.0 a 1.3 libras)
18.5 a 24.9 (peso normal)	11 a 16 kg (25 a 35 libras)	0.4 a 0.5 kg (0.8 a 1.0 libras)
25.0 a 29.9 (sobrepeso)	7 a 11 kg (15 a 25 libras)	0.2 a 0.3 kg (0.5 a 0.7 libras)
30.0 y más (obesidad)	5 a 9 kg (11 a 20 libras)	0.2 a 0.3 kg (0.4 a 0.6 libras)

*Asume un aumento de peso en el primer trimestre entre 0.5 y 2.0 kg (1.1 y 4.4 libras)

Fuente: Institute of Medicine and National Research Council. 2009. *Weight Gain During Pregnancy: Reexamining the Guidelines*. Washington, DC: The National Academies Press.

mínico prenatal solo como se lo indiquen en el frasco. Algunos vitamíniocos prenatales deberían ser tomados dos o tres veces al día para conseguir las dosis completas de vitaminas y minerales. No tome más de lo recomendado al día.

En su primera consulta de **cuidados prenatales**, dígale a su ginecoobstetra si ha estado tomando vitamínicos prenatales y otras vitaminas. Es posible que quiera llevar los frascos. Es importante hablar con su ginecoobstetra sobre todas las vitaminas y suplementos que toma porque el exceso de algunas vitaminas puede ser perjudicial. Algunos ingredientes, como la vitamina A, son seguros en dosis bajas, pero pueden causar defectos congénitos en dosis más altas.

Aumento de peso

La cantidad de peso que debería aumentar durante el embarazo depende de su peso antes de embarazarse. Su **índice de masa corporal (IMC)** es una indicación de si usted está en un peso saludable para su estatura. Si su IMC antes del embarazo está entre 18.5 y 24.9, usted tiene un peso normal y saludable. Un IMC por debajo de 18.5 se considera bajo peso, y un IMC de 25 o más se considera sobrepeso.

Use la "Tabla de índice de masa corporal" en la parte posterior de este libro para ver su IMC pregestacional. En este capítulo, la Tabla 3-1, "Aumento de peso durante el embarazo", muestra el aumento de peso recomendado basado en el IMC pregestacional.

Un aumento excesivo o insuficiente de peso puede ser un problema. Su ginecoobstetra debería comprobar su aumento de peso en cada una de sus con-

¿De dónde proviene el peso?

El recién nacido promedio pesa alrededor de 3.4 kg (7.5 libras), sin embargo, se recomienda a la mayoría de las mujeres ganar de 11 a 16 kg (25 a 35 libras) cuando están embarazadas. ¿De dónde vienen las otras libras? Aquí está un desglose del aumento de peso para una mujer de peso medio que gana 30 libras durante el embarazo:

- Bebé—3.4 kg (7.5 libras)
- Líquido amniótico—0.9 kg (2 libras)
- Placenta—0.7 kg (1.5 libras)
- Útero—0.9 kg (2 libras)
- Mamas—0.9 kg (2 libras)
- Fluidos corporales—1.8 kg (4 libras)
- Sangre—1.8 kg (4 libras)
- Las reservas maternas de grasa, proteína, y otros nutrientes—3.2 kg (7 libras)

sultas de cuidados prenatales y le permitirá saber si usted va por buen camino. No se preocupe por cuánto peso aumentan otras mujeres embarazadas.

Tenga en cuenta que usted aumentará de peso de manera diferente a lo largo de los diferentes meses de su embarazo. Durante los primeros 3 meses, es posible que vea poco aumento. De hecho, algunas mujeres pierden unas pocas libras debido a las náuseas del embarazo. Usted ganará la mayor parte de su peso durante el segundo y tercer trimestre, cuando su bebé esté creciendo a un ritmo más rápido. Sin embargo, su velocidad de aumento de peso debe permanecer dentro de un cierto rango. Además, si está embarazada por segunda vez, puede aumentar de peso de forma diferente.

Si usted tiene un trastorno de la conducta alimentaria, incluso si está bajo control, es importante decírselo a su ginecoobstetra. Juntos, usted y su ginecoobstetra, pueden monitorear sus sentimientos y estar alerta a cualquier signo de que el trastorno ha regresado. Puede ser útil continuar con la orientación o comenzar la orientación cuando quede embarazada.

También, usted puede pedir a su ginecoobstetra que la derive a un nutricionista que pueda ayudarla a planificar una alimentación saludable durante su embarazo. Recuerde que aumentar la cantidad correcta de peso es crucial para tener un bebé saludable. Si necesita más apoyo, pídalo. Véase el Capítulo 29, "Peso durante el embarazo: Obesidad y trastornos de la conducta alimentaria".

Ejercicio

Estar activa y hacer ejercicio—incluso caminar—por lo menos 30 minutos la mayoría de los días de la semana puede beneficiar su embarazo. El ejercicio puede

- reducir el dolor de espalda, el estreñimiento, la distensión abdominal y la hinchazón
- mejorar su estado de ánimo
- promover el tono muscular, la fuerza y la resistencia
- ayudarla a dormir mejor

Antes de comenzar un programa de ejercicios, hable con su ginecoobstetra para asegurarse de que no tiene ninguna afección de salud que pudiera limitar su actividad. Si usted tiene enfermedad cardíaca, está en riesgo de trabajo de parto **pretérmino**, o tiene sangrado vaginal, su ginecoobstetra podría aconsejarle que no haga ejercicio. Véase el Capítulo 23, "Ejercicio durante el embarazo", para aprender sobre cómo mantenerse activa durante el embarazo.

Decisiones saludables

En los primeros 2 meses de embarazo, es posible que tenga muchas preguntas que hacer y decisiones que tomar. Las decisiones a las que se enfrenta ahora pueden incluir la realización de importantes cambios en el estilo de vida y la decisión de cuándo informar a los demás de sus noticias. Si aún no lo ha hecho, también querrá elegir un profesional que la cuidará durante su embarazo (véase el Capítulo 2, "Elección de su equipo de atención").

Cosas que se deben evitar durante el embarazo

Es normal estar ansiosa por lo que puede y no puede hacer mientras está embarazada. La lista de "no hacer" puede parecer larga, pero la mayoría son cosas fáciles de recordar.

Consumo del tabaco. El humo del cigarrillo contiene miles de sustancias químicas nocivas, incluyendo plomo, alquitrán, nicotina y dióxido de carbono. Cuando usted fuma, estas **toxinas** aumentan el riesgo de **complicaciones** del embarazo, incluyendo

- sangrado vaginal
- parto pretérmino
- *bajo peso al nacer*
- *mortinato*
- *síndrome de la muerte súbita infantil (SMSI)*

Lo mejor es dejar de fumar antes del embarazo o tan pronto como se dé cuenta de que está embarazada.

Si está embarazada y fuma, dígaselo a su ginecoobstetra. Él o ella puede ayudarle a encontrar programas de apoyo y para dejar de fumar en su área. También puede llamar a la línea nacional "quit line" al 1-800-QUIT-NOW. Para obtener más información sobre los programas para dejar de fumar en su área, para obtener información sobre dejar de fumar o para encontrar apoyo, véase la sección "Recursos" al final de este capítulo.

Además, los cigarrillos electrónicos contienen muchas sustancias nocivas, incluida la nicotina. Su uso se llama "vapeo". Los cigarrillos electrónicos no son sustitutos seguros de los cigarrillos y no deberían usarse durante el embarazo.

¿Tiene un problema con la bebida?

¿Bebe alcohol o abusa de este? A veces es difícil de decir. Si no está segura, hágase estas preguntas:

1. En promedio, ¿cuántas bebidas de tamaño estándar que contienen alcohol bebe en una semana? Si su respuesta es de más de 7 bebidas cada semana, eso es consumo de alcohol de alto riesgo.

2. Cuando bebe, ¿cuál es el número máximo de bebidas de tamaño estándar que toma a la vez? Si su respuesta es de 3 bebidas o más, eso es consumo de alcohol de alto riesgo.

Si bebe alcohol, responda a las siguientes preguntas:

T ¿Cuántas bebidas necesita para que se sienta el periodo de euforia? (TOLERANCIA)

A ¿Le ha MOLESTADO (ANNOYED) la gente al criticar su forma de beber?

C ¿Ha sentido que debería REDUCIR (CUT DOWN) su consumo de alcohol?

E ¿Alguna vez ha bebido algo por la mañana para estabilizar los nervios o deshacerse de la resaca? (ABRIDOR DE OJOS, EYE OPENER)

Puntuación:

- 2 puntos si su respuesta a la primera pregunta es más de 2 bebidas.

- 1 punto por cada respuesta "sí" a las otras preguntas.

Si su puntuación total es de 2 o más, es posible que tenga un problema con el alcohol.

Modificado de Sokol RJ, Martier SS, Ager JW. The T-ACE questions: practical prenatal detection of risk drinking. *Am J Obstet Gynecol* 1989; 160:865.

Estar alrededor de humo ambiental de tabaco. El humo de los cigarrillos fumados por otras personas también puede ser nocivo. Respirar humo ambiental de tabaco durante el embarazo aumenta el riesgo de tener un bebé más pequeño. Los bebés que están expuestos al humo ambiental de tabaco tienen un mayor riesgo de SMSI. También tienen más probabilidades de tener enfermedades respiratorias que los que no están expuestos al humo ambiental de tabaco. Si usted vive o trabaja alrededor de fumadores, tome medidas para evitar el humo ambiental de tabaco. Usted puede pedir a los miembros de la familia que fuman que lo hagan afuera o que dejen de fumar por completo.

Beber alcohol. Es mejor dejar de beber alcohol antes de embarazarse. Si bebió algo de alcohol antes de saber que estaba embarazada, lo más probable es que no cause un daño grave a su bebé. Lo importante es evitar el alcohol una vez que sepa que está embarazada.

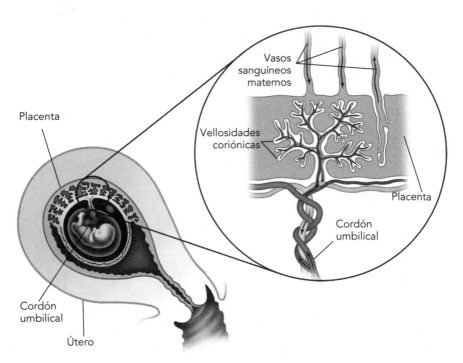

La placenta. La placenta conecta al bebé con la pared del útero. Las proyecciones de tipo dedo, llamadas vellosidades coriónicas, contienen vasos sanguíneos que permiten el intercambio de nutrientes, oxígeno y productos de desecho entre el suministro de sangre de la mujer embarazada y el bebé. El cordón umbilical es la conexión entre la placenta y el bebé. El cordón se une al bebé en el centro del vientre.

Cuando una mujer embarazada bebe alcohol, este llega rápidamente al bebé. El alcohol es mucho más dañino para un bebé que para un adulto. En un adulto, el hígado descompone el alcohol. El hígado de un bebé no está completamente desarrollado y no es capaz de descomponer el alcohol.

El *trastorno del espectro alcohólico fetal (TEAF)* es un término que describe diferentes efectos que pueden ocurrir en un bebé cuando una mujer bebe durante el embarazo. Estos efectos pueden incluir trastornos físicos, mentales, conductuales y de aprendizaje que pueden durar toda la vida. Incluso un consumo moderado de alcohol durante el embarazo (definido como una bebida alcohólica por día) puede causar problemas de aprendizaje y comportamiento durante toda la vida en un niño.

No se sabe cuánto alcohol se necesita para dañar al bebé. Lo mejor es no beber nada durante el embarazo. Además, no existen tipos de bebidas que sean seguras. Una cerveza, un trago de licor, una bebida mezclada o una copa de vino contienen aproximadamente la misma cantidad de alcohol.

Hable con su ginecoobstetra sobre sus hábitos de bebida. Si usted depende del alcohol, es posible que necesite asesoramiento especializado y atención médica. Su ginecoobstetra puede ayudarle a conectarse con estos recursos.

Consumir marihuana. El uso recreativo de marihuana es legal en algunos estados y aún más estados han legalizado la marihuana medicinal. Sin embargo, ambos son ilegales bajo la ley federal y ninguno de ellos debe usarse durante el embarazo.

Cuando se fuma o se come marihuana, los químicos llegan al bebé cruzando la placenta. La investigación es limitada sobre los daños del consumo de marihuana durante el embarazo. No obstante, hay posibles riesgos de consumo de marihuana para su bebé, incluyendo los problemas con el desarrollo del cerebro y un mayor riesgo de mortinato y parto pretérmino.

Si usa marihuana medicinal, hable con su ginecoobstetra. Él o ella debería recomendarle otros tratamientos que usted puede probar y que son seguros de usar durante el embarazo.

Consumir opiáceos. Los *opiáceos* son un tipo de medicamento que alivia el dolor. También liberan sustancias químicas en el cerebro que tienen un efecto calmante. Los médicos pueden prescribir opiáceos para personas que han tenido una cirugía, un procedimiento dental o una lesión.

La mayoría de las personas que usan un opiáceo con receta médica no tienen problemas para dejar de usarlo, pero algunas personas desarrollan un *trastorno por el consumo de opiáceos*. Las mujeres embarazadas con trastorno por el consumo de opiáceos tienen un mayor riesgo de complicaciones graves, incluyendo

- ***desprendimiento prematuro de placenta***
- problemas de crecimiento para el bebé
- parto pretérmino
- mortinato

Cuando esté embarazada y tenga un trastorno por el consumo de opiáceos, no debería dejar de usar el medicamento sin ayuda médica. Dejar de usar sin la ayuda de un médico, especialmente cuando se hace repentinamente, a menudo lleva a una recaída (volver al consumo de drogas). Esto puede ser peligroso para usted y su bebé.

El mejor tratamiento para el trastorno por el consumo de opiáceos durante el embarazo incluye medicamentos de reemplazo de opiáceos, terapia conductual y orientación. Los medicamentos que se administran se llaman metadona y buprenorfina. Reducen las ansias, pero no provocan las buenas sensaciones que provocan otros opiáceos. La terapia y la orientación conductuales pueden ayudar a las personas a evitar y hacer frente a situaciones que podrían llevar una recaída.

Consumo de otras sustancias. El consumo de sustancias es el uso de drogas ilegales como heroína, cocaína y metanfetaminas, o drogas de venta con receta que se usan por una razón no médica. El uso de estas sustancias durante el embarazo aumenta el riesgo de varios problemas, incluyendo

- defectos de nacimiento
- ***aborto espontáneo***
- parto pretérmino
- problemas de crecimiento para el bebé
- mortinato

La conclusión es que debe prohibir el consumo de sustancias durante el embarazo. Si es adicta a algúna droga, dígale a su ginecoobstetra que necesita ayuda.

Algunos estados tienen programas de tratamiento para el consumo de sustancias adaptados para las mujeres embarazadas. Estos programas ofrecen atención prenatal, asesoramiento y terapia familiar, educación nutricional y otros servicios. Su ginecoobstetra puede ayudarla a inscribirse en uno de estos programas. Para encontrar un programa en su área, comuníquese con el sitio web de la Administración de Salud Mental y Abuso de Sustancias (véase la sección "Recursos" al final de este capítulo).

¿Qué debería hacer con los medicamentos?

La mayoría de los medicamentos no causan daño durante el embarazo. Pero es una buena idea decirle a su ginecoobstetra acerca de todos los medicamentos que está tomando. Esto incluye medicamentos recetados, medicamentos de venta libre y remedios a base de hierbas.

No deje de tomar un medicamento que le ha sido recetado hasta que haya hablado con su ginecoobstetra. Los riesgos de tomar algunos medicamentos durante el embarazo pueden ser superados por los efectos de no tomarlos. Si un medicamento que está tomando presenta un riesgo, su ginecoobstetra podría recomendar cambiar a un medicamento más seguro mientras está embarazada.

También debe consultar con su ginecoobstetra antes de tomar analgésicos de venta libre, *laxantes*, remedios para el resfriado o la alergia y tratamientos para la piel. Sin embargo, no tiene que pasar por el malestar de los dolores de cabeza o los resfriados sin alivio. Su ginecoobstetra le puede dar consejos sobre medicamentos que son seguros para que las mujeres embarazadas los usen. Véase el Capítulo 24, "Reducción de riesgos de defectos congénitos".

Otras consideraciones

Las mujeres embarazadas a menudo trabajan hasta el parto y regresan a sus trabajos en semanas o meses después del nacimiento de un bebé. Pero algunos trabajos podrían no ser seguros para una mujer embarazada. Además, el cansancio, las náuseas y otras molestias pueden hacer que trabajar durante el inicio del embarazo sea un desafío.

Un lugar de trabajo seguro

La mayoría de las mujeres pueden seguir trabajando durante sus embarazos. Sin embargo, pueden ser necesarios pequeños cambios según el trabajo que realice. Los trabajos que requieren levantar objetos pesados, trepar, cargar o estar de pie pueden no ser seguros durante el embarazo. Esto se debe a que los mareos, las náuseas y el cansancio que son frecuentes en los primeros meses del embarazo pueden aumentar las probabilidades de sufrir lesiones. Más adelante, el cambio en la forma del cuerpo puede desequilibrar y provocar caídas.

Estar expuesta a sustancias nocivas en el trabajo es raro. Pero tiene sentido pensar en las cosas con las que tienes contacto durante su jornada laboral. Algunas sustancias que se encuentran en el lugar de trabajo presentan un riesgo durante el embarazo. Estas sustancias incluyen

- plomo
- mercurio

- arsénico
- pesticidas
- algunos solventes
- *radiación* ionizante
- ciertos fármacos utilizados para el tratamiento del cáncer (*quimioterapia*)

También puede entrar en contacto con sustancias nocivas a través de un pasatiempo. Véase el Capítulo 24, "Reducción de riesgos de defectos congénitos", para obtener más información sobre las cosas que pueden ser un riesgo para el embarazo.

Si cree que su trabajo puede ponerla en contacto con algo nocivo, averigüe con certeza preguntando a su oficina de personal, clínica de empleados o sindicato. Informe a su ginecoobstetra de inmediato si cree que usted y su bebé están en riesgo. Los peligros en el lugar de trabajo y consejos de seguridad se pueden encontrar en los sitios web de la Administración de Seguridad y Salud Ocupacional (OSHA, Occupational Safety and Health Administration) y el Instituto Nacional para la Salud y Seguridad Ocupacional (NIOSH, National Institute for Occupational Safety and Health). Véase la sección "Recursos" al final de este capítulo y en el Capítulo 26, "Trabajar y viajar durante el embarazo".

Consejos para trabajar durante el principio del embarazo

Trabajar cuando usted tiene náuseas y cansancio puede ser difícil. Para afrontarlo, intente lo siguiente:

- Aproveche el tiempo flexible—si su lugar de trabajo tiene tiempo flexible, aproveche este beneficio. ¿Cuál es la hora del día en la que se siente con más energía? Considere llegar más tarde si temprano en la mañana es malo para usted. Si las tardes son un problema, llegue antes para que pueda salir antes.

- Traiga bocadillos con usted—los bocadillos saludables durante todo el día pueden ayudar a mantener las náuseas a raya y darle energía. Las galletas, las verduras crudas, o la fruta y el queso son buenas opciones.

- Tome una siesta, si puede—si tiene una oficina, puede cerrar la puerta y descansar durante la hora del almuerzo.

- Manténgase hidratada—estar deshidratada puede hacer que se sienta peor. Asegúrese de que está bebiendo suficientes líquidos durante todo el día.

Consultas de cuidados prenatales

Tan pronto como sepa que está embarazada, llame a su ginecoobstetra para programar una cita para que pueda comenzar los cuidados prenatales de inmediato. Usted tendrá citas periódicas durante todo su embarazo. En cada consulta, su ginecoobstetra debería vigilar su salud y la de su bebé. Véase el Capítulo 2, "Elección de su equipo de atención", si todavía no tiene un ginecoobstetra.

Su primera o segunda consulta de cuidados prenatales probablemente sea una de las más largas. Su ginecoobstetra necesitará hacerle muchas preguntas sobre su salud y le hará varias pruebas. Es importante responder a todas las preguntas con honestidad y con todo el detalle que pueda.

En la parte posterior de este libro se proporciona un formulario de historia clínica. Puede utilizar este formulario para ayudarle a prepararse. Llene el formulario antes de su consulta y traiga el libro con usted, o simplemente léalo para ver algunas de las preguntas que se le harán. También puede ser útil traer a su pareja o a una persona de apoyo con usted en sus consultas de cuidados prenatales.

Durante estas visitas iniciales, su ginecoobstetra podría

- preguntar sobre sus antecedentes de salud, incluyendo embarazos pasados, cirugías, o problemas médicos

- preguntar por cualquier medicamento de venta con receta y de venta libre que esté tomando (tráigalos con usted, si es posible)

- preguntar sobre los antecedentes de salud de su familia y la familia del padre del bebé

- hacer una exploración física completa con pruebas de sangre y orina

- hacer una *exploración ginecológica*

- medir su presión arterial, estatura y peso

- calcular la fecha probable de parto del bebé

Algunos ginecoobstetras hacen un ultrasonido para confirmar el embarazo. Esto puede ser un examen de *ultrasonido transvaginal*, en el cual se coloca un *transductor* especial en la *vagina*. Si está embarazada con menos de 5 semanas, es posible que el embrión no sea visible. Incluso si está embarazada con más de 5 semanas, no espere ver mucho más que una forma pequeña y circular que representa el *saco amniótico*. No podrá ver brazos o piernas ni ninguna otra característica hasta más tarde en el embarazo.

Se utiliza un ultrasonido del primer trimestre para estimar la edad gestacional y la fecha probable de parto. La edad gestacional puede estimarse utilizando una medición llamada "longitud coronilla-rabadilla". Es la longitud del embrión o *feto* medida desde la parte superior de la cabeza ("coronilla") hasta la parte inferior del área que se convertirá en las nalgas ("rabadilla"). Si está embarazada de menos de 7 semanas, no es posible ver la coronilla o la rabadilla del embrión, por lo que se mide la mayor longitud del embrión. Luego se utiliza una fórmula para estimar la edad gestacional basada en esta medición. La actividad cardíaca también se puede detectar aproximadamente a las 6 semanas de embarazo durante un ultrasonido.

Preocupaciones especiales

Aunque es normal que las mujeres embarazadas se preocupen por las complicaciones, la mayoría de las mujeres tienen embarazos saludables y dan a luz a bebés sanos. Sin embargo, lo mejor es estar alerta a los signos y síntomas que pueden indicar un problema. A menudo, cuanto antes vea a su ginecoobstetra, más probable es que la complicación pueda ser manejada con éxito.

Aborto espontáneo

La pérdida de un embarazo antes de las 20 semanas completas se llama *aborto espontáneo*. Alrededor de 1 de cada 5 o 6 embarazos terminan de esta manera. Algunos abortos espontáneos tienen lugar antes de que una mujer note el retraso de su período o incluso sepa que está embarazada.

El signo más común de un aborto espontáneo es el sangrado. Dígale a su ginecoobstetra si tiene

- manchado o sangrado sin dolor
- sangrado intenso o persistente con dolor abdominal o cólicos
- un flujo de líquido de la vagina, pero sin dolor o sangrado
- eliminó tejido fetal

La mayoría de los abortos espontáneos son causados por un problema con los *cromosomas* del óvulo fertilizado. Estos problemas ocurren por casualidad y no es probable que vuelvan a ocurrir en un embarazo posterior. En la mayoría de los casos, no hay nada malo en la salud de la mujer o del hombre. La mayoría de las mujeres que tienen un aborto espontáneo continúan teniendo embarazos saludables. Véase el Capítulo 40, "Pérdida al comienzo del embarazo: aborto espontáneo, embarazo ectópico y enfermedad trofoblástica gestacional".

Embarazo ectópico

Un *embarazo ectópico* ocurre cuando un óvulo fertilizado crece fuera del útero. Casi todos los embarazos ectópicos—más del 90 por ciento—ocurren en una trompa de falopio. A medida que el embarazo crece, puede hacer que el tubo se rompa. Una rotura puede causar hemorragia interna importante. Esto puede ser una emergencia potencialmente mortal que requiera cirugía inmediata.

Al principio, un embarazo ectópico puede sentirse como un embarazo típico con algunos de los mismos signos, como un retraso del período, mamas sensibles o un malestar estomacal. Otros signos pueden incluir

- sangrado vaginal anómalo
- dolor lumbar
- dolor leve en el abdomen o la pelvis
- calambres leves en un lado de la pelvis

En esta etapa, puede ser difícil saber si usted está experimentando un embarazo típico o un embarazo ectópico. Llame a su ginecoobstetra si tiene sangrado anómalo y dolor pélvico.

A medida que crece un embarazo ectópico, se pueden presentar síntomas más graves, especialmente si se rompe una trompa de Falopio. Los síntomas pueden incluir

- dolor intenso y repentino en el abdomen o la pelvis
- dolor de hombro
- debilidad, mareos o desmayos

Si usted tiene dolor repentino que es severo, dolor de hombro, o debilidad, vaya a una sala de emergencia. Véase el Capítulo 40, "Pérdida al comienzo del embarazo: aborto espontáneo, embarazo ectópico y enfermedad trofoblástica gestacional".

Cuándo compartir las noticias

Cuándo decirle a su familia y amigos que está embarazada es su elección. Muchas mujeres deciden esperar hasta que hayan pasado las primeras 12 semanas. Otras deciden decir tan pronto como obtienen el resultado positivo de la prueba de embarazo. Decidir cuándo entregar las noticias es una decisión personal, pero es posible que desee tener en cuenta algunas cosas:

- El riesgo de aborto espontáneo es mayor en los primeros 3 meses del embarazo. Es posible que desee esperar hasta el segundo trimestre para decirle a sus amigos, compañeros de trabajo y familiares que está embarazada.

- La discriminación contra las mujeres embarazadas es ilegal. No obstante, es posible que desee esperar para difundir las noticias en su trabajo hasta que haya resuelto los detalles de su ausencia por maternidad con su supervisor.

- Las mujeres que han tenido problemas con embarazos previos, especialmente problemas al inicio pueden preferir decirles a otros sin esperar, ya que el apoyo de amigos y familiares puede ser muy útil si hay otro problema. Por otro lado, algunas mujeres se sienten más seguras esperando hasta el segundo trimestre para decirle a otras. No hay una respuesta correcta o incorrecta, así que considere lo que es mejor para usted.

RECURSOS

Encuentre un ginecoobstetra
www.acog.org/FindAnObGyn
Este directorio del Colegio Americano de Obstetras y Ginecólogos (ACOG) puede ayudarle a encontrar un ginecoobstetra cerca de usted.

Localizador de servicios de tratamiento de SAMHSA
https://findtreatment.samhsa.gov
1-800-662-HELP (4357)
Sitio web de la Administración de Salud Mental y Abuso de Sustancias. Encuentre programas de tratamiento por consumo de sustancias en su área y enlaces a grupos de apoyo y de autoayuda.

Mujeres libres de humo: embarazo y maternidad
https://women.smokefree.gov/pregnancy-motherhood
Sitio web del Instituto Nacional del Cáncer. Ofrece herramientas y consejos para dejar de fumar. Incluye un programa de mensajes de texto para ayudar a las mujeres a reducir o dejar de fumar durante el embarazo.

Seguridad y salud en el lugar de trabajo
Instituto Nacional para la Salud y Seguridad Ocupacional: www.cdc.gov/niosh
Administración de Seguridad y Salud Ocupacional: www.osha.gov/workers
Estos sitios web del gobierno proporcionan información sobre los derechos de los trabajadores, la seguridad en el lugar de trabajo y la salud ocupacional. Incluye información sobre productos químicos peligrosos en el lugar de trabajo.

Su embarazo y el nacimiento de su bebé
www.acog.org/MyPregnancy
Sitio web de ACOG con información sobre el embarazo, el trabajo de parto, el parto y los cuidados posparto. Incluye la información más reciente de los expertos en atención de la salud de la mujer, preguntas respondidas por los ginecoobstetras del ACOG, historias de embarazos de mujeres reales y un directorio de la A a la Z de temas de salud que cubren el embarazo y más allá.

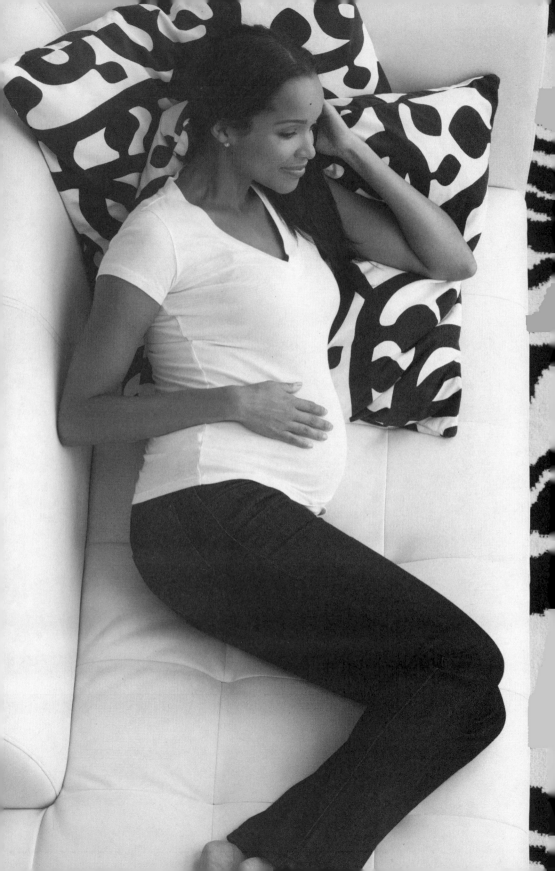

CAPÍTULO 4

Mes 3
(Semanas 9 a 12)

SU BEBÉ

➤ SEMANA 9

Esta semana continúa el desarrollo del **embrión**, aunque ya podría estarlo considerando un bebé. El cartílago de los miembros, las manos y los pies se está formando, pero no se endurecerá para convertirse en hueso durante algunas semanas. Los párpados se forman, pero permanecen cerrados.

> Esta semana, su bebé tiene aproximadamente el tamaño de una uva.

➤ SEMANA 10

A las 10 semanas—8 semanas desde la **fecundación**—el embrión tiene aproximadamente 1 pulgada (2.5 cm) de largo. La cabeza ha desarrollado una forma más redondeada. Las células óseas comienzan a reemplazar el cartílago y el bebé puede doblar sus codos.

> Esta semana, su bebé es del tamaño de una naranja china.

➤ SEMANA 11

Esta semana, la novena semana después de la fecundación, el bebé es oficial-mente llamado un **feto**. Con un poco más de 3.8 cm (1.5 pulgadas) de largo, el bebé realiza movimientos similares a los de la respiración y deglute **líquido** *amniótico*. Al final de esta semana, los **genitales** externos del bebé comenzarán a desarrollarse. El hígado está formando células sanguíneas.

Esta semana, su bebé es del tamaño de un higo.

➤ SEMANA 12

A medida que se acerca el final del tercer mes, los riñones del bebé producen orina. El páncreas produce insulina. Ahora, el bebé se mueve por sí solo, pero todavía es demasiado pronto para sentir estos movimientos. Se han formado las uñas. El bebé tiene ahora aproximadamente 5.1 cm (2 pulgadas) de largo.

Esta semana, su bebé es del tamaño de una lima pequeña.

SU EMBARAZO

Su cuerpo cambiante

Es posible que para otros usted todavía no luzca embarazada, pero usted podría ya darse cuenta de que su cintura se está volviendo un poco más gruesa. Cuando usted no está embarazada, el **útero** tiene aproximadamente el tamaño de una pera pequeña. Alrededor de la semana 12, el útero es tan grande como una toronja.

Molestias y cómo manejarlas

Al comenzar su tercer mes de embarazo, usted podría notar que sus náuseas del embarazo no son tan malas. Al mismo tiempo, usted podría notar cambios en sus mamas, piel y digestión. Además, su estado de ánimo podría subir un minuto y bajar al siguiente. Estos cambios son normales al principio del embarazo.

Náuseas

La mayoría de las mujeres comienzan a sentir alivio de las náuseas este mes. Si hay remedios que le ayuden, téngalos a mano. Recuerde beber tanto líquido como pueda durante el día. Si todavía tiene náuseas y vómitos graves, hable con su **ginecólogo obstetra (ginecoobstetra)**. Consulte el Capítulo 3, "Meses 1 y 2 (Semanas 1 a 8)", para obtener más información sobre las náuseas y los vómitos.

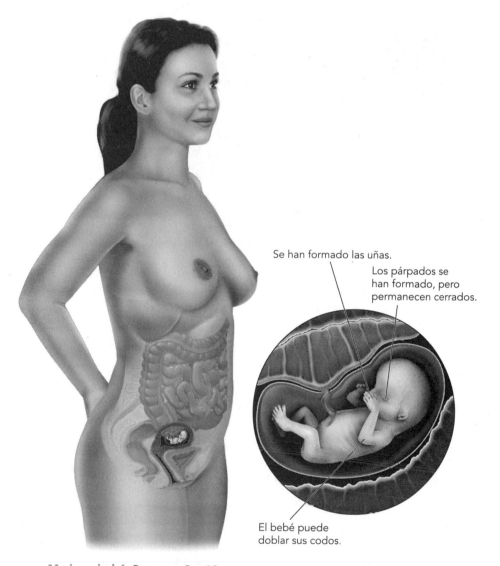

Se han formado las uñas.

Los párpados se han formado, pero permanecen cerrados.

El bebé puede doblar sus codos.

Madre y bebé: Semanas 9 a 12

Al final de la semana 12, el bebé—ahora llamado feto—tiene aproximadamente 5.1 cm (2 pulgadas) de largo y pesa aproximadamente 14 g (media onza).

Cansancio y problemas del sueño

Es posible que aún esté cansada durante el día debido a todos los cambios que ocurren en su cuerpo. Pero a medida que pasa el tiempo, puede ser más difícil dormir bien por la noche. A medida que su vientre crece, será más difícil encontrar una posición cómoda. Para ayudarle a obtener el descanso que necesita, puede encontrar útiles las siguientes sugerencias:

Mes 3

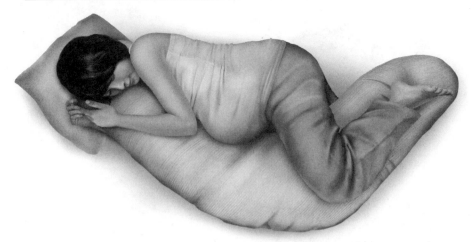

Dormir cómodamente. Una almohada de cuerpo entero puede ayudar a sostener el cuello, la espalda, las caderas y el vientre durante el sueño.

- Intente dormir de lado con una almohada debajo del vientre y otra almohada entre sus piernas. Otra opción es una almohada de cuerpo entero.

- Tome una ducha tibia (no caliente) o un baño en tina a la hora de acostarse para ayudarle a relajarse.

- Haga ejercicio todos los días. El ejercicio aeróbico durante el día, como caminar y nadar, ayuda a dormir por la noche. El yoga y la meditación también son buenos. Estos se pueden hacer justo antes de dormir para ayudar a despejar su mente y relajarse.

- Haga que su dormitorio sea relajante. La cama debe ser cómoda y la habitación no debe estar demasiado caliente, fría o brillante.

Acne

El acné es frecuente durante el embarazo. Si es propensa al acné, puede notar que está empeorando. Si nunca lo ha tenido, puede encontrarse lidiando con brotes de acné durante estos meses. Si tiene acné durante el embarazo, puede seguir los siguientes pasos para cuidar su piel:

- Lávese el rostro dos veces al día con una solución limpiadora suave y agua tibia.

- Si tiene el cabello graso, lávese con champú todos los días y trate de mantener el cabello alejado del rostro.

- Evite pellizcarse o exprimir las llagas del acné para disminuir las posibles cicatrices.

- Elija cosméticos y protectores solares sin aceite.

Muchos medicamentos pueden usarse para tratar el acné. Algunos están disponibles como ingredientes activos en productos de venta libre. Otros están disponibles solo con receta médica. Pregúntele a su ginecoobstetra antes de probar cualquier producto de venta libre. Además, dígale a cualquier profesional de atención médica que le esté tratando por acné que está embarazada.

La mayoría de los productos de venta libre para el acné se aplican directamente sobre la piel (tópicos). La cantidad de medicamento absorbido a través de la piel es muy baja. Por esta razón, estos productos se consideran seguros de usar durante el embarazo. Durante el embarazo se pueden utilizar productos de venta libre con los siguientes ingredientes:

- Peróxido de benzoilo tópico
- Ácido azelaico
- Ácido salicílico tópico
- Ácido glicólico

Si desea utilizar un producto de venta libre que no tenga un ingrediente en esta lista, hable con su ginecoobstetra antes de comprarlo.

Algunos medicamentos para el acné pueden dañar gravemente a su bebé. Los siguientes medicamentos no deberían usarse mientras esté embarazada:

- Terapia hormonal
- *Isotretinoína*
- Tetraciclinas orales
- Retinoides tópicos

Algunos retinoides tópicos están disponibles con receta (tretinoína). Pero algunos también se pueden encontrar en algunos productos de venta libre. Lea las etiquetas cuidadosamente. Si le preocupan los productos que debe utilizar para tratar el acné, hable con su dermatólogo o ginecoobstetra. Juntos pueden decidir cuál es la mejor opción para usted. Consulte el Capítulo 24, "Reducción de riesgos de defectos congénitos".

Cambios en el color de la piel

Durante el embarazo, las mayores concentraciones de estrógeno hacen que su cuerpo produzca más *melanina*—el pigmento que da color a la piel. Este aumento en la melanina es la razón por la que sus pezones se vuelven más oscuros, por ejemplo. También causa la afección de la piel conocida como melasma durante el embarazo. El *melasma* causa manchas café en el rostro alrededor de las mejillas, la nariz y la frente.

Pasar tiempo al sol puede empeorar el melasma. Protéjase del sol usando un protector solar y un sombrero. Además, limite su exposición a la luz solar directa. La buena noticia es que el melasma generalmente se desvanece por sí solo después de dar a luz. Sin embargo, algunas mujeres pueden tener manchas oscuras que duran años.

Algunas mujeres también notan una línea tenue y oscura que va desde su ombligo hasta su vello púbico. Esto se llama *línea negra*. Esta línea siempre está ahí, pero antes de quedar embarazada es del mismo color que la piel que la rodea.

Cambios de las mamas

Al principio del embarazo, sus mamas comienzan a cambiar para prepararse para alimentar al bebé. A estas alturas, es posible que sus mamas incluso hayan crecido un tamaño de copa de sostén. Pueden estar muy doloridas. Se están produciendo muchos cambios:

- La grasa se acumula en las mamas, haciendo que su sostén normal sea demasiado apretado.

- Las glándulas mamarias se expanden a medida que su cuerpo se prepara para producir leche.

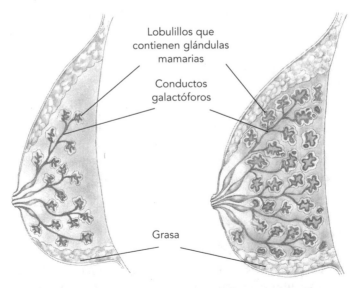

Lobulillos que contienen glándulas mamarias

Conductos galactóforos

Grasa

Antes del embarazo

Después del embarazo

Cambios en las mamas durante el embarazo. Durante el embarazo, la capa de grasa de sus mamas se engrosa y las glándulas mamarias se expanden. Debido a estos cambios, sus mamas se agrandan.

- Los pezones y las *areolas* (la piel rosa o café alrededor de los pezones) se oscurecen.

- Sus pezones pueden empezar a sobresalir más, y las areolas crecerán más.

Sus mamas pueden seguir creciendo en tamaño y peso durante estos primeros 3 meses. Si le hacen sentir incómoda, cámbiese a un buen sostén de maternidad. Estos sostenes tienen tirantes anchos, más cobertura en las copas y filas adicionales de ganchos para que pueda ajustar el tamaño de la banda. Considere un sostén especial como soporte para dormir durante la noche. Cuando haga ejercicio, use un sostén deportivo con buen soporte.

Estreñimiento

El aumento de las concentraciones de *hormonas* hace que el sistema digestivo se desacelere. Esto puede llevar al estreñimiento. El hierro en los suplementos prenatales de vitaminas también puede causar estreñimiento. Para ayudar a aliviar este problema, haga ejercicio con regularidad y aumente su ingesta de fibra. La fibra se encuentra en las frutas, verduras y cereales enteros. Mantenerse hidratada también ayuda con el estreñimiento. Debería beber de 8 a 12 tazas (1.9 a 2.8 litros o 64 a 96 onzas) de agua al día durante el embarazo.

Lamentablemente, un efecto secundario del aumento del consumo de fibra es la formación de gas. Para combatir este problema, trate de comer sus alimentos más lentamente. Evite cualquier cosa que le haga tragar aire, como masticar chicles y tomar bebidas carbonatadas. Su cuerpo se ajustará a los cambios en la dieta. Hable con su ginecoobstetra si estos métodos no alivian el estreñimiento.

Cambios emocionales

Su cuerpo está pasando por grandes cambios ahora, y también lo están sus emociones. Puede sentirse deprimida o malhumorada. Las emociones que usted está sintiendo—felices o tristes—son normales. Pídales a sus seres queridos que le apoyen y sean pacientes. Si sus emociones están afectando su trabajo o sus relaciones personales y usted está preocupada por estos problemas, hable con su ginecoobstetra.

Nutrición

Usted debería continuar comiendo alimentos nutritivos este mes. A medida que planifique sus comidas, asegúrese de que está recibiendo suficiente hierro—un mineral clave que la mayoría de las mujeres necesitan más durante

Enfoque en el hierro

El hierro es utilizado por su cuerpo para producir la sangre adicional que usted y su bebé necesitan durante el embarazo. Las mujeres que no están embarazadas necesitan 18 miligramos (mg) de hierro al día. Las mujeres embarazadas necesitan más, 27 mg al día. Esta mayor cantidad se encuentra en la mayoría de los multivitamínicos prenatales. Los suplementos vitamínicos con niveles más altos de hierro pueden causar problemas de digestión, como estreñimiento.

También puede comer alimentos ricos en cierto tipo de hierro llamado hierro hemo. El cuerpo absorbe más fácilmente el hierro hemo. Se encuentra en alimentos animales, como carne roja, aves de corral y pescado. El hierro no hemo se encuentra en las verduras y legumbres, como la soya, las espinacas y las lentejas. Aunque no es tan fácil de absorber como el hierro hemo, el hierro no hemo es una buena manera de obtener hierro extra si usted es vegetariana. El hierro también se puede absorber más fácilmente si los alimentos ricos en hierro se consumen con alimentos ricos en vitamina C, como los cítricos y los tomates.

Su sangre debería ser examinada durante el embarazo para verificar si tiene anemia. Si usted tiene anemia, su ginecoobstetra podría recomendar suplementos de hierro adicionales. El cuerpo puede absorber suplementos de hierro solo cuando es parte de un compuesto químico. Mire la etiqueta para ver cuánto hierro elemental hay en un suplemento. Puede haber dos números en la etiqueta: el peso del compuesto y el peso del hierro solo.

Por ejemplo, puede ver estos compuestos y cuánto hierro elemental contienen:

- Fumarato ferroso 200 mg contienen 66 mg de hierro elemental.
- Gluconato ferroso 325 mg contienen 38 mg de hierro elemental.
- Sulfato ferroso 325 mg contienen 65 mg de hierro elemental.

Saber cuánto y qué formulación de hierro tomar para la anemia puede ser confuso. Consulte con su ginecoobstetra para ver lo que él o ella recomienda.

el embarazo. El hierro es utilizado por su cuerpo para producir la sangre adicional que usted y su bebé necesitan durante el embarazo. Las mujeres embarazadas necesitan 27 mg de hierro al día, una cantidad que se encuentra en la mayoría de los multivitamínicos prenatales. Consulte el recuadro "Enfoque en el hierro" en esta página.

Aumento de peso

Puede notar que su ropa comienza a ajustarse más ceñida a la cintura. Al final de la semana 12, la mayoría de las mujeres han ganado entre 0.7 y 2 kg (1.5 y 4.5 libras) aunque algunas mujeres habrán perdido peso debido a las náuseas del embarazo. No se preocupe si ha perdido una libra o dos. Las recuperará en los próximos meses.

Su ginecoobstetra debería hacer un seguimiento de su peso cada mes. La cantidad de peso que debe aumentar depende de su salud y su *índice de masa corporal (IMC)* antes del embarazo. Use la "Tabla de índice de masa corporal" en la parte posterior de este libro para ver su IMC pregestacional. Consulte también el Capítulo 22, "Nutrición durante la embarazo", para obtener más información sobre el aumento de peso saludable durante el embarazo.

Azúcar y sustitutos del azúcar

Es importante limitar la cantidad de azúcares simples que usted come. Los azúcares simples se encuentran en alimentos como el azúcar de mesa, la miel, el almíbar, los jugos de frutas, las bebidas gaseosas y muchos alimentos procesados. Aunque pueden darle un impulso de energía rápido, estos alimentos tienen más calorías que otros nutrientes. La energía que proporcionan se consume rápidamente. También pueden causar aumento de peso adicional.

Los edulcorantes artificiales, que son de 200 a 600 veces más dulces que el azúcar, son seguros de usar durante el embarazo, siempre y cuando los use con moderación. Estos edulcorantes incluyen

- sacarina (Sweet'n Low)
- aspartamo (Equal y NutraSweet)
- sucralosa (Splenda)
- acesulfamo-K (Sunett)
- estevia (Truvia y SweetLeaf)

Consultas de cuidados prenatales

Los *cuidados prenatales* incluyen pruebas de laboratorio, exploraciones físicas y *ultrasonidos*. Estas pruebas se realizan para evaluar la salud y el bienestar de usted y su bebé. Algunas de las pruebas que se realizan durante el embarazo pueden ser exigidas por la ley estatal. Más frecuentemente, las pruebas reguladas por el estado son las que se usan para detectar ciertas *infecciones de transmisión sexual (ITS)*. Las consultas prenatales también le dan tiempo para aprender sobre su embarazo y hacer preguntas.

La frecuencia con la que usted verá a su ginecoobstetra para recibir cuidados prenatales depende de sus antecedentes de salud, embarazos pasados y otros factores. Si este es su primer embarazo y usted no tiene ninguna *complicación*, verá a su ginecoobstetra

- cada 4 semanas durante las primeras 28 semanas
- cada 2 semanas hasta las 36 semanas
- semanalmente después de las 36 semanas

Si ha tenido un embarazo exitoso anteriormente y está sana, puede que tenga consultas programadas con menor frecuencia. Por otro lado, si usted tiene un embarazo de alto riesgo, es posible que necesite ver a su ginecoobstetra con mayor frecuencia a medida que se acerca al parto.

Es importante que se sienta cómoda con su ginecoobstetra. Durante un examen físico, él o ella necesitará examinar varias partes de su cuerpo, incluyendo sus mamas y *genitales*. Si se siente incómoda con algo, hágaselo saber a su ginecólogo.

Su ginecoobstetra debería tener una chaperona en la sala de exploración. Esta persona generalmente es un miembro del personal de enfermería. También puede tener una pareja, amigo o familiar con usted durante el examen. Consulte el Capítulo 2, "Elección de su equipo de atención", para obtener más información sobre cómo sentirse cómoda durante los exámenes.

Ultrasonido

Un ultrasonido produce una imagen de su bebé a partir de ondas sonoras. Estas ondas sonoras son producidas por un dispositivo llamado *transductor*. El transductor se mueve a través del abdomen, lo que se denomina un

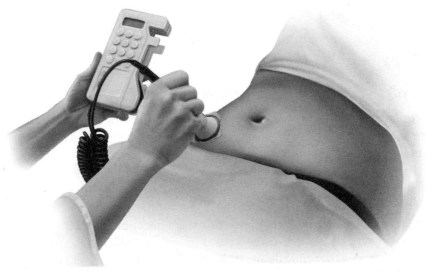

Escuchar la actividad cardíaca. Al principio del embarazo, puede ser posible escuchar la actividad cardíaca del bebé. Su ginecoobstetra podría utilizar un dispositivo Doppler manual presionado contra su vientre para escuchar sonidos cardíacos.

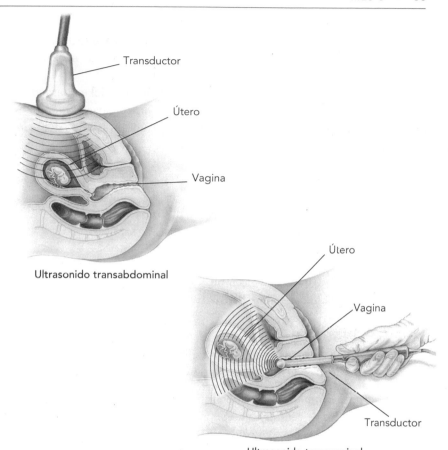

Ultrasonido transabdominal

Ultrasonido transvaginal

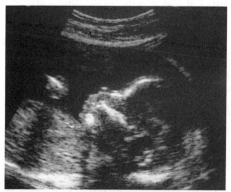

Imagen de ultrasonido de un bebé
entre 11 y 13 semanas de gestación

Ultrasonido. Durante un ultrasonido, un transductor produce ondas sonoras. Estas ondas sonoras se reflejan en el bebé. Las ondas sonoras reflejadas se transforman en imágenes que usted y su ginecoobstetra pueden ver en una pantalla.

Mes 3

ultrasonido transabdominal, o se coloca en su vagina, lo que se denomina un *ultrasonido transvaginal*. El método elegido depende de la razón del examen y de la *edad gestacional* del feto.

Algunas mujeres se hacen un ultrasonido al principio del embarazo. Este examen a menudo se hace para confirmar el embarazo y para ayudar a estimar la edad gestacional. También se puede hacer un ultrasonido del primer *trimestre* para

- escuchar los sonidos cardíacos
- determinar si hay más de un bebé
- detección de problemas genéticos, como el *síndrome de Down (trisomía 21)* (en combinación con un análisis de sangre)
- examinar el útero y los *ovarios*

Es importante saber que un ultrasonido solo utiliza ondas sonoras. No se utilizan rayos X ni *radiación* con esta prueba.

Pruebas de laboratorio

Las siguientes pruebas se realizan al principio del embarazo y es posible que no todas se realicen en la misma consultas de cuidados prenatales:

- *Hemograma completo*—El hemograma completo mide y describe diferentes tipos de *células* en la sangre. El número de glóbulos rojos puede mostrar si usted tiene *anemia*. La cantidad de glóbulos blancos muestra cuántas células que combaten enfermedades hay en su sangre. El número de *plaquetas* puede mostrar si usted tiene un problema con la coagulación de la sangre.

- Tipo de sangre—Durante el primer trimestre del embarazo, debería hacerse un análisis de sangre para averiguar su grupo sanguíneo y si es Rh positivo o Rh negativo. Al igual que hay diferentes grupos sanguíneos principales, como el tipo A, B y O, también hay un *factor Rh*. El factor Rh es una proteína que se encuentra en la superficie de los glóbulos rojos. La mayoría de las personas tienen el factor Rh—son Rh positivos. Otros no tienen el factor Rh—son Rh negativos.

Si el bebé es Rh positivo y la mujer es Rh negativo, el cuerpo de la mujer puede producir anticuerpos contra el factor Rh. Estos *anticuerpos* pueden dañar los glóbulos rojos del bebé. Por lo general, los problemas no ocurren en un primer embarazo afectado, cuando solo se produce una pequeña cantidad de anticuerpos. Sin embargo, los problemas pueden ocurrir en un embarazo posterior. Estos problemas se pueden prevenir administrando *inmunoglobulina Rh (IgRh)* a la mujer durante el embarazo o después del parto si se determina que el tipo de sangre del bebé es Rh positivo. Consulte el Capítulo 36, "Incompatibilidad del grupo sanguíneo".

- Análisis de orina—Su orina debe ser examinada para detectar *glucosa* (azúcar en la sangre) y proteínas en cada visita. El nivel alto de azúcar en la sangre puede ser un signo de *diabetes mellitus*. El nivel alto de proteínas puede ser un signo de *preeclampsia*. Su orina también puede ser examinada para ver si usted tiene una *infección de vías urinarias (IVU)*, especialmente si usted tiene síntomas.

- Cultivo de orina—Esta prueba busca *bacterias* en la orina, que pueden ser un signo de una IVU. A veces, estas infecciones no causan síntomas. Su orina debe analizarse al principio del embarazo y nuevamente más tarde durante el embarazo. Si el resultado de la prueba muestra que tiene bacterias en la orina, se le tratará con *antibióticos*. Hay antibióticos que se pueden usar de manera segura durante el embarazo. Después de terminar el tratamiento, es posible que se le repita la prueba para confirmar que la infección ha desaparecido.

- *Rubéola*—Su sangre debe ser examinada para ver si usted ha tenido una infección pasada o ha sido vacunada contra la rubéola (a veces llamada sarampión alemán). La rubéola se propaga fácilmente y puede causar defectos del nacimiento si una mujer se infecta durante el embarazo.

Si usted tuvo esta infección antes o si ha sido vacunada, no es probable que la vuelva a contraer—usted es *inmune* a la enfermedad. Si su análisis de sangre muestra que no es inmune, debe evitar a cualquier persona que tenga rubéola mientras esté embarazada. Si tiene rubéola o está expuesta a la rubéola mientras está embarazada, póngase en contacto con su ginecoobstetra de inmediato.

La vacuna contra la rubéola forma parte de la *vacuna contra el sarampión, rubéola y parotiditis (SRP o triple viral)*. Esta vacuna contiene virus vivos y no se recomienda para mujeres embarazadas. Si no ha recibido la vacuna SRP, debería obtenerla justo después de dar a luz. La vacuna es segura si usted está amamantando.

- *Hepatitis*—La *hepatitis B* y la *hepatitis C* son virus que infectan el hígado. Las mujeres embarazadas que están infectadas con cualquiera de los dos virus pueden transmitirlo a sus bebés. A todas las mujeres embarazadas se les hace una prueba para detectar la infección por hepatitis B. Los Centros para el Control y la Prevención de Enfermedades (CDC, Centers for Disease Control and Prevention) también recomiendan que se hagan pruebas para detectar la hepatitis C. Si usted está infectada con cualquiera de los dos virus, es posible que necesite atención especial durante el embarazo. Su bebé también puede necesitar atención especializada después del parto. Usted puede amamantar si tiene alguna infección.

Existe una vacuna que protege contra la hepatitis B. La vacuna seadministra en una serie de tres inyecciones, con la primera dosis administrada al bebé a las pocas horas después del nacimiento. Esta vacuna no se administra a mujeres embarazadas.

- ITS—Todas las mujeres son sometidas a la prueba de *sífilis* y *clamidia* en las primeras etapas del embarazo. Las pruebas para estas ITS se pueden repetir más tarde durante el embarazo si usted tiene ciertos factores de riesgo. Si usted tiene factores de riesgo para *gonorrea* (tiene 25 años o menos, tiene múltiples parejas sexuales o vive en un área donde la gonorrea es frecuente), también debe hacerse una prueba para esta ITS. Si usted tiene una ITS, reciba tratamiento de inmediato. Las ITS pueden causar defectos congénitos graves y problemas del embarazo.

- *Virus de inmunodeficiencia humana (VIH)*—Este virus ataca a las células del sistema inmunitario del cuerpo y causa *el síndrome de inmunodeficiencia adquirida (SIDA)*. Si usted está infectada con el VIH, existe la posibilidad de que lo transmita a su bebé. Mientras esté embarazada, se le pueden administrar medicamentos que pueden reducir en gran medida este riesgo. También puede recibir atención especializada para ayudarle a mantenerse tan saludable como sea posible. Su bebé puede recibir cuidados especializados después del parto.

- *Tuberculosis (TB)*—Las mujeres con alto riesgo de TB deben realizarse pruebas para detectar esta infección. Las mujeres en alto riesgo son aquellas que están infectadas con el VIH o viven en contacto cercano con alguien que tiene TB.

Detección de defectos congénitos

Este mes se pueden realizar **pruebas de detección precoz** de defectos cromosómicos y otros defectos congénitos en el primer trimestre. Así también pueden realizarse ciertas **pruebas diagnósticas**. Usted y su ginecoobstetra deberían hablar sobre las opciones de prueba. Es su elección si desea someterse a pruebas.

Conversaciones con su ginecoobstetra

Si tuvo un **nacimiento por cesárea** con otro embarazo, piense en cómo va a dar a luz a su bebé esta vez. Comente sus opciones con su ginecoobstetra.

Otra decisión importante que considerar es la **detección genética** de defectos congénitos.

Nacimiento vaginal después de un parto por cesárea

Si usted ha tenido un bebé por cesárea en el pasado, es importante hablar sobre sus planes de parto con su ginecoobstetra a principios de sus cuidados prenatales. Algunas mujeres que han tenido un nacimiento por cesárea en el pasado pueden tratar de tener un **nacimiento vaginal después de un parto por cesárea (VBAC)**. Un VBAC exitoso ofrece varios beneficios, incluyendo

- sin cirugía abdominal
- período de recuperación más corto
- menor riesgo de infección
- menos pérdida de sangre

A muchas mujeres les gustaría tener la experiencia del parto vaginal, y cuando tiene éxito, el VBAC permite que esto suceda. Para las mujeres que planean tener más hijos, el VBAC puede ayudarles a evitar ciertas complicaciones relacionadas con partos múltiples por cesárea, incluyendo

- lesión intestinal o de **vejiga**
- **histerectomía**
- problemas con la **placenta** en futuros embarazos

Si sabe que quiere más niños, esto puede figurar en su decisión. Hay riesgos relacionados con un VBAC. Puede que no sea la elección correcta para todas las mujeres. Algunos riesgos de un VBAC son la infección, la hemorragia y otras complicaciones. Un riesgo poco frecuente pero grave con el VBAC es que la cicatriz cesariana en el útero puede romperse (abrirse). Aunque una ruptura del útero es rara, es muy grave y puede dañar tanto a usted como a su bebé. Si está en alto riesgo de ruptura de **útero**, no se debe intentar el VBAC.

La decisión de intentar un parto vaginal o tener una cesárea repetida puede ser compleja. Informe a su ginecoobstetra si está interesada en intentar tener un VBAC con este embarazo. Juntos, pueden considerar los riesgos y beneficios que se aplican a su situación. También debería hablar sobre los recursos disponibles en el hospital donde dará a luz. Es posible que algunos hospitales no ofrezcan VBAC porque no tienen los recursos para proporcionar el cuidado apropiado si hay una emergencia durante un VBAC. Consulte el Capítulo 17, "Parto por cesárea y nacimiento vaginal después de un parto por cesárea", para obtener información detallada sobre el VBAC.

Detección y diagnóstico genéticos prenatales

Ahora hay muchas maneras de detectar ciertos defectos congénitos y ***trastornos genéticos*** durante el embarazo, y de proporcionar pruebas diagnósticas para aquellos que lo deseen. Su ginecoobstetra puede explicar las opciones y ayudarla a decidir qué pruebas son las mejores para usted. Consulte la Tabla 4–1, "Pruebas de detección y diagnóstico prenatales", para una comparación de las pruebas.

Decidir si quiere hacerse la prueba—y de ser así, qué tipos de pruebas debe hacerse—depende de muchos factores. Aquí hay algunas cosas importantes a considerar:

- Obtener resultados en el primer trimestre de un procedimiento de diagnóstico es atractivo para muchos futuros padres porque da más tiempo para tomar decisiones.

TABLA 4–1 **Pruebas de detección y diagnóstico prenatales**

Pruebas de detección prenatales	Pruebas diagnósticas prenatales
Ofrecidas a todas las mujeres embarazadas	Disponibles para todas las mujeres embarazadas, incluso para aquellas que no tienen factores de riesgo
Pueden decirle si usted está en mayor riesgo de tener un niño con cierto defecto congénito, pero no puede decirle con seguridad si su bebé tiene el trastorno o no	Pueden decirle si el bebé tiene un defecto congénito. Los resultados son "positivo" (hay un defecto) o "negativo" (no hay defecto).
Disponibles para ciertos defectos cromosómicos como el síndrome de Down (trisomía 21) y para los ***defectos del tubo neural (DTN)*** como la ***espina bífida***	Disponibles para defectos cromosómicos, así como para muchos trastornos hereditarios específicos, como ***fibrosis quística, enfermedad de células falciformes, enfermedad de Tay–Sachs*** y ***talasemias***
Se realizan mediante un ultrasonido especializado llamado ***ecografía de translucencia nucal*** y una muestra de su sangre	Se hacen usando un ***muestreo de vellosidades coriónicas (MVC)***, que toma una muestra de tejido de la ***placenta***, o usando ***amniocentesis***, que toma una muestra de líquido amniótico
Se puede hacer en el primer o segundo trimestre	*MVC:* se hace en el primer trimestre (entre las 10 y 13 semanas) *Amniocentesis:* se realiza en el segundo trimestre (entre las 15 y 20 semanas)
No hay riesgos para el feto	*MVC:* el riesgo de aborto espontáneo es 1 de cada 455 procedimientos *Amniocentesis:* el riesgo de aborto espontáneo es de 1 en 900 procedimientos

- Las pruebas de detección precoz en el primer trimestre pueden detectar aproximadamente el 85 por ciento de los casos de síndrome de Down. Las pruebas de detección precoz en el segundo trimestre pueden detectar alrededor del 80 por ciento de los casos de síndrome de Down. La combinación de los resultados de las pruebas de detección precoz del primer trimestre y del segundo trimestre proporciona una tasa de detección del síndrome de Down del 94 al 96 por ciento. Las pruebas diagnósticas tienen una tasa de detección de más del 99 por ciento para muchos trastornos.

- Algunos padres quieren saber si su niño tendrá un defecto congénito para que puedan estar preparados. Saber también le da la oportunidad de aprender sobre el trastorno y organizar el cuidado que el niño necesitará.

- Algunos padres pueden decidir terminar el embarazo en ciertas situaciones. Terminar un embarazo conlleva menos riesgo de complicaciones si se hace antes de las 13 semanas del embarazo. Este momento puede afectar las pruebas que elija una mujer.

Sus creencias y valores personales son factores importantes en cualquier decisión. La elección que es correcta para una mujer puede no ser correcta para otra.

Un *orientador genético* o médico con entrenamiento especial en genética puede ayudarle a entender si usted está en riesgo de tener un niño con ciertos trastornos genéticos. En la orientación genética, el consejero le pide a usted y al padre del bebé una historia familiar detallada. Si un miembro de la familia tiene un problema, el consejero puede pedir ver los registros médicos de esa persona. También se le puede derivar para exámenes físicos o exámenes adicionales.

Usando toda la información recopilada, el orientador evaluará el riesgo del bebé de tener un trastorno. El orientador entonces comentará las opciones para las pruebas prenatales. Es su elección si desea someterse a pruebas. Consulte el Capítulo 33, "Trastornos genéticos, detección precoz y pruebas", para un análisis detallado de los exámenes de detección y pruebas.

RECURSOS

Cambios en la piel y el cabello durante el embarazo

www.nlm.nih.gov/medlineplus/ency/patientinstructions/000611.htm

Página web de la Biblioteca Nacional de Medicina de los Estados Unidos. Describe los cambios normales que pueden ocurrir en la piel y el cabello durante el embarazo. Proporciona orientación sobre cuándo llamar a su ginecoobstetra.

Entender sus genes: una guía para la orientación genética

www.geneticalliance.org/publications/guidetogeneticcounseling

Guía de la Alianza Genética. Habla sobre la orientación genética y cómo se usa en diferentes situaciones, incluso durante el embarazo.

Su embarazo y el nacimiento de su bebé

www.acog.org/MyPregnancy

Sitio web del Colegio Americano de Obstetras y Ginecólogos (ACOG) con información sobre el embarazo, el trabajo de parto, el parto y la atención posparto. Incluye la información más reciente de los expertos en atención de la salud de la mujer, preguntas respondidas por los ginecoobstetras del ACOG, historias de embarazos de mujeres reales y un directorio de la A a la Z de temas de salud que cubren el embarazo y más allá.

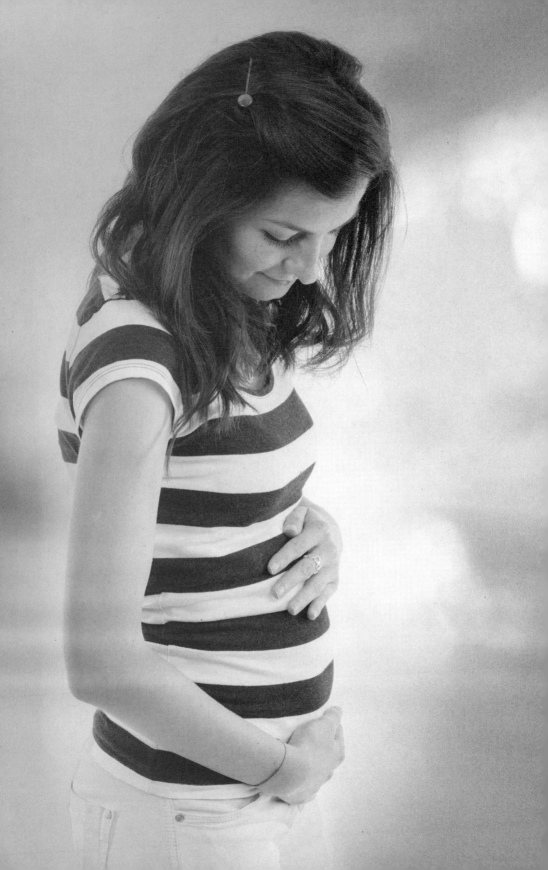

CAPÍTULO 5

Mes 4
(Semanas 13 a 16)

SU BEBÉ

➤ SEMANA 13

Todos los órganos principales se han formado y seguirán desarrollándose. Los huesos se están endureciendo, especialmente los huesos largos. La piel es delgada y transparente, pero pronto comenzará a engrosarse.

> Esta semana, su bebé es casi tan largo como una vaina de guisante.

➤ SEMANA 14

Esta semana es el comienzo del segundo *trimestre* del embarazo. En este punto, su bebé tiene aproximadamente 7.6 cm (3 pulgadas) de largo. Los *genitales* se pueden ver en un *ultrasonido*, si el bebé está en la posición correcta. Sin embargo, es demasiado pronto para saber con seguridad si es una niña o un niño. Se están formando las uñas de los pies. Se define el cuello y se desarrollan los miembros inferiores.

> Esta semana, su bebé tiene aproximadamente el tamaño de una limón.

➤ SEMANA 15

El bebé está comenzando a crecer a un ritmo más rápido y ahora tiene aproximadamente 10 cm (4 pulgadas) de largo. Es posible que pueda sentir movimiento esta semana, a menudo sólo una sensación como pequeñas burbujas en su pelvis. Estos son los llamados **primeros movimientos fetales**. Pero no se preocupes si no siente nada. Es posible que algunas mujeres no sientan que sus bebés se mueven hasta por otras 10 semanas.

> Esta semana, su bebé tiene aproximadamente el tamaño de una manzana pequeña.

➤ SEMANA 16

La audición del bebé está empezando a desarrollarse esta semana. Los pulmones comienzan a formar el tejido que les permitirá intercambiar **oxígeno** y dióxido de carbono cuando el bebé esté respirando después del nacimiento. Los movimientos de las extremidades del bebé están cada vez más coordinados. El bebé ahora tiene más de 10 cm (4 pulgadas) de largo.

> Esta semana, su bebé es del tamaño de un aguacate.

SU EMBARAZO

Su cuerpo cambiante

La mayoría de las mujeres se sienten mejor durante los próximos meses, razón por la cual el segundo trimestre a menudo se llama el "período de luna de miel" del embarazo. Sus náuseas del embarazo probablemente han disminuido. Es posible que su nivel de energía vuelva a la normalidad y que su embarazo comience a notarse.

El segundo trimestre también marca el momento en que muchas mujeres se preocupan un poco menos porque el riesgo de **aborto espontáneo** es menor. Y a partir de este mes, su **útero** es lo suficientemente grande como para no estar completamente dentro de la pelvis.

Molestias y cómo manejarlas

Las molestias de este mes pueden incluir arañas vasculares y cambios en las encías, los dientes y la boca—incluso sueños extraños. También puede tener dolores y molestias en el abdomen. Es útil saber qué dolor es normal y qué no, y cuándo debe llamar a su **ginecólogo obstetra (ginecoobstetra)**.

Dolor abdominal inferior

A medida que el útero crece, los **ligamentos** redondos (bandas de tejido que sostienen el útero en ambos lados) se tiran y estiran. Usted puede sentir este estiramiento como un dolor sordo o un dolor agudo en un lado de su vientre.

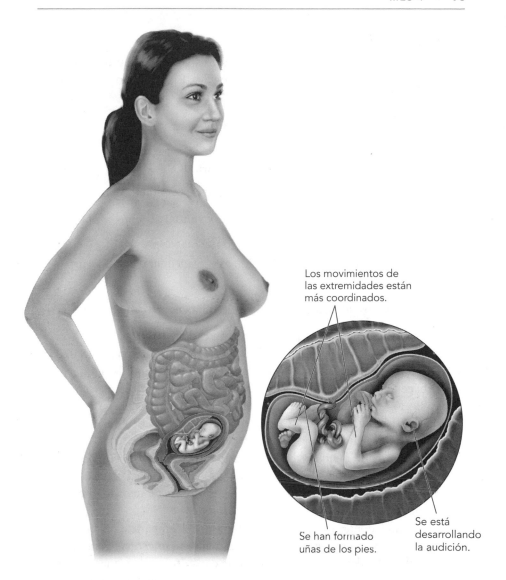

Los movimientos de
las extremidades están
más coordinados.

Se han formado
uñas de los pies.

Se está
desarrollando
la audición.

Madre y bebé: Semanas 13 a 16
Al final de la semana 16, el bebé tiene más de 10 cm (4 pulgadas) de largo y pesa más
de 85 g (3 onzas).

El dolor puede ser más notable cuando tose o estornuda. No moverse por un
tiempo corto o cambiar de posición puede ayudar a aliviar el dolor.

Si el dolor abdominal no desaparece o empeora, llame a su ginecoobstetra.
Podría ser una señal de un problema.

Cambios bucales y dentales

Otra cosa sorprendente que puede que no haya esperado durante el embarazo son los cambios en la boca, los dientes y las encías. El embarazo puede causar una variedad de cambios, incluyendo

- hinchazón o sangrado de las encías (*gingivitis*)
- llagas en la boca (*granuloma gravídico*)
- dientes más flojos causados por cambios hormonales
- erosión dental, especialmente si usted ha estado vomitando con frecuencia

Es importante continuar con su rutina dental habitual durante el embarazo. Esto incluye

- cepillarse con un cepillo de cerdas suaves y pasta dental con fluoruro
- usar hilo dental entre los dientes todos los días
- comer alimentos saludables sin demasiados alimentos y bebidas azucaradas

Visite a su dentista para chequeos de rutina cada 6 meses.

Si tiene irritación en la boca, puede ser útil enjuagarse con agua salada y cambiar a un cepillo de dientes más suave. Un enjuague de agua salada puede hacerse con 1 cucharadita de sal en 1 taza de agua tibia. Si vomita, no se cepille los dientes de inmediato. En su lugar, enjuague su boca con 1 cucharadita de bicarbonato de sodio disuelto en 1 taza de agua. Esto neutraliza el ácido y ayuda a proteger sus dientes.

Una buena salud dental es buena para usted. También puede reducir el riesgo de que su bebé tenga caries en el futuro. Si es necesario, los procedimientos como el relleno de caries, extracciones de dientes y endodoncias deben realizarse lo antes posible.

La atención dental es segura durante todo el embarazo. Esto incluye radiografías de la boca y *anestesia local*. Si necesita *anestesia general* para un procedimiento dental, su dentista debería consultar con su ginecoobstetra.

Algunos dentistas requieren una carta de su ginecoobstetra que diga que es seguro que reciba atención dental. La carta también puede decir qué procedimientos y medicamentos hay que evitar. Consulte con el consultorio del dentista con antelación y pídale a su ginecoobstetra una carta si es necesario. Si usted no tiene un dentista, pregúntele a su ginecoobstetra si él o ella puede derivarla a uno.

Salivación excesiva

Algunas mujeres notan que tienen saliva adicional durante el embarazo, especialmente cuando tienen náuseas. Esto es más frecuente entre las mujeres que tienen náuseas del embarazo graves.

No se conoce la causa exacta de la salivación excesiva. Los cambios hormonales pueden ser una causa. Además, las náuseas pueden hacer que algunas mujeres intenten deglutir menos, haciendo que la saliva se acumule en la boca. Si esto es un problema para usted, hable con su ginecoobstetra.

Estrés relacionado con el embarazo

Es normal preocuparse por su embarazo y si está haciendo todo lo correcto para el bebé. Los cambios que ocurren en su vida pueden ser estresantes. También pueden serlo los pensamientos sobre cómo cambiará su vida después de que el bebé llegue. Sin embargo, es importante asegurarse de que este tipo de estrés normal no provoque ansiedad o malestar todos los días.

Si cree que su estrés se está volviendo demasiado difícil de manejar, hable con su familia, amigos y especialmente con su ginecoobstetra. Necesitará ayuda para aliviar sus sentimientos. Sepa que no puede hacer todo y que puede necesitar pedir ayuda a veces—de su pareja, familia y amigos. Aquí algunos consejos más que pueden ayudar a reducir su estrés:

- Deje las tareas del hogar sin hacer en algunas ocaciones. Utilice ese tiempo para hacer algo relajante.

- Aproveche los días de enfermedad o las vacaciones siempre que sea posible. Pasar un día, o incluso una tarde, descansando en casa le ayudará a atravesar una dura semana de trabajo.

- Haga ejercicio con regularidad. El yoga en particular ayuda a reducir el estrés.

- Vaya a la cama temprano. Su cuerpo está trabajando horas extras para alimentar a su bebé. Necesita todo el sueño que pueda conseguir.

La *depresión* es frecuente en mujeres embarazadas. Es importante obtener ayuda si la necesita. Hable con su ginecoobstetra si le parece algo más que estrés o si tiene alguna señal de advertencia de depresión. Consulte la Prueba de detección precoz de la depresión en el Capítulo 8, "Mes 7 (Semanas 25 a 28)".

Arañas vasculares

Usted puede tener pequeñas venas rojas que aparecen debajo de la piel de su rostro o piernas. Las arañas vasculares son una parte normal de los cambios en su circulación. Por lo general, estas venas desaparecen después de dar a luz.

A medida que su embarazo continúa, usted puede desarrollar *várices*. Son venas hinchadas en la parte inferior de las piernas. Para algunas mujeres, las várices se encogen o desaparecen después de dar a luz. Mientras tanto, levante las piernas cuando pueda. Si debe permanecer sentada o de pie durante períodos prolongados, muévase con frecuencia. Esto ayudará a reducir la hinchazón.

Sueños extraños

Es normal tener sueños inusuales que pueden ser vívidos y atemorizantes. Los expertos creen que este tipo de sueños pueden proporcionar una forma para que su subconsciente haga frente a los miedos y dudas que tenga sobre el embarazo y convertirse en madre.

Problemas urinarios

Es normal orinar con frecuencia mientras está embarazada. No obstante, algunos problemas urinarios pueden ser un signo de una *infección de vías urinarias (IVU)*. Esté alerta a los signos y síntomas de una IVU, que incluyen

- dolor al orinar
- ganas de orinar de inmediato
- orina turbia o con sangre
- orina que tiene un fuerte olor
- fiebre
- dolor de espalda

Llame a su ginecoobstetra si tiene cualquiera de estos síntomas. Si usted tiene una IVU, su ginecoobstetra puede recetarle un *antibiótico* que sea seguro para que lo tome durante el embarazo.

Flujo vaginal

El flujo vaginal (el líquido que sale de la *vagina*) a menudo aumenta durante el embarazo. Esto es causado por cambios normales en la vagina y el *cuello uterino*. Una secreción pegajosa, clara o blanca es normal, y por lo general no es nada de qué preocuparse. Pero algunos cambios podrían significar que usted tiene una infección, como *vaginosis bacteriana (VB)* o una *infección por levaduras*. Llame a su ginecoobstetra si tiene síntomas, incluyendo

- flujo que ha cambiado del color normal
- flujo que tiene un mal olor
- dolor, molestias o picazón en el área vaginal

Si se diagnostica una infección, su ginecoobstetra puede recetar medicamentos para el tratamiento. Incluso si usted ha tenido una infección por levadura

Mes 4: Cuándo llamar a su ginecoobstetra

- Tiene dolor abdominal que no desaparece o empeora.
- Tiene flujo vaginal que ha cambiado de su color normal o tiene un mal olor.
- Tiene dolor, molestias o picazón en el área vaginal.
- Tiene síntomas de una infección de vías urinarias (IVU).
- Está deseando o comiendo cosas que no son comida, como tiza o arcilla.
- Se siente muy estresada, ansiosa o deprimida. Consulte la Prueba de detección precoz de la depresión en el Capítulo 8, "Mes 7 (Semanas 25 a 28)".

antes, hable con su ginecoobstetra antes de usar un medicamento de venta libre.

Nutrición

Este mes puede traer antojos de comida que no esperaba, lo que puede ser un desafío cuando está tratando de comer alimentos saludables.

Aumento de peso

Comer una dieta saludable y ganar una cantidad saludable de peso durante el embarazo son importantes para usted y su bebé. Durante su segundo trimestre, su apetito aumenta. Mantenga una dieta saludable para asegurarse de que usted y su bebé estén recibiendo todos los **nutrientes** que necesitan. Es un acto de equilibrio que puede ser un desafío.

Consulte el Capítulo 22, "Nutrición durante el embarazo", para obtener información sobre cómo seguir comiendo una dieta saludable durante el embarazo. Consulte también la Tabla 3-1, "Aumento de peso durante el embarazo", en el Capítulo 3, "Meses 1 y 2 (Semanas 1 a 8)", para conocer el aumento de peso recomendado según el **índice de masa corporal (IMC)** antes del embarazo. Su ginecoobstetra le informará si su aumento de peso va por buen camino.

Antojos de alimentos

Las mujeres embarazadas a menudo tienen antojos de comida. Ceder a estos antojos a veces está bien. Sin embargo, los antojos pueden causar problemas si usted come sólo unos pocos tipos de alimentos durante largos períodos. También puede ser un problema si satisface sus antojos por un tipo de alimento y descuida el resto de su dieta. Comer muchos alimentos azucarados, por ejemplo, puede resultar en un aumento de peso excesivo y problemas dentales.

Algunas mujeres pueden sentir un fuerte impulso por comer artículos no alimentarios, como arcilla, tiza o almidón de lavandería. Esta afección se llama **pica**. Si siente estos impulsos, no se deje llevar por ellos. Comer artículos no alimentarios puede ser perjudicial y puede impedirle obtener los nutrientes que necesita. La pica también puede ser un signo de que usted carece de uno o más nutrientes, como el hierro o el zinc. Es posible que tenga que hacerse una prueba para detectar **anemia** u otros problemas de salud. Dígale a su ginecoobstetra si cree que tiene pica.

Consultas de cuidados prenatales

Su consulta de **cuidados prenatales** en su cuarto mes será mucho más corta que su primera consulta. Aun así, se le harán algunas pruebas y procedimientos para controlar su salud y la de su bebé. Su ginecoobstetra debería hacer un chequeo de rutina de su peso y presión arterial. También puede realizar un análisis de orina para verificar si hay proteínas y posiblemente **glucosa** (azúcar de la sangre).

Es posible que le realicen **pruebas de detección precoz** adicionales para **defectos congénitos** o **anomalías cromosómicas**. Por ejemplo, la prueba de sangre "cuádruple" y una prueba de detección precoz de **ADN libre circulante** pueden usarse para detectar el **síndrome de Down (trisomía 21)** y el **síndrome de Edwards (trisomía 18)**. El examen cuádruple mide los niveles de cuatro sustancias diferentes en su sangre. Esta prueba normalmente se realiza entre las semanas 15 y 22 de embarazo. Una de las cuatro sustancias que se mide en el examen cuádruple también se puede utilizar para detectar **defectos del tubo neural (DTN)** y algunos otros defectos de nacimiento.

Otro análisis de sangre también detecta la presencia de DTN. Mide los niveles de una sustancia llamada **alfafetoproteína (AFP)** en su sangre. Esta prueba se realiza normalmente entre las 15 y 18 semanas, a veces en combinación con otras pruebas. Y si usted ha elegido hacerse una prueba de diagnóstico con **amniocentesis**, esto generalmente se puede hacer después de las 15 semanas. Consulte el Capítulo 33, "Trastornos genéticos, detección y pruebas".

Además, si usted no ha hablado de posibles riesgos para la salud en su lugar de trabajo, es posible que quiera hablar de esto con su ginecoobstetra ahora. La exposición al plomo y a otros productos químicos puede ser una preocupación para algunas mujeres embarazadas, como las que trabajan en ciertas industrias o que viven con alguien que lo hace. Se recomienda realizar una prueba de detección precoz de plomo en mujeres con al menos un factor de riesgo de exposición al plomo. Consulte el Capítulo 24, "Reducción de riesgos de defectos congénitos", para obtener más información sobre las cosas que pueden ser un riesgo para el embarazo.

Conversaciones con su ginecoobstetra

Aunque todavía es el principio de su embarazo, es posible que quiera empezar a pensar en dónde quiere tener a su bebé cuando llegue el momento.

Lugares de nacimiento

Se cree que los lugares más seguros para dar a luz son:

* Un hospital que ofrece varios niveles de atención
* Un centro de maternidad dentro del complejo hospitalario que cumple con los estándares establecidos por la Academia Americana de Pediatría y el Colegio Americano de Obstetras y Ginecólogos (ACOG)
* Un centro de maternidad independiente acreditado que cumpla con los estándares de la Asociación de Acreditación para Atención Médica Ambulatoria, la Comisión Conjunta o la Asociación Americana de Centros del Parto

Algunas cosas a tener en cuenta:

* Las mujeres con embarazos de bajo riesgo y sin complicaciones pueden dar a luz en un centro de maternidad independiente atendido por ginecoobstetras calificados.
* Las mujeres con embarazos complicados (con más de un bebé, por ejemplo) o problemas de salud (como *preeclampsia*) necesitan atención más avanzada, ya sea en un hospital o en un centro de maternidad adjunto a un hospital.

Su ginecoobstetra le hará saber acerca de las opciones disponibles en su área. Usted también puede hablar sobre dónde él o ella realiza los partos y lo que su seguro de salud cubrirá. Puede visitar los hospitales de su zona para ver qué entornos le atraen. Consulte el Capítulo 12, "Preparación para el parto".

Naciminentos en casa

¿Qué tal dar a luz en casa? Las *complicaciones* durante el trabajo de parto y el parto pueden ocurrirle a cualquier persona, incluso a las mujeres con embarazos saludables. Si los problemas ocurren, un hospital ofrece al personal experto y el equipo para darle a usted y al bebé la mejor atención rápidamente. Por esta razón, el ACOG dice que el lugar más seguro para usted y su bebé durante el trabajo de parto, el parto y los días posteriores es un hospital, un centro de maternidad en un hospital o un centro de maternidad independiente acreditado.

RECURSOS

Depresión durante el embarazo

www.marchofdimes.org/complications/depression-during-pregnancy.aspx

Sitio web de March of Dimes que explica los síntomas de la depresión durante el embarazo y cómo puede obtener ayuda.

Temas de Salud Oral: embarazo

www.ada.org/en/member-center/oral-health-topics/pregnancy

Discusión de la atención dental durante el embarazo de la Asociación Dental Americana.

Su embarazo y el nacimiento de su bebé

www.acog.org/MyPregnancy

Sitio web del Colegio Americano de Obstetras y Ginecólogos (ACOG) con información sobre el embarazo, el trabajo de parto, el parto y la atención posparto. Incluye la información más reciente de los expertos en atención de la salud de la mujer, preguntas respondidas por los ginecoobstetras del ACOG, historias de embarazos de mujeres reales y un directorio de la A a la Z de temas de salud que cubren el embarazo y más allá.

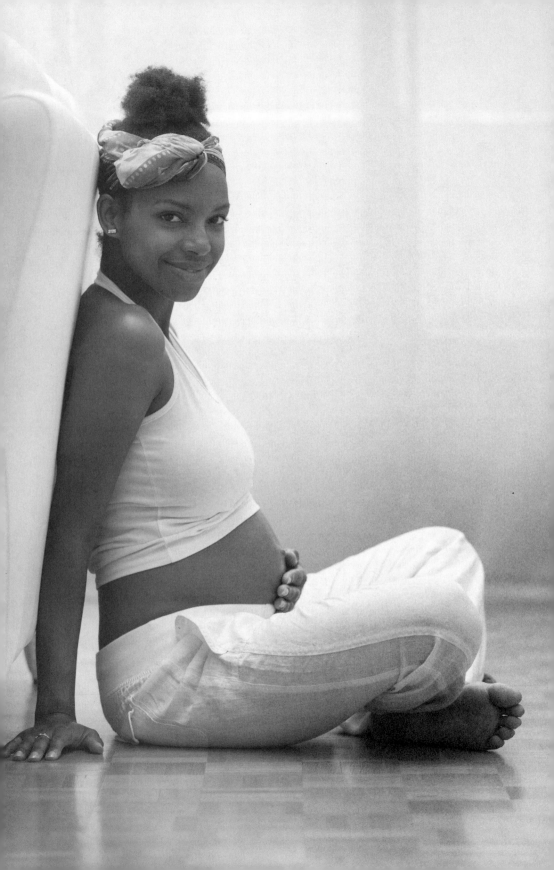

CAPÍTULO 6

Mes 5
(Semanas 17 a 20)

SU BEBÉ

➤ SEMANA 17

El bebé se está volviendo más activo ahora en el **saco amniótico**, rodando y dando vueltas. La actividad cardíaca se puede ver mediante un **ultrasonido**. El bebé tiene aproximadamente 13 cm (5 pulgadas) de largo ahora.

> Esta semana, su bebé tiene aproximadamente el tamaño de una pera.

➤ SEMANA 18

Esta semana el bebé puede escuchar ruidos. La parte del cerebro que controla los movimientos está completamente formada. El sistema digestivo ahora está funcionando.

> Esta semana, su bebé tiene aproximadamente el tamaño de un pimentón.

➤ SEMANA 19

Durante este mes, los oídos, la nariz y los labios son reconocibles en un ultrasonido. En las niñas, el **útero** y la **vagina** comienzan a formarse.

> Esta semana, su bebé es del tamaño de un mango.

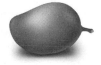

➤ **SEMANA 20**

Se está comenzando a formar un cabello suave y velloso llamado *lanugo* que cubrirá el cuerpo de su bebé. También puede haber algo de pelo en el cuero cabelludo. El bebé ahora tiene más de 15 cm (6 pulgadas) de largo.

Esta semana, su bebé mide aproximadamente el tamaño de un plátano pequeño.

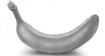

SU EMBARAZO

Su cuerpo cambiante

Algunas mujeres sienten que el bebé se mueve por primera vez durante este mes. Esto se conoce como los *primeros movimientos fetales*. Algunas mujeres, especialmente las que han tenido un bebé antes, sienten los primeros movimientos fetales a las 16 semanas de embarazo. Si este es su primer bebé, es posible que no esté consciente de los movimientos de su bebé durante unas semanas más. La ubicación de la *placenta* y la posición del bebé pueden afectar la primera vez en el que se sienten los movimientos.

Otra cosa que usted puede estar notando ahora es que sus pies se están volviendo más grandes. Es posible que sigan aumentando de tamaño hasta el final del embarazo. El crecimiento en sus pies se debe en parte al aumento de peso y la hinchazón por el exceso de líquido que retiene su cuerpo durante el embarazo.

La hinchazón también puede ser causada por una *hormona* llamada relaxina, que afloja las articulaciones alrededor de la pelvis. Este aflojamiento ayuda a dejar más espacio para que el bebé viaje por el canal del parto durante el parto. La relaxina también afloja los ligamentos de los pies, lo que hace que los huesos del pie se extiendan. Para ayudar con la hinchazón, puede remojar sus pies en agua fría y apoyarlos sobre una almohada cuando pueda. Es posible que tenga que comprar zapatos nuevos de un tamaño mayor.

El movimiento de su bebé

Para muchas mujeres, sentir que sus bebés se mueven es tranquilizador, y no sentir que sus bebés se mueven durante un tiempo es preocupante. Recuerde que, aunque algunas mujeres sienten movimiento este mes, muchas no sentirán movimiento hasta después de las 20 semanas de embarazo. Si ha sentido movimiento este mes, los movimientos de su bebé deberían ser similares de día en día. Una vez que usted siente los movimientos de un bebé todos los días, él o ella no debería "tomarse un día libre".

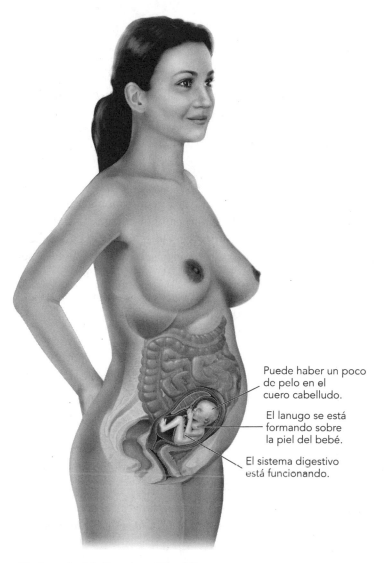

Puede haber un poco
de pelo en el
cuero cabelludo.

El lanugo se está
formando sobre
la piel del bebé.

El sistema digestivo
está funcionando.

Madre y bebé: Semanas 17 a 20
Al final de la semana 20, el bebé tiene más de 15 cm (6 pulgadas) de largo y pesa menos de
0.3 kg (11 onzas).

Recuerde que preocuparse demasiado por la frecuencia con la que su bebé
se mueve no es bueno para usted ni para el bebé. Sentir menos movimiento de
su bebé no significa necesariamente que algo esté mal. No hay ninguna pauta
sobre cuánto movimiento es normal. Sin embargo, si usted ha sentido movimiento en esta etapa y piensa que su bebé está menos activo que antes, dígale a
su *ginecólogo obstetra (ginecoobstetra)*.

Molestias y cómo manejarlas

Si no la esperaba, la congestión nasal puede parecer un síntoma extraño del embarazo. No obstante hay una explicación para esa sensación de congestión. Usted también puede sentirse mareada u olvidadiza a veces. Es posible que tenga problemas para encontrar una posición de sueño cómoda. Y otro síntoma incómodo—uno que puede permanecer con usted durante el resto de su embarazo—es el dolor lumbar.

Congestión y hemorragias nasales

Durante el embarazo, algunos de sus concentraciones hormonales aumentan y su cuerpo produce sangre adicional. Ambos cambios hacen que las membranas mucosas dentro de la nariz se hinchen, se sequen y sangren fácilmente. Esto puede causar congestión o secreción nasal. También puede tener hemorragias nasales de vez en cuando. Aquí hay algunos remedios:

- Pruebe gotas o un enjuague salinos para aliviar la congestión (no use otros tipos de gotas nasales, aerosoles nasales o descongestionantes hasta que hable con su ginecoobstetra).
- Beba muchos líquidos.
- Utilice un humidificador para humedecer el aire de su hogar.
- Aplique vaselina alrededor de los bordes de las fosas nasales para mantener la piel húmeda.

Mareos

A principios del segundo *trimestre*, es normal sentirse mareada o aturdida a veces. Su circulación sanguínea está cambiando. Puede haber menos flujo de sangre a la cabeza y la parte superior del cuerpo, especialmente cuando se sienta o se ponga de pie por primera vez o si está de pie durante mucho

Mes 5: Cuándo llamar a su ginecoobstetra

- Usted cree que su bebé se está moviendo menos de lo normal (si ha sentido movimiento en esta etapa del embarazo). Tenga en cuenta que muchas mujeres no sentirán movimiento hasta el próximo mes.
- Le preocupa su exposición al plomo u otros productos químicos en el hogar o en el trabajo.
- Usted está planeando viajar, especialmente a un área donde el virus del *Zika* está activo.
- Usted o su pareja han viajado a un área donde hay virus del Zika.

tiempo. Para evitar mareos, muévase lentamente cuando se levante o cambie de posición. Beber muchos líquidos puede ayudar. Además, evite estar de pie durante mucho tiempo o calentarse demasiado. Si se siente mareada, acuéstese de costado.

Cambios en la memoria

Si le resulta más difícil recordar las cosas en estos días, no está sola. Muchas mujeres tienen cambios en la memoria durante el embarazo. Algunas mujeres se refieren a esto como "cerebro del embarazo". Puede ser olvidadiza o distraída. También puede tener problemas para concentrarse o leer.

Los investigadores todavía están aprendiendo por qué el embarazo causa cambios en la memoria. Mientras tanto, no se preocupe. Puede ser útil mantener listas de cosas que hacer en el trabajo o cn casa.

Posiciones para dormir

Es posible que le resulte difícil sentirse cómoda para dormir. Su vientre ha crecido, lo que significa que dormir boca abajo es incómodo. Es posible que dormir boca arriba tampoco sea bueno para usted porque pone el peso del útero en la columna vertebral y los músculos de la espalda. En el segundo y tercer trimestre, acostarse boca arriba puede comprimir un vaso sanguíneo principal que lleva sangre al útero, lo que la hace sentir mareada y posiblemente reduzca el flujo de sangre a su bebé.

Puede ser mejor dormir de lado durante el segundo y tercer trimestre. Mantenga una o ambas rodillas flexionadas. También puede ser útil colocar

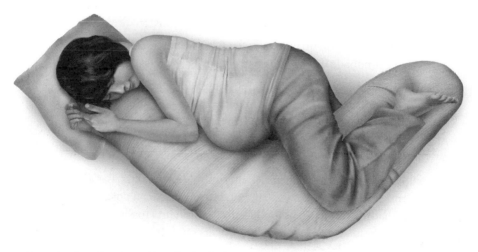

Dormir cómodamente. Una almohada de cuerpo entero puede ayudar a sostener el cuello, la espalda, las caderas y el vientre durante el sueño.

una almohada entre las rodillas y otra debajo del abdomen. También puede probar una almohada corporal completa. Confíe en su cuerpo. Algunas mujeres embarazadas se dan cuenta que sus cuerpos encuentran automáticamente las mejores posiciones para dormir.

Lumbago

El dolor de espalda es uno de los problemas más frecuentes del embarazo, especialmente en los últimos meses. Usted puede culpar a su útero en crecimiento y a los cambios hormonales por su dolor de espalda. Su útero en expansión desplaza su centro de gravedad y extiende y debilita sus músculos abdominales. Esto cambia su postura y pone una tensión en su espalda. El peso extra que lleva significa más trabajo para sus músculos y mayor tensión en sus articulaciones, por lo que su espalda puede sentirse peor al final del día. Aquí están algunos consejos para ayudar a disminuir el dolor de espalda:

- Use zapatos de tacón bajo (pero no planos) con un buen apoyo en el arco, como zapatos para caminar o zapatos deportivos. Evite los tacones altos—inclinan el cuerpo hacia adelante y tensan los músculos de la espalda baja.

- Haga ejercicios para estirar y fortalecer los músculos de la espalda. Muchos de los ejercicios de este libro están diseñados para hacer precisamente eso (consulte el Capítulo 23, "Ejercicio durante el embarazo").

- Si debe levantar algo, agáchese, doble las rodillas y mantenga la espalda recta. No doble la cintura para recoger cosas.

- Descanse los pies. Si necesita estar de pie durante mucho tiempo, apoye un pie en un taburete o una caja para aliviar la tensión de su espalda.

- Siéntese en sillas con un buen apoyo en la espalda o coloque una pequeña almohada detrás de la parte inferior de su espalda.

- Utilice una prenda de soporte abdominal (a la venta en tiendas de maternidad y catálogos). Parece una faja y ayuda a quitar el peso de su vientre de los músculos de la espalda. Además, algunos pantalones de maternidad vienen con una banda elástica ancha que se ajusta bajo la curva de su vientre para ayudar a apoyar su peso.

- Aplique una almohadilla térmica o una bolsa de agua tibia. Las almohadillas térmicas deben ajustarse a la temperatura más baja posible. Envuelva su almohadilla térmica o bolsa de agua tibia en una toalla para ayudar a prevenir quemaduras. Las compresas frías también pueden ayudar a aliviar el dolor.

Nutrición

A medida que su apetito aumenta en el segundo trimestre, es posible que se pregunte qué bocadillos tienen el mayor efecto nutricional.

Bocadillos saludables

Comer bocadillos es una buena manera de obtener las calorías adicionales que necesita durante el embarazo, siempre y cuando elija algunos bocadillos bajos en grasa y buenos para usted, incluyendo

- galletas integrales, pretzeles y panes crujientes
- frutas y verduras
- nueces y semillas
- queso y yogur bajos en grasa
- batidos de frutas (por ejemplo, batir yogur helado, un plátano, un chorrito de jugo de fruta y un puñado de bayas en una licuadora)

Recuerde contar cualquier bocadillo en su recuento total de calorías para el día. Consulte el Capítulo 22, "Nutrición durante el embarazo".

Aumento de peso

El aumento de peso constante es más importante en el segundo y tercer trimestres, especialmente si comienza con un peso saludable o peso insuficiente. En general, debería aumentar aproximadamente un tercio de su peso total del embarazo antes de la 20ª semana de embarazo.

Si está aumentando de peso demasiado rápido, es posible que tenga que ajustar la cantidad de alimentos que está comiendo y hacer más ejercicio. Consulte la Tabla 3-1, "Aumento de peso durante el embarazo", en el Capítulo 3, "Meses 1 y 2 (Semanas 1 a 8)", para conocer el aumento de peso recomendado según el *índice de masa corporal (IMC)* previo al embarazo. Usted y su gine-coobstetra deberían hablar sobre si su aumento de peso va por buen camino.

Consultas de cuidados prenatales

El momento de sus consultas de *cuidados prenatales* durante el segundo trimestre depende de su salud y de cualquier necesidad especial que pueda tener durante su embarazo. Las mujeres sanas sin factores de riesgo conocidos pueden necesitar menos visitas que las mujeres con afecciones de salud o problemas de embarazo.

Si su embarazo es saludable, es probable que se le haga un chequeo cada 4 semanas desde su primera consulta prenatal hasta las 28 semanas. Durante sus consultas del segundo trimestre, es posible que tenga lo siguiente:

- Ultrasonido—Un ultrasonido estándar generalmente se realiza entre las 18 y las 22 semanas de embarazo. La prueba examina la anatomía básica de su bebé. Su ginecoobstetra puede ser capaz de decirle al sexo si el bebé está en una buena posición para que los *genitales* sean vistos. Se revisa la cantidad de *líquido amniótico* y la actividad cardíaca del bebé. Aunque el ultrasonido no encuentra todos los problemas, es importante recordar que un ultrasonido normal es tranquilizador.

- La medición de la *altura del fondo uterino*—A medida que su bebé crece, la parte superior del útero (el fondo) crece y sale del área pélvica. A las 12 semanas de embarazo, se puede sentir justo encima del hueso púbico. A las 20 semanas, el fondo llega al ombligo. A partir de esta consulta de cuidados prenatales, su ginecoobstetra debería medir la altura del fondo uterino. Esta medición permite a su ginecoobstetra comprobar el tamaño y la tasa de crecimiento de su bebé. La altura del fondo uterino en centímetros debería ser aproximadamente igual a las semanas de embarazo. Por ejemplo, a las 20 semanas, la altura del fondo uterino

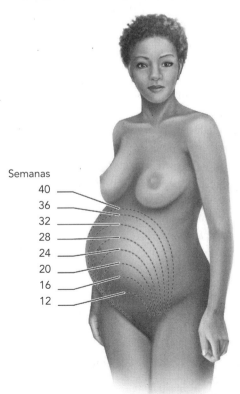

Cambios en el tamaño uterino. El tamaño del útero puede ayudar a mostrar cuánto tiempo ha estado embarazada.

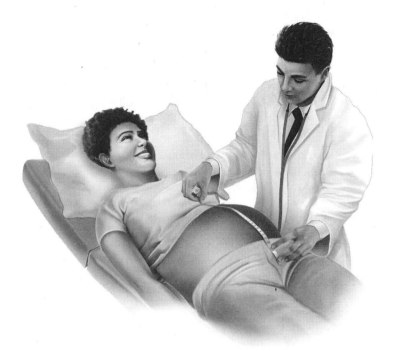

Medición de la altura del fondo uterino. A partir del quinto mes de embarazo, aproximadamente, su ginecoobstetra debería medir la altura de su útero para vigilar el crecimiento de su bebé. La altura del fondo uterino se medirá durante cada consultas de cuidados prenatales.

debería ser de unos 18 a 22 centímetros. En las mujeres con obesidad, puede ser difícil medir con precisión la altura del fondo uterino, por lo que se pueden hacer ultrasonidos en su lugar.

- Amniocentesis—Si decidió hacerse una amniocentesis, pero no se hizo la prueba el mes pasado, aún puede hacerlo este mes (consulte el Capítulo 33, "Trastornos genéticos, detección y pruebas").

Conversaciones con su ginecoobstetra

¿Quiere conocer el sexo del bebé? Es posible que pueda averiguarlo durante el ultrasonido de este mes. Ahora también es un buen momento para empezar a pensar en elegir al médico de su bebé.

Conocer el sexo del bebé

Si usted quiere saber el sexo de su bebé, el ultrasonido de este mes puede decírselo. A veces no es posible determinar el sexo porque el bebé no mira en la dirección correcta durante el examen. Si los genitales del bebé no se pueden ver, un ultrasonido más adelante en el embarazo puede revelar el sexo del bebé.

Mes 5

Elegir al médico de su bebé

Ahora es un buen momento para decidir quién cuidará de su bebé después del parto. La mayoría de los padres eligen a un *pediatra*, un médico que se especializa en el cuidado de la salud de los niños desde el nacimiento hasta la edad adulta. Otros padres usan un médico de familia que trata a toda la familia.

¿No está segura de cómo encontrar un médico para su bebé? Hable con amigos y familiares que sean padres. Pídale a su ginecoobstetra una derivación. También puede buscar en la red de médicos de su plan de seguro médico. Asegúrese de que el médico que desea

- está aceptando nuevos pacientes
- tenga una oficina cerca de su casa
- acepta su seguro médico
- está en el personal del hospital o centro de maternidad donde usted planea dar a luz

Algunos pediatras se reunirán con los padres para entrevistas breves para responder preguntas. Durante la entrevista, pregúntese si se siente cómoda con el médico. ¿Le gusta su manera y estilo de comunicación? A continuación, le presentamos algunas otras preguntas que podría hacer:

- ¿Cuándo verá el médico a su bebé por primera vez? ¿Vendrá al hospital para ver a su recién nacido?
- ¿Con qué frecuencia verá a su bebé para que le haga chequeos?
- ¿Está el médico disponible por teléfono o correo electrónico para preguntas? Si no es así, ¿existe una enfermera que pueda responder sus preguntas sin una visita al consultorio?
- ¿El médico recibe llamadas fuera del horario de atención (durante la noche o los fines de semana) o necesita visitar un centro de atención de urgencia o una sala de urgencias?
- ¿Hay tarifas adicionales por visitas por enfermedad, exámenes de rutina y vacunas?

Consulte la sección "Recursos" al final de este capítulo para obtener información sobre pediatras y cómo elegir uno.

Preocupaciones especiales

La exposición al plomo y a otros productos químicos puede ser una preocupación para algunas mujeres embarazadas, como las que trabajan en ciertas industrias o que viven con alguien que lo hace. Se recomienda realizar una prueba de detección de plomo en mujeres con al menos un factor de riesgo de exposición al plomo.

Exposición prenatal al plomo

El plomo es un metal pesado que se utiliza en ciertas industrias (fabricación de baterías, construcción e impresión). Hasta finales de la década de 1970, el plomo también se utilizaba en la pintura.

Hoy en día, los Estados Unidos regulan estrictamente el uso del plomo en la industria. Existen normas para ayudar a reducir la exposición de los trabajadores. No obstante, las casas más antiguas todavía pueden contener plomo en la pintura, las tuberías y los accesorios. Algunas áreas de algunas ciudades todavía tienen tuberías principales de agua que contienen plomo. Algunas cosas hechas en otros países también pueden tener plomo en ellas, incluyendo cerámica y joyería. Ciertos remedios populares y medicamentos utilizados en otras culturas también pueden contener altos niveles de plomo.

El plomo puede inhalarse en el polvo, absorberse a través de la piel o tragarse. Cruza fácilmente la *placenta* en mujeres embarazadas. Los riesgos de la exposición al plomo durante el embarazo incluyen

- *aborto espontáneo*
- *bajo peso al nacer*
- parto *pretérmino*

Los estudios muestran que los niños expuestos a altos niveles de plomo antes del nacimiento tienen un mayor riesgo de tener problemas de aprendizaje y comportamiento.

Hay disponible una prueba de sangre que mide la concentración de plomo en su cuerpo. Esta prueba se puede utilizar para ver a cuánto plomo se ha expuesto. Las mujeres embarazadas que tienen al menos un factor de riesgo de exposición al plomo deben hacerse esta prueba de sangre. Si cualquiera de las siguientes afirmaciones se aplica a usted, dígale a su ginecoobstetra:

- Está renovando una casa antigua sin control de peligro de plomo establecido. Es muy fácil absorber accidentalmente el plomo de las virutas de pintura o el polvo de pintura.
- Su casa tiene tuberías de plomo o fuentes de agua que están revestidas de plomo (esto es más probable en casas construidas antes de 1986).
- Su vecindario tiene suministros de agua que contienen plomo.

- Recientemente se ha trasladado de un país o área donde el plomo es común, como países donde todavía se está utilizando gasolina con plomo (o recientemente se ha eliminado) o donde la contaminación no está bien controlada.

- Usted vive cerca de una fuente de plomo (incluso si está cerrada), como una mina de plomo, fundición o planta de reciclaje de baterías.

- Usted trabaja en una industria que utiliza plomo (producción de plomo, fabricación de baterías, fabricación de pintura, construcción de barcos, producción de municiones o fabricación de plástico).

- Usted tiene un pasatiempo que podría exponerla al plomo (producción de vitrales o fabricación de cerámica con ciertos esmaltes y pintura con plomo).

- Usted vive con alguien que trabaja con plomo o que tiene un pasatiempo con exposición potencial al plomo.

- Usted cocina, almacena, o sirve comida en cerámica vidriada con plomo hecha mediante un proceso tradicional.

- Usted usa especias, alimentos, polvos ceremoniales, remedios herbolarios, o cosméticos (kohl o surma) importados. Los artículos con mayor riesgo de contener plomo provienen del este de la India, la India, el Medio Oriente, Asia Occidental y algunas áreas de América Latina.

- Usted tiene *pica* (una condición en la que una mujer embarazada come cosas que no son alimentos, como la tierra).

- Tiene antecedentes de exposición al plomo o nivel de plomo elevado, o vive con alguien con un nivel de plomo elevado.

Si su nivel de plomo es elevado, es posible que sea necesario tomar medidas para identificar la fuente de exposición al plomo y evitar la exposición futura. Dependiendo de la cantidad de plomo que se encuentre en su cuerpo, es posible que necesite una prueba de seguimiento continua de sus niveles de plomo durante el resto de su embarazo. También puede necesitar tratamiento para prevenir problemas para usted y su bebé. Consulte el Capítulo 24, "Reducción de riesgos de defectos congénitos".

RECURSOS

Busque un pediatra o especialista pediátrico

www.healthychildren.org/English/tips-tools/find-pediatrician/Pages/Pediatrician-Referral-Service.aspx

Herramienta en línea de la Academia Americana de Pediatría. Le ayuda a encontrar un médico para su bebé o niños mayores.

Elegir un médico de familia

https://familydoctor.org/choosing-a-family-doctor/

Página web de la Academia Americana de Médicos de Familia que habla sobre el papel del médico de familia. Da consejos para encontrar el médico adecuado para usted y su familia.

Plomo

www.epa.gov/lead

Información de la Agencia de Protección Ambiental de Estados Unidos sobre el plomo y cómo protegerse y a su familia.

Su embarazo y el nacimiento de su bebé

www.acog.org/MyPregnancy

Sitio web del Colegio Americano de Obstetras y Ginecólogos (ACOG) con información sobre el embarazo, el trabajo de parto, el parto y la atención posparto. Incluye la información más reciente de los expertos en atención de la salud de la mujer, preguntas respondidas por los ginecoobstetras del ACOG, historias de embarazos de mujeres reales y un directorio de la A a la Z de temas de salud que cubren el embarazo y más allá.

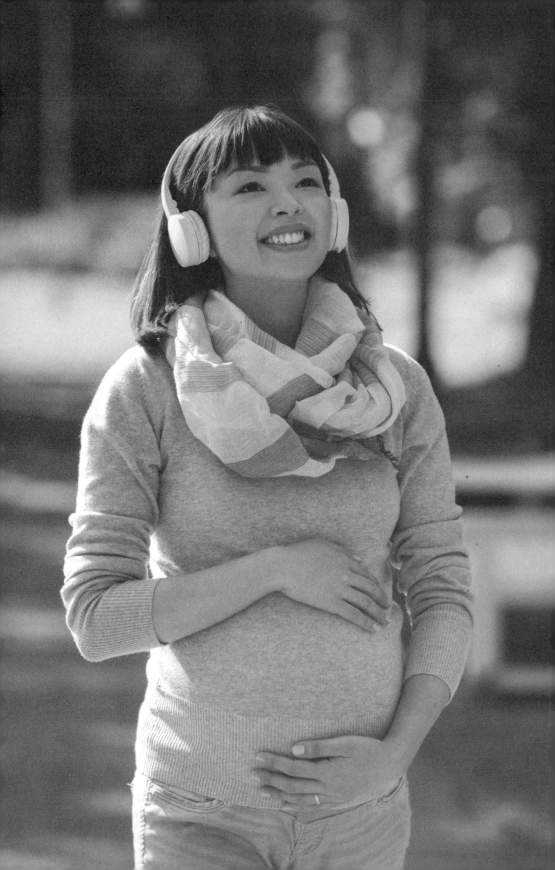

7

Mes 6
(Semanas 21 a 24)

SU BEBÉ

➤ SEMANA 21

Las patadas y los giros del bebé son más fuertes ahora. Si ya ha sentido que el bebé se mueve, los movimientos son más notorios para este momento. El reflejo de succión se está desarrollando. Si coloca su mano sobre la boca, el bebé podría chupar su pulgar. Es posible que note movimientos de sacudidas—es probable que el bebé tenga hipo.

> Esta semana, su bebé es casi tan largo como una zanahoria.

➤ SEMANA 22

El bebé ahora pesa alrededor de 0.5 kg (1 libra) y mide 28 cm (11 pulgadas) de largo. Las cejas son visibles. Se está formando más grasa debajo de la piel para mantener al bebé caliente.

> Esta semana, su bebé es del tamaño de una pequeña calabaza espagueti.

➤ SEMANA 23

La mayor parte del tiempo de sueño del bebé ahora se pasa en el sueño de movimientos oculares rápidos (MOR). Durante esta fase del sueño, los ojos se mueven y el cerebro está muy activo. Se están formando crestas en las manos y los pies que luego serán huellas dactilares y huellas.

Esta semana, su bebé tiene aproximadamente el tamaño de una toronja grande.

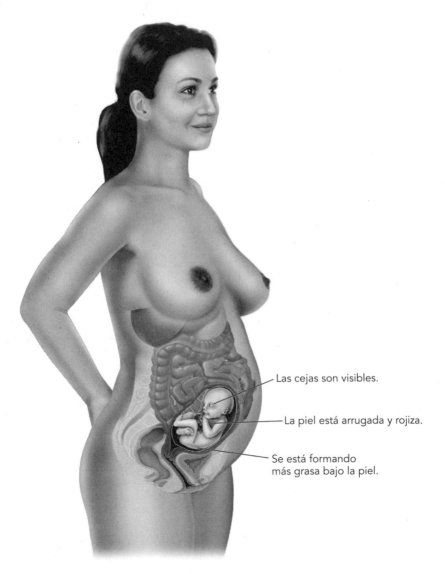

Las cejas son visibles.

La piel está arrugada y rojiza.

Se está formando
más grasa bajo la piel.

Madre y bebé: Semanas 21 a 24
Al final de la semana 24, el bebé mide aproximadamente 30.5 cm (12 pulgadas) de largo y pesa alrededor de 0.7 kg (1.5 libras).

➤ SEMANA 24

La piel del bebé está arrugada y rojiza, gracias a los vasos sanguíneos bajo la piel. Los pulmones continúan desarrollándose. El bebé ahora pesa alrededor de 0.7 kg (1.5 libras).

Esta semana, su bebé es tan largo como una mazorca de maíz.

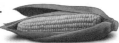

SU EMBARAZO

Su cuerpo cambiante

En la semana 21, usted ha comenzado la segunda mitad de su embarazo. Si usted ha sentido movimiento antes de ahora, puede sentir que el bebé se mueve aún más. Sin embargo, no se preocupe si no siente nada. Es posible que algunas mujeres no sientan que sus bebés se mueven hasta por otras pocas semanas.

Imagen corporal

A algunas mujeres les encanta la forma en que se ven durante el embarazo. A otras mujeres no. Los sentimientos contrarios acerca de su cuerpo de embarazada son normales. Algunos días, puede que le guste su cuerpo en crecimiento. Sin embargo, es posible que otros días se pregunte si su cuerpo volverá a ser el mismo.

Comer una dieta saludable y hacer ejercicio le ayudará a sentirse mejor sobre su aspecto. Si usted está en buena forma y no gana más que el peso sugerido durante el embarazo, le será más fácil perder peso después del parto.

Actividad sexual

Si está teniendo un embarazo saludable, la mayoría de las actividades sexuales son seguras, incluyendo la **penetración** con los dedos o los juguetes sexuales. Si usted tiene una pareja masculina, las **relaciones sexuales** también son seguras. No lastimará al bebé. El **saco amniótico** y los músculos fuertes del **útero** mantienen al bebé protegido.

Depende de usted si se siente con ganas de tener sexo. Algunas mujeres lo hacen, y otras no. Durante el primer **trimestre**, es posible que se haya sentido con demasiadas náuseas y demasiado cansada como para tener sexo. No obstante, puede encontrar que su deseo sexual regresa durante el segundo trimestre después de que desaparecen las náuseas del embarazo y recupera su energía. También es normal que el deseo vuelva a disminuir durante el tercer trimestre. Sea cual sea su estado de ánimo, hable con su pareja.

Es normal tener calambres o manchado después de tener sexo con penetración. Además, el **orgasmo** puede causar calambres. Si tiene cólicos graves y persistentes, o si su sangrado es abundante (como el sangrado menstrual normal), llame a su **ginecólogo obstetra (ginecoobstetra)**.

A medida que su vientre crece, tendrá que encontrar una posición que sea más cómoda para usted. Informe a su pareja si algo se siente incómodo, incluso si es algo que está acostumbrada a hacer todo el tiempo. Es posible que desee probar estas posiciones:

- Uno al lado del otro—usted y su pareja pueden estar uno frente al otro.
- Usted arriba—esta posición quita la presión de su vientre.
- Pareja detrás—apóyese sobre las rodillas y los codos.

Si tiene **complicaciones** durante el embarazo o tiene antecedentes de parto **pretérmino**, es posible que necesite limitar la actividad sexual. Es posible que también tenga que vigilar sus contracciones después del sexo. En algunos casos (raros), es posible que le indiquen que evite el orgasmo. Pregúntele a su ginecoobstetra qué actividad sexual es segura para usted.

Aumento de peso

Es posible que haya ganado entre 4.5 y 6.8 kg (10 y 15 libras) para este mes. Si su ginecoobstetra cree que está aumentando de peso demasiado rápido, es posible que tenga que ajustar la cantidad de alimentos que está comiendo y hacer más ejercicio. Consulte la Tabla 3-1, "Aumento de peso durante el embarazo", en el Capítulo 3, "Meses 1 y 2 (Semanas 1 a 8)", para conocer el aumento de peso recomendado según el **índice de masa corporal (IMC)** antes del embarazo. Usted y su ginecoobstetra hablarán sobre si su aumento de peso va por buen camino.

Molestias y cómo manejarlas

Es posible que ya haya experimentado reflujo ácido—también conocido como ardor de estómago—al principio de su embarazo. Sin embargo, ahora, a medida que su útero crece y se empuja contra su estómago, es posible que tenga ardor de estómago con más frecuencia. Otras molestias incluyen sofocos (causados por las **hormonas** del embarazo) y dolores y molestias (causados por el aumento de peso del útero). La mayoría de estas molestias son normales. Pero algunas pueden ser signos de algo más serio. Dígale a su ginecoobstetra si tiene dificultad para respirar o dolor de cabeza intenso.

Ardor de estómago

El ardor de estómago es un dolor o una sensación de ardor en la garganta y el pecho y es frecuente entre las mujeres embarazadas. Las hormonas del embarazo, que relajan la válvula entre el estómago y el esófago (el conducto que va desde la boca hasta el estómago), son la causa principal del ardor de estómago. Cuando la válvula entre el esófago y el estómago no se cierra, los ácidos estomacales se filtran hacia el esófago. A medida que su útero crece, aumenta el problema al presionar contra su estómago.

Si le molesta el ardor de estómago, pruebe estos remedios:

- Coma seis comidas pequeñas al día en vez de tres comidas grandes.
- Coma lentamente y mastique bien su comida.
- No beba mucho líquido con sus comidas. En su lugar, beba líquido entre las comidas.
- No coma ni beba pocas horas antes de acostarse. No se acueste justo después de las comidas.
- Intente levantar la cabecera de su cama. Coloque unas cuantas almohadas adicionales debajo de sus hombros o ponga un par de libros o bloques de madera debajo de las patas en la cabecera de la cama.
- Evite los alimentos que se sabe que empeoran el reflujo ácido. Estos incluyen frutas cítricas, chocolate y alimentos picantes o fritos.

Hay varios antiácidos disponibles sin receta. Estos contienen típicamente aluminio, calcio y magnesio. Estos productos se consideran seguros para usar durante el embarazo, pero no se exceda. Si ha probado estos remedios y su reflujo ácido continúa o empeora, consulte a su ginecoobstetra.

Sofocos

Si se siente caliente y sudorosa cuando todos los demás dicen que se sienten bien, culpe a sus hormonas del embarazo y a su *metabolismo* aumentado. Está quemando más *calorías* y generando más calor. Trate de mantenerse fresca como lo haría en los días de verano más calurosos:

- Use ropa holgada.
- Beba abundante agua.
- Manténgase cerca de un ventilador o aire acondicionado para disfrutar de una ráfaga de aire fresco.

Mes 6: Cuándo llamar a su ginecoobstetra

- Tiene ardor de estómago que no desaparece.
- Tienes un latido acelerado que no desaparece en reposo.
- Tiene cólicos graves y persistentes o sangrado abundante.
- Tiene signos de **preeclampsia**, como hinchazón del rostro o las manos, dolor de cabeza que no desaparece y dificultad para respirar (consulte la sección "Preeclampsia" en este capítulo).
- Usted tiene signos de parto pretérmino, incluyendo un cambio en el flujo vaginal, dolor de columna lumbar constante y contracciones frecuentes (consulte la sección "Signos del parto pretérmino" en este capítulo).

Dolores y molestias

Es normal que el peso extra de su vientre en crecimiento cause dolores y molestias mientras usted se mueve durante el día o cuando está tratando de descansar. Es posible que no pueda tomar los medicamentos que normalmente tomaría para el dolor, pero puede tomar acetaminofeno. Para asegurarse de que no tome demasiado acetaminofeno, consulte con su ginecoobstetra. Juntos pueden revisar si están tomando cualquier otro medicamento que contenga acetaminofeno.

Evite tomar aspirina o *antiinflamatorios no esteroideos (AINE)*, como ibuprofeno, durante el embarazo. Algunos estudios han sugerido que pueden aumentar el riesgo de ciertos *defectos congénitos* cuando se toman en el tercer trimestre.

Puede haber otras maneras de aliviar el dolor. Si sus músculos están adoloridos, pruebe un baño tibio o un masaje. Una almohadilla térmica o una venda caliente puede ayudar. Para los dolores de cabeza leves, intente acostarse con una compresa fría en la cabeza. Si usted tiene un dolor de cabeza intenso o si un dolor de cabeza no desaparece, llame a su ginecoobstetra de inmediato.

Latido rápido o acelerado

Puede notar durante el embarazo que su corazón late más rápido. Esto es normal. Sucede porque su corazón está bombeando más sangre más rápido de lo normal. A medida que su embarazo continúa, su corazón bombea hasta 30 a 50 por ciento más sangre que cuando usted no está embarazada. Estos aumentos en la frecuencia cardíaca y el volumen sanguíneo ayudan a suministrar *oxígeno* y *nutrientes* al bebé a través de la placenta.

Otra razón para los latidos cardíacos más rápidos puede ser la sensibilidad a la cafeína. Las mujeres embarazadas pueden ser más sensibles a los efectos de la cafeína. Si nota que su frecuencia cardíaca se mantiene rápida o si también tiene dificultad para respirar, llame a su ginecoobstetra de inmediato.

Ejercicio

Es importante mantenerse activa este mes. Consulte el Capítulo 23, "Ejercicio durante el embarazo", para obtener consejos sobre el ejercicio. Además, a partir de ahora, esté consciente de cómo su vientre en crecimiento afecta su equilibrio.

Pérdida del equilibrio

A medida que continúe haciendo ejercicio en su segundo y tercer trimestre, tenga en cuenta que su vientre en crecimiento cambia la forma en la que se equilibra su peso cuando se mueve. El peso que gana en la parte delantera de su cuerpo cambia su centro de gravedad. Esto pone estrés en sus articulaciones y los músculos—sobre todo en la zona lumbar y la pelvis. También puede hacerla menos estable y más propensa a sufrir caídas. Si se cae, llame a su ginecoobstetra o vaya al hospital si tiene sangrado o contracciones.

Consultas de cuidados prenatales

Su consulta prenatal de este mes se centrará en comprobar el crecimiento de su bebé y asegurarse de que no está teniendo complicaciones. Se controlará su peso y presión arterial, y también se medirá la **altura del fondo uterino**—la distancia desde el hueso púbico hasta la parte superior del útero. Ahora debería ser de 21 a 24 centímetros.

Asegúrese de decirle a su ginecoobstetra si está experimentando cualquier síntoma que esté causando molestias. Haga preguntas y comparta sus preocupaciones.

Conversaciones con su ginecoobstetra

Con aproximadamente 3 meses para el final, ahora es un buen momento para pensar en el trabajo de parto, el parto y el cuidado de su bebé después del nacimiento. Usted tiene bastantes decisiones que tomar, incluyendo cómo alimentará a su bebé.

Trabajo de parto y parto: Cosas sobre las que empezar a pensar

Es mejor pensar en sus opciones de parto y resolver todo lo que pueda antes de dar a luz. También debería tomar decisiones sobre el parto y el cuidado de su bebé después del parto. Algunas de las opciones sobre las que puede pensar con antelación son las siguientes:

- ¿Qué tipo de clases de preparación para el parto desea?
- ¿Desea aliviar el dolor durante el trabajo de parto o intentará el parto natural?
- Si tiene un varón, ¿desea que lo circunciden?
- ¿Amamantará a su bebé? ¿Hay clases de lactancia en su área?

Otra cosa en la que pensar es en quién quiere a su lado durante el trabajo de parto y el parto. Un compañero de parto puede ser cualquier persona que desee—un cónyuge, pareja, pariente o amigo cercano. Si es posible, su pareja debería venir con usted a las consultas y pruebas de **consultas de cuidados prenatales**. Su pareja también debe asistir a clases de preparación para el parto con usted porque esta persona tiene casi tanto que aprender como usted. Cuando esté en el trabajo de parto, su compañero de parto la guiará a través de las contracciones y la ayudará a llevar a cabo lo que aprendió en clase. Consulte el Capítulo 12, "Preparación para el parto", para obtener información sobre las clases de preparación para el parto, la **circuncisión**, la lactancia materna y mucho más.

Preocupaciones especiales

El parto pretérmino puede ocurrir si el trabajo de parto comienza antes de las 37 semanas de embarazo. Es importante reconocer los signos y síntomas del trabajo de parto pretérmino. Si el trabajo de parto pretérmino se diagnostica temprano, su ginecoobstetra puede tratar de posponer el parto para darle a su bebé tiempo adicional para crecer. Incluso unos pocos días más en el útero pueden significar un bebé más saludable.

La **preeclampsia** es otra preocupación de la que debería estar consciente. Es más común en el tercer trimestre, pero puede suceder en cualquier momento después de las 20 semanas de embarazo. También se puede desarrollar durante el período **posparto**.

Parto muy pretérmino

Un bebé es pretérmino (prematuro) cuando nace antes de las 37 semanas de embarazo. Cuando los bebés nacen antes de las 34 semanas, se llaman muy pretérminos. Los bebés muy pretérminos están en riesgo de tener muchos problemas a corto y largo plazo, incluyendo

- problemas respiratorios
- hemorragia en el cerebro
- **parálisis cerebral infantil** y otros problemas **neurológicos**

- problemas de visión
- discapacidades de aprendizaje

Es poco probable que sobrevivan los bebés que nacen antes de las 23 semanas de embarazo. Para la semana 26, las probabilidades de supervivencia son mayores, pero es probable que surjan graves problemas de salud durante toda la vida. La supervivencia a las 26 semanas depende de varios factores, entre ellos

- el tipo de hospital en el que nace el bebé
- el sexo y el peso del bebé
- si se han administrado medicamentos antes del nacimiento para ayudar el desarrollo del bebé
- si hay más de un bebé

Signos del trabajo de parto pretérmino

Llame a su ginecoobstetra de inmediato si nota signos de parto pretérmino, incluyendo

- cambio en el flujo vaginal (acuoso, con aspecto de moco o con sangre)
- aumento en la cantidad de flujo vaginal
- presión pélvica o abdominal inferior
- dolor de espalda constante, bajo, sordo
- calambres abdominales leves, con o sin diarrea
- contracciones regulares o frecuentes o estrechamiento uterino, a menudo indoloro (cuatro veces cada 20 minutos u ocho veces cada hora durante más de 1 hora)
- membranas rotas (se rompe el agua—ya sea un chorro o un goteo)

Puede haber tratamiento si usted está en riesgo de parto pretérmino o tiene síntomas de parto pretérmino. Consulte el Capítulo 35, "Cuando el trabajo de parto comienza demasiado pronto: Trabajo de parto pretérmino, rotura prematura de membranas y parto pretérmino", para obtener detalles sobre cómo se diagnostica y trata el parto pretérmino.

Preeclampsia

La preeclampsia es una afección médica que puede ocurrir después de las 20 semanas de embarazo en el embarazo o después del parto. Esta afección puede afectar a todos los órganos del cuerpo de la mujer, incluidos los **riñones**, el hígado, el cerebro y los ojos. También afecta la placenta. La preeclampsia es una afección grave que requiere diagnóstico y tratamiento de inmediato.

La preeclampsia se diagnostica cuando su presión arterial es mayor de cierto nivel y tiene signos de lesión de órganos, como

- una cantidad anómala de proteínas en su orina
- bajo número de *plaquetas*
- función renal o hepática anómala
- dolor en la parte superior del abdomen
- líquido en los pulmones
- dolor de cabeza intenso o cambios en la visión

La preeclampsia puede causar

- hinchazón del rostro o las manos
- dolor de cabeza que no desaparece
- ver manchas o cambios en la vista
- dolor en la parte superior del abdomen (cerca de las costillas) o en el hombro
- náuseas y vómitos (en la segunda mitad del embarazo)
- aumento repentino de peso
- dificultad para respirar

Si nota alguno de estos síntomas, llame a su ginecoobstetra de inmediato. Consulte el Capítulo 30, "Hipertensión y preeclampsia".

Involucrar a sus otros niños en su embarazo

Si usted ya tiene niños, pueden tener muchos sentimientos diferentes acerca de su embarazo y un bebé nuevo. Algunos niños pueden tener preguntas sobre de dónde vienen los bebés. Es posible que otros no quieran hablar sobre el bebé en absoluto. Algunos niños están ansiosos por ser un hermano o hermana mayor. A otros les molesta perder el centro del escenario ante el nuevo bebé. Un adolescente ocupado con sus propios pasatiempos y amigos puede mostrar poco interés en su embarazo y el bebé.

¿Cuándo es el mejor momento para compartir las noticias sobre su embarazo? Realmente depende de su niño. Es posible que desee informar a sus hijos en edad escolar antes de informar a personas ajenas a su familia. De esta manera, ellos escucharán las noticias de ustedes, y no de otros.

Con los niños pequeños, puede ser una buena idea esperar hasta que le pregunten acerca de su cuerpo cambiante. La idea de que un bebé crezca dentro de usted puede ser demasiado difícil de comprender para los niños pequeños antes de que puedan ver su vientre más grande.

RECURSOS

Fundación para la preeclampsia
www.preeclampsia.org
Proporciona información detallada sobre los signos y síntomas, el diagnóstico y el tratamiento de la preeclampsia. Ofrece una comunidad para las mujeres que han tenido esta afección.

Preparar a su niño para un nuevo hermano
http://kidshealth.org/parent/emotions/feelings/sibling_prep.html
Consejos y recomendaciones de KidsHealth para preparar a sus niños para un nuevo bebé.

Salud reproductiva: parto pretérmino
www.cdc.gov/reproductivehealth/maternalinfanthealth/pretermbirth.htm
Sitio web de los Centros para el Control y la Prevención de Enfermedades que responde a las preguntas frecuentes sobre el parto pretérmino.

Su embarazo y el nacimiento de su bebé
www.acog.org/MyPregnancy
Sitio web del Colegio Americano de Obstetras y Ginecólogos (ACOG) con información sobre el embarazo, el trabajo de parto, el parto y la atención posparto. Incluye la información más reciente de los expertos en atención de la salud de la mujer, preguntas respondidas por los ginecoobstetras del ACOG, historias de embarazos de mujeres reales y un directorio de la A a la Z de temas de salud que cubren el embarazo y más allá.

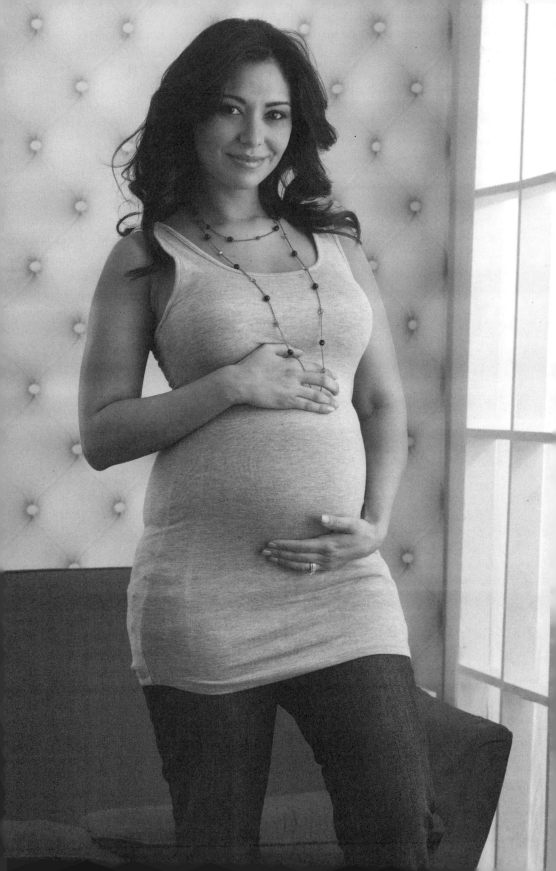

Mes 7
(Semanas 25 a 28)

SU BEBÉ

➤ SEMANA 25

Su bebé puede responder con movimiento a sonidos conocidos, como el sonido de su voz. Los pulmones ahora están completamente formados, pero aún no están listos para funcionar fuera del **útero**.

> Esta semana, su bebé tiene aproximadamente el tamaño de un colinabo, un primo más grande del nabo.

➤ SEMANA 26

Los sonidos fuertes pueden hacer que su bebé responda con un movimiento de sobresalto y tire de sus brazos y piernas. Los párpados pueden abrirse y cerrarse. Los pulmones comienzan a producir **surfactante**, una sustancia necesaria para respirar después del nacimiento. El bebé se acerca a 0.9 kg (2 libras) y mide aproximadamente 36 cm (14 pulgadas) de largo.

> Esta semana, su bebé es tan largo como una cebolleta, también conocida como cebolla verde.

➤ SEMANA 27

Su bebé está creciendo rápidamente ahora. El sistema nervioso se está desarrollando. También se está agregando más grasa, lo que hará que la piel del bebé luzca más suave.

> Esta semana, su bebé tiene aproximadamente el tamaño de una coliflor.

➤ SEMANA 28

Esta semana es el comienzo del tercer *trimestre* del embarazo. Un material graso llamado vérnix ha comenzado a desarrollarse. El vérnix actúa como una barra impermeable que protege la piel del bebé. La piel estará completamente cubierta con vérnix para el momento en que nazca el bebé. Se han desarrollado las pestañas. El bebé ahora tiene casi 38 cm (15 pulgadas) de largo.

> Esta semana, su bebé tiene aproximadamente el tamaño de una berenjena estándar.

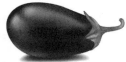

SU EMBARAZO

Su cuerpo cambiante

A las 28 semanas de embarazo, comenzará el tercer—y último—trimestre. El fin está finalmente a la vista. Ahora es el momento de empezar a hacer planes para el parto del bebé y pensar más sobre cómo será su vida después de que nazca el bebé.

Imagen corporal y aumento de peso

A veces, las personas, incluidos los miembros de la familia, comentan sobre el peso de una mujer embarazada. Puede ser que tengan buenas intenciones, pero estos comentarios pueden hacer que se sienta mal e insegura de si ha ganado o no la cantidad adecuada de peso para su bebé.

Para hacer frente a los comentarios, recuerde que su embarazo y su peso son sus preocupaciones privadas. Además, recuerde que otras personas no saben qué tan grande o pequeña debería ser usted, cuánto peso ha ganado o perdido, o cuál debe ser su peso para la etapa actual de su embarazo. Una respuesta oportuna, como "Gracias por su preocupación" o "Mi médico cree que estoy bien", puede hacerle saber a su interlocutor que sus comentarios están prohibidos.

Consulte la Tabla 3-1, "Aumento de peso durante el embarazo", en el Capítulo 3, "Meses 1 y 2 (Semanas 1 a 8)", para conocer el aumento de peso

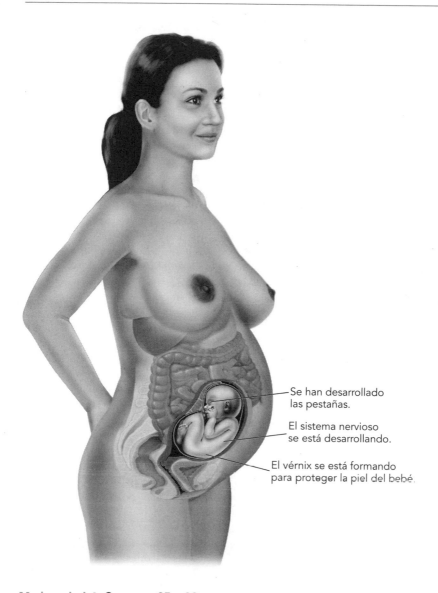

Se han desarrollado las pestañas.

El sistema nervioso se está desarrollando.

El vérnix se está formando para proteger la piel del bebé.

Madre y bebé: Semanas 25 a 28
Al final de la semana 28, el bebé mide casi 38 cm (15 pulgadas) de largo y pesa alrededor de 1.1 kg (2.5 libras).

recomendado según el ***índice de masa corporal (IMC)*** antes del embarazo. Esta tabla muestra el aumento de peso promedio por semana del embarazo.

Si le preocupa su peso, hable con su ***ginecólogo obstetra (ginecoobstetra)***. En esta etapa de su embarazo, si usted ha estado aumentando de peso demasiado rápido o lento, su ginecoobstetra puede haber hablado de ello ya. Si no es así, llame la atención al problema usted misma.

Mes 7

Molestias y cómo manejarlas

El tercer trimestre es un tiempo de rápido crecimiento fetal, y probablemente comenzará a ver—y a sentir—el peso adicional de su bebé. El aumento del tamaño y el peso de su *útero* puede desencadenar dolor lumbar y otros dolores a medida que su cuerpo se adapta. El estreñimiento puede convertirse en un problema. También puede tener contracciones de "práctica" llamadas *contracciones de Braxton Hicks*.

Lumbago

Muchas mujeres embarazadas tienen dolor lumbar, especialmente durante los estadios posteriores del embarazo. Varias cosas pueden causar este dolor:

- Articulaciones sacroilíacas son las articulaciones fuertes que soportan peso en la pelvis. Durante el embarazo los *ligamentos* en el sacroilíaco se aflojan. Una *hormona* llamada relaxina relaja estos ligamentos para facilitar el paso del bebé a través de la pelvis. Las articulaciones más flojas pueden causar dolor, especialmente al levantarse de una silla, subir un tramo de escaleras o salir de un automóvil.

  Si tiene estos síntomas, consulte a su ginecoobstetra. Él o ella pueden sugerir ejercicios que fortalezcan los músculos que rodean las articulaciones. Por lo general, el problema desaparece después de que nace el bebé. Sin embargo, cuanto más embarazos tenga una mujer, mayor será el riesgo de problemas en las articulaciones sacroilíacas.

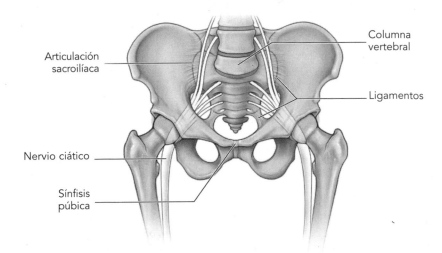

Articulación sacroilíaca

Columna vertebral

Ligamentos

Nervio ciático

Sínfisis púbica

Causas de dolor durante el embarazo. Los cambios en la articulación sacroilíaca, el nervio ciático y la sínfisis púbica pueden causar dolor durante el embarazo.

- Otra causa de dolor lumbar es la ciática. Esta afección es causada por la presión del útero en crecimiento sobre el nervio ciático. La ciática causa dolor lumbar y en la cadera que baja por la parte posterior de la pierna. La ciática suele desaparecer después de que nace el bebé. Pero si usted tiene entumecimiento en sus pies o debilidad en las piernas con este dolor, dígale a su ginecoobstetra. También dígale a su ginecoobstetra si usted tiene dolor grave en la pantorrilla o sensibilidad, ya que estos pueden ser signos de *trombosis venosa profunda (TVP)*.

Dolor de hueso pélvico

Las dos mitades de la pelvis están conectadas en el frente por una articulación llamada sínfisis púbica. Esta articulación normalmente es rígida y apenas se mueve. La hormona relaxina también afecta la sínfisis púbica, lo que la hace más flexible durante y justo después del embarazo. A veces, el aumento del movimiento en esta articulación puede causar dolor en la pelvis. Evite levantar objetos pesados y estar de pie durante mucho tiempo. Los ejercicios para los músculos abdominales y pélvicos también pueden ayudar (consulte el Capítulo 23, "Ejercicio durante el embarazo").

Estreñimiento

Incluso si no tuvo estreñimiento al principio de su embarazo, lo más probable es que lo tenga ahora. El estreñimiento ocurre cuando usted no tiene evacuaciones intestinales con frecuencia y sus heces son firmes o difíciles de evacuar. Puede suceder por muchas razones. Las concentraciones altas de *progesterona* pueden ralentizar la digestión. Los suplementos de hierro pueden empeorar el estreñimiento. Hacia el final del embarazo, el peso del útero ejerce presión sobre el *recto*, lo que agrava el problema.

Aunque no hay cura milagrosa para el estreñimiento, los siguientes consejos pueden ayudar:

- Beba muchos líquidos, especialmente agua.

- Coma alimentos ricos en fibra, como frutas, verduras, frijoles, pan integral y salvado de cereales.

- Caminar o hacer otro ejercicio seguro todos los días (consulte el Capítulo 23, "Ejercicio durante el embarazo").

- Consuma varias comidas más pequeñas todos los días en lugar de comidas más grandes y menos frecuentes. Las cantidades más pequeñas de alimentos que se consumen con más frecuencia pueden ser más fáciles de digerir.

También puede preguntarle a su ginecoobstetra sobre los remedios de venta libre para el estreñimiento:

- Los laxantes formadores de masa absorben agua en los intestinos. Esto crea una materia fecal más líquida que es más fácil de eliminar. Si toma estos laxantes, debe beber mucha agua.

- Los ablandadores de heces agregan líquido a las heces para ablandarlas.

- Los estimulantes desencadenan que los intestinos se contraigan y muevan las heces.

Hable con su ginecoobstetra antes de tomar cualquier remedio de venta libre.

Contracciones de Braxton Hicks

Ya en el segundo trimestre, muchas mujeres tienen "contracciones de práctica" llamadas contracciones Braxton Hicks. A veces las contracciones de Braxton Hicks son muy leves. Apenas se pueden sentir o se sienten como una ligera opresión en su vientre. Otras veces, pueden ser dolorosas. Estas contracciones ayudan a su cuerpo a prepararse para el nacimiento, pero no abren el *cuello uterino*. Estas contracciones a menudo ocurren

- por la tarde o por la noche
- después de la actividad física
- después del sexo

Es más probable que sucedan cuando está cansada o deshidratada, así que asegúrese de beber muchos líquidos. Las contracciones de Braxton Hicks tienden a ocurrir más a menudo y a ser más fuertes a medida que se acerca a su fecha de parto. Consulte la sección sobre "Trabajo de parto pretérmino" más adelante en este capítulo.

Salud mental durante el embarazo

La *depresión* y la ansiedad son frecuentes durante el embarazo. Algunas mujeres tienen depresión y ansiedad por primera vez en sus vidas durante el embarazo o después del parto. Es importante conocer los signos y síntomas. Hable con su ginecoobstetra si cree que puede estar experimentando cualquiera de ellos.

Depresión

Los signos de depresión pueden parecerse a los altibajos normales del embarazo. Un estado de ánimo triste de vez en cuando es normal. Pero puede tener depresión si está triste la mayor parte del tiempo o si tiene alguno de estos síntomas durante al menos 2 semanas:

- Estado de ánimo deprimido la mayor parte del día, casi todos los días
- Pérdida de interés en el trabajo u otras actividades
- Sentirse culpable, desesperanzada o inútil
- Dormir más de lo normal o mantenerse en vela por la noche
- Pérdida de apetito o pérdida de peso (o comer mucho más de lo normal y aumentar de peso)
- Sentirse muy cansada o sin energía
- Tener problemas para prestar atención y tomar decisiones

Las mujeres que tienen depresión grave durante el embarazo pueden tener problemas para cuidarse a sí mismas. Es posible que no coman bien o que no descansen lo suficiente. Por estas razones, es importante decirle a su ginecoobstetra si tiene algún signo o síntoma de depresión. Su ginecoobstetra también puede hacerle preguntas sobre su estado de ánimo durante las consultas de *cuidados prenatales*. Consulte el cuadro "Prueba de detección de depresión" más adelante en este capítulo. Sus respuestas ayudarán a su ginecoobstetra a entender si usted necesita ayuda.

El tratamiento de la depresión puede incluir medicamentos y orientación. El apoyo de su pareja, familiares y amigos también puede ser útil. Además de brindar apoyo, estas personas pueden ver si sus síntomas están empeorando. Es posible que no sea la primera en darse cuenta.

Si su ginecoobstetra le receta un *antidepresivo*, hablarán sobre cuál es el mejor medicamento para usted. Los beneficios de tomar un antidepresivo durante el embarazo necesitan ser sopesados contra los riesgos. Los estudios sugieren que los *inhibidores selectivos de la recaptación de serotonina (ISRS)* no aumentan el riesgo de *defectos congénitos*. No obstante, los investigadores todavía están aprendiendo si otros antidepresivos pueden causar defectos congénitos. Su ginecoobstetra puede recomendarle un medicamento que sea mejor para usted y su bebé.

Tenga en cuenta que no tratar la depresión puede tener efectos negativos en su bebé. Los bebés nacidos de mujeres con depresión no tratada están en riesgo de

- problemas de crecimiento durante el embarazo
- parto *pretérmino*
- bajo peso al nacer
- *complicaciones* después del nacimiento

Prueba de detección de depresión

El siguiente cuestionario se llama escala de depresión postnatal de Edimburgo. Estas preguntas pueden ayudar a identificar los signos y síntomas de la depresión durante el embarazo o la *depresión posparto*. No está pensado para el autodiagnóstico. Solo un profesional de atención médica puede diagnosticar la depresión. Es mejor responder a estas preguntas con un profesional de atención médica.

En los últimos 7 días,

He podido reír y ver el lado divertido de las cosas.
- ❏ 0 Tanto como siempre pude
- ❏ 1 No tanto ahora
- ❏ 2 Definitivamente no tanto ahora
- ❏ 3 En absoluto

He esperado cosas con ansias.
- ❏ 0 Tanto como siempre pude
- ❏ 1 No tanto ahora
- ❏ 2 Definitivamente no tanto ahora
- ❏ 3 En absoluto

Me he culpado innecesariamente cuando las cosas van mal.
- ❏ 3 Sí, la mayoría del tiempo
- ❏ 2 Sí, algunas veces
- ❏ 1 No muy a menudo
- ❏ 0 No, nunca

He estado ansiosa o preocupada sin ninguna razón.
- ❏ 0 No, en absoluto
- ❏ 1 Casi nunca
- ❏ 2 Sí, a veces
- ❏ 3 Sí, muy a menudo

Me he sentido asustada o en pánico sin una buena razón.
- ❏ 3 Sí, mucho
- ❏ 2 Sí, a veces
- ❏ 1 No, no mucho
- ❏ 0 No, en absoluto

Las cosas han estado dominándome.

❑ 3 Sí, la mayoría de las veces no he podido hacer frente en absoluto

❑ 2 Sí, a veces no me las he arreglado tan bien como de costumbre

❑ 1 No, la mayoría de las veces me las he arreglado bastante bien

❑ 0 No, lo he estado haciendo tan bien como siempre

He estado tan infeliz que he tenido dificultad para dormir.

❑ 3 Sí, la mayoría del tiempo

❑ 2 Sí, a veces

❑ 1 No muy a menudo

❑ 0 No, en absoluto

Me he sentido triste o miserable.

❑ 3 Sí, la mayoría del tiempo

❑ 2 Sí, muy a menudo

❑ 1 No muy a menudo

❑ 0 No, en absoluto

He estado tan triste que he estado llorando.

❑ 3 Sí, la mayoría del tiempo

❑ 2 Sí, muy a menudo

❑ 1 Solo ocasionalmente

❑ 0 No, nunca

He pensado en lastimarme a mí misma.

❑ 3 Sí, muy a menudo

❑ 2 A veces

❑ 1 Casi nunca

❑ 0 Nunca

Puntuación: Agregue los números junto a los elementos que ha seleccionado. Una puntuación de 10 o más significa que usted debe consultar a su ginecoobstetra para hablar sobre sus signos y síntomas.

Nota: Si tiene pensamientos de hacerse daño, es importante que busque ayuda de inmediato. Póngase en contacto con su ginecoobstetra o con los servicios médicos de emergencia.

Cox J, Holden J, Sagovsky R. (1987) Detection of postnatal depression: development of the 10-item Edinburgh Postnatal Depression Scale. Brit J Psychiatry 1987;150:782–86.

Si su ginecoobstetra le prescribe un antidepresivo, el tipo y la dosis deberían ser específicos para usted.

Ansiedad y estrés

Otros problemas que pueden afectar a las mujeres embarazadas son la ansiedad y el estrés. Los trastornos de ansiedad son comunes—casi 1 de cada 5 adultos tiene uno. El embarazo también puede desencadenar un trastorno de ansiedad específico llamado trastorno obsesivo-compulsivo. La ansiedad y el estrés se han relacionado con algunos problemas del embarazo y un parto más difícil. Si usted tiene ansiedad y estrés, dígale a su ginecoobstetra para que pueda obtener la ayuda que necesita. El tratamiento puede incluir psicoterapia para ayudarla a aprender estrategias de afrontamiento y técnicas de relajación. A veces se prescriben medicamentos.

Consultas de cuidados prenatales

Durante la consulta de cuidados prenatales de este mes, es probable que su ginecoobstetra vigile el crecimiento del bebé midiendo la **altura del fondo uterino**. Probablemente medirá entre 25 y 28 centímetros. Esto es aproximadamente igual al número de semanas de su embarazo.

Su ginecoobstetra debería vigilar su peso y presión arterial. También puede hacerse un análisis de sangre para verificar si tiene **anemia**, una afección en la que hay muy pocos glóbulos rojos, lo que puede causar cansancio. También es probable que se le hagan las siguientes pruebas y vacunaciones:

- Prueba de tolerancia a la glucosa—Esta prueba mide la respuesta de su cuerpo al azúcar. La prueba se realiza generalmente entre las 24 y 28 semanas de embarazo para ver si usted tiene **diabetes gestacional**. Este es un tipo de **diabetes mellitus** que se desarrolla solo durante el embarazo. La prueba se realiza en dos pasos: 1) usted bebe una solución azucarada, y 2) 1 hora después, una muestra de sangre se toma para medir su nivel de azúcar en la sangre. Si el resultado de la prueba es positivo, es necesario realizar más pruebas. A las mujeres con alto riesgo de diabetes gestacional se les realiza esta prueba al principio del embarazo. Si el resultado de la prueba anterior fue negativo, es posible que se repita la prueba a las 24 a 28 semanas (consulte el Capítulo 31, "Diabetes durante el embarazo").

- Prueba de detección de anticuerpos Rh—En consultas de cuidados prenatales anteriores, es probable que su ginecoobstetra le hiciera pruebas de sangre para ver si es Rh negativo o Rh positivo. Si obtuvo un resultado Rh negativo en ese momento, es probable que este mes le hagan la prueba de **anticuerpos** Rh. Si el resultado de la prueba muestra que usted no está produciendo anticuerpos, su ginecoobstetra puede recetarle una inyección de **inmunoglobulina Rh (IgRh)**. Esta inyección evitará la formación de anticuerpos durante el resto del embarazo (consulte el Capítulo 36, "Incompatibilidad de grupo sanguíneo").

• Vacunación Tdap—La **vacuna contra el toxoide tetánico, toxoide diftérico reducido y acelular de pertussis (Tdap)** ayuda a prevenir la **tos ferina** (tos convulsa). La tos ferina puede ser muy grave en los recién nacidos. La vacuna Tdap crea anticuerpos en la mujer que se transmiten al bebé. Estos anticuerpos dan protección contra la tos ferina hasta que un bebé pueda recibir su primera vacuna contra la tos ferina a los 2 meses de edad. La vacuna es segura y se recomienda entre las semanas 27 y 36 de cada embarazo.

• La vacunación contra la **influenza (gripe)**—Si aún no ha recibido una vacuna contra la gripe durante su embarazo, su ginecoobstetra puede recomendarle una. Lo mejor es vacunarse contra la gripe a principios de la temporada de gripe, que va de octubre a mayo. Pero usted puede recibir la inyección en cualquier momento durante el embarazo. La vacuna contra la gripe es segura para usted y su bebé. Usted crea anticuerpos que se transmiten al bebé, lo que le da protección contra la gripe hasta que pueda recibir la vacuna contra la gripe a los 6 meses.

Conversaciones con su ginecoobstetra

A medida que su fecha de parto se acerca, tendrá que tomar decisiones sobre muchas cosas diferentes. Este mes, es posible que desee centrarse en su experiencia de parto y redactar un plan de parto. Otro tema en el que pensar este mes es si querrá conservar la sangre del cordón umbilical del bebé. También puede comenzar a pensar en sus opciones de **anticonceptivos** después de que nazca su bebé.

Plan de nacimiento

Algunas clases de educación para el parto le ayudarán a redactar un plan de parto, que es un resumen escrito de lo que le gustaría que ocurriera durante el trabajo de parto y el parto. Un plan de parto podría incluir

• donde quiere tener el parto

• si planea usar medicamentos para el dolor

• la gente que quiere tener con usted

Un plan de parto es una manera para que usted comparta sus deseos con aquellos que le cuidarán durante el trabajo de parto y el parto. Este plan les dice qué tipo de trabajo de parto y parto le gustaría tener, qué quiere que suceda y qué le gustaría evitar.

Sin embargo, tenga en cuenta que tener un plan de parto no garantiza que el trabajo de parto y el parto irán de acuerdo con ese plan. Es posible que sea necesario realizar cambios en función de cómo progresa su trabajo de parto. Recuerde que usted y su ginecoobstetra tienen un objetivo común: el parto más seguro posible para usted y su bebé. Un plan de parto es un gran punto de partida, pero usted debe estar preparada para lo inesperado.

Revise su plan de parto con su ginecoobstetra mucho antes de su fecha de parto. Juntos, pueden comentar cómo su plan encaja con sus políticas y las políticas del hospital. No todos los hospitales o centros de maternidad pueden satisfacer todas las solicitudes. Sin embargo, un plan puede ayudar a aclarar sus deseos. Hablar de sus expectativas por adelantado puede ayudar a reducir las sorpresas y decepciones más adelante. Consulte el Capítulo 12, "Preparación para el parto", para obtener más información sobre los planes de parto.

Banco de sangre de cordón umbilical

La sangre del cordón es la sangre del bebé que queda en el *cordón umbilical* y la *placenta* después del parto. Esta sangre contiene *células madre* que se pueden utilizar para tratar algunas enfermedades, como trastornos de la sangre, el *metabolismo* y el *sistema inmunitario*. Ahora es posible recolectar parte de esta sangre del cordón umbilical después del parto y almacenarla.

Si planea recolectar y almacenar la sangre del cordón umbilical de su bebé, avísele a su ginecoobstetra con mucha anticipación a la fecha de parto (al menos 2 meses). Si ha elegido un banco privado, haga los arreglos para que el equipo de recolección sea enviado a su ginecoobstetra. Además, generalmente su ginecoobstetra cobra una tarifa por recolectar la sangre del cordón. Es posible que el seguro médico no cubra esta tarifa. Hay otras cosas a considerar si usted planea almacenar la sangre del cordón umbilical. Consulte el Capítulo 12, "Preparación para el parto", para obtener más detalles sobre los bancos de sangre de cordón.

Anticonceptivos después del embarazo

Las mujeres pueden quedar embarazadas poco después de tener un bebé si tienen *relaciones sexuales* y no usan *anticonceptivos*. Algunas mujeres pueden quedar embarazadas incluso antes de que regresen sus *períodos menstruales*. Si usted tiene una pareja masculina, es importante usar anticonceptivos después de que nazca el bebé. Comenzar un método anticonceptivo justo después de tener un bebé puede ayudarle a evitar un embarazo no deseado. Los anticonceptivos también le permiten controlar si desea volver a quedar embarazada o cuándo. El uso de anticonceptivos también permite que su cuerpo se recupere antes de tener otro bebé. Idealmente, los embarazos deben tener un intervalo de al menos 18 meses. Esto ofrece los mejores resultados de salud para usted y su próximo bebé. Si siente la necesidad de intentar otro embarazo antes, hable con su ginecoobstetra sobre el riesgo y los beneficios en su caso.

Puede hablar con su ginecoobstetra sobre las opciones de anticonceptivos mientras todavía está embarazada o justo después de dar a luz. También puede hablar con su ginecoobstetra antes de regresar a casa del hospital. Consulte el Capítulo 21, "Anticonceptivos después del embarazo y más allá", para ver los diferentes métodos anticonceptivos y cómo elegir uno después del embarazo.

Preocupaciones especiales

El trabajo de parto pretérmino es el que comienza antes de las 37 semanas de embarazo. Es importante observar los signos del parto pretérmino para que pueda llamar a su ginecoobstetra de inmediato. También debería vigilar si hay sangrado vaginal.

Trabajo de parto pretérmino

Llame a su ginecoobstetra de inmediato si nota signos de parto pretérmino, incluyendo

* cambio en el flujo vaginal (acuoso, con aspecto de moco o con sangre)
* aumento en la cantidad de flujo vaginal
* presión pélvica o abdominal inferior
* dolor de espalda constante, bajo, sordo
* calambres abdominales leves, con o sin diarrea
* membranas rotas (se rompe la fuente—ya sea un chorro o un goteo)

Tenga en cuenta que las contracciones de Braxton Hicks pueden hacerse más fuertes a medida que crece su útero. Sin embargo, si las contracciones vienen cuatro veces cada 20 minutos u ocho veces cada hora durante más de 1 hora, llame a su ginecoobstetra.

Sangrado vaginal

El sangrado vaginal puede tener muchas causas en el tercer trimestre. El sangrado puede ser causado por algo poco grave. El sangrado puede ocurrir si el *cuello uterino* se inflama, por ejemplo. Sin embargo, algunos sangrados pueden indicar un problema para usted o el bebé. Para estar segura, llame a su ginecoobstetra si tiene algún sangrado.

Un sangrado vaginal intenso puede significar que hay un problema con la placenta. Los problemas más frecuentes son la *placenta previa* y el *desprendimiento prematuro de placenta*. Con la placenta previa, la placenta se encuentra baja en el útero y cubre todo o parte del cuello uterino, bloqueando la salida del bebé. Esta afección a menudo causa sangrado vaginal indoloro.

Con la desprendimiento prematuro de placenta, la placenta comienza a separarse de la pared del útero antes de que nazca el bebé. Esto puede ser peligroso para usted y su bebé. El desprendimiento prematuro de placenta a menudo causa

- dolor constante y grave en el vientre
- contracciones, que pueden ser leves o graves
- sangrado abundante

Acuda a la sala de emergencias inmediatamente si tiene alguno de estos síntomas.

Tanto con la placenta previa como con el desprendimiento prematuro de placenta, es posible que el bebé deba nacer pretérmino. Si el sangrado es severo, es posible que necesite una *transfusión* de sangre. El *nacimiento por cesárea* puede ser necesario. En algunos casos, el sangrado puede detenerse. Si lo hace, el embarazo puede continuar normalmente, pero usted tendrá que ser vigilada de cerca. Consulte el Capítulo 37, "Problemas de placenta".

Problemas con el líquido amniótico

La cantidad de *líquido amniótico* en el útero debería aumentar hasta el inicio de su tercer trimestre. Después de eso, disminuye gradualmente

Mes 7: Cuándo llamar a su ginecoobstetra

- Tiene sangrado vaginal, incluso una pequeña cantidad.
- Tiene dolor en las piernas con entumecimiento en los pies o debilidad en las piernas.
- Tiene dolor o sensibilidad en una o ambas pantorrillas que no desaparece.
- Tiene dolor al levantarse de una silla, subir escaleras o salir de un automóvil.
- Se siente deprimida, ansiosa o estresada.
- Tiene signos de *preeclampsia*, como hinchazón del rostro o las manos, dolor de cabeza que no desaparece y dificultad para respirar (consulte el Capítulo 30, "Hipertensión y preeclampsia", para conocer más signos y síntomas).
- Usted tiene signos de parto pretérmino, incluyendo un cambio en el flujo vaginal, dolor de columna lumbar constante y contracciones frecuentes (consulte la sección "Trabajo de parto pretérmino" en este capítulo).

hasta que usted da a luz. Pero a veces puede haber demasiado líquido o demasiado poco. Las cantidades anormales de líquido amniótico podrían ser un signo de problemas con el bebé o la placenta.

Durante sus consultas de cuidados prenatales, su ginecoobstetra debería vigilar el crecimiento de su útero. Si él o ella sospecha un problema, usted puede realizarse otro *ultrasonido* para verificar el tamaño del bebé y la cantidad de líquido amniótico.

RECURSOS

Depresión durante el embarazo
www.marchofdimes.org/complications/depression-during-pregnancy.aspx
Sitio web de March of Dimes que explica los síntomas de la depresión durante el embarazo y cómo puede obtener ayuda.

Fibra dietética
https://medlineplus.gov/dietaryfiber.html
Encuentre la información más reciente relacionada con la fibra dietética en la Biblioteca Nacional de Medicina de Estados Unidos.

Línea de ayuda internacional de apoyo posparto (PSI)
www.postpartum.net
1-800-944-4773
Envíe un mensaje de texto al 1-503-894-9453 (inglés) o 1-971-420-0294 (español)
Línea de ayuda no urgente para apoyo, información o referencias a profesionales de salud mental posparto. La línea de ayuda está abierta 7 días a la semana. Deje un mensaje confidencial en cualquier momento y un voluntario le devolverá su llamada o mensaje de texto lo antes posible. PSI también ofrece reuniones de grupos de apoyo en línea para conectarse con otras mujeres embarazadas y posparto. También puede unirse al chat semanal de PSI con un experto.

Programa nacional de sangre de cordón umbilical
www.nationalcordbloodprogram.org
Sitio web del banco de sangre de cordón umbilical más grande de los Estados Unidos. Proporciona información sobre la recolección, almacenamiento, almacenamiento y recuperación de sangre de cordón.

Sangre del cordón: lo que necesita saber
https://www.fda.gov/vaccines-blood-biologics/consumers-biologics/cord-blood-banking-information-consumers
Información sobre el almacenamiento y el uso de sangre del cordón umbilical de la Administración de Alimentos y Medicamentos de los Estados Unidos.

Su embarazo y el nacimiento de su bebé
www.acog.org/MyPregnancy
Sitio web del Colegio Americano de Obstetras y Ginecólogos (ACOG) con información sobre el embarazo, el trabajo de parto, el parto y la atención posparto. Incluye la información más reciente de los expertos en atención de la salud de la mujer, preguntas respondidas por los ginecoobstetras del ACOG, historias de embarazos de mujeres reales y un directorio de la A a la Z de temas de salud que cubren el embarazo y más allá.

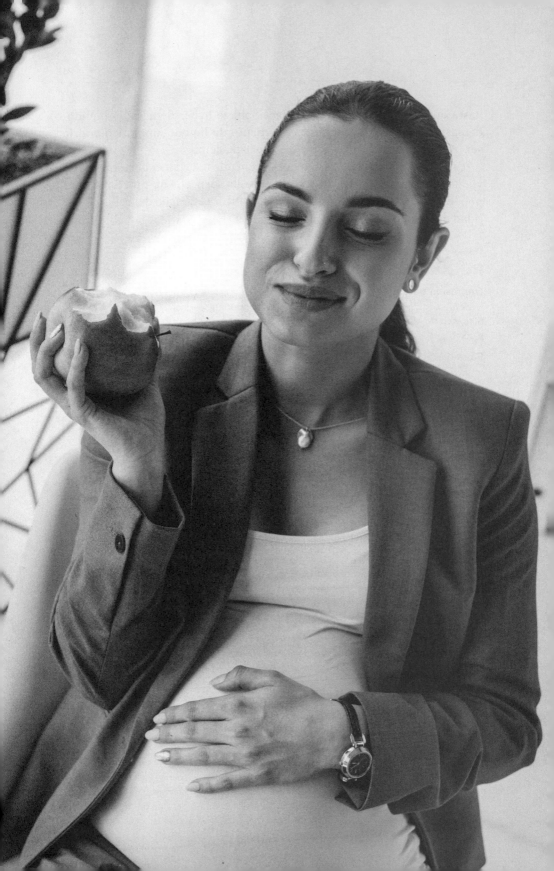

9

Mes 8
(Semanas 29 a 32)

SU BEBÉ

➤ SEMANA 29

El bebé se puede estirar, patear y hacer movimientos de agarre. Él
o ella alcanza 1.1 kg (2.5 libras) esta semana.

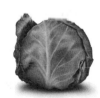

> Esta semana, su bebé es del tamaño de una pequeña calabaza.

➤ SEMANA 30

Los ojos pueden abrirse y cerrarse y detectar cambios en la
luz. La médula ósea del bebé está formando glóbulos rojos.
El bebé también puede tener más pelo en la cabeza.

> Esta semana, su bebé es del tamaño de un repollo.

➤ SEMANA 31

El desarrollo principal ha terminado y el bebé está aumentando de peso
muy rápidamente. Él o ella pesa casi 1.8 kg (4 libras). Durante los últimos
2½ meses de embarazo, el bebé crecerá otras 7.6 a 10 cm
(3 a 4 pulgadas) de largo y duplicará su peso. Su bebé
necesitará muchos **nutrientes** para terminar de crecer.

> Esta semana, su bebé tiene aproximadamente el tamaño
> de un coco.

➤ SEMANA 32

El bebé continúa formando músculos. En los niños, los **testículos** han comenzado a descender al **escroto**. Esta semana, el cabello fino que cubría el cuerpo del bebé (**lanugo**) comienza a desaparecer. El bebé ahora mide casi 43 cm (17 pulgadas) de largo.

> Esta semana, su bebé es del tamaño de una jícama, una verdura parecida a la papa.

SU EMBARAZO

Su cuerpo cambiante

Estás llegando a la recta final de su embarazo ahora. La mayoría de las mujeres se dan cuenta que están más cansadas durante el tercer **trimestre** que durante el segundo trimestre. Sentirse cansada es normal en este estadio del embarazo. Su cuerpo está trabajando duro para apoyar una nueva vida en desarrollo.

Su tamaño creciente puede hacer difícil para usted encontrar una posición cómoda para dormir. Trate de descansar todo lo que pueda, incluso si es una siesta corta durante el día. Continúe haciendo ejercicio y coma bien. Ambos ayudarán a aumentar su energía.

Molestias y cómo manejarlas

Para este mes, su **útero** se ha expandido a la mitad del camino entre el ombligo y los senos. El tamaño de su útero puede estar causando algunos effectos secundarios desagradables.

Dificultad para respirar

En estas últimas semanas de embarazo, usted puede tener dificultad para respirar de vez en cuando. Su útero está empezando a tomar más espacio en su vientre, presionando el estómago y el diafragma (un músculo plano y fuerte que ayuda a respirar) hacia los pulmones. Aunque puede que le falte el aire, su bebé todavía está recibiendo suficiente **oxígeno**.

Para facilitar la respiración, muévase lentamente y siéntese o párese derecha para que sus pulmones tengan más espacio para expandirse. Si hay un cambio importante en su respiración o si tiene tos o dolor en el pecho, llame a su **ginecólogo obstetra (ginecoobstetra)** de inmediato.

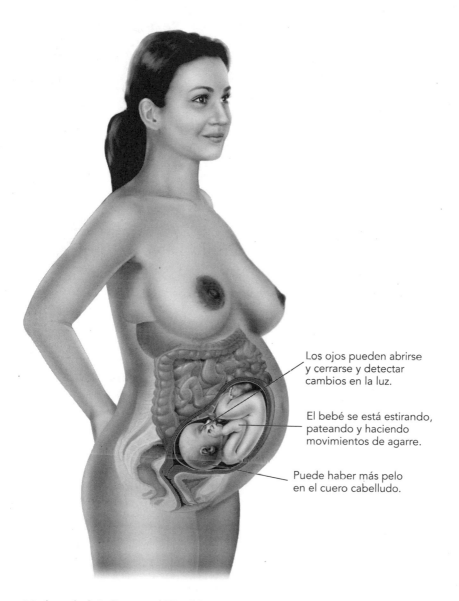

Los ojos pueden abrirse
y cerrarse y detectar
cambios en la luz.

El bebé se está estirando,
pateando y haciendo
movimientos de agarre.

Puede haber más pelo
en el cuero cabelludo.

Madre y bebé: Semanas 29 a 32
Al final de la semana 32, el bebé mide casi 43 cm (17 pulgadas) de largo y pesa un poco
más de 1.8 kg (4 libras).

Calambres en las piernas

Los calambres en la parte inferior de las piernas son otro síntoma habitual en
el segundo y tercer trimestres. Usted puede experimentar calambres agudos
y dolorosos en sus pantorrillas que pueden despertarle de un sueño profundo.

Los expertos no están seguros de qué causa los calambres en las piernas al final del embarazo. Los siguientes consejos pueden ayudar:

- Estire las piernas antes de acostarse.
- Si le da un calambre, flexione el pie hacia arriba y luego hacia abajo, lo que a menudo trae alivio inmediato.
- Masajee la pantorrilla con movimientos largos hacia abajo.

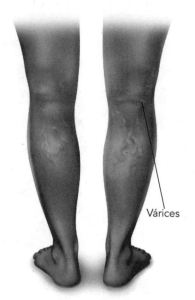

Várices

Várices e hinchazón de las piernas

Muchas mujeres embarazadas desarrollan *várices*. Son causadas por el peso de su útero presionando una vena principal. Estas venas también pueden aparecer cerca de la *vagina*, la *vulva* y el *recto* (consulte la sección siguiente, "Hemorroides"). En la mayoría de los casos, las várices no causan problemas significativos. Son más bien un asunto cosmético.

Las várices tienen más probabilidades de desarrollarse si ha estado embarazada antes. Las várices también tienden a ser hereditarias. Aunque no hay nada que usted pueda hacer para prevenir estas venas doloridas y abultadas, hay maneras de aliviar la hinchazón y tal vez ayudar a evitar que empeoren:

Mes 8: Cuándo llamar a su ginecoobstetra

- Tiene sangrado vaginal, fiebre, dolor abdominal intenso o dolor de cabeza intenso.
- Tiene un cambio importante en su respiración o tiene tos o dolor en el pecho.
- Tiene signos de **preeclampsia**, como hinchazón del rostro o las manos, dolor de cabeza que no desaparece y dificultad para respirar (consulte el Capítulo 30, "Hipertensión y preeclampsia", para conocer más signos y síntomas).
- Usted tiene signos de parto **pretérmino**, incluyendo un cambio en el flujo vaginal, dolor de columna lumbar constante y contracciones frecuentes (consulte la sección "Trabajo de parto pretérmino" en este capítulo).

- Si debe permanecer sentada o de pie durante períodos prolongados, asegúrese de moverse con frecuencia.

- Trate de limitar el tiempo que pasa sentada con una pierna cruzada sobre la otra.

- Levante las piernas y apóyelas en un sofá, una silla o un taburete tan a menudo como pueda.

- Use medias de compresión que no se aprieten en el muslo o la rodilla.

- No use medias o calcetines que tengan una banda elástica ajustada alrededor de las piernas.

Hemorroides

Las mujeres embarazadas a menudo tienen *hemorroides*—venas varicosas dolorosas y con comezón en o alrededor del *ano*. Las hemorroides generalmente empeoran inmediatamente después del parto y luego mejoran lentamente durante el *período posparto*. Hable con su ginecoobstetra sobre el uso de cremas y supositorios de venta libre. También puede probar estos consejos para obtener alivio. Algunos de estos consejos también pueden ayudarle a evitar el problema:

- Consuma una dieta alta en fibra y beba muchos líquidos para evitar el estreñimiento.

- Mantenga su aumento de peso dentro de los límites que sugiere su ginecoobstetra.

- Levántese y muévase para quitar peso de las venas de su área pélvica. Sentarse durante mucho tiempo ejerce presión sobre estas venas.

- Aplique una compresa de hielo o almohadillas de hamamelis sobre las hemorroides. El hamamelis ayuda a aliviar el dolor y reduce la hinchazón.

- Trate de sumergirse en una bañera tibia (no caliente) unas cuantas veces al día.

Comezón en la piel

Algunas mujeres notan que les pica mucho la piel durante el embarazo, especialmente la piel sobre el abdomen y los senos. Si le molesta la piel con comezón, pruebe estos consejos:

- Beba muchos líquidos para mantenerse hidratada.

- Aplique un humectante en la piel por la mañana y por la noche.

- Agregue fécula de maíz al agua de su baño.

Mes 8

Si su comezón es intensa o tiene sarpullido, hable con su ginecoobstetra. Algunas afecciones de la piel que pueden ocurrir durante el embarazo deben ser tratadas.

Nutrición

Es importante seguir una dieta saludable en estas últimas semanas de embarazo. Comer bien le dará más energía y asegurará que su bebé obtenga los nutrientes que necesita. Consulte el Capítulo 22, "Nutrición durante el embarazo".

Ejercicio

Incluso si se siente más cansada, debe seguir tratando de mantenerse al día con su rutina de ejercicio (consulte el Capítulo 23, "Ejercicio durante el embarazo"). Controle cómo se siente y deténgase si se queda sin aliento. Aprender algunas técnicas de relajación puede ser útil mientras cuenta estas últimas semanas.

Técnicas de relajación

Las técnicas de relajación son una gran manera de ayudar a reducir el estrés del embarazo. Estas técnicas también pueden ayudar con la ansiedad que usted tiene sobre el parto. Mantenerse lo más calmada posible le ayudará a conservar energía en las próximas semanas. Aprender algunas técnicas básicas de relajación puede mejorar su salud al

- desacelerar su ritmo cardíaco
- reducir la presión arterial
- desacelerar la frecuencia respiratoria
- aumentar el flujo sanguíneo a los músculos principales
- reducir la tensión muscular

Usted puede querer encontrar una clase en su vecindario que enseñe yoga o meditación. También puede encontrar DVD de meditación para comprar o alquilar en su biblioteca. Escuchar música o recibir un masaje también son formas de relajarse. Si recibe un masaje, asegúrese de que el terapeuta de masaje entienda cómo trabajar con mujeres embarazadas. Haga lo que haga, asegúrese de que le calme durante una parte del día, especialmente cuando se siente más estresada.

Prepararse para el parto

Planificar y tomar decisiones puede parecer todo lo que está haciendo en estos días. Pero tenga la seguridad de que la planificación puede hacer que su vida sea menos estresante. Hay muchas cosas que puede hacer ahora para ayudar a que el trabajo de parto y el parto transcurran de la mejor manera posible. Esto incluye aprender sobre los tipos de alivio del dolor que están disponibles y recorrer el hospital o centro de maternidad donde planea dar a luz.

Lista de verificación para el parto

Usted debería tener las respuestas a las siguientes preguntas mucho antes de su día de parto:

- ¿He completado toda la documentación necesaria para comenzar mi licencia por maternidad y cobrar el pago por discapacidad?

- ¿Debo registrarme en el hospital antes de registrarme para el parto? Si es así, ¿he hecho esto?

- ¿En qué momento de mi trabajo de parto debería ir al hospital?

- ¿Debería ir directamente al hospital o llamar primero al consultorio de mi ginecoobstetra?

- ¿A qué número de hospital llamo si tengo preguntas?

- ¿He hecho arreglos para el cuidado de mis otros hijos y mascotas mientras estoy en el hospital?

- ¿Cuándo pueden visitarme familiares e invitados después de tener al bebé?

- ¿A qué amigos y familiares debemos compartir la noticia una vez que llegue el bebé?

- ¿Tengo sus números de teléfono o direcciones de correo electrónico?

- ¿He comprado un asiento de seguridad para bebé y sé cómo instalarlo? Algunos hospitales ofrecen un servicio para verificar que su asiento para el automóvil esté instalado correctamente. Pregunte si está disponible.

Consulte el Capítulo 12, "Preparación para el parto", para obtener una lista de empaque sugerida para el hospital.

Alivio del dolor durante el trabajo de parto

Ahora es un buen momento para pensar si le gustaría tomar medicamentos para el alivio del dolor durante el trabajo de parto y el parto. No tiene que decidir ahora, pero es bueno saber sus opciones. Incluso si usted toma una decisión ahora, puede cambiar de opinión una vez que esté en el trabajo de parto.

La experiencia del trabajo de parto de cada mujer es única. No hay dos mujeres que sientan el dolor del trabajo de parto de la misma manera. Además, si usted ha tenido un bebé antes, su dolor puede ser diferente de la última vez que estuvo en el trabajo de parto. El dolor depende de muchos factores, incluyendo

- el tamaño y la posición del bebé
- la fuerza de las contracciones
- cómo usted maneja el dolor

Muchas mujeres toman clases para aprender técnicas de respiración y relajación para controlar el dolor del parto (consulte el Capítulo 13, "Alivio del dolor durante el parto"). Algunas mujeres usan estas técnicas junto con medicamentos para el dolor.

Hay dos tipos de medicamentos para aliviar el dolor. Un *analgésico* disminuye el dolor. Un *anestésico* puede bloquear todas las sensaciones, incluyendo el dolor. La anestesia puede funcionar de diferentes maneras:

- La *anestesia local* elimina el dolor o la sensación de ciertas partes del cuerpo mientras usted permanece despierta. Los *bloqueos epidurales* y los *bloqueos espinales* son formas de anestesia local.

- La *anestesia general* crea un estado similar al sueño. No es consciente de su entorno y no siente dolor. La anestesia general generalmente no se usa para los partos vaginales.

No todos los hospitales y centros de maternidad pueden ofrecer todo tipo de medicamentos para aliviar el dolor. Pero en la mayoría de los centros, un *anestesiólogo trabajará* con usted y su equipo de atención médica para elegir el mejor método. Consulte el Capítulo 13, "Alivio del dolor durante el parto".

Lecciones de parto

Las clases de preparación para el parto pueden enseñarle cómo lidiar con el dolor y las molestias durante el trabajo de parto y el parto. Las clases más habituales—Lamaze, Bradley y Read—se basan en la teoría de que gran parte del dolor del parto es causado por el miedo y la tensión. Estas clases de preparación para el parto se centran en el apoyo, la relajación, la respiración con ritmo y el tacto. Consulte el Capítulo 13, "Alivio del dolor durante el parto", para obtener una descripción de los métodos de preparación para el parto y consejos para elegir una clase.

No tiene que tomar clases de preparación para el parto. No son un requisito para dar a luz. Sus enfermeras de trabajo de parto y ginecoobstetra le darán las instrucciones y la información que necesita mientras esté en el hospital. Si asiste a una clase de preparación para el parto, usted y su pareja de parto deberían practicar los ejercicios que aprenda. Esto les ayudará a ambos a recordarlos durante el trabajo de parto.

Tour del hospital

La mayoría de los hospitales ofrecen tours por el lugar donde dará a luz. Aproveche esta oportunidad si está disponible. De hecho, si está tomando clases de preparación para el parto en el hospital o centro de maternidad donde va a dar a luz, puede hacer un tour en algún momento durante el curso. Si esta será su primera vez en el hospital, hacer un tour también le dará la oportunidad de aprender la ruta más rápida allí y dónde estacionar el automóvil cuando sea el momento del parto. El tour también le dará la oportunidad de preguntar lo siguiente:

- Cuándo su pareja puede estar en la habitación durante el trabajo de parto y el parto (incluso para un *nacimiento por cesárea*)
- Si su pareja puede pasar la noche en la habitación con usted y el bebé
- Si su pareja puede tomar fotografías o vídeos del parto

Consulte el Capítulo 13, "Alivio del dolor durante el parto", para obtener más información sobre cómo tomar estas decisiones.

Consultas de cuidados prenatales

Durante el tercer trimestre, su ginecoobstetra le debería pedir que venga para chequeos más frecuentes. Estas consultas suelen ser

- cada 2 semanas a partir de las 32 semanas
- cada semana a partir de las 36 semanas

Su ginecoobstetra debería seguir chequeando su peso y presión arterial y preguntar sobre cualquier síntoma que pueda estar experimentando.

Su ginecoobstetra también debería comprobar el tamaño y la actividad cardíaca de su bebé. Se puede realizar una *exploración ginecológica* para verificar si su *cuello uterino* ha comenzado a prepararse para el parto.

Preocupaciones especiales

Como en meses anteriores, usted debería conocer los signos y síntomas del parto pretérmino. También debe estar alerta a los signos y síntomas de la *rotura prematura de membranas (RPM)*.

Trabajo de parto pretérmino

El parto pretérmino sigue siendo un problema a tener en cuenta durante este mes de embarazo. Los bebés que nacen ahora generalmente tienen un mejor resultado que los que nacen antes. Llame a su ginecoobstetra de inmediato si nota signos de parto pretérmino, incluyendo

- cambio en el flujo vaginal (acuoso, con aspecto de moco o con sangre)
- aumento en la cantidad de flujo vaginal
- presión pélvica o abdominal inferior
- dolor de espalda constante, bajo, sordo
- calambres abdominales leves, con o sin diarrea
- membranas rotas (se rompe la fuente—ya sea un chorro o un goteo)

Consulte el Capítulo 35, "Cuando el trabajo de parto comienza demasiado pronto: Trabajo de parto pretérmino, rotura prematura de membranas y parto pretérmino".

Las **contracciones de Braxton Hicks** pueden intensificarse a medida que se acerca a su fecha de parto. Es normal tener estas contracciones durante las etapas posteriores del embarazo. Esté alerta a cómo se siente y si tiene cualquiera de los síntomas anteriores.

Rotura prematura de membranas

En la mayoría de los casos, cuando la fuente se rompe, le siguen otros signos de trabajo de parto. Cuando los médicos hablan de que la fuente se rompe, se refieren a la ruptura del *saco amniótico* que contiene el líquido amniótico. Cuando el saco se rompe a término, pero antes de que comience el trabajo de parto, se llama rotura prematura de membranas (RPM). Cuando el saco se rompe antes de las 37 semanas de embarazo, se llama RPM pretérmino.

Si tiene alguna filtración de líquido de la vagina, debe comunicarse con su ginecoobstetra o ir al hospital. Se le examinará para ver si el saco amniótico se ha roto. La RPM se confirma cuando hay líquido amniótico en la vagina. Otras razones para la fuga de líquidos pueden ser moco cervical, sangrado o una infección vaginal.

El trabajo de parto a menudo comienza después de que el saco amniótico se rompe. Si el saco no se rompe y el embarazo está a término, a menudo se induce el trabajo de parto (consulte el Capítulo 14, "Inducción del trabajo de parto"). Si el embarazo no es a término, es necesario tomar una decisión sobre si debe dar a luz al bebé. Consulte el Capítulo 35, "Cuando el trabajo de parto comienza demasiado pronto: Trabajo de parto pretérmino, rotura prematura de membranas y parto pretérmino".

Restricción de actividad y reposo en cama

Es posible que su ginecoobstetra le recomiende que sea menos activa durante las últimas etapas de su embarazo. También puede aconsejarle que evite ciertas actividades, incluyendo el sexo. La restricción de actividad a veces se recomienda si usted

- muestra signos de parto pretérmino
- tiene un *embarazo múltiple*
- tiene *presión arterial alta*

El Colegio Americano de Obstetras y Ginecólogos (ACOG, American College of Obstetricians and Gynecologists) advierte contra el reposo en cama en la mayoría de los casos. A veces el reposo en cama es médicamente necesario. Pero no hay evidencia científica de que el reposo en cama ayude a prevenir el parto pretérmino. Además, el reposo en cama puede aumentar el riesgo de coágulos de sangre, debilitamiento de los huesos y pérdida de fuerza muscular. Puede significar que tiene que dejar de trabajar antes de lo planeado. Si se recomienda reposo en cama, hable con su ginecoobstetra sobre si necesita permanecer en cama todo el tiempo o si puede realizar alguna actividad.

RECURSOS

Educación para el parto
www.icea.org
El sitio web de la Asociación Internacional de Educación para el Parto le permite buscar clases de preparación para el parto o encontrar educadores o doulas en su área.

Hemorroides
https://medlineplus.gov/hemorrhoids.html
Página web de la Biblioteca Nacional de Medicina de los Estados Unidos. Revisa la información más reciente sobre las hemorroides y el tratamiento.

Várices y arañas vasculares
www.womenshealth.gov/a-z-topics/varicose-veins-and-spider-veins
Página web del Departamento de Salud y Servicios Humanos de los Estados Unidos. Explica qué son las várices y cómo tratarlas.

Su embarazo y el nacimiento de su bebé
www.acog.org/MyPregnancy
Sitio web del Colegio Americano de Obstetras y Ginecólogos (ACOG) con información sobre el embarazo, el trabajo de parto, el parto y la atención posparto. Incluye la información más reciente de los expertos en atención de la salud de la mujer, preguntas respondidas por los ginecoobstetras del ACOG, historias de embarazos de mujeres reales y un directorio de la A a la Z de temas de salud que cubren el embarazo y más allá.

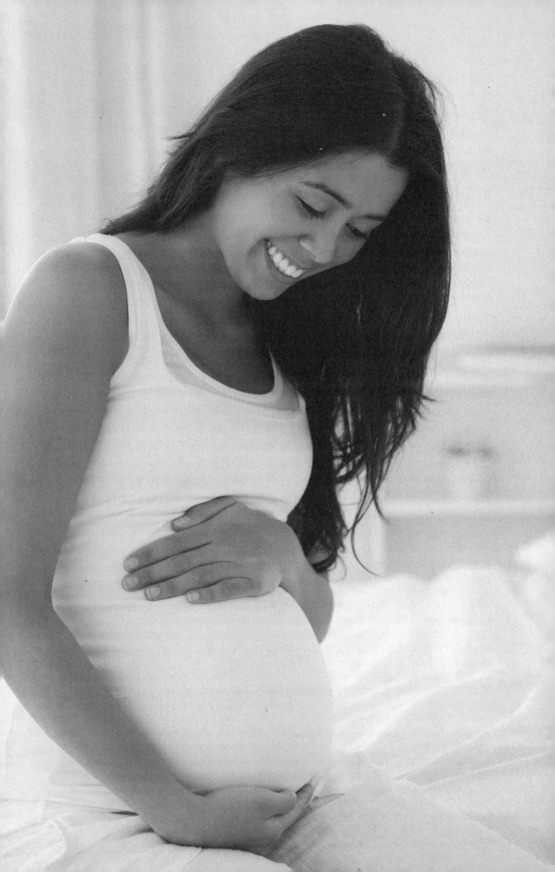

10

Mes 9
(Semanas 33 a 36)

SU BEBÉ

➤ SEMANA 33

El cerebro del bebé está creciendo y desarrollándose rápidamente. Los huesos se endurecen, pero el cráneo permanece suave y flexible.

> Esta semana, su bebé tiene aproximadamente el tamaño de una piña pequeña.

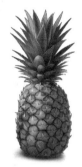

➤ SEMANA 34

Se está formando más grasa bajo la piel. Las uñas han crecido hasta los extremos de los dedos. El bebé pesa casi 2.3 kg (5 libras) ahora.

> Esta semana, su bebé tiene aproximadamente el tamaño de un melón cantalupo.

➤ SEMANA 35

Su bebé está ganando aproximadamente 0.2 kg (0.5 libra) a la semana. Los bebés en esta etapa no ganarán mucha más longitud, pero continuarán aumentando de peso. Las extremidades comienzan a verse regordetas.

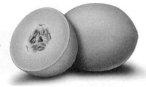

> Esta semana, su bebé tiene aproximadamente el tamaño de un melón verde.

► SEMANA 36

La piel está menos arrugada debido a la grasa que se ha añadido debajo. Durante esta semana o la siguiente, la mayoría de los bebés se colocan con la cabeza hacia abajo para nacer. El bebé pesa casi 2.7 kg (6 libras) ahora.

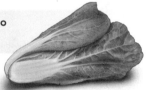

> Esta semana, su bebé mide aproximadamente el tamaño de una lechuga romana.

SU EMBARAZO

Su cuerpo cambiante

Durante estas semanas, usted probablemente continuará sintiéndose agotada y tendrá problemas para dormir. Su *útero* está ejerciendo más presión en la parte inferior del cuerpo. Este mes también puede comenzar a sentir que el bebé "cae" y se acomoda en una posición más profunda en su pelvis. Probablemente sea un momento muy ocupado para usted mientras prepara su vida, su hogar y su familia para dar la bienvenida al nuevo bebé.

Molestias y cómo manejarlas

Este mes, las molestias del embarazo probablemente estén en su punto máximo. Recuerde cuidarse y descansar lo más que pueda durante estas últimas semanas.

Micción frecuente

En las últimas semanas de su embarazo, sentirá más presión sobre su *vejiga* a medida que el bebé se adentre más en su pelvis. Usted orinará mucho más a menudo durante el día. También puede tener que ir varias veces durante la noche. Algunas mujeres también tienen fugas de orina durante estas últimas semanas, especialmente al reír, toser, estornudar o incluso simplemente al agacharse y levantarse. Esto también es causado por la presión del bebé sobre su vejiga.

Contracciones de Braxton Hicks

A medida que se acerca a su fecha de parto, las **contracciones de Braxton Hicks** pueden hacerse más fuertes. Incluso puede confundirlas con

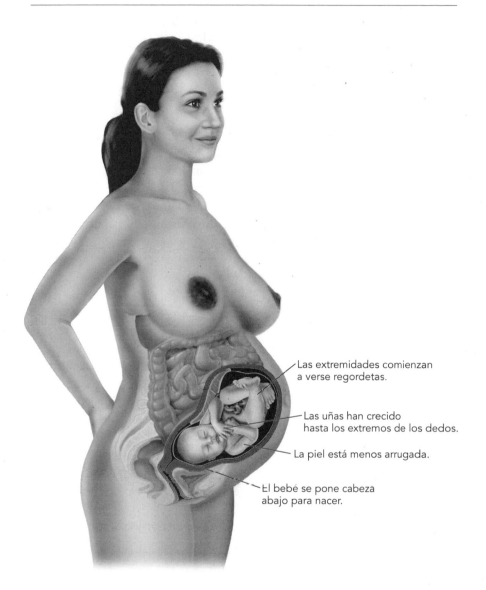

Las extremidades comienzan a verse regordetas.

Las uñas han crecido hasta los extremos de los dedos.

La piel está menos arrugada.

El bebé se pone cabeza abajo para nacer.

Madre y bebé: Semanas 33 a 36
Al final de la semana 36, el bebé mide aproximadamente 46 cm (18 pulgadas) de largo y pesa un poco más de 2.7 kg (6 libras).

contracciones del trabajo de parto. Es fácil dejarse engañar por estas contracciones de "práctica". Si tiene contracciones, mídalas. Observe cuánto tiempo transcurre desde el comienzo de una contracción hasta el comienzo de la siguiente. Mantenga un registro durante una hora y anote cómo se sienten sus contracciones. El tiempo entre ellas le ayudará a saber si realmente está en trabajo de parto. Cuando es un verdadero trabajo de parto, sus contracciones

- vendrán a intervalos regulares.
- se acercarán más.
- durarán de 30 a 90 segundos.

La intensidad de las contracciones también importa. Es más probable que sea trabajo de parto verdadero si tiene problemas para caminar y hablar durante una contracción.

No importa lo que diga su reloj sobre el momento de las contracciones, es mejor estar segura. Si cree que puede estar en trabajo de parto, llame a su **ginecólogo obstetra (ginecoobstetra)**. Es posible que deba ir al consultorio o al hospital durante unas horas para estar en observación. También se puede realizar una **exploración ginecológica** para ver si su **cuello uterino** se está dilatando (abriendo).

Dificultad para dormir

Es normal volver a tener problemas para dormir en las últimas semanas de embarazo. También es normal que sea casi imposible encontrar una posición cómoda para dormir. Trate de no preocuparse por perder el sueño. Haga que su dormitorio sea lo más cómodo posible. Utilice tantas almohadas como necesite para apoyarse. Descanse unas horas siempre que pueda.

Hinchazón y dolor en las piernas

La mayoría de las mujeres embarazadas tienen algo de hinchazón en las piernas y los pies. Trate de no estar de pie durante largos períodos de tiempo. Cuando esté sentada, apoye las piernas en una almohada o use un reposapiés. Los zapatos de apoyo pueden ayudarla a sentirse más cómoda.

Presión pélvica

El bebé pronto se asentará en una posición más profunda en su pelvis para prepararse para el parto. Usted puede sentir este asentamiento mientras el bebé "cae" en su pelvis. Cuando su bebé cae, puede aumentar la presión en la pelvis, la vejiga y las caderas. Por el lado positivo, es posible que sienta menos presión contra el diafragma y los pulmones. No hay mucho que pueda hacer con respecto a la presión que no sea tratar de no ponerse de pie cuando se sienta incómoda. Remojarse en un baño tibio puede ayudar. La temperatura del agua del baño no debe superar los 37.8 °C (100 °F).

Entumecimiento de las piernas y los pies

El entumecimiento y hormigueo en las manos y los pies son normales a finales del embarazo. Algunas mujeres pueden desarrollar el *síndrome del túnel carpiano*. Se trata de una molestia en la mano causada por la compresión de un nervio dentro del túnel carpiano, un conducto de huesos y *ligamentos* en la muñeca. Estos síntomas generalmente desaparecen después de dar a luz y los tejidos vuelven a la normalidad. Pero si tiene estos síntomas, menciónelos a su ginecoobstetra. Las férulas de muñeca y el reposo de la mano afectada se utilizan a menudo para tratar estos síntomas durante el embarazo.

Nutrición

Continúe con una alimentación saludable y asegúrese de beber mucha agua. Su bebé necesita muchos *nutrientes* estas últimas semanas para madurar completamente y estar listo para el parto. Usted también necesitará la energía que proporciona una dieta saludable. Véase el Capítulo 22, "Nutrición durante el embarazo", para obtener más información sobre la alimentación saludable al final del embarazo.

Ejercicio

Siga con su ejercicio este mes. Realice caminatas. Continúe con los ejercicios de fortalecimiento y estiramiento que aprendió al principio de su embarazo. Evite los ejercicios en los que estará acostada boca arriba. Evite también actividades que aumenten su probabilidad de caer y golpear su vientre. Véase el Capítulo 23, "Ejercicio el embarazo", para obtener más detalles sobre el ejercicio.

También puede hacer yoga este mes. El yoga le ayudará con sus ejercicios de respiración una vez que comience el trabajo de parto. Hable con un instructor de yoga sobre qué posturas son seguras para el final del embarazo.

Prepararse para el parto

Las últimas semanas antes del parto serán ocupadas. Ahora es el momento de comprar un asiento de coche si no lo ha hecho ya. También debería asegurarse de que tiene la ropa y los suministros que necesitará una vez que el bebé llegue a casa. Véase el Capítulo 12, "Preparación para el parto", para obtener listas de verificación y consejos que la ayudarán a prepararse.

Empacar para el hospital

Para ayudar a facilitar su transición de su hogar al hospital, haga la maleta unas semanas antes de la fecha de parto. Deje la maleta en un lugar a mano, como el armario del pasillo o el maletero de su automóvil. No puede empacar todo con anticipación—mientras tanto, necesitará algunas cosas, como anteojos y pantuflas. Haga una lista de estos artículos de última hora que deben empacar antes de irse al hospital. Coloque la lista en un lugar que active su memoria, como en la parte superior de la maleta. Así podrá agarrar las cosas extra cuando salga.

No se preocupe si se olvida de algo. Un amigo o familiar puede traerle lo que necesite. El hospital también puede tener algunos artículos, pero es posible que se le cobre por ellos.

Preparar su hogar para el bebé

¿Se pregunta qué necesitará cuando lleve a su bebé a casa? Un viaje a cualquier minorista de artículos para bebés o un vistazo a los muchos sitios web de artículos para bebés en línea le dará algunas ideas. Hable con otras mamás para tener una idea de los productos que más les gustaron. Como mínimo, asegúrese de que tiene:

- Una cuna para que su bebé duerma (véase la sección "Sueño seguro" en el Capítulo 12, "Preparación para el parto")
- Un asiento de coche (véase "Comprar un asiento de coche" a continuación)

Este también es un buen momento para reunir a familiares y amigos que puedan ayudar cuando usted y el bebé estén de regreso en casa. No tenga miedo de pedir ayuda. Agradecerá tener un par de manos extra una vez que esté en casa y pase algunas noches sin dormir con el nuevo bebé. Haga una lista de algunas cosas en las que puede requerir ayudar y pida a familiares y amigos que elijan. Recuerde que puede necesitar ayuda durante unas semanas, no solo durante unos días después de que el bebé llegue a casa.

Comprar un asiento de coche

No podrá llevar a su recién nacido a casa desde el hospital sin un asiento de coche asegurado en su automóvil. Los 50 estados, el Distrito de Columbia y el Estado Libre Asociado de Puerto Rico tienen leyes que exigen asientos de seguridad para bebés y niños de diferentes edades.

Todos los bebés deberían viajar en asientos de coche orientados hacia atrás en el asiento trasero comenzando con su primer viaje a casa desde el hospital. En un asiento de coche orientado hacia atrás, el bebé se gira para mirar hacia la ventana trasera del automóvil. Hay varios tipos diferentes de asientos de coche y muchos fabricantes diferentes. Algunas comunidades y hospitales tienen programas para que los nuevos padres pidan prestado un asiento de coche aprobado sin costo. No obstante, si su bebé va a estar rutinariamente en su coche, necesitará su propio asiento de coche.

Una vez que tenga el asiento de coche, es importante instalarlo correctamente. Incluso el mejor asiento de coche no protegerá a su bebé si no está instalado correctamente. Algunos departamentos de bomberos verificarán la ubicación de su asiento de coche. Algunos hospitales también verificarán si el asiento de coche está instalado correctamente. Pregunte si su hospital tiene este servicio.

Si su asiento de coche es del tipo que se separa de una base que permanece en el automóvil, practique colocándolo dentro y fuera de la base para asegurarse de saber cómo se hace antes de salir del hospital. Véase el Capítulo 12, "Preparación para el parto", para obtener información sobre la elección e instalación de un asiento de coche.

Consultas de cuidados prenatales

Durante este mes, tendrá citas de **cuidados prenatales** cada 2 semanas. En estas consultas, su ginecoobstetra debería

- controlar su peso, presión arterial y orina
- medir la distancia desde el hueso púbico hasta la parte superior de su útero (**altura del fondo uterino**)
- revisar la actividad cardíaca del bebé

Su ginecoobstetra también puede

- estimar el peso del bebé
- determinar la posición de su bebé en el útero
- realizar una exploración ginecológica para ver si su **cuello uterino** está cambiando o abriéndose en preparación para el trabajo de parto

Algunas mujeres se hacen pruebas adicionales en este punto del embarazo para verificar la salud del bebé. Estas pruebas se pueden hacer si se presenta un problema durante el embarazo o si usted está en riesgo de **complicaciones**. Véase el Capítulo 34, "Ultrasonidos y otras pruebas para vigilar el bienestar fetal".

Si aún no ha recibido la vacuna contra el **toxoide tetánico, toxoide diftérico reducida y acelular de pertussis (Tdap)**, debería recibirla entre las semanas 27 y 36 de embarazo (véase el Capítulo 25, "Protegerse de las infecciones"). También es posible que necesite una vacuna contra la **influenza** (gripe) si aún no la ha recibido.

Detección precoz de estreptococos del grupo B

El *estreptococo del grupo B (EGB)* es una de las muchas bacterias que viven en el cuerpo. En las mujeres, el EGB se encuentra con mayor frecuencia en la *vagina* y el *recto*. El EGB generalmente no causa problemas en los adultos. Pero si el EGB se transmite de una mujer a su bebé durante el parto, el bebé puede enfermarse. Esto es raro y sucede a 1 o 2 bebés de cada 100 cuando la madre no recibe tratamiento con *antibióticos* durante el trabajo de parto. La probabilidad de que un recién nacido se enferme es mucho menor cuando la madre recibe tratamiento.

Las mujeres embarazadas se someten a una prueba de detección de EGB entre las semanas 36 y 38 de embarazo como parte de los cuidados prenatales de rutina. Se utiliza un hisopo para tomar una muestra de la vagina y el recto. La muestra se envía a un laboratorio para su análisis.

Si los resultados muestran que el EGB está presente, la mayoría de las mujeres recibirán antibióticos a través de una *vía intravenosa (IV)* una vez que haya comenzado el trabajo de parto. El mejor momento para el tratamiento es durante el trabajo de parto. Esto se hace para ayudar a proteger al bebé de la infección.

Es probable que se le haga una prueba de EGB durante cada embarazo, independientemente de los resultados de la prueba en un embarazo anterior. En algunos casos, se le administrarán antibióticos automáticamente durante el trabajo de parto sin hacer pruebas para detectar al EGB. Se pueden administrar antibióticos sin pruebas si

- tuvo otro hijo que tenía la enfermedad por EGB
- tiene bacterias de EGB en su orina en cualquier momento durante el embarazo
- no se conoce su estado de EGB cuando comienza el trabajo de parto y tiene fiebre
- no se conoce su estado de EGB y comienza el trabajo de parto antes de las 37 semanas
- se desconoce su estado de EGB y han pasado 18 horas o más desde que rompió la fuente
- no se conoce su estado de EGB para este embarazo, pero dio positivo para EGB en un embarazo anterior

La penicilina es el antibiótico que se administra con más frecuencia para prevenir la enfermedad por EGB en los recién nacidos. Si usted es alérgica a la penicilina, informe a su ginecoobstetra antes de que le hagan la prueba para el EGB. Es posible que le realicen una prueba cutánea para determinar la gravedad de sus alergias. Si es necesario, se pueden usar otros antibióticos.

Si va a tener un ***parto por cesárea*** programado, no necesita antibióticos para el EGB durante el parto, siempre y cuando su trabajo de parto no haya comenzado y no se haya roto la fuente. Sin embargo, aún debería hacerse la prueba para el EGB porque el trabajo de parto puede ocurrir antes del parto planificado. Si el resultado de la prueba es positivo, es posible que su bebé necesite ser monitoreado para detectar la enfermedad por EGB después del parto.

Es importante que conozca el resultado de su prueba de EGB. Si comienza el trabajo de parto fuera de casa, puede decirles a sus cuidadores si necesita antibióticos durante el trabajo de parto.

Otras pruebas de detección precoz

Es posible que tenga otras pruebas de detección este mes. Según sus factores de riesgo y las leyes estatales, su ginecoobstetra puede repetir las pruebas para

- *virus de inmunodeficiencia humana (VIH)*
- *sífilis*
- *clamidia*
- *gonorrea*

Conversaciones con su ginecoobstetra

Mientras se prepara para el parto, es posible que tenga preguntas para su ginecoobstetra sobre

- posiciones para el trabajo de parto y el parto
- dónde permanecerá su bebé en el hospital
- alimentar a su bebé

Si tuvo un ***nacimiento por cesárea*** con otro embarazo, popdría estar interesada en intentar un parto vaginal en este embarazo. Véase el Capítulo 17, "Parto por cesárea y nacimiento vaginal después de un parto por cesárea", para obtener información sobre el parto vaginal en mujeres que han tenido nacimientos por cesárea.

Posiciones para el trabajo de parto y el parto

¿Está pensando en qué posiciones utilizar durante el trabajo de parto y el parto? Comente sus ideas con su ginecoobstetra. Él o ella pueden ayudarla a conocer las opciones disponibles en su hospital o centro de maternidad.

Hay pros y contras con cada tipo de posición de parto. Por ejemplo, los taburetes y las sillas de parto le permiten aprovechar la gravedad cuando el bebé pasa por el canal de parto. Sin embargo, esta posición puede dificultar que su ginecoobstetra la ayude con el parto. Dar a luz en una cama puede hacer más fácil que su ginecoobstetra la ayude durante el parto. No obstante, acostarse boca arriba o de costado no permite que la gravedad haga su trabajo.

Piense en todas sus opciones y haga preguntas. En la mayoría de los casos, una enfermera de trabajo de parto será quien la ayude a colocarse en las posiciones de trabajo de parto. Usted no sabrá qué posiciones se sienten mejor para usted hasta que esté en trabajo de parto. No se apegue demasiado a un método o posición específicos de antemano. Esté abierta a los cambios una vez que llegue al hospital o al centro de maternidad. Véase el Capítulo 12, "Preparación para el parto", para obtener más información sobre las posiciones para el parto.

Estancia de su bebé en el hospital

Algunos hospitales y centros de maternidad fomentan el "alojamiento conjunto". Esto significa que el bebé permanece en su habitación con usted. Otros hospitales y centros de maternidad tienen una sala de recién nacidos en la que el bebé puede permanecer durante toda o parte de su estadía en el hospital.

El alojamiento conjunto es una buena manera de conocer a su nuevo bebé. También es la mejor manera de empezar a amamantar. Tener al bebé cerca le ayudará a aprender sus señales cuando sea el momento de alimentarlo. No obstante, está bien si el bebé permanece en la sala de recién nacidos para que pueda descansar, especialmente si ha tenido un parto difícil. El bebé será llevado a su habitación para alimentarlo.

Asegúrese de conocer las opciones que ofrece su hospital. Si puede quedarse en la habitación, es posible que desee que alguien se quede con usted para ayudar a cuidar al bebé. Véase la sección "Estancia en el hospital de su bebé" en el Capítulo 12, "Preparación para el parto".

Alimentar a su bebé

Decidir cómo alimentar a su nuevo bebé es una decisión personal. La lactancia materna—amamantar directamente—funciona para algunas mujeres. Para otras, alimentar a un bebé con leche materna extraída con un biberón es otra muy buena opción. Algunas mujeres no pueden o eligen no amamantar o extraerse la leche. Estas mujeres alimentan a sus bebés con fórmula. Por último, algunas mujeres eligen una combinación de métodos de alimentación.

La leche materna tiene la cantidad correcta de grasa, azúcar, agua, proteínas y minerales necesarios para el crecimiento y desarrollo del bebé. La leche materna también es más fácil de digerir que la fórmula. Sin embargo, no todas las personas pueden amamantar o extraerse la leche, y algunas mujeres optan por no amamantar.

Es posible que no esté segura de si es que puede amamantar, especialmente si

- está tomando medicamentos
- tienen ciertas afecciones de salud, como el **virus de inmunodeficiencia humana (VIH)** u otra enfermedad infecciosa
- tienen más de un bebé
- ha tenido problemas para amamantar en el pasado
- ha tenido cirugía de mama
- tiene pezones planos o invertidos
- está planeando volver al trabajo poco después de que usted dé a luz

En muchas situaciones, la lactancia materna todavía es posible. Hable con su ginecoobstetra sobre sus preocupaciones. Él o ella puede responder a sus preguntas y ayudarle a decidir entre la lactancia materna, la alimentación con fórmula, o una combinación de ambas. Véase el Capítulo 20, "Alimentar a su bebé", para obtener información más detallada sobre las opciones de alimentación.

Muchas mujeres se preguntan si hay algo que deberían hacer para prepararse para amamantar. Muchos hospitales ofrecen clases de lactancia materna impartidas por **consultores certificados del Consejo Internacional de Lactancia (IBCLC, International Board of Lactation Consultants)**. También puede preguntar cómo el hospital o el centro de maternidad la ayudarán mientras usted y su bebé aprenden a amamantar. Sus proveedores de atención médica deberían mostrarle cómo amamantar a su bebé. No se debería dejarle a usted sola que aprenda la técnica adecuada.

También puede buscar un hospital o centro de maternidad con una designación Baby-Friendly®. La designación Baby-Friendly (amigable para el bebé) significa que el centro ha implementado pasos específicos para ayudar a las mujeres a iniciar la lactancia. Estos centros son auditados para asegurarse de que continúen cumpliendo con los más altos estándares de capacitación sobre la lactancia materna.

También puede ir en línea al sitio web de La Leche League International. Esta organización tiene como objetivo ayudar a las madres de todo el mundo a amamantar. La Academia Americana de Pediatría también tiene mucha información sobre la lactancia materna. Véase la sección "Recursos" al final de este capítulo.

Por último, hay momentos en los que una mujer no puede amamantar, incluso con ayuda y recursos. Si no puede amamantar o decide no hacerlo, está bien. Encontrará el método de alimentación que es mejor para usted, su bebé y su familia.

Preocupaciones especiales

A medida que se acerca a su fecha de parto, debería seguir siendo consciente de los signos y síntomas que podrían indicar un problema, incluyendo el trabajo de parto *pretérmino* y la *preeclampsia*.

Su bebé debería moverse a una posición con la cabeza hacia abajo aproximadamente 3 o 4 semanas antes de la fecha de parto. Si esto no sucede y la cabeza de su bebé no apunta hacia abajo, se conoce como *presentación podálica*. Si el bebé no se da la vuelta, tendrá que comentar un plan para el parto con su ginecoobstetra.

Trabajo de parto pretérmino

Cuando el trabajo de parto comienza antes de las 37 semanas de embarazo, se denomina trabajo de parto pretérmino. El parto pretérmino es una preocupación porque los bebés que nacen demasiado temprano pueden no estar completamente desarrollados. El riesgo de problemas de salud es mayor para los bebés nacidos antes de las 34 semanas. Pero los bebés que nacen entre las 34 y las 37 semanas también están en riesgo de presentar problemas. Los signos y síntomas del parto pretérmino incluyen

- un cambio en el flujo vaginal

Mes 9: Cuándo llamar a su ginecoobstetra

- Tiene sangrado vaginal, fiebre, dolor abdominal intenso o dolor de cabeza intenso.

- Tiene un cambio importante en su respiración o tiene tos o dolor en el pecho.

- Tiene signos de preeclampsia, como hinchazón del rostro o las manos, dolor de cabeza que no desaparece y dificultad para respirar (véase el Capítulo 30, "Hipertensión y preeclampsia", para conocer más signos y síntomas).

- Usted tiene signos de parto pretérmino, incluyendo un cambio en el flujo vaginal, dolor de columna lumbar constante y contracciones frecuentes (véase el Capítulo 35, "Cuando el trabajo de parto comienza demasiado pronto: Trabajo de parto pretérmino, rotura prematura de membranas y parto pretérmino", para conocer más signos y síntomas).

- dolor de lumbar constante

- contracciones frecuentes

Llame a su ginecoobstetra de inmediato si cree que está en trabajo de parto pretérmino. Véase el Capítulo 35, "Cuando el trabajo de parto comienza demasiado pronto: Trabajo de parto pretérmino, rotura prematura de membranas y parto pretérmino", para una lista más larga de los síntomas del parto pretérmino.

Preeclampsia

La preeclampsia es otra preocupación de la que debería estar consciente. Es más frecuente en el tercer *trimestre*, pero puede suceder en cualquier momento después de las 20 semanas de embarazo. También se puede desarrollar durante el período *posparto*.

Es importante conocer los signos y síntomas de la preeclampsia (véase el recuadro "Mes 9: Cuándo llamar a su ginecoobstetra"). Si tiene síntomas, llame a su ginecoobstetra de inmediato. Véase el Capítulo 30, "Hipertensión y preeclampsia", para obtener más detalles sobre los síntomas y el tratmiento de la preeclampsia.

Presentación podálica

La mayoría de los bebés se colocan con la cabeza hacia abajo unas semanas antes del parto. Esto se llama *presentación cefálica*. Si las nalgas del bebé, o las nalgas y los pies, están colocadas para salir primero, esto se llama presentación podálica.

Durante las últimas semanas de su embarazo, le harán una exploración física para averiguar la posición del bebé. Su ginecoobstetra colocará sus manos en su vientre para sentir el contorno del bebé. Este examen ayudará a localizar la cabeza, la espalda y las nalgas del bebé. Si su ginecoobstetra cree que el bebé está de nalgas, se puede realizar un *ultrasonido* para asegurarse.

La posición del bebé todavía puede cambiar hasta el final del embarazo. Es posible que su ginecoobstetra no sepa con seguridad si su bebé todavía está en una presentación podálica hasta que comience el parto.

A veces, un bebé que está de nalgas puede colocarse con la cabeza hacia abajo. Esto se hace usando una técnica llamada *versión cefálica externa (VCE)*. Con la VCE, su ginecoobstetra presiona firmemente sobre su vientre para tratar de dar vuelta al bebé dentro del útero. Existe riesgo de complicaciones con la VCE.

Si solo hay un bebé y aún está de nalgas para la fecha de parto, un parto por cesárea planificado es la opción más frecuente y segura. Sin embargo, un parto vaginal puede ser posible en ciertas situaciones. Véase el Capítulo 16,

"Parto vaginal instrumentado y presentación podálica", para obtener información sobre qué esperar si su bebé está de nalgas.

RECURSOS

Asientos de coche y asientos elevados

www.nhtsa.gov/equipment/car-seats-and-booster-seats

Página web de la Administración Nacional de Seguridad del Tráfico en las Carreteras. Ofrece información sobre cómo elegir el asiento de coche adecuado, instalarlo correctamente y mantener a su niño seguro.

Baby-Friendly USA

www.babyfriendlyusa.org

Sitio web que ofrece una página "Para Padres" para ayudarle a encontrar un centro con la designación Baby-Friendly.

Dónde nos encontramos: asientos de coche para niños

https://www.healthychildren.org/spanish/safety-prevention/on-the-go/paginas/where-we-stand-car-seats-for-children.aspx

Información de la Academia Americana de Pediatría. Proporciona las últimas recomendaciones para la seguridad de los asientos de coche y ofrece consejos sobre cómo comprar e instalar los asientos de coche.

Grupo B Strep International

www.groupbstrepinternational.org

Grupo B Strep International promueve la conciencia y prevención de la infección por EGB en bebés antes del parto hasta la primera infancia.

La Leche League International

www.llli.org

Proporciona información y apoyo a las mujeres que amamantan. Ofrece referencias a grupos de apoyo locales.

Su embarazo y el nacimiento de su bebé

www.acog.org/MyPregnancy

Sitio web del Colegio Americano de Obstetras y Ginecólogos (ACOG) con información sobre el embarazo, el trabajo de parto, el parto y la atención posparto. Incluye la información más reciente de los expertos en atención de la salud de la mujer, preguntas respondidas por los ginecoobstetras del ACOG, historias de embarazos de mujeres reales y un directorio de la A a la Z de temas de salud que cubren el embarazo y más allá.

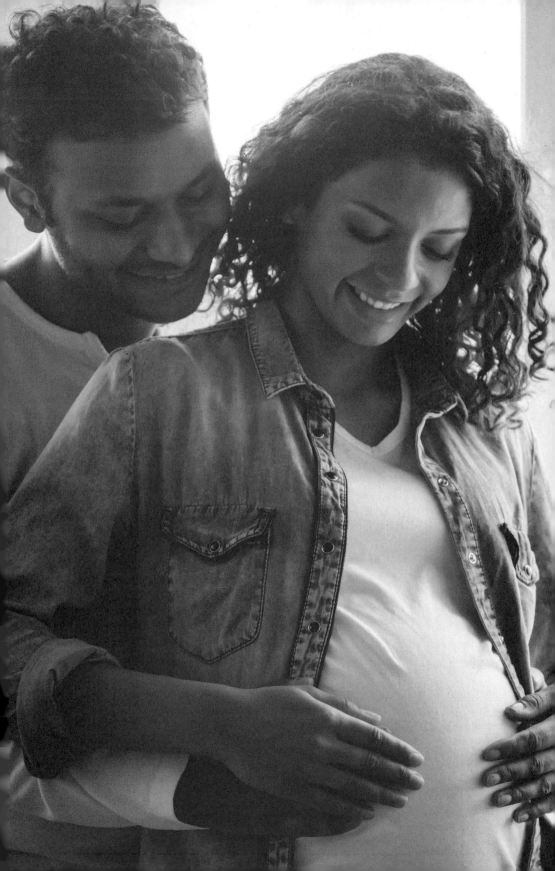

11

Mes 10
(Semanas 37 a 40)

SU BEBÉ

➤ SEMANA 37

Los pulmones continúan desarrollándose. También lo hacen el cerebro y el sistema nervioso. El sistema circulatorio está completo, al igual que el sistema musculoesquelético. En esta etapa de embarazo se considera que su parto será un *parto temprano*. Pero los bebés que nacen ahora todavía no han terminado de desarrollarse y necesitan más tiempo.

> Esta semana, su bebé es tan largo como un manojo de acelga suiza.

➤ SEMANA 38

El bebé puede pesar 3.2 kg (7 libras) ahora y puede tener casi 51 cm (20 pulgadas) de largo. El *lanugo* (pelo corporal) que cubría al bebé en su mayor parte se ha desprendido. Su bebé ya no está creciendo mucho, pero todavía se agrega grasa por todas partes para mantenerlo caliente después del parto. El bebé ocupa mucho espacio en el *saco amniótico*. No hay mucho espacio para moverse y girar. Debería seguir sintiendo patadas y movimiento.

> Esta semana, su bebé es casi tan largo como un puerro.

➤ SEMANA 39

A las 39 semanas de embarazo, su bebé se considera *a término*. Después del parto, los pulmones y el cerebro continúan desarrollándose. El cerebro completa su crecimiento cuando su niño tiene unos 2 años.

Esta semana, su bebé tiene aproximadamente el tamaño de una sandía miniatura.

➤ SEMANA 40

Ahora, entre 3.4 y 3.6 kg (7.5 y 8 libras), el bebé está listo para nacer. A estas alturas, es posible que la cabeza del bebé haya posicionado más abajo en su pelvis. Recuerde que su *fecha probable de parto (FPP)* es sólo una idea aproximada de cuándo nacerá su bebé. Solo 1 de cada 20 mujeres da a luz en su FPP. La mayoría de las mujeres entran en trabajo de parto entre unas 2 semanas de su fecha probable de parto—ya sea antes o después.

Esta semana, su bebé es el tamaño de una calabaza pequeña.

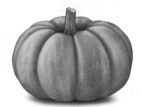

SU EMBARAZO

Su cuerpo cambiante

¡Casi ha llegado al final de su embarazo! Este mes, su *útero* terminará de expandirse. El útero ha crecido de aproximadamente 57 g (2 onzas) antes de que usted estuviera embarazada a cerca de 1.1 kg (2.5 libras) ahora.

Puede que se aburra con solo esperar a que nazca el bebé. O puede estar nerviosa y ansiosa. Trate de no pensar en la espera. Mantenerse activa ayudará a que los días pasen más rápidamente. Ahora también es el momento de hacer cosas de última hora que pueden ayudar a prepararla a usted, a su familia y a su hogar para el nuevo bebé (véase el cuadro "Cosas que hacer este mes para prepararse").

Tener sexo

A menos que su *ginecólogo obstetra (ginecoobstetra)* le haya dicho lo contrario, puede estar bien tener sexo hasta el momento en que dé a luz. Hable con su pareja sobre la actividad sexual que le resulte cómoda.

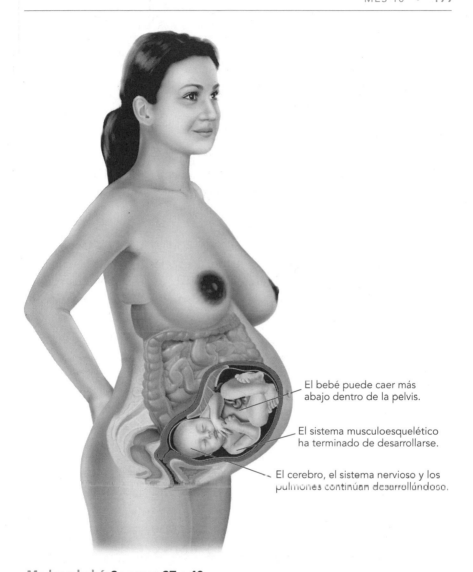

El bebé puede caer más abajo dentro de la pelvis.

El sistema musculoesquelético ha terminado de desarrollarse.

El cerebro, el sistema nervioso y los pulmones continúan desarrollándose.

Madre y bebé: **Semanas 37 a 40**
Al final de la semana 40, el bebé mide 51 cm (20 pulgadas) de largo y puede pesar entre 3.4 y 3.6 kg (7.5 y 8 libras). El bebé está ahora listo para nacer.

Anidación

Muchas mujeres que se acercan a sus fechas de parto sienten un fuerte impulso para completar proyectos de trabajo y organizar la casa para el bebé. Este impulso se conoce como el "instinto de anidación". Si el impulso de anidación la afecta, siga adelante y haga lo que tenga que hacer para satisfacer sus sentimientos. Pero recuerde no exagerar y no se agote. Pida ayuda. Conserve su energía para el trabajo de parto, el parto y el cuidado del bebé.

Mes 10

Molestias y cómo manejarlas

En esta etapa, caminar es un esfuerzo, y acostarse no es mucho mejor. Muchas mujeres informan noches sin dormir durante las últimas semanas. Puede ser difícil entrar y salir del coche.

Micción frecuente

El útero ahora es más grande que nunca y está presionando mucho más sobre su *vejiga*. Esto probablemente está causando muchos viajes al baño durante el día. No obstante, no reduzca el consumo de líquidos durante este tiempo. Su cuerpo necesita los líquidos más que nunca.

Ronquidos

Si su pareja dice que ronca más de lo habitual, écheles la culpa a los cambios normales en la respiración durante el embarazo. Si sus ronquidos son un verdadero problema, intente dormir con tiras nasales en el puente de su

Cosas que hacer este mes para prepararse

- Ponga una sábana impermeable o una funda para el colchón en su cama. Esto la protegerá en caso de que la fuente se rompa durante la noche.

- Lave y organice la ropa del bebé. Algunas personas aconsejan dejar las etiquetas y lavarlas solo si está segura de que su bebé las va a necesitar. Es posible que quiera esperar si piensa que va a devolver la ropa de bebé a la tienda. Siempre puede donar cualquier ropa que no acabe usando.

- Alinee a familiares y amigos que puedan ayudar después de que el bebé llegue a casa. Asegúrese de que todos sepan lo que deberían hacer y cuándo deberían hacerlo. Es posible que desee hacer un cronograma para ver en qué días puede necesitar ayuda. Esto también ayuda a evitar una sobrecarga de personas en un día determinado. Además, tenga en cuenta que todavía puede necesitar ayuda unas semanas después del parto, no solo en los primeros días.

- Prepare comidas que se puedan congelar y descongelar fácilmente. Las sopas, los guisos y las cazuelas son excelentes para tener a mano y fáciles de calentar en el microondas cuando sea necesario.

- Mantenga un diario. Es posible que desee anotar sus pensamientos y sentimientos a medida que se prepara para el parto. Es posible que su niño disfrute de leer su diario más tarde y usted tendrá un registro de cómo se sintió durante este momento especial.

nariz. Un humidificador en su habitación también puede ayudar. Sin embargo, debería hablar con su ginecoobstetra sobre los ronquidos porque podría ser un signo de *apnea obstructiva del sueño*.

Náuseas

A veces, las náuseas leves vuelven en las últimas semanas del embarazo. Es posible que se sienta mejor comiendo cuatro o cinco comidas pequeñas durante el día en lugar de tres comidas grandes. Si las náuseas leves son un problema para usted, trate de comer alimentos blandos para problemas estomacales (plátano, arroz, compota de manzana, té y tostadas). Recuerde seguir comiendo durante todo el día. Usted y el bebé necesitarán la energía para hacer frente al trabajo de parto y al parto. Si las náuseas son graves o persistentes, llame a su ginecoobstetra.

Manchado vaginal

Si tiene manchado leve entre las 37 y 40 semanas, podría ser una señal de que está comenzando el trabajo de parto. El flujo vaginal rosado o ligeramente sanguinolento puede ser causado por

- el *cuello uterino* que comienza a dilatarse (abrirse)
- el aflojamiento del tapón de moco espeso que sella el cuello uterino durante el embarazo

Si el sangrado vaginal es abundante—tanto como un *período menstrual* normal—podría ser un signo de un problema. Llame a su ginecoobstetra y vaya al hospital de inmediato si tiene sangrado abundante.

Ejercicio

El ejercicio de este mes puede ser un desafío. Ahora es un buen momento para que usted y su pareja practiquen los ejercicios de respiración que usted aprendió en la clase de preparación para el parto.

Preparación para el parto

A menudo es difícil distinguir entre el trabajo de parto real y el falso. ¿Cuándo debe ir al hospital? ¿Qué puede comer si cree que está en trabajo de parto? Estas son preguntas frecuentes que muchas mujeres hacen durante estas últimas semanas. Aunque probablemente no sepa exactamente cuándo comenzará el trabajo de parto, puede asegurarse de estar lista cuando llegue.

Saber cuando está en trabajo de parto

Las **contracciones de Braxton Hicks** pueden ocurrir durante muchas semanas antes de que comience el trabajo de parto. Estas contracciones de "práctica" pueden ser muy dolorosas y pueden hacerle pensar que está en trabajo de parto cuando no lo está. Hay ciertos cambios en su cuerpo que indican que el trabajo de parto real está cerca:

- Descenso—Siente como si el bebé hubiera bajado más. Debido a que el bebé no presiona su diafragma, es posible que se sienta "más ligera". La cabeza del bebé se asienta profundamente en su pelvis. El descenso puede ocurrir desde unas pocas semanas hasta unas horas antes de que comience el trabajo de parto.

- Pérdida del tapón de moco—Se forma un tapón de moco espeso en el cuello uterino durante el embarazo. Cuando el cuello uterino comienza a dilatarse (abrirse) varios días antes de que comience el trabajo de parto o al comienzo del trabajo de parto, el tapón se empuja en la **vagina**. Puede notar un aumento en el flujo vaginal claro, rosado o ligeramente sanguinolento. Algunas mujeres expulsan todo el tapón de moco.

- Rotura de membranas—El saco amniótico lleno de líquido que rodeó al bebé durante el embarazo se rompe (se "rompe su fuente"). Puede sentir esto como un líquido que gotea o brota de su vagina. Llame a su ginecoobstetra si su fuente se rompe y siga sus instrucciones. Una vez que se rompa su fuente, su ginecoobstetra querrá asegurarse de que el trabajo de parto comience pronto, si aún no lo ha hecho.

- Contracciones—A medida que su útero se contrae, usted puede sentir dolor en su espalda o pelvis. Este dolor puede ser similar a los cólicos menstruales. Las contracciones del trabajo de parto ocurren en un patrón regular y se acercan con el tiempo.

¿Cómo se puede diferenciar entre las contracciones del trabajo de parto "reales" y las contracciones de Braxton Hicks? Calcule las contracciones y observe si desaparecen cuando se mueve. Véase la Tabla 11-1, "Diferencias entre trabajo de parto falso y trabajo de parto verdadero".

Si cree que está en trabajo de parto, llame a su ginecoobstetra. Debería acudir al hospital si tiene alguno de estos signos:

- Su fuente se ha roto y no está teniendo contracciones.

- Está sangrando mucho por la vagina.

- Tiene dolor intenso y constante sin alivio entre las contracciones.

- Nota que el bebé se mueve con menos frecuencia.

Mes 10: Cuándo llamar a su ginecoobstetra

Llame a su ginecoobstetra si nota alguno de estos signos:

- Tiene flujo vaginal acuoso, sanguinolento o con aspecto de moco.
- Su fuente se rompe—ya sea un chorro o un goteo.
- Tiene dolor o cólicos en su espalda o pelvis, similares a los cólicos menstruales.
- Tiene contracciones que ocurren en un patrón regular y se acercan con el tiempo.

Acuda al hospital si tiene alguno de estos síntomas:

- Tiene fiebre o dolor de cabeza intenso.
- Hay un cambio importante en su respiración o tiene tos o dolor en el pecho.
- Tiene náuseas intensas o persistentes.
- Está sangrando abundantemente por la vagina (que no sea moco con sangre o manchado).
- Tienes un dolor constante e intenso. Las contracciones deberían tener algún alivio entre ellas.
- Nota que el bebé se mueve con menos frecuencia.

Llame a su ginecoobstetra de inmediato si nota algún signo de preeclampsia:

- Hinchazón del rostro o las manos
- Dolor de cabeza que no desaparece
- Ver manchas o cambios en la vista
- Dolor en la parte superior del abdomen (cerca de las costillas) o en el hombro
- Náuseas y vómitos (en la segunda mitad del embarazo)
- Aumento repentino de peso
- Dificultad para respirar

Cuándo ir al hospital

Durante las últimas semanas, es probable que usted y su pareja se pregunten cuándo es el momento adecuado para ir al hospital. Dependerá principalmente del momento y la intensidad de sus contracciones o de si se rompe su fuente. Su ginecoobstetra le debería dar instrucciones claras a medida que se acerca a su fecha de parto. Siga estas instrucciones exactamente.

Cuando comiencen los signos del trabajo de parto, es posible que pueda llamar al consultorio de su ginecoobstetra para hablar sobre lo que está sintiendo. Esto puede ayudarla a decidir cuándo dirigirse al hospital.

TABLA 11-1 **Diferencias entre trabajo de parto falso y trabajo de parto verdadero**

Síntoma	Trabajo de parto falso	Trabajo de parto verdadero
Momento de las contracciones	Las contracciones no son regulares. No se acercan más. Estas se llaman contracciones de Braxton Hicks.	Las contracciones se producen a intervalos regulares. A medida que pasa el tiempo, se acercan más. Cada una dura entre 60 y 90 segundos.
Cambian con el movimiento	Las contracciones pueden detenerse cuando usted camina o descansa. También pueden detenerse con un cambio de posición.	Las contracciones continúan incluso cuando usted descansa o se mueve.
Fuerza de las contracciones	Las contracciones son débiles y no se hacen mucho más fuertes. Pueden empezar fuerte y luego debilitarse.	Las contracciones se fortalecen constantemente.
Frecuencia de las contracciones	Las contracciones son irregulares y no tienen un patrón.	Las contracciones tienen un patrón.
Localización del dolor	El dolor generalmente se siente solo en el frente.	El dolor generalmente comienza en la espalda y se mueve hacia el frente.

Comer durante el trabajo de parto

Su ginecoobstetra o el hospital pueden tener reglas sobre comer y beber durante el trabajo de parto. Usted necesita saber estas políticas antes de que su trabajo de parto comience. Asegúrese de preguntar en una de sus consultas prenatales. Aquí están las últimas pautas del Colegio Americano de Obstetras y Ginecólogos (ACOG):

- Las mujeres con un embarazo saludable pueden tomar pequeñas cantidades de líquidos claros durante el trabajo de parto. Los líquidos claros incluyen agua, jugos de fruta sin pulpa, bebidas carbonatadas, té y bebidas deportivas con bajo contenido de azúcar.

- No se permitirá comer alimentos sólidos en el hospital. Los alimentos sólidos están restringidos en caso de que la situación cambie y usted necesite someterse a un *nacimiento por cesárea*. El nacimiento por cesárea a menudo requiere *anestesia* y usted no puede comer antes de recibir anestesia.

- Las mujeres con un nacimiento por cesárea planificado no deberían comer ningún alimento sólido durante 6 a 8 horas antes de la cirugía. Su ginecoobstetra obstetra u hospital pueden permitir algunos líquidos claros hasta 2 horas antes de la cirugía.

Consultas de cuidados prenatales

Es probable que vea a su ginecoobstetra una vez a la semana este mes hasta que usted entre en trabajo de parto. Se medirán su peso, presión arterial y tamaño del útero tal como se midieron el mes pasado. Se comprobará la posición del bebé. Se le preguntará sobre el movimiento del bebé. Su cuello uterino puede ser revisado para ver si ha comenzado a prepararse para el trabajo de parto.

Además, si no se le hizo una prueba de detección de *estreptococos del grupo B (EGB)* el mes pasado, se le hará este mes. Las mujeres embarazadas se someten a una prueba de detección de EGB entre las semanas 36 y 38 de embarazo como parte de los *cuidados prenatales* de rutina. Véase la sección "Detección precoz de estreptococos del grupo B" del Capítulo 10, "Mes 9 (Semanas 33 a 36)", para obtener más información sobre el EGB.

Conversaciones con su ginecoobstetra

Un embarazo a *término* es uno que es de 39 semanas y 0 días a 40 semanas y 6 días. Si se presentan problemas durante el embarazo, el parto antes de las 39 semanas puede ser necesario. Esto se puede hacer con *inducción del trabajo de parto* o nacimiento por cesárea. Algunas razones médicas para el parto antes de las 39 semanas incluyen

- problemas de salud, como *diabetes gestacional* o *presión arterial alta*
- problemas de la *placenta*, como *placenta previa* o *desprendimiento prematuro de placenta*
- problemas con el bebé, como crecimiento deficiente o ciertos *defectos congénitos*
- falta de *líquido amniótico*
- *preeclampsia* o *eclampsia*
- *rotura prematura de membranas (RPM)*
- infección del útero
- cicatrización del útero de una cirugía anterior, como nacimiento por cesárea o cirugía para extirpar *fibromas*

Mes 10

¿Qué significan los términos?

Cuando los ginecoobstetras hablan de la duración del embarazo, se refieren a semanas y días.

- Término temprano: El período desde las 37 semanas y 0 días hasta las 38 semanas y 6 días.

- Término completo: El período desde las 39 semanas y 0 días hasta las 40 semanas y 6 días.

- Término tardío: El período desde las 41 semanas y 0 días hasta las 41 semanas y 6 días.

- Postérmino: El período mayor o igual a 42 semanas y 0 días.

Las mujeres que llevan más de un bebé también pueden necesitar dar a luz antes de las 39 semanas.

Los bebés que nacen antes de las 39 semanas corren el riesgo de tener problemas de salud. Si se recomienda un parto temprano, generalmente significa que los riesgos de continuar con el embarazo son mayores que los riesgos de un nacimiento temprano. Véase el Capítulo 14, "Inducción del trabajo de parto", y el Capítulo 17, "Parto por cesárea y nacimiento vaginal después de un parto por cesárea".

Parto programado

Un **parto programado** se hace por una razón no médica. Las mujeres tienen diferentes razones para elegir un parto programado. Estas razones podrían incluir

- querer programar el nacimiento en una fecha específica

- vivir lejos del hospital y querer estar segura de cuándo ir allí

- molestias en las últimas semanas de embarazo

Si está teniendo un embarazo saludable, debería esperar para dar a luz a su bebé hasta al menos 39 semanas de embarazo (véase el cuadro "¿Por qué esperar hasta las 39 semanas?"). Si usted decide tener un parto programado, su ginecoobstetra debería revisar cuidadosamente sus registros para estar razonablemente seguro de que ha alcanzado las 39 semanas. Tenga en cuenta que algunos centros no tienen los recursos para apoyar la inducción del trabajo de parto o el nacimiento por cesárea.

Una nueva investigación sugiere que, para algunas mujeres sanas, inducir el trabajo de parto a las 39 semanas puede reducir el riesgo de

* nacimiento por cesárea
* preeclampsia
* *hipertensión gestacional*

Estos hallazgos solo se aplican si

* este es su primer embarazo
* está embarazada de un solo bebé
* usted y su bebé están sanos

Si no está segura si desea un parto programado, pero prevé problemas para esperar a que el trabajo de parto comience de forma natural, puede ser útil pensar en otras opciones. Si usted vive lejos del hospital, puede ser que quiera quedarse con alguien que vive más cerca. También es posible que pueda viajar al hospital cuando esté en el trabajo de parto muy temprano. Hable con su ginecoobstetra sobre sus opciones.

¿Por qué esperar hasta las 39 semanas?

Si está teniendo un embarazo saludable y no hay **complicaciones**, debería esperar para dar a luz a su bebé hasta que su embarazo sea a término— 39 semanas y 0 días o más.

* Como usted sabe, los bebés crecen y se desarrollan a lo largo de las 40 semanas de embarazo. Por ejemplo, el cerebro, el hígado y los pulmones están entre los últimos órganos que maduran. No están completamente desarrollados antes de las 39 semanas de embarazo.

* Los bebés que nacen incluso un poco antes de las 39 semanas pueden no estar tan desarrollados como los que nacen después de las 39 semanas de embarazo. Estos bebés pueden tener un mayor riesgo de problemas de salud a corto y largo plazo. Algunos de estos problemas pueden ser graves y de por vida.

* Los bebés que no están completamente desarrollados pueden necesitar cuidado adicional. Pueden tener problemas para respirar o comer. Pueden tener **anemia** o **ictericia**. Estos bebés pueden necesitar pasar tiempo en una unidad de cuidados intensivos neonatales (UCIN).

* Cuanto antes nazca un bebé, mayores serán los riesgos de problemas de salud y es probable que sean más graves.

Parto por cesárea a petición

Algunas mujeres piden un *parto por cesárea*, aunque no exista una razón médica para ello. Este tipo de parto se conoce como parto por cesárea a petición.

Si usted está pensando en solicitar un parto por cesárea, usted y su gine-coobstetra deben discutir si es adecuado para usted. Un parto por cesárea es una cirugía mayor. Como todas las cirugías, tiene riesgos, incluyendo

- sangrado abundante
- infección
- lesión en el intestino o la vejiga
- problemas con la *anestesia*
- mayor tiempo de recuperación que el parto vaginal

El parto por cesárea también aumenta los riesgos de embarazos futuros, incluyendo

- problemas de la placenta
- rotura del útero
- *histerectomía*

Por estas razones, el parto por cesárea a petición no se recomienda para las mujeres que planean tener más hijos.

Tener un parto por cesárea antes de las 39 semanas de embarazo aumenta los riesgos para la salud de los recién nacidos. Es posible que los bebés que nacen incluso unas pocas semanas antes no estén tan desarrollados como los que nacen después de las 39 semanas de embarazo. Los bebés que nacen antes de las 39 semanas pueden tener un mayor riesgo de problemas de salud a corto y largo plazo, que incluyen

- *anemia*
- *ictericia*
- problemas respiratorios
- dificultades de alimentación
- problemas de audición y visión
- problemas de aprendizaje y comportamiento en la infancia

Los bebés nacidos antes de las 39 semanas también tienen más probabili-dades de pasar tiempo en una *unidad de cuidados intensivos neonatales (UCIN)*. Cuando no hay razón médica para hacerlo, no se recomienda tener un parto por cesárea planificado antes de las 39 semanas de embarazo y es posible que no se ofrezca en ciertos hospitales. Véase el Capítulo 17, "Parto por cesárea y nacimiento vaginal después de un parto por cesárea".

Embarazo de término tardío y postérmino

Un embarazo prolongado es uno que es desde las 41 semanas y 0 días hasta las 41 semanas y 6 días. Un embarazo *postérmino* es uno que tiene 42 semanas o más. El embarazo postérmino es más probable cuando

* este es el primer embarazo de una mujer
* la mujer ha tenido un previo embarazo postérmino
* el bebé es un varón
* la mujer tiene sobrepeso

Otra razón para un embarazo postérmino es una fecha de parto inexacta. Sin embargo esto es menos probable si usted tiene un *ultrasonido* que confirma su fecha de parto.

Una técnica que reduce las posibilidades de tener un embarazo postérmino es el "despegamiento de membranas". Para hacer esto, su ginecoobstetra pasa un dedo enguantado sobre las delgadas membranas que conectan el *saco amniótico* a la pared de su útero. Esto también se llama "separación de membranas". Esta acción se realiza cuando el cuello uterino está parcialmente dilatado. Puede hacer que su cuerpo libere *prostaglandinas* naturales, que ablandan más el cuello uterino y pueden iniciar contracciones.

Si su fecha de parto llegó y se fue, su ginecoobstetra debe vigilar la salud de su bebé. Si el trabajo de parto no comienza por sí solo a las 41 o 42 semanas, usted y su ginecoobstetra pueden hablar sobre la inducción del trabajo de parto.

Riesgos del embarazo de término tardío y postérmino

Cuando un embarazo dura más de 40 semanas, puede aumentar los riesgos para la salud de una mujer y su bebé. Estos riesgos incluyen los siguientes:

* Después de 42 semanas, es posible que la *placenta* no funcione tan bien como lo hizo anteriormente durante el embarazo.
* A medida que el bebé crece, la cantidad de líquido amniótico puede comenzar a disminuir. Menos líquido puede causar que el *cordón umbilical* se pellizque a medida que el bebé se mueve o que el útero se contrae.
* El bebé puede crecer más de lo normal, lo que puede complicar el parto vaginal.

- El embarazo postérmino duplica el riesgo de la mujer embarazada de necesitar un parto por cesárea.

A pesar de estos riesgos, la mayoría de las mujeres que dan a luz después de sus fechas de parto tienen bebés sanos. Cuando un bebé no nace antes de la fecha de parto, ciertas pruebas pueden ayudar a vigilar la salud del bebé. Algunas pruebas, como un *recuento de patadas*, se pueden hacer por su cuenta en casa. Otras se realizan en el consultorio del ginecoobstetra o en el hospital. Estas pruebas incluyen

- *prueba sin estrés*
- *perfil biofísico (PBF)*
- comprobación del nivel de líquido amniótico
- *prueba de tolerancia a las contracciones*

Véase el Capítulo 34, "Ultrasonidos y otras pruebas para vigilar el bienestar fetal", para obtener descripciones de estas pruebas.

Decidir inducir el trabajo de parto

La *inducción del trabajo de parto* es el uso de medicamentos u otros métodos para iniciar el trabajo de parto. Si su trabajo de parto será inducido depende de

- su salud y la salud de su bebé
- qué tan avanzado está su embarazo
- si su cuello uterino ha comenzado a ablandarse y abrirse
- resultados de las pruebas para comprobar la salud de su bebé

Para prepararse para el trabajo de parto y parto, el cuello uterino comienza a ablandarse, adelgazarse (*borramiento del cuello uterino*) y abrirse (*dilatación*). Su ginecoobstetra debería hacerle una exploración ginecológica en las últimas semanas de embarazo para ver si su cuello uterino ha iniciado estos cambios. Hay varios métodos para iniciar el trabajo de parto si no ha comenzado de forma natural. Estos métodos incluyen

- maduración del cuello uterino
- despegamiento o separación de las membranas
- administración de *oxitocina*
- rotura del *saco amniótico*

Véase el Capítulo 14, "Inducción del trabajo de parto", para obtener detalles sobre estas formas de comenzar el trabajo de parto.

RECURSOS

40 razones para completar las 40 semanas

www.health4mom.org/zones/go-the-full-40

El sitio web de la Asociación de Enfermeras Neonatales, Obstétricas y Especializadas en Salud de la Mujer explica por qué los bebés necesitan 40 semanas completas de embarazo para crecer y desarrollarse.

Por qué al menos 39 semanas es mejor para su bebé

www.marchofdimes.com/pregnancy/why-at-least-39-weeks-is-best-for-your-baby.aspx

Sitio web de March of Dimes que explica por qué los bebés sanos necesitan al menos 39 semanas de desarrollo.

Su embarazo y el nacimiento de su bebé

www.acog.org/MyPregnancy

Sitio web del Colegio Americano de Obstetras y Ginecólogos (ACOG) con información sobre el embarazo, el trabajo de parto, el parto y la atención posparto. Incluye la información más reciente de los expertos en atención de la salud de la mujer, preguntas respondidas por los ginecoobstetras del ACOG, historias de embarazos de mujeres reales y un directorio de la A a la Z de temas de salud que cubren el embarazo y más allá.

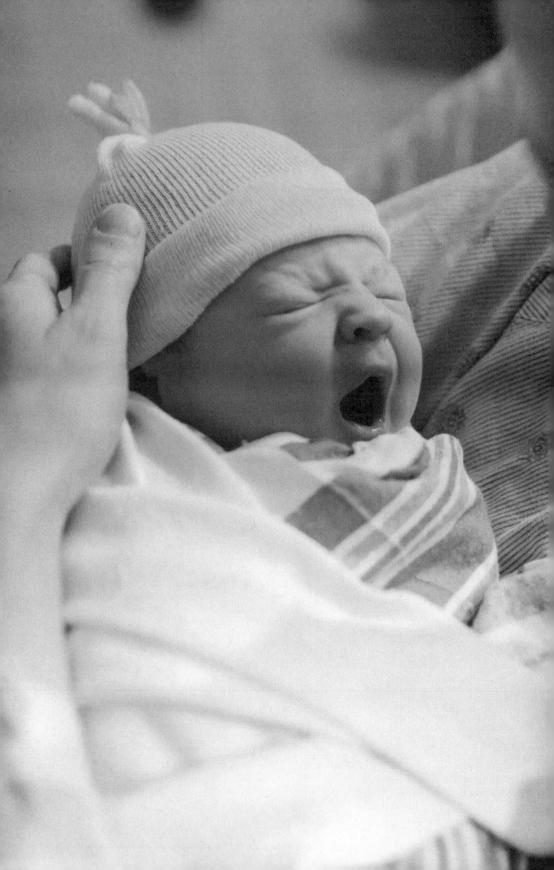

PARTE 2

Preparación para el trabajo de parto y el parto

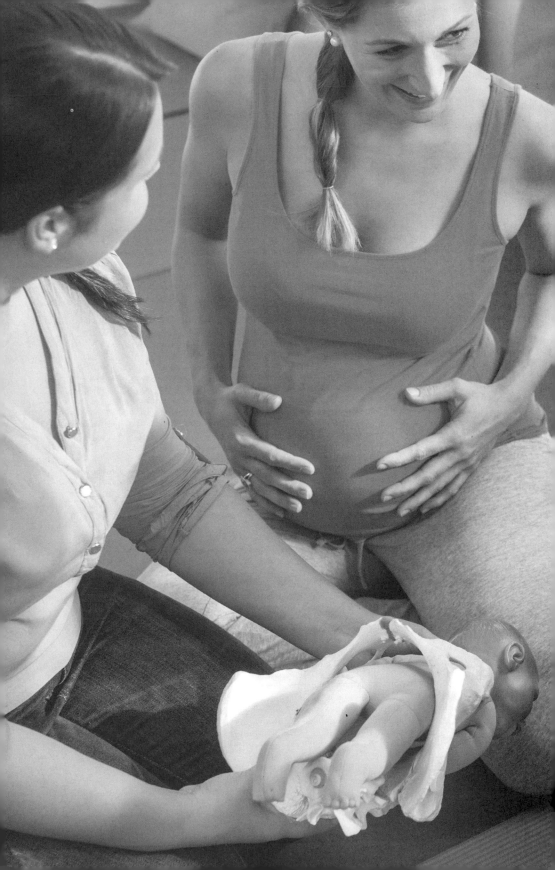

CAPÍTULO 12

Preparación para el parto

Es mejor pensar en sus opciones de parto antes de dar a luz. Es posible que desee anotar sus decisiones en un plan de parto. También debería tomar decisiones sobre el cuidado de su bebé después del parto. Algunas de las opciones sobre las que puede pensar con antelación son las siguientes:

- ¿Dónde quiere dar a luz?
- ¿Qué tipo de preparación para el parto desea? ¿Qué clases se ofrecen cerca de usted?
- ¿Desea aliviar el dolor durante el trabajo de parto o intentará el parto natural?
- Si tiene un varón, ¿desea que lo circunciden?
- ¿Amamantará a su bebé? ¿Hay clases de *lactancia* en su área?

A medida que su fecha de parto se acerca, piense en preparar su hogar para el bebé, comprar un asiento de coche y encontrar una guardería confiable si planea regresar al trabajo. Es posible que desee hablar sobre sus futuras opciones de *anticonceptivos* con su *ginecólogo obstetra (ginecoobstetra)*. Adermás, a partir del noveno mes de su embarazo, tendrá que empacar una maleta para el hospital. Por último, este es un buen momento para elegir al médico que atenderá a su recién nacido.

En este capítulo se analizan algunas de estas decisiones. Hable de sus deseos con su pareja y su ginecoobstetra.

Su plan de parto

Un plan de parto es un esquema escrito de lo que le gustaría que sucediera durante el trabajo de parto y el parto. Un plan de parto podría incluir

- el entorno en el que desea tener el parto
- la gente que quiere tener con usted
- si planea usar medicamentos para el dolor

Un plan de parto le permite a su ginecoobstetra y a otros profesionales de atención médica conocer sus deseos para su trabajo de parto y parto.

Revise su plan de parto con su ginecoobstetra mucho antes de su fecha de parto. Él o ella puede explicar cómo su plan encaja con sus políticas y los recursos y políticas del hospital. No todos los hospitales o centros de maternidad pueden satisfacer todas las solicitudes. Sin embargo, un plan puede ayudarle a aclarar sus deseos. Hablar de sus expectativas por adelantado puede ayudar a reducir las sorpresas y decepciones más adelante.

Cuando escriba su plan de parto, piense en cómo le gustaría que el trabajo de parto y el parto prosiguieran. ¿Qué cosas quiere durante el trabajo de parto y el parto? ¿Qué mejoraría la experiencia para usted? ¿Qué le haría sentir más cómoda? Al final de este libro hay un Plan de Parto de Muestra que puede usar para escribir su propio plan. Una sección del plan de muestra también enumera las cosas que usted desea para el cuidado de su bebé.

Aquí están algunos indicadores adicionales para su plan de parto:

- Que sea corto.
- Lleve dos o tres copias al hospital o al centro de maternidad.
- Dése permiso para cambiar su plan.

Tenga en cuenta que tener un plan de parto no garantiza que el trabajo de parto y el parto irán de acuerdo con ese plan. Cosas inesperadas pueden suceder. Recuerde que usted y su ginecoobstetra tienen un objetivo común: El parto más seguro posible para usted y su bebé. Un plan de parto es un gran punto de partida, pero usted debería estar preparada para los cambios que dicte la situación.

Por último, no piense que debe tener un plan de parto antes de tener a su bebé. No es un requisito. Si la idea de escribir un plan no le atrae, eso está perfectamente bien.

Lugares de parto

El entorno en el que da a luz puede tener un efecto importante en su experiencia. Muchos hospitales ofrecen una amplia gama de entornos. En otros, la elección puede ser limitada. También hay centros de maternidad independientes que no están en un hospital. Se cree que los lugares más seguros para dar a luz son

- un hospital que ofrece varios niveles de atención, dependiendo de su situación
- un centro de maternidad dentro de un complejo hospitalario que cumple con los estándares establecidos por la Academia Americana de Pediatría y el Colegio Americano de Obstetras y Ginecólogos (ACOG)
- un centro de maternidad independiente acreditado que cumpla con los estándares de la Asociación de Acreditación para Atención Médica Ambulatoria, la Comisión Conjunta o la Asociación Americana de Centros del Parto

Su elección de dónde dar a luz dependerá de

- lo que ofrece su área
- donde su ginecoobstetra realiza los partos
- si su embarazo tiene alguna *complicación*
- lo que cubrirá su seguro de salud

Su ginecoobstetra le hará saber acerca de las opciones disponibles. Puede hacer un tour en los hospitales y centros de maternidad de su zona para ver qué entornos le atraen.

Si su embarazo es saludable y usted está dando a luz a término, usted puede dar a luz en un centro de maternidad o en un hospital local que ofrezca un nivel básico de atención. Pero si su embarazo tiene complicaciones o si usted tiene ciertas afecciones médicas, es posible que tenga que dar a luz en un hospital que ofrezca niveles más altos de atención. Comente las opciones con su ginecoobstetra con antelación.

Tour del hospital

La mayoría de los hospitales y centros de nacimiento ofrecen tours. Aproveche esta oportunidad si está disponible. Si está tomando clases de preparación para el parto en el hospital donde va a dar a luz, probablemente pueda hacer un tour en algún momento. Si será su primera vez en el hospital, hacer un tour también le dará la oportunidad de aprender la ruta más rápida allí y dónde estacionar el automóvil cuando llegue en trabajo de parto.

Parto en casa

¿Qué hay de tener el parto en casa? Aunque algunas mujeres eligen esta opción, usted debería ser consciente de que incluso los embarazos más saludables podrían tener complicaciones que surgen con poca o ninguna advertencia durante el trabajo de parto y el parto. Si ocurren problemas, un hospital ofrece al personal experto y el equipo para darle a usted y al bebé la mejor atención rápidamente. Por esta razón, el ACOG cree que el lugar más seguro para usted y su bebé durante el trabajo de parto, el parto y los días posteriores es un hospital, un centro de maternidad en un hospital o un centro de maternidad independiente acreditado.

Su pareja de trabajo de parto

Los estudios han demostrado que las mujeres tienen una mejor experiencia en el parto si tienen una persona de apoyo desde el comienzo del trabajo de parto hasta que nace el bebé. Elija a alguien que la ayude a mantenerse relajada y tranquila. Un compañero de trabajo de parto puede ser una pareja, pariente o amigo cercano. Una tendencia creciente es el uso de una *doula*, una persona laica con formación especial en apoyo al trabajo de parto y el parto.

Si es posible, su compañero de trabajo de parto debería venir con usted a las consultas y pruebas de *cuidados prenatales*. Su compañero de trabajo de parto también debe asistir a clases de preparación para el parto con usted porque esta persona tiene casi tanto que aprender como usted. Su compañero de trabajo de parto le ayudará a practicar ejercicios de respiración y relajación. Cuando esté en trabajo de parto, su compañero de trabajo de parto la guiará a través de las contracciones y la ayudará a realizar lo que aprendió en clase.

Doulas

Usted puede considerar contratar a un asistente de trabajo de parto profesional, o doula. La función principal de estos asesores de trabajo de parto capacitados es ayudarla durante el parto y el período *posparto*. Las doulas también le proporcionan a usted y a su compañero de trabajo apoyo emocional. Las doulas no tienen entrenamiento médico, y no reemplazan al ginecoobstetra, las enfermeras y otros profesionales de atención médica capacitados que la cuidan en el hospital.

Si está interesada en contratar una doula, pídale recomendaciones a su ginecoobstetra o al instructor de su clase de preparación para el parto. Pregunte también a sus amigos y familiares. También puede probar la asociación de doulas, DONA International, que tiene un servicio de localización en línea (véase la sección "Recursos" al final de este capítulo). La mayoría de los planes de seguro médico no cubren los gastos de doula. Las doulas cobran diferentes tarifas por sus servicios, así que asegúrese de preguntar por sus tarifas.

Control del dolor durante el trabajo de parto

Para hacer frente al dolor del parto, muchas mujeres toman clases que enseñan técnicas de respiración y relajación (véase la sección "Clases de preparación para el parto" en este capítulo). A otros les resulta útil utilizar estas técnicas junto con medicamentos para el dolor.

Mientras esté embarazada, comience a pensar en los tipos de alivio del dolor que le gustaría usar durante el trabajo de parto y el parto. Hable con su ginecoobstetra sobre sus opciones. No todos los tipos de alivio del dolor están disponibles en todos los hospitales o centro de maternidad. Recuerde, no hay una sola opción "correcta". Piense en las opciones de alivio del dolor que son adecuadas para usted. También, dése permiso para cambiar de opinión una vez que esté en trabajo de parto.

Medicamentos para el dolor

Hay dos tipos principales de medicamentos para aliviar el dolor. Un fármaco **analgésico** alivia el dolor sin pérdida total de la sensación o el movimiento muscular. Estos fármacos disminuyen el dolor, pero por lo general no detienen el dolor por completo. Un **anestésico** alivia el dolor al bloquearlo. Los fármacos anestésicos pueden permitirle sentir presión o tacto. Los medicamentos para alivio el dolor se pueden administrar como un gas, como una inyección o en una **vía intravenosa (IV)**. Los medicamentos pueden actuar en una sola área o en todo el cuerpo.

Tenga en cuenta que, en la mayoría de los hospitales y centros de maternidad, las mujeres que reciben cualquier tipo de medicamento para alivio el dolor necesitan permanecer en cama y no pueden caminar. Hable con su ginecoobstetra sobre el momento de administrar los medicamentos para alivio el dolor. Véase el Capítulo 13, "Alivio del dolor durante el parto", para obtener más información sobre los medicamentos para alivio del dolor.

Otras técnicas de alivio del dolor

Las opciones que no son medicamentos también pueden ayudar durante el trabajo de parto. Algunos de ellos pueden no aliviar el dolor de parto directamente, pero pueden ayudarle a lidiar mejor con el dolor. Estas opciones incluyen

- caminar durante las primeras etapas del trabajo de parto
- duchas o baños calientes durante las primeras etapas del trabajo de parto (pero tenga en cuenta que no se recomienda el parto en el agua)
- posiciones como ponerse en cuclillas, pararse, arrodillarse o sentarse, que permiten que la gravedad ayude a mover al bebé hacia abajo en el canal del parto

- cambiar de posición para sentirse más cómoda, siempre y cuando esto no interfiera con la monitorización y el tratamiento
- equipo como camas de parto ajustables, sillas, taburetes o bolas (véase el Capítulo 13, "Alivio del dolor durante el parto")
- música y masaje durante el trabajo de parto
- técnicas de respiración y relajación (véase la sección "Clases de preparación para el parto" en este capítulo)

Piense en sus opciones y haga preguntas. Algunas de estas opciones requieren equipo especial, así que averigüe lo que ofrece su hospital o centro de maternidad. Usted también debería recordar que no sabrá qué posiciones se sienten mejor para usted hasta que esté en trabajo de parto. Esté abierta a las alternativas una vez que llegue al hospital o al centro de maternidad.

Trabajo de parto y parto en el agua

El trabajo de parto en el agua se ha vuelto más popular en los últimos años. Muchos hospitales y centros de maternidad ofrecen este servicio. Algunos estudios han demostrado que sentarse en el agua durante la primera etapa del trabajo de parto puede disminuir el dolor y acortar el trabajo de parto. No hay evidencia científica de que el trabajo de parto en el agua tenga algún beneficio para el bebé.

Por lo general, es seguro pasar la primera etapa del trabajo de parto en una piscina de agua, pero solo si usted no tiene complicaciones médicas y su ginecoobstetra puede vigilarla a usted y a su bebé según sea necesario. Dar a luz bajo el agua no es recomendado. Ha habido informes de daños graves a los bebés nacidos bajo el agua, incluidos problemas respiratorios, convulsiones y casi ahogamiento. ACOG recomienda que sentarse en el agua se limite a la primera etapa del trabajo de parto.

Otras personas en la sala de partos

Algunas mujeres quieren tener varios amigos o familiares con ellas en la sala de partos. Algunas mujeres prefieren más privacidad, solo con su compañero de trabajo de parto y el equipo de atención médica. Si desea tener más de una persona con usted, hable con su ginecoobstetra y revise la política de su hospital sobre cuántas personas pueden estar en una habitación a la vez.

Algunos hospitales tienen estudiantes de medicina y residentes que están aprendiendo a atender a las mujeres embarazadas y en trabajo de parto. Usted puede consentir que estén en la habitación mientras usted está en trabajo de parto, o no. Es su elección.

Algunas familias invitan a sus hijos mayores a la sala de partos para ver el nacimiento del bebé. Solo usted sabe si esto es adecuado para su niño o para usted. Si desea que el nacimiento de su bebé sea un asunto familiar, hable primero con su ginecoobstetra. Averigüe cuál es la política del hospital sobre los niños en la sala de partos. Muchos hospitales y centros de maternidad no permitirán que los niños pequeños estén presentes.

Si sus otros niños van a estar en la habitación, cada uno debe tener su propia persona adulta de apoyo. Incluso si su niño no está con usted durante el parto, él o ella puede conocer al nuevo bebé poco después del nacimiento.

Lecciones del parto

La preparación para el parto le ayuda a lidiar con el dolor del trabajo de parto y el parto. Hay clases de preparación para el parto que enseñan varias técnicas. Los métodos de preparación más frecuentes—Lamaze, Bradley y Read—se basan en la teoría de que gran parte del dolor del parto es causado por el miedo y la tensión. Aunque las técnicas específicas varían, estos métodos de preparación para el parto buscan aliviar el malestar a través de los principios generales de educación, apoyo, relajación, respiración pausada y tacto. Véase el Capítulo 13, "Alivio del dolor durante el parto", para obtener descripciones de los métodos de preparación para el parto y consejos para elegir una clase.

No es necesario que seleccione un método de parto en particular. No es un requisito para dar a luz. Su personal de enfermería y ginecoobstetra le darán las instrucciones y la información que necesita mientras esté en el hospital o centro de maternidad. Si opta por asistir a las clases de preparación para el parto, usted y su compañero de trabajo de parto deberían practicar los ejercicios que aprenda para que pueda recordarlos más fácilmente cuando está en trabajo de parto.

Decisiones sobre la salud de su bebé

Además de sus preferencias para el trabajo de parto y el parto, querrá tomar algunas decisiones con anticipación sobre varios aspectos del cuidado de su bebé. Piense en la *circuncisión* (si es un niño) y en cómo piensa alimentar a su bebé. Su hospital o centro de maternidad también puede ofrecerle la opción de que su bebé se quede en su habitación o en una guardería. El Plan de Nacimiento de Muestra al final de este libro tiene secciones en las que puede especificar sus decisiones. Y puedes pensar en el banco de *sangre del cordón umbilical*.

Circuncisión para los niños

La circuncisión significa quitar el *prepucio*—una capa de piel que cubre la punta del *pene*. Depende de usted si desea circuncidar a su hijo. No es requerida por la ley ni por la política del hospital. Debido a que la circuncisión es una *cirugía programada*, es posible que no esté cubierta por su plan de seguro médico. Consulte con su plan de seguro médico.

Es importante tener toda la información sobre los posibles beneficios y riesgos del procedimiento antes de tomar una decisión. Puede pensar en beneficios de salud futuros, creencias religiosas o culturales y preferencias personales o preocupaciones sociales. Si tiene preguntas o inquietudes, hable con su ginecoobstetra para que tenga tiempo suficiente para tomar una decisión informada.

• Para algunos padres, la circuncisión se hace por razones culturales o religiosas, o puede ser una cuestión de tradición familiar. También puede haber beneficios médicos para la circuncisión, incluyendo un menor riesgo de *infecciones de vías urinarias (IVU)* durante el primer año de vida y un menor riesgo de contraer algunas *infecciones de transmisión sexual (ITS)* más adelante en la vida, incluyendo el *virus de inmunodeficiencia humana (VIH)*.

• Algunos padres optan por no circuncidar a sus hijos porque les preocupa el dolor que siente el bebé o los riesgos implicados. Otros creen que es una decisión que un varón debería tomar cuando sea mayor. Tenga en cuenta que la recuperación puede tardar más tiempo y que el riesgo de complicaciones es mayor cuando la circuncisión se hace más tarde en la vida. A algunos padres también les puede preocupar que la circuncisión dañe la función sexual, la sensibilidad o la satisfacción de un varón. Pero la evidencia actual muestra que no lo hace.

Las complicaciones de una circuncisión son raras, pero pueden ocurrir. Las posibles complicaciones incluyen sangrado, infección o cicatrización. En casos raros, se extrae demasiado prepucio o no lo suficiente. Las complicaciones suelen ser leves, y por lo general son menos probables si la

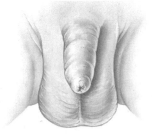
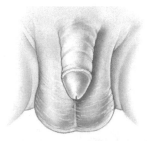

Pene no circuncidado   Pene circuncidado

Circuncisión. En este procedimiento, se retira el prepucio del pene.

circuncisión es realizada por alguien bien capacitado en el procedimiento. También es menos probable que ocurran complicaciones si la circuncisión se realiza en un hospital.

Si quiere que su hijo sea circuncidado, dígaselo a su ginecoobstetra con anticipación. La circuncisión generalmente se hace antes de que el bebé salga del hospital. La circuncisión solo debe hacerse cuando su bebé esté sano. Antes del procedimiento, pregunte qué tipo de alivio del dolor se usará y cómo cuidar el pene de su hijo mientras sana.

En algunos casos, la circuncisión se puede realizar en un entorno no médico por razones religiosas o culturales. Si este es el caso, la persona que realiza la circuncisión debe estar bien capacitada en cómo realizar el procedimiento, cómo aliviar el dolor y cómo prevenir la infección.

Alimentar a su bebé

Decidir cómo alimentar a su nuevo bebé es una decisión personal. La lactancia materna—amamantar directamente—funciona para algunas mujeres. Para otras, alimentar a un bebé con leche materna extraída con un biberón es otra muy buena opción. Algunas mujeres no pueden o eligen no amamantar o extraerse la leche. Estas mujeres alimentan a sus bebés con fórmula. Por último, algunas mujeres eligen una combinación de métodos de alimentación. Estas opciones se tratan en detalle en el Capítulo 20, "Alimentar a su bebé". Si tiene preguntas o necesita ayuda para tomar una decisión, hable con su ginecoobstetra.

Muchas mujeres se preguntan si hay algo que deberían hacer para prepararse para amamantar. Es muy poco lo que necesita hacer para preparar sus mamas para la lactancia, además de comprar un buen sostén de lactancia. Si se siente capaz, puede comenzar a amamantar tan pronto como nazca el bebé. Un bebé sano puede amamantarse durante la primera hora después del nacimiento. Mantener a su bebé sobre su pecho (llamado contacto piel a piel) es la mejor manera de comenzar a amamantar. Sus personal de enfermería de trabajo de parto pueden ayudarla a usted y a su bebé a colocarse en la posición correcta. Véase el Capítulo 18, "Después del nacimiento del bebé".

Si tiene preguntas sobre la lactancia materna antes de que llegue el bebé, comuníquese con el especialista en lactancia de su hospital o con el grupo local de La Leche League (véase la sección "Recursos" al final de este capítulo). Tenga en cuenta que las enfermeras del hospital le mostrarán cómo amamantar después de dar a luz, para que no se quede sola para aprender la técnica adecuada. Si ha decidido que la alimentación con fórmula es una mejor opción para usted, deberá comprar fórmula, biberones y tetinas antes de que llegue el bebé.

Estancia de su bebé en el hospital

El hospital o centro de maternidad donde usted da a luz puede ofrecer varias opciones para la estadía de su bebé. Algunos hospitales y centros de maternidad ahora fomentan la opción de "alojamiento conjunto". Esto significa que el bebé permanece con usted en todo momento en su habitación. Otros tienen una sala de recién nacidos en la que el bebé puede permanecer durante toda o parte de su estadía en el hospital.

El alojamiento conjunto es una buena manera de conocer a su nuevo bebé. También es la mejor manera de empezar a amamantar. Pero hacer que el bebé se quede en la guardería también puede ser una buena opción, especialmente si está agotada o tuvo un parto difícil. El bebé será llevado a su habitación para alimentarlo.

Asegúrese de conocer las opciones que ofrece su hospital o centro de maternidad. Si se alienta el alojamiento conjunto, es posible que desee que alguien se quede con usted para ayudar a cuidar al bebé. El Plan de Parto de Muestra al final de este libro tiene una sección para que especifique dónde le gustaría que se quedara su bebé.

Pinzamiento tardío del cordón umbilical

El pinzamiento tardío del cordón umbilical es la práctica de esperar un corto tiempo antes de cortar el cordón umbilical. Esto permite que la sangre del cordón umbilical, junto con el hierro adicional, las *células madre* y los *anticuerpos*, fluyan de nuevo al bebé. El pinzamiento tardío del cordón umbilical parece ser útil para bebés tanto de término como de *pretérmino.* Por esta razón, el ACOG recomienda retrasar el pinzamiento tardío del cordón umbilical durante al menos 30 a 60 segundos después del nacimiento para la mayoría de los bebés.

- En los bebés de término, uno de los beneficios del pinzamiento tardío del cordón umbilical es un menor riesgo de *anemia* durante el primer año de vida. Existe un riesgo ligeramente mayor de *ictericia* en el recién nacido, por lo que su bebé será vigilado cuidadosamente y tratado si aparecen signos de ictericia.

- En los bebés pretérmino (aquellos nacidos entre las 24 y 36 semanas de embarazo), el pinzamiento tardío del cordón umbilical tiene varios beneficios, incluyendo menos necesidad de *transfusión* de sangre.

Si usted está planeando guardar la sangre del cordón umbilical de su bebé en un banco de sangre del cordón umbilical, el pinzamiento tardío del cordón umbilical puede interferir con este proceso y puede que no haya suficiente sangre del cordón umbilical para almacenarla.

Banco de sangre de cordón umbilical

La sangre del cordón es la sangre del bebé que queda en el cordón umbilical y la *placenta* después del parto. Esta sangre contiene células madre que se pueden utilizar para tratar algunas enfermedades, como trastornos de la sangre, el *sistema inmunitario* y el *metabolismo.* Para algunas de estas enfermedades, las células madre son el único tratamiento. Para otras enfermedades, el tratamiento con células madre se considera cuando otros tratamientos no han funcionado. Se están estudiando otros usos.

Es posible recolectar algo de sangre del cordón umbilical después del parto y almacenarla. En algunos estados, los médicos deben informar a sus pacientes sobre las opciones de bancos de sangre del cordón umbilical. Antes de tomar una decisión sobre usar un banco para la sangre del cordón umbilical de su bebé, es importante conocer los hechos.

La sangre del cordón se mantiene en uno de dos tipos de bancos: públicos o privados. Los bancos públicos de sangre de cordón funcionan como bancos de sangre regulares. La sangre del cordón umbilical se recoge para su uso posterior por cualquier persona que la necesite. Cualquier persona que sea "compatible" puede utilizar las células madre de la sangre del cordón umbilical donada.

No hay ningún cargo por almacenar la sangre del cordón umbilical en un banco público. Los donantes de los bancos públicos de sangre del cordón umbilical deben ser examinados antes del nacimiento. Un número limitado de hospitales participa en la opción de bancos públicos de sangre de cordón. Para obtener más información sobre los bancos públicos, visite el sitio web del Programa Nacional de Sangre de Cordón Umbilical (véase la sección "Recursos" al final de este capítulo).

La otra opción de almacenamiento es un banco privado, que cobra una cuota anual. Los bancos privados almacenan la sangre del cordón umbilical para usarla en el tratamiento de su bebé y posiblemente sus familiares inmediatos, si usted lo permite. Una cosa a tener en cuenta es que las probabilidades de que su niño necesite usar su propia sangre del cordón umbilical son muy bajas.

Además, si su bebé nace con un trastorno genético, las células madre de la sangre del cordón umbilical del bebé no pueden usarse para el tratamiento porque tendrán los mismos *genes* que causan el trastorno. Lo mismo es cierto si su hijo tiene leucemia (cáncer de la sangre). Pero se pueden usar células madre de un niño sano para tratar la leucemia de otro niño.

La decisión de donar o almacenar sangre del cordón umbilical es suya. Si decide donar o almacenar sangre del cordón umbilical, tendrá que elegir un banco de sangre del cordón umbilical. Aquí están algunas preguntas a hacerse a usted misma al decidir sobre un banco:

- ¿Qué pasará con la sangre del cordón umbilical si un banco privado va a la quiebra?

- ¿Puede pagar la cuota anual de un banco privado?

- ¿Cuáles son sus opciones si las pruebas de detección de un banco público muestran que usted no puede donar?

Debe informar a su ginecoobstetra con mucha antelación de su fecha de parto (al menos 2 meses) si desea recoger y almacenar la sangre del cordón umbilical de su bebé. Si ha elegido un banco privado, necesitará hacer los arreglos para que el equipo de recolección sea enviado a su ginecoobstetra. Además, generalmente su ginecoobstetra cobra una tarifa por recolectar la sangre del cordón. A menudo, esta cuota no está cubierta por el seguro médico.

Si usted ha planeado donar o almacenar sangre del cordón umbilical, puede que no sea posible recoger la sangre después del parto. Por ejemplo, si el bebé nace pretérmino, es posible que no haya suficiente sangre del cordón umbilical para este propósito. El *pinzamiento tardío del cordón umbilical* también reduce la cantidad de sangre en el cordón. Si tiene una infección, es posible que la sangre del cordón umbilical no sea utilizable.

Empacar para el hospital

Lo último que quiere hacer una vez que comience el trabajo de parto es arrojar artículos en una maleta en pánico. Para evitar esto, haga su maleta unas semanas antes de su fecha de parto. Déjela en un lugar a mano, como el armario del pasillo o el maletero de su automóvil. Por supuesto, no puede empacar todo con anticipación—mientras tanto, necesitará algunas cosas, como sus anteojos y pantuflas (véase el cuadro "Cosas que puede querer empacar"). Haga una lista de estos artículos de última hora que deben empacar antes de irse al hospital o centro de maternidad. Coloque la lista en un lugar que active su memoria, como en el refrigerador.

No se preocupe si se olvida de algo. Un amigo o familiar puede traerle lo que necesite. El hospital o centro de maternidad también pueden tener algunos artículos, pero es posible que se le cobre por ellos.

Selección del médico de su bebé

Ahora es un buen momento para decidir quién cuidará a su bebé después del parto. La mayoría de los padres eligen a un *pediatra*—un médico que se especializa en el cuidado de la salud de los niños desde el nacimiento hasta la edad adulta. Otros padres eligen un médico familiar que trata a toda la familia.

Cosas que puede querer empacar

Para el trabajo de parto

❑ Su tarjeta de seguro médico, identificación con fotografía y formularios de inscripción del hospital

❑ Dos o tres copias de su plan de parto

❑ Loción o aceite para masajes

❑ Bálsamo labial

❑ Elásticos para el cabello

❑ Un camison o una camisa de noche (si no quiere usar una bata de hospital)

❑ Una bata de baño, pantuflas y calcetines

❑ Anteojos, si los usa (es posible que no se le permita usar lentes de contacto)

❑ Cámara

❑ Música para ponerla durante el trabajo de parto

Para su estancia

❑ Dos o tres camisones (asegúrese de que las batas se abran por delante si planea amamantar)

❑ Dos o tres sujetadores de lactancia

❑ Algunos pares de calcetines y bragas.

❑ Artículos de tocador, como cepillo de dientes, pasta de dientes y desodorante

❑ Lentes de contacto, si los usa

❑ Números de teléfono de las personas a las que desea llamar después del parto

❑ Material de lectura

Para el alta

❑ Una manta, ropa y pañales para que su recién nacido se lleve a casa

❑ Ropa holgada para que la use en casa

❑ Asiento de coche para su bebé

Qué no traer

Muchos hospitales no permiten las siguientes cosas

❑ Televisores portátiles, reproductores de DVD o reproductores de CD

❑ Teléfonos celulares—se le puede pedir que apague su teléfono celular en ciertas áreas porque los teléfonos celulares pueden interferir con el equipo médico.

❑ Objetos de valor, como joyas—deje sus joyas en casa. Si son robados, el hospital no se hace responsable de reemplazarlos.

❑ Cigarrillos, alcohol y drogas ilegales

¿No está segura de cómo encontrar un médico para su bebé? He aquí algunas ideas:

- Hable con amigos y familiares que sean padres.
- Pídale a su ginecoobstetra una derivación.
- Visite el sitio web de la Academia Americana de Pediatría (véase la sección "Recursos" para obtener detalles del sitio web).
- Busque en la red de profesionales de su plan de seguro médico.

Asegúrese de que el médico que desea acepte nuevos pacientes, tenga una oficina cerca de su casa y acepte su seguro médico actual. Véase el Capítulo 6, "Mes 5 (Semanas 17 a 20)", para obtener más información sobre el médico de su bebé.

Preparar su hogar para el bebé

Por lo menos unas semanas antes de la fecha de parto, tendrá que comprar un asiento de coche y asegurarse de que tiene la ropa y los suministros que necesitará una vez que el bebé llegue a casa. Un viaje a cualquier tienda minorista de artículos para bebés o un vistazo a los muchos sitios web de artículos para bebés en línea le dará muchas ideas sobre lo que necesitará en casa para prepararse. Hable también con otras mamás para tener una idea de qué productos usaron y les gustaron más.

Una vez que su bebé esté en casa, es importante mantenerlo a salvo. Usted y cualquier persona que cuidará a su bebé deberían aprender a instalar y usar su asiento de coche y cómo dormir a su bebé de manera segura.

Asientos de coche

No podrá llevar al bebé a casa desde el hospital o centro de maternidad sin un asiento de coche ya asegurado en su automóvil. Los 50 estados, el Distrito de Columbia y el Estado Libre Asociado de Puerto Rico tienen leyes que exigen asientos de seguridad para bebés y niños de diferentes edades.

Todos los bebés deberían viajar en asientos de coche orientados hacia atrás en el asiento trasero comenzando con su primer viaje a casa. En un asiento de coche orientado hacia atrás, el bebé se gira para mirar hacia la ventana trasera. Esto significa que el asiento de coche sostiene el cuello, la columna vertebral y la cabeza del bebé. Si se produce un accidente, un asiento de seguridad orientado hacia atrás ofrece la mayor protección.

Los bebés y los niños pequeños deben viajar en un asiento de coche orientado hacia atrás durante el mayor tiempo posible, hasta que alcancen el peso o la altura más altos permitidos por el fabricante del asiento de coche.

Entonces pueden sentarse mirando al frente. Pero aún deben viajar en el asiento trasero de un automóvil hasta que tengan 13 años.

Hay tres tipos de asientos de coche orientados hacia atrás:

1. Un asiento solo para bebés es para bebés que pesan hasta 16 kg (35 libras). La mayoría de los asientos solo para bebés están hechos para salirse de una base. De esta manera, puede llevar el asiento por su asa o colocarlo en un cochecito especial. Un asiento solo para bebés debe reemplazarse cuando su bebé alcance las 16 kg o el peso específico indicado por el fabricante del asiento de coche.

2. Un asiento convertible no es tan portátil como un asiento solo para bebés, pero se puede convertir en un asiento orientado hacia adelante cuando su hijo alcance el límite de altura y peso para viajar en un asiento orientado hacia atrás.

3. Un asiento 3 en 1 puede usarse como asiento orientado hacia atrás y un asiento orientado hacia adelante, así como un asiento regulable cuando su niño ya no pueda usar el asiento orientado hacia adelante.

Muchos padres pasan los suministros para bebés a los nuevos padres una vez que sus propios niños ya no los usan. Sin embargo, tenga cuidado, con los

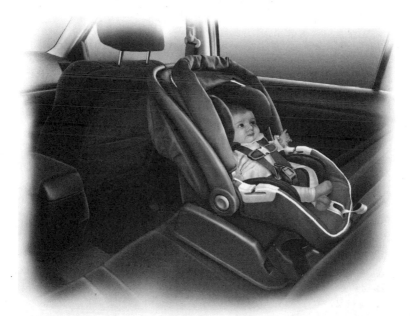

Seguridad en el coche para un bebé. Un bebé debe viajar en un asiento de coche orientado hacia atrás tanto tiempo como sea posible, hasta que alcance el límite de altura y peso máximo establecido por el fabricante del asiento de coche orientado hacia atrás.

Consejos para comprar e instalar un asiento de coche

Algunos asientos de coche encajarán mejor en su automóvil que otros. Un asiento bien diseñado y fácil de usar es lo mejor para usted y su niño. Al comprar un asiento, tenga en cuenta estos consejos:

- Sepa si su automóvil tiene el sistema LATCH. LATCH significa *l*ower *a*nchors and *t*ethers for *ch*ildren (anclajes inferiores y correas de sujeción para niños). Los anclajes especiales, en lugar de los cinturones de seguridad, mantienen el asiento en su lugar. Los coches y camiones más nuevos tendrán el sistema LATCH. Si su coche o su asiento de coche no está equipado con LATCH, necesitará usar cinturones de seguridad para instalar el asiento de coche del automóvil.

- Intente bloquear y desbloquear la hebilla mientras está en la tienda. Pruebe cambiar las longitudes de las correas.

- No todos los asientos de coche caben en todos los vehículos. Pruebe el asiento en su coche para asegurarse de que encaja.

- Lea las etiquetas para comprobar los límites de peso.

- No decida solo con base en el precio. Los asientos que cuestan más no siempre son mejores.

Al instalar el asiento, siga estos consejos:

- Decida si desea colocar el asiento en el centro del asiento trasero o en uno de los asientos laterales. Algunos expertos piensan que colocar el asiento de coche en el centro es lo mejor. Pero algunos coches no tienen un asiento central o tienen un asiento central que es demasiado estrecho o irregular. Algunos sistemas LATCH no funcionan en el asiento central. La opción más segura es colocar el asiento de coche en la ubicación del asiento trasero donde se pueda fijar firmemente con el cinturón de seguridad o el sistema LATCH.

- Trabe el asiento en su base, si la tiene. La base no debería moverse más de 2.5 cm (1 pulgada) cuando se empuja de delante hacia atrás o de lado a lado. Si está usando los cinturones de seguridad, asegúrese de que la parte del regazo del cinturón esté bien sujeta al armazón del asiento para el automóvil.

Si tiene preguntas sobre la instalación de un asiento de coche, comuníquese con el departamento de bomberos u otra agencia locales, que puede verificar la ubicación de su asiento y asegurarse de que esté instalado correctamente.

asientos de coche usados. Si pide prestado o reutiliza un asiento para el automóvil, asegúrese de conocer su historial, por ejemplo, si ha tenido un accidente. Compruebe el asiento con cuidado para ver si faltan piezas y si hay defectos. Si encuentra algún problema, no use el asiento de coche. La etiqueta con el número de modelo del asiento de coche aún debe estar adherida y las instrucciones deben incluirse con el asiento de coche.

Tenga en cuenta que los asientos de coche tienen fechas de caducidad. Compruebe la fecha de caducidad de cualquier asiento de coche en el sitio web del fabricante. Si no puede permitirse comprar un asiento, algunas comunidades y hospitales tienen programas para que los nuevos padres pidan prestado un asiento de coche aprobado sin costo.

Una vez que tenga el asiento de coche, es importante instalarlo correctamente (véase el cuadro "Consejos para comprar e instalar un asiento de coche"). Incluso el mejor asiento de coche no protegerá a su bebé si no está

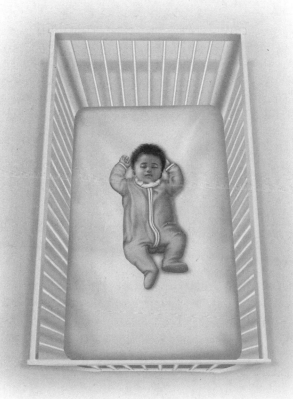

Posición de sueño seguro para un bebé. Siempre coloque al bebé boca arriba sobre una superficie firme para dormir para la hora de la siesta, la hora de dormir y cuando el bebé se quede solo en una habitación. No utilice almohadones protectores, animales de peluche, mantas u otros objetos blandos en la cuna.

Encontrar un buen cuidado de niños

Obtener respuestas a las siguientes preguntas puede ayudarle a encontrar un proveedor de cuidado de niños adecuado para usted y su bebé:

1. **Reúna los hechos.** Haga una lista de proveedores de cuidado de niños, hogares de cuidado de niños familiar y centros de cuidado de niños en su área. A continuación, descubra lo siguiente sobre cada uno de ellos:

   - ¿Dónde se encuentran?
   - ¿Cuidan a recién nacidos o bebés de hasta 1 año de edad?
   - ¿Qué horas están disponibles?
   - ¿Proporcionan atención durante todo el año (trabajan durante las vacaciones)?
   - ¿Cuál es el costo de la atención (hay cargos adicionales por algunas circunstancias)?

2. **Eche un vistazo.** Si está pensando en un hogar familiar o en un centro, visite más de una vez. Haga una cita la primera vez. Si le gusta lo que ve durante esta visita, pase la próxima vez. (Si no se permiten visitas directas, siga buscando). Durante su recorrido, averigüe lo siguiente:

   - ¿El centro es limpio, seguro y bien equipado?
   - ¿Hay suficientes proveedores de atención (un adulto por cada tres a cuatro bebés, de cuatro a cinco niños pequeños o de seis a nueve niños preescolares)?
   - ¿Son los cuidadores atentos y amorosos?
   - ¿Los niños parecen felices y bien cuidados?
   - ¿Cómo es un día normal?
   - ¿Qué se sirve a la hora de la comida y la merienda?

instalado correctamente. Algunos departamentos de bomberos verificarán la ubicación de su asiento de coche. Algunos hospitales también verificarán si el asiento de coche está instalado correctamente. Pregunte si su hospital tiene este servicio. Si su asiento de coche es del tipo que se separa de una base que permanece en el automóvil, practique colocándolo dentro y fuera de la base para asegurarse de saber cómo se hace antes de salir del hospital.

Sueño seguro

Antes de llevar a su recién nacido a casa, usted y cualquier persona que cuide a su bebé deberían aprender cómo ponerlo a dormir de manera segura. Los

3. **Programe una entrevista.** Programe una charla con un proveedor de cuidado de niños familiar, niñera o director del centro. Tenga a su bebé con usted y observe cómo el cuidador responde a él o ella. Pregunte lo siguiente:

- ¿Qué experiencia y capacitación tienen los proveedores de cuidados?
- Para un cuidador individual, ¿por qué dejó su último trabajo?
- Para un centro, ¿cuál es la tasa de rotación del personal?
- ¿Tienen los proveedores de cuidado de niños capacitación en primeros auxilios y RCP?
- ¿Están dispuestos a darle a su niño medicamentos recetados?
- ¿Qué planes existen en caso de emergencia médica?
- ¿Tiene licencia la casa o el centro, o está certificado el cuidador?
- ¿Puede usted visitar durante el día para amamantar?

4. **Compruebe las credenciales.** Nunca deje a su bebé con alguien hasta que haya comprobado sus antecedentes. Pregunte por lo siguiente:

- El documento que muestra que el hogar o centro está autorizado o registrado, o que el cuidador está certificado. Llame a la agencia de licencias para preguntar si ha habido alguna queja.
- Políticas escritas sobre filosofía, procedimientos y disciplina
- Por lo menos tres referencias de otros padres que han usado al cuidador, el hogar o el centro

5. **Pruébelo.** Una vez que haya elegido un cuidador, pídale que realice cuidados de su niño de "prueba" antes de que usted regrese al trabajo. De esta manera, si algo le parece no estar bien, tiene tiempo para seguir buscando. También le ayudará a usted y a su bebé a acostumbrarse a la instalación antes de que termine su licencia de maternidad.

estudios han demostrado que el riesgo de *síndrome de la muerte súbita infantil (SMSI)* puede reducirse siguiendo ciertas pautas.

Cosas importantes que hacer para dormir:

- Siempre coloque al bebé boca arriba para dormir o tomar una siesta o cuando lo dejen solo en una habitación.
- Coloque al bebé sobre una superficie firme para dormir, como un colchón cubierto con una sábana ajustada.
- Retire los juguetes blandos y la ropa de cama suelta del área de dormir de su bebé.

- Vista a su bebé con ropa ligera para dormir.
- Asegúrese de que no haya nada que cubra la cabeza del bebé.

El uso de un chupete puede reducir el riesgo de SMSI. Sin embargo, se recomienda que los bebés que amamantan no usen un chupete hasta que tengan alrededor de 1 mes de edad para asegurarse de que la lactancia materna comience bien.

Cosas importantes que no hacer para dormir:

- No permita que su bebé duerma en una cama, sofá o silla de adulto, ya sea solo o con usted u otra persona.
- No permita que su bebé duerma en cabestrillos, portabebés, cochecitos o asientos de coche fuera del automóvil.
- No use mantas, edredones o almohadones protectores en el área de dormir del bebé.
- No cubra a su bebé con nada.
- No fume ni permita que nadie fume alrededor del bebé.

Cuidado de niños

Si planea volver al trabajo después de que el bebé llegue a casa, una buen cuidado infantil será una prioridad. Dése tiempo para averiguar qué opción es la mejor para su familia. Pida recomendaciones para el cuidado de niños. Sus amigos, vecinos y compañeros de trabajo son buenas fuentes de información. El cuadro "Encontrar un buen cuidado de niños" en este capítulo puede ayudar a dirigir su búsqueda.

Hay tres opciones básicas de cuidado de niños:

1. Cuidado en su casa
2. Cuidado en el hogar de un cuidador
3. Cuidado en un centro de cuidado de niños

Si desea contratar a alguien para que cuide a su bebé en su hogar (como una niñera), comuníquese con agencias que se enfocan en colocaciones de cuidado de niños. Tenga en cuenta que este tipo de cuidado puede ser costoso. Para reducir los costos, algunos padres comparten un cuidador con otra familia. Al cuidador en estas configuraciones de "cuidado compartido" se le paga por cuidar a dos bebés en el hogar de una familia.

Una opción menos costosa es tener un pariente o un proveedor autorizado para cuidar a su bebé en su casa. En la mayoría de los casos, los cuidadores autorizados vigilan a más de un niño.

Los centros de cuidado de niños pueden cuidar a muchos niños de todas las edades. Algunos aceptan bebés de hasta 6 semanas, pero otros no aceptan bebés que aún usan pañales. Asegúrese de hacer preguntas mientras hace su investigación.

RECURSOS

Asientos de coche y asientos elevados
www.nhtsa.gov/equipment/car-seats-and-booster-seats
Página web de la Administración Nacional de Seguridad del Tráfico en las Carreteras. Ofrece información sobre cómo elegir el asiento de coche adecuado, instalarlo correctamente y mantener a su niño seguro.

Circuncisión
www.healthychildren.org/English/ages-stages/prenatal/decisions-to-make/Pages/Circumcision.aspx
Página web de la Academia Americana de Pediatría (AAP) que describe los riesgos y beneficios de la circuncisión masculina, cómo se hace y qué esperar después del procedimiento.

DONA International
www.dona.org
Asociación internacional para la formación y certificación de las doulas. Incluye un servicio de localización en línea.

Dónde estamos: asientos de coche para niños
www.healthychildren.org/English/safety-prevention/on-the-go/Pages/Where-We-Stand-Car-Seats-For-Children.aspx
Las últimas recomendaciones para la seguridad de los asientos de coche de la AAP. Da consejos sobre cómo comprar e instalar asientos de coche.

Encontrar un pediatra o especialista pediátrico
www.healthychildren.org/english/tips-tools/find-pediatrician/Pages/Pediatrician-Referral-Service.aspx
Utilice esta herramienta para buscar un pediatra, un subespecialista pediátrico o un especialista en cirugía pediátrica miembros de la AAP.

La Leche League International
www.llli.org
Proporciona información y apoyo a las madres que amamantan. Ofrece referencias a grupos de apoyo locales.

Obtener ayuda para pagar el cuidado infantil
www.childcare.gov/consumer-education/get-help-paying-for-child-care
Consejos para encontrar y pagar el cuidado de niños de la División de Administración para niños y familias del Departamento de Salud y Servicios Humanos de los Estados Unidos.

Programa Nacional de Sangre de Cordón Umbilical
www.nationalcordbloodprogram.org
Sitio web para el banco de sangre de cordón umbilical más grande de los Estados Unidos. Proporciona información sobre la recolección, almacenamiento, banca y recuperación de sangre de cordón.

Safe Kids Worldwide (Niños Seguros Mundial)

www.safekids.org

Información sobre la seguridad de los niños y adolescentes en y alrededor de los coches. El sitio web mantiene una lista de eventos de inspección de asientos de coche para niños y realiza un seguimiento de las retiradas del mercado de asientos de coche.

Safe to Sleep (Seguro para Dormir)

https://safetosleep.nichd.nih.gov/

Información del Instituto Nacional de Salud Infantil y Desarrollo Humano *Eunice Kennedy Shriver* sobre el sueño seguro para los bebés y la prevención de los SMSI.

Sangre de cordón y trasplantes

https://bethematch.org/transplant-basics/cord-blood-and-transplants/

Página web del Programa Nacional de Donantes de Médula que ofrece información, mantiene un registro de donantes y facilita la compatibilidad entre donante y receptor de la médula ósea y la sangre del cordón umbilical donadas.

Su embarazo y el nacimiento de su bebé

www.acog.org/MyPregnancy

Sitio web del Colegio Americano de Obstetras y Ginecólogos (ACOG) con información sobre el embarazo, el trabajo de parto, el parto y la atención posparto. Incluye la información más reciente de los expertos en atención de la salud de la mujer, preguntas respondidas por los ginecoobstetras del ACOG, historias de embarazos de mujeres reales y un directorio de la A a la Z de temas de salud que cubren el embarazo y más allá.

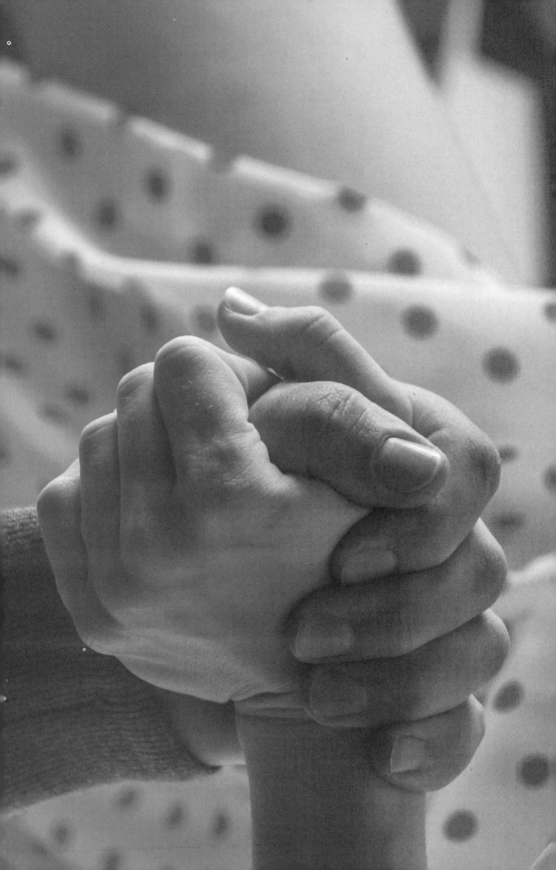

CAPÍTULO 13

Alivio del dolor durante el parto

El dolor que se siente durante el parto es diferente para cada mujer. También puede ser diferente de sus partos anteriores si ha tenido otros niños. La forma en la que percibe el dolor depende de

* la fuerza de sus contracciones
* la posición del bebé
* cómo usted reconoce el dolor

Para hacer frente al dolor del parto, muchas mujeres toman clases que enseñan métodos de respiración y relajación. A otros les resulta útil utilizar estos métodos junto con medicamentos para el dolor. Algunas mujeres piensan que recibir medicamentos para aliviar el dolor hará que la experiencia del parto sea menos natural. Pero otras mujeres encuentran que los medicamentos para aliviar el dolor les ayudan a participar más plenamente en el parto y les dan un mejor control.

Recuerde, no hay una opción "correcta" sobre si usar o no las medicamentos para el dolor durante el trabajo de parto y parto. Usted puede decidir qué opciones son las adecuadas para usted.

Comience a pensar en el alivio del dolor antes de que esté cerca del trabajo de parto y el parto. Hable con su *ginecólogo obstetra (ginecoobstetra)* sobre sus opciones. Sus opciones pueden verse afectadas por

* problemas de espalda o previa cirugía de espalda
* afecciones médicas que afectan su embarazo
* donde usted dará a luz

No todos los tipos de alivio del dolor están disponibles en todos los hospitales o centro de maternidad.

Medicamentos para el alivio del dolor

Hay dos tipos principales de medicamentos para aliviar el dolor:

* Un *analgésico* alivia el dolor sin pérdida total de la sensación o el movimiento muscular. Los analgésicos disminuyen el dolor, pero por lo general no detienen por completo.

* Un *anestésico* bloquea el dolor. Los anestésicos pueden permitirle sentir presión o tacto. En la mayoría de los casos, los bloqueos anestésicos son administrados por un *anestesiólogo*, un médico que está capacitado para controlar el dolor.

En la mayoría de los hospitales y centros de maternidad, las mujeres que reciben analgésicos o anestésicos deberán permanecer en cama. Estos medicamentos aumentan el riesgo de mareos, debilidad y caídas. Hable con su ginecoobstetra sobre el momento de la administración de medicamentos para el dolor durante el trabajo de parto.

Analgésicos sistémicos

Los analgésicos sistémicos actúan en todo el sistema nervioso del cuerpo, en lugar de en un área específica, para disminuir el dolor. Estos no le hacen perder la conciencia. Los tipos de fármacos utilizados incluyen

* *opiáceos*, que bloquean la sensación de dolor

* *sedantes*, que la hacen sentir somnolienta

Estos medicamentos a menudo se usan durante el trabajo de parto temprano para ayudarle a descansar con menos dolor.

Los analgésicos sistémicos generalmente se administran en forma de inyección. La inyección se administra en un músculo o una vena. En algunos casos, la mujer puede controlar la cantidad de medicamento que recibe a través de una *vía intravenosa (IV)*. Esto se llama *analgesia* controlada por el paciente.

Los medicamentos para el dolor sistémico pueden tener efectos secundarios:

* Los efectos secundarios menores pueden incluir somnolencia, náuseas y problemas para concentrarse. A veces se administra otro medicamento al mismo tiempo para aliviar las náuseas.

* Las dosis altas de medicamentos sistémicos para el dolor pueden causar problemas respiratorios.

* Su bebé puede estar somnoliento después del nacimiento. Su bebé puede necesitar ayuda para respirar al principio, especialmente si se administra un medicamento analgésico justo antes del parto.

* La somnolencia también puede hacer que sea más difícil para su bebé amamantar en las primeras horas después del parto.

Usted y el bebé deberían ser vigilados de cerca mientras usted está recibiendo estos fármacos y por algún tiempo después.

Óxido nitroso

El *óxido nitroso* ("gas de la risa") es un gas insípido e inodoro que se utiliza en algunos hospitales. Puede reducir la ansiedad. También puede aumentar los sentimientos de bienestar para que el dolor sea más fácil de tratar.

El óxido nitroso se mezcla con *oxígeno* y se inhala a través de una mascarilla. Una mujer sostiene la mascarilla ella misma y decide cuándo va a inhalar. Funciona mejor cuando una mujer comienza a inhalar 30 segundos antes del inicio de una contracción.

El óxido nitroso es seguro para usted y su bebé. Algunas mujeres tienen mareos o náuseas mientras inhalan óxido nitroso. Sin embargo, estas sensaciones desaparecen en pocos minutos.

Anestesia local

La *anestesia local* alivia el dolor en un área pequeña del cuerpo. Es posible que le hayan aplicado anestesia local si le han curado una caries en el consultorio del dentista. Se puede inyectar anestesia local durante el trabajo de parto en los tejidos de la *vagina*, la *vulva* o el *perineo*. Esta inyección se puede administrar para bloquear el dolor

* en el perineo durante el parto
* si se necesita una *episiotomía*
* si es necesario reparar un desgarro o una episiotomía

La anestesia local no disminuye el dolor de las contracciones.

La anestesia local rara vez afecta al bebé. Por lo general, no hay efectos secundarios para la mujer una vez que desaparece el efecto del medicamento. Rara vez, una mujer puede tener una reacción alérgica a un anestésico local. Otros riesgos, como los problemas cardíacos, son muy poco frecuentes, pero pueden ocurrir si el medicamento entra directamente en una vena.

Analgesia y anestesia regionales

La *analgesia regional* y la *anestesia regional* actúan en una parte más grande del cuerpo que un anestésico local. Para el trabajo de parto y el parto,

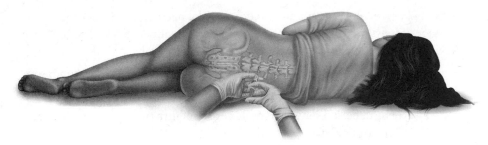

Bloqueo epidural y bloqueo espinal. En las mujeres en trabajo de parto, el alivio regional del dolor reduce o bloquea el dolor debajo de la cintura. El medicamento para el dolor se inyecta en un área cercana a la columna vertebral, en la zona lumbar de la espalda.

incluyendo el *nacimiento por cesárea*, estos tipos de medicamentos disminuyen o bloquean el dolor debajo de la cintura. Los tipos más frecuentes son un *bloqueo epidural* y un *bloqueo espinal*.

Bloqueo epidural. Un bloqueo epidural es el tipo de anestesia más frecuentemente utilizado durante el parto en los Estados Unidos. Para este tipo de alivio del dolor, el fármaco se administra a través de un *catéter* (un tubo delgado y suave) que se coloca en la parte inferior de la espalda a través de una aguja. El medicamento que se administra es generalmente una combinación de un anestésico y un analgésico.

Con una epidural usted tendrá una cierta pérdida de la sensación en las áreas más bajas de su cuerpo, pero el medicamento no le producirá sueño. Usted todavía debería ser capaz de soportar y empujar a su bebé a través del canal del parto.

Una epidural se puede iniciar poco después de que sus contracciones comiencen o más tarde a medida que su trabajo de parto progrese. Un anestesiólogo generalmente administra una epidural. El riesgo de efectos secundarios de una epidural es bajo (véase el cuadro "Efectos secundarios del bloqueo epidural o bloqueo espinal").

Para prepararse para una epidural, se limpiará su piel. Se usará anestesia local para adormecer un área de su zona lumbar. Mientras se sienta o se acuesta de lado, se inserta una aguja entre las vértebras (los huesos de la columna vertebral) en el espacio epidural. Esta es una pequeña área debajo de la médula espinal y cerca de los nervios que pasan a su torso y miembros inferiores.

Es importante sentarse o acostarse muy quieta mientras se hace esto. Después de insertar la aguja epidural, generalmente se inserta un catéter blando y se retira la aguja. El catéter permanece en su lugar para que el medicamento pueda administrarse según sea necesario.

Efectos secundarios del bloqueo epidural o del bloqueo espinal

El riesgo de efectos secundarios de un bloqueo epidural o un bloqueo espinal es bajo. Los efectos secundarios pueden incluir

- fiebre
- náuseas y vómitos
- temblor
- dificultad para miccionar
- respiración más lenta (cuando se usa un medicamento opiáceo)

Otro posible efecto secundario es la caída de la presión arterial de la mujer. Esto puede reducir el flujo de sangre al bebé. Esto puede requerir tratamientos como cambios de posición, líquidos intravenosos (IV) o medicamentos adicionales.

Alrededor de 1 de cada 100 mujeres tendrán un dolor de cabeza intenso en un día a una semana después de recibir una epidural. Este dolor de cabeza puede ocurrir si la aguja penetra la cubierta de la médula espinal y hace que el líquido cefalorraquídeo se filtre. Los medicamentos estándar para el dolor de cabeza se prueban primero para aliviar el dolor de cabeza. Si estos no funcionan, se puede hacer un procedimiento simple llamado parche hemático. En este procedimiento, parte de su propia sangre se inyecta en el espacio epidural, cerca del lugar donde entró la aguja. A medida que esta sangre se coagula, impide que el líquido cefalorraquídeo se escape.

En raras ocasiones, el medicamento de anestesia se puede inyectar en una de las venas en el espacio epidural. Esto puede causar mareos, problemas de frecuencia cardíaca o un sabor raro en la boca. Para reducir la posibilidad de estos problemas, se le supervisará de cerca mientras recibe el fármaco epidural. Informe a su anestesiólogo o al personal de enfermería si tiene alguno de estos síntomas.

Puede tomar entre 10 y 20 minutos para que sienta alivio del dolor después de colocar el bloqueo epidural. Dependiendo de su nivel de dolor, su anestesiólogo puede ajustar la cantidad de medicamentos según sea necesario durante el trabajo de parto y el parto. La analgesia epidural controlada por el paciente también puede ser una opción. Con esta opción, puede darse una dosis de medicamento pulsando un botón. El dispositivo está programado para que no pueda darse demasiado medicamento.

Con una epidural, por lo general será capaz de moverse, pero es posible que no pueda caminar una vez que el medicamento comience a funcionar.

Usted todavía puede sentir sus contracciones, pero estará más cómoda. A veces habrá un área donde todavía hay dolor, llamada una "ventana". Si esto sucede, es posible que sea necesario administrar más medicamento. A veces el catéter epidural tendrá que ser ajustado o reemplazado.

Si se le administra una epidural durante el trabajo de parto y luego necesita tener una parto por cesárea, su anestesiólogo puede ser capaz de inyectar medicamentos a través del mismo catéter para aumentar su alivio del dolor.

Bloqueo espinal. Con un bloqueo espinal, se usa una aguja fina para inyectar una pequeña cantidad de medicamento en el líquido espinal, por debajo del nivel de la médula espinal. El medicamento comienza a aliviar el dolor rápidamente, pero dura solo una hora o dos. Por lo general, un bloqueo espinal se administra solo una vez. Esto es diferente de una epidural, que administra fármaco continuamente. Un bloqueo espinal puede tener los mismos efectos secundarios que una epidural (véase el cuadro "Efectos secundarios del bloqueo epidural o bloqueo espinal").

Dependiendo de los medicamentos utilizados, se puede usar un bloqueo espinal para la analgesia o anestesia. Se puede inyectar una combinación de analgésicos y anestésicos para aliviar el dolor a corto plazo durante el trabajo de parto. Dosis más altas de anestésicos pueden proporcionar una pérdida más completa de la sensación para el parto por cesárea. Los analgésicos que se administran durante la cirugía también pueden disminuir el dolor después del parto por cesárea.

Bloqueo espinal-epidural combinado. Un **bloqueo combinado espinal-epidural (CEE)** tiene los beneficios de un bloqueo espinal y un bloqueo epidural. Primero se administra un bloqueo espinal para aliviar el dolor de inmediato. Un catéter epidural entonces se coloca para proporcionar el fármaco para el dolor durante el trabajo de parto.

El bloqueo CEE a veces se llama un "epidural ambulante". Dependiendo de la política de su hospital y de su condición, usted puede caminar por una corta distancia después de que el CEE esté en su lugar, como hasta al baño. Sin embargo, los medicamentos pueden causar debilidad muscular o pérdida de equilibrio, por lo que es posible que no se le permita caminar por los pasillos.

Anestesia general

Usted no está despierta con la **anestesia general**. No siente dolor. La anestesia general se puede iniciar rápidamente y la deja inconsciente rápidamente. Este tipo de anestesia se utiliza con mayor frecuencia en situaciones de emergencia. No se puede ofrecer como una opción que usted puede elegir.

Los medicamentos que la ponen a dormir se administran a través de una vía intravenosa (IV) o a través de una mascarilla. Después de dormir, su anestesiólogo colocará un tubo de respiración en su boca y tráquea para ayudarla a respirar mientras está inconsciente. Un riesgo de la anestesia general es la dificultad para colocar el tubo de respiración.

Otro riesgo poco frecuente de anestesia es la aspiración. Mientras usted está inconsciente, la comida y la bebida de su estómago pueden volver a la boca y entrar en los pulmones cuando inhala. El embarazo y el trabajo de parto facilitan que los alimentos y los líquidos pasen de vuelta desde el estómago al esófago (el tubo que lleva desde la garganta hasta el estómago). El trabajo de parto también puede causar que los alimentos no digeridos permanezcan en el estómago más tiempo de lo habitual, por lo que hay más alimentos y líquidos no digeridos en el estómago. Si este alimento y líquido se inhalan hacia los pulmones ("aspiran"), pueden causar irritación e infección pulmonar grave.

Los medicamentos utilizados durante la anestesia general pueden pasar al bebé. Esto puede hacer que un recién nacido se sienta somnoliento y hacer que el bebé tenga dificultad para respirar. En casos raros, el bebé puede necesitar ayuda para respirar después del parto.

Los efectos de la anestesia general suelen desaparecer rápidamente. No hay efectos permanentes de la anestesia general para usted o para el cerebro o el desarrollo del bebé.

Trastorno por el consumo de opiáceos y alivio del dolor durante el trabajo de parto

El *trastorno por el consumo de opiáceos* es una enfermedad tratable que puede ser causada por el uso de opiáceos en formas que no le fueron recetadas. Este trastorno a veces se llama "adicción a los opiáceos". Los opiáceos incluyen medicamentos llamados oxicodona, hidromorfona, hidrocodona, fentanilo y codeína. Los síntomas del trastorno por el consumo de opiáceos incluyen

- sentir un fuerte deseo de consumo de opiáceos
- sentirse incapaz de detener o reducir el consumo de opiáceos
- tener problemas laborales, escolares o familiares causados por el consumo de opiáceos
- necesitar de más opiáceos para obtener el mismo efecto
- pasar mucho tiempo tratando de encontrar y utilizar opiáceos
- sentirse mal después de suspender o reducir el consumo de opiáceos

Si usted tiene un trastorno por el consumo de opiáceos durante el embarazo, es importante decirle a su ginecoobstetra en las primeras etapas de su embarazo, especialmente si está recibiendo tratamiento para el trastorno. Juntos, pueden planear el alivio apropiado del dolor durante el trabajo de parto y la recuperación. Además, antes de que usted entre en trabajo de parto puede ser útil hablar con un anestesiólogo.

Aquí hay algunas cosas que usted debería saber:

- Si está tomando metadona o buprenorfina para controlar un trastorno por el consumo de opiáceos, debería continuar tomando su dosis regular mientras está en trabajo de parto. Dividir su dosis diaria regular en tres o cuatro dosis más pequeñas cada 6 a 8 horas puede ayudar con el alivio del dolor.

- Usted también debería tener otra opción de alivio del dolor disponible para usted como lo hacen las mujeres sin el trastorno por el consumo de opiáceos. Las mujeres que toman metadona o buprenorfina a menudo necesitan dosis más altas de opiáceos para obtener suficiente alivio del dolor.

- Si no desea tomar opiáceos durante el parto, hágale saber a su ginecoobstetra.

- Algunos fármacos que se usan para el alivio el dolor durante el trabajo de parto pueden revertir los efectos de la metadona o la buprenorfina y causar síntomas de abstinencia repentinos. Su equipo de atención debería saber no darle estos medicamentos. Hágale saber a su ginecoobstetra acerca de todos los medicamentos que está tomando.

- Existen medicamentos no opiáceos eficaces disponibles que pueden ser parte de su plan de manejo del dolor durante el trabajo de parto y después de que se vaya a casa.

- Las técnicas de alivio del dolor descritas más adelante en este capítulo también pueden ser útiles.

Si ha usado opiáceos durante el embarazo, también es importante que se lo informe al equipo de atención de su bebé. El bebé ya no recibirá el fármaco después de que usted dé a luz. Como resultado, el bebé puede tener síntomas de abstinencia que necesitan ser tratados. Esto se llama *síndrome de abstinencia neonatal (SAN)*. El SAN puede durar días o semanas. Envolverlos, amamantarlos y el contacto piel a piel pueden ayudar a que los bebés con SAN se sientan mejor, pero a veces se necesitan medicamentos.

El Colegio Americano de Obstetras y Ginecólogos (ACOG) cree que las mujeres embarazadas que tienen un trastorno por el consumo de opiáceos deben recibir atención médica y servicios de asesoramiento, no castigo.

Buscar ayuda es el primer paso para recuperarse de la adicción y hacer una vida mejor para usted y su familia. Recuerde, el trastorno por el consumo de opiáceos es una enfermedad tratable. También es importante saber que los estados tienen diferentes leyes y políticas sobre el consumo de opiáceos durante el embarazo. Puede ser útil aprender sobre las leyes y las políticas de su estado. Puede visitar este sitio para obtener más información: www.guttmacher.org/state-policy/explore/substance-use-during-pregnancy.

Técnicas para el alivio del dolor

Mucho antes de que se inventaran las epidurales, las mujeres utilizaban diferentes métodos para aliviar el dolor del trabajo de parto. Si está interesada en usar algunas de estas técnicas, asegúrese de que estén disponibles o permitidas en el hospital o en el centro de maternidad donde dará a luz.

Caminar

Durante las primeras etapas del parto, caminar puede ayudarle a mantenerse relajada y aliviar parte del dolor. Si su ginecoobstetra dice que está bien, tome paseos cortos por el pasillo con su compañero de trabajo de parto. Es probable que no pueda caminar después de recibir analgésicos sistémicos o si se le administra un bloqueo epidural o espinal (véase "Bloqueo epidural" y "Bloqueo espinal" anteriormente en este capítulo).

Si está conectada para **monitorización fetal electrónica**, todavía puede caminar cerca de su cama. Algunos hospitales y centros de maternidad tienen dispositivos de monitoreo inalámbricos para ayudarla a moverse con mayor libertad.

Posiciones

Muchas mujeres se sienten más cómodas cambiando de posición con regularidad durante el trabajo de parto. Moverse de lado a lado puede ayudar. También se pueden probar otras posiciones si su ginecoobstetra dice que está bien. Las posiciones más erguidas—como agacharse, pararse, arrodillarse o sentarse—permiten que la gravedad ayude a mover al bebé hacia abajo en el canal de parto. Estar erguida en lugar de acostarse también puede reducir la presión del bebé sobre la columna vertebral. Las posiciones en cuclillas estiran el canal del parto hasta su diámetro más ancho, posiblemente haciendo que sea más fácil para el bebé salir.

Considere todas sus opciones y haga muchas preguntas. Es posible que desee hacer un plan antes de que comience el trabajo de parto. Pero tenga en cuenta que no todas las posiciones de parto o el equipo pueden estar disponibles en su centro. Y recuerde que el trabajo de parto no siempre va como estaba planeado. Es posible que tenga que ajustar su plan si las circunstancias cambian durante el parto.

Duchas calientes

El agua se ha utilizado para aliviar el dolor durante siglos. Muchas mujeres informan que tomar una ducha tibia es útil durante el trabajo de parto. Tener flujo de agua tibia en la espalda y el vientre puede

* relajar los músculos tensos
* ayudar con la relajación en general
* ayudar a aliviar el dolor

Por seguridad, debería tener a alguien cerca para apoyarla.

Sentarse en el agua

El trabajo de parto en el agua se ha vuelto más popular en los últimos años. Muchos hospitales y centros de maternidad han empezado a ofrecer este servicio. Algunos estudios han demostrado que sentarse en el agua durante la primera etapa del trabajo de parto puede disminuir el dolor y acortar el trabajo de parto, pero los resultados no son consistentes. No hay evidencia de que el trabajo de parto en el agua tenga algún beneficio para el bebé.

Por lo general es seguro pasar la primera etapa del trabajo de parto en una piscina de agua, pero solo si usted no tiene *complicaciones* médicas y su equipo de atención médica puede vigilarla a usted y a su bebé según sea necesario.

Dar a luz bajo el agua no es recomendado. Ha habido informes de daños graves a los bebés nacidos bajo el agua, incluidos problemas respiratorios, convulsiones y casi ahogamiento. ACOG recomienda que sentarse en el agua se limite a la primera etapa del trabajo de parto.

Si desea intentar el parto en el agua, recuerde estas precauciones:

* Su hospital o centro de maternidad debe tener estándares muy altos para limpiar y mantener la piscina de partos y prevenir infecciones. Si no está segura, pregunte.
* Debería existir un proceso para sacarla de la bañera de manera rápida y segura si surgen problemas.
* Debería salir de la bañera cuando comience a empujar al bebé (la segunda etapa del trabajo de parto). Esto ayudará a evitar la posibilidad de que el bebé nazca bajo el agua por accidente.

Música y masaje

La música y la terapia de masaje pueden ayudar a aliviar el dolor durante el trabajo de parto.

• Escuchar música durante el trabajo de parto ha demostrado reducir el dolor en algunas mujeres. La música suave y relajante puede ayudar durante el trabajo de parto temprano. Para las etapas posteriores del trabajo, la música con un ritmo constante puede ser mejor.

• Un masaje suave y firme en la parte inferior de la espalda y los hombros puede aliviar parte de la presión de las contracciones. Los nudillos de su compañero de trabajo de parto o una bola de tenis pueden dar la cantidad correcta de presión.

Equipo para el trabajo de parto y parto

La mayoría de las mujeres en los Estados Unidos dan a luz mientras están acostadas boca arriba con los pies apoyados en estribos o por un compañero de parto. Dar a luz en esta posición puede facilitar que su ginecoobstetra ayude durante el parto. También proporciona apoyo para la espalda y las piernas.

Muchos hospitales y centros de maternidad ofrecen camas, sillas y otros equipos especiales para ayudar con el trabajo de parto y parto. Estas son algunas de las opciones:

• Cama de parto—Una cama de parto se puede ajustar para ponerse en cuclillas, sentarse en el extremo de la cama con los pies apoyados o recostarse de lado. Se puede colocar sobre la cama una barra para ponerse en cuclillas a la que puede colgarse.

• Taburete de parto—Los taburetes de parto la estabilizan y la sostienen mientras se pone en cuclillas.

• Pelota de parto—No puede dar a luz en una, pero sentarse en una pelota de parto puede proporcionar algún alivio de los dolores de parto. Puede balancearse hacia adelante y hacia atrás sobre la pelota para ayudar a aliviar el dolor de las contracciones. O puede inclinar la parte superior del cuerpo sobre la pelota de parto si se coloca en la cama. Puede llevar una pelota de parto de casa si el hospital no tiene una.

• Silla de parto—Las sillas de parto están especialmente diseñadas para que pueda dar a luz en una posición sentada.

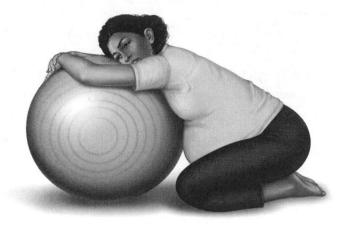

Pelota de parto

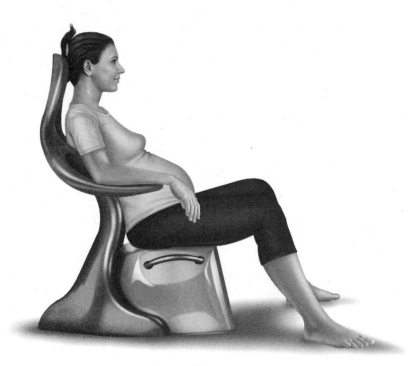

Taburete de parto

Posiciones para el trabajo de parto y parto. Muchos hospitales y centros de maternidad ofrecen sillas especiales y otros equipos para ayudarla a ponerse en posiciones cómodas para el trabajo de parto y el parto.

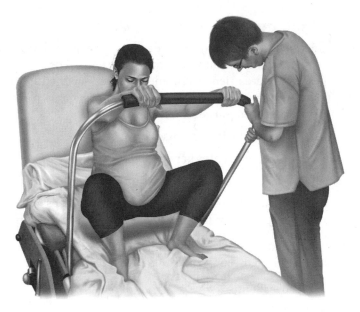

Cama de parto con barra para ponerse en cuclillas

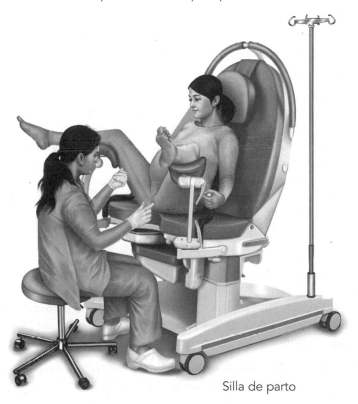

Silla de parto

Apoyo continuo durante el trabajo de parto

Cuando una mujer tiene a alguien con ella durante el trabajo de parto y parto, se conoce como apoyo continuo durante el trabajo de parto. Los estudios han demostrado que las mujeres tienen una mejor experiencia en el parto si tienen una persona de apoyo desde el comienzo del trabajo de parto hasta que nace el bebé. Las mujeres con gente de apoyo

- tuvieron tiempos de trabajo de parto más cortos
- necesitaron menos medicamentos para el dolor
- tuvieron menos probabilidades de necesitar un parto por cesárea
- tuvieron menos probabilidades de necesitar el uso de *fórceps* o un *dispositivo de vacío* para guiar la cabeza del bebé fuera de la vagina

Su persona de apoyo puede ser alguien familiar para usted, como una pareja, un miembro de la familia o un amigo. Él o ella puede ayudar al

- ofrecer comodidad y aliento
- medir sus contracciones
- masajear su espalda y hombros
- permitirle apoyarse en él o ella mientras camina o se balancea
- actuar como punto focal durante las contracciones

Escuchar que está haciendo un buen trabajo y que las cosas van bien puede ser de gran ayuda.

El apoyo continuo durante el trabajo de parto también puede provenir de un profesional capacitado, como una enfermera, una partera o una *doula*. Las doulas son entrenadores de trabajo de parto profesionales que pueden ser contratados para ayudar durante el parto. No tienen ningúna capacitación médica, pero muchas dolas tienen capacitación en métodos de relajación, como técnicas de respiración y masaje. Véase la sección "Recursos" al final de este capítulo si desea encontrar una doula en su área.

Lecciones de parto

Las clases de preparación para el parto enseñan a las mujeres embarazadas diversas técnicas para hacer frente al dolor y reducir las molestias durante el trabajo de parto y el parto. Las clases de preparación para el parto comparten los principios de educación, apoyo, relajación, respiración a ritmo y tacto. Aquí está una descripción de algunos enfoques de preparación para el parto:

- Método Lamaze—Este método de preparación para el parto fue desarrollado en la década de 1950 por un obstetra francés, el Dr. Fernand Lamaze.

Este método se basa en la idea de que la sabiduría interna de una mujer la guía a través del parto. La educación sobre el parto de Lamaze ayuda a las mujeres a ganar confianza en sus cuerpos y a aprender a tomar decisiones informadas sobre el embarazo, el parto, la lactancia y la crianza de los niños. Para obtener más información sobre este método, visite el sitio web de Lamaze International (véase la sección "Recursos" al final de este capítulo).

- Método Bradley—Este método se basa en la creencia de que un embarazo sano puede suceder con la educación, la preparación y el apoyo de un compañero de trabajo de parto. Este método implica la participación activa de la mujer embarazada y su compañero de trabajo de parto durante el proceso de trabajo de parto. También enseña una variedad de técnicas de relajación. La información sobre el método Bradley está disponible en línea (véase la sección "Recursos" al final de este capítulo).

- Método Read—Este método busca controlar el miedo y la ansiedad al educar a las mujeres embarazadas y los compañeros de trabajo de parto sobre el trabajo de parto y el parto. El método Read se explica en el libro *Childbirth Without Fear (Parto sin miedo)*, escrito por su fundador, el Dr. Grantly Dick-Read.

- Hipnosis—El "hipnoparto" utiliza técnicas de relajación y autohipnosis para enseñar a las mujeres cómo lograr un parto natural y sin miedo. La información sobre el método está disponible en línea (véase la sección "Recursos" al final de este capítulo).

- Yoga y sofrología—Estos métodos provienen de la cultura hinduista y enseñan el control del cuerpo y la mente. A través de la relajación, la concentración y la meditación, estas técnicas pueden disminuir el dolor del trabajo de parto. Pregúntele a su ginecoobstetra sobre las clases de yoga prenatal que se ofrecen en su área.

Con todas las opciones disponibles, es probable que encuentre algo que atraiga a sus propias creencias y preferencias. A medida que considere sus opciones, tenga en cuenta los siguientes consejos:

- Póngase en contacto con el instructor—El enfoque y los conocimientos del instructor son factores importantes para determinar si la clase es adecuada para usted. Haga preguntas para obtener una idea de cómo se enseña la clase.

- Averigüe la ubicación y el horario: ¿Se ofrece la clase cerca? ¿Cuántas semanas son? Usted quiere encontrar una clase que sea conveniente para usted.

- Calcule el costo—Descubra cuánto cuesta la clase y qué se incluye en la tarifa. Además, compruebe si su plan de seguro médico cubrirá cualquiera de estos costos.

- Pregunte cuántas personas hay en la clase—Algunas clases son pequeñas y ofrecen atención personal. Otras son más grandes. Hable con su compañero de trabajo de parto sobre si una clase pequeña o grande es mejor para usted.

Las clases de preparación para el parto se analizan con más detalle en el Capítulo 12, "Preparación para el parto". Si no quiere tomar clases para prepararse para el trabajo de parto, eso está bien. No es un requisito para dar a luz. Su ginecoobstetra y enfermeras de parto le darán las instrucciones y la información que necesita mientras esté en el hospital o centro de maternidad.

RECURSOS

Asociación Internacional de Educación sobre el Parto
www.icea.org
Busque clases de parto o encuentre educadores o doulas en su área.

Clases de preparación para el parto
Estos sitios web ofrecen tres opciones populares para la preparación del parto. Hay muchos más por ahí. Pídale también a su ginecoobstetra que le haga recomendaciones.

Hipnoparto
www.hypnobirthing.com

Lamaze Internacional
www.lamaze.org

Método Bradley de parto natural
www.bradleybirth.com

DONA International
www.dona.org
Asociación internacional para la formación y certificación de las doulas. Incluye un servicio de localización en línea.

Su embarazo y el nacimiento de su bebé
www.acog.org/MyPregnancy
Sitio web del Colegio Americano de Obstetras y Ginecólogos (ACOG) con información sobre el embarazo, el trabajo de parto, el parto y la atención posparto. Incluye la información más reciente de los expertos en atención de la salud de la mujer, preguntas respondidas por los ginecoobstetras del ACOG, historias de embarazos de mujeres reales y un directorio de la A a la Z de temas de salud que cubren el embarazo y más allá.

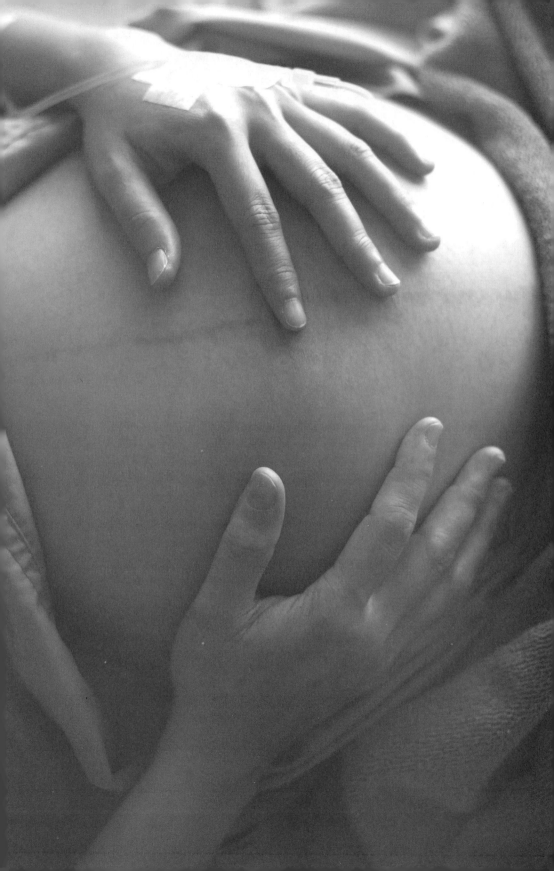

CAPÍTULO 14

Inducción del trabajo de parto

A veces, continuar un embarazo se vuelve demasiado arriesgado para la salud de la mujer o para la salud de su bebé. Si esto sucede, usted y su **ginecólogo obstetra (ginecoobstetra)** pueden hablar sobre el comienzo temprano del trabajo de parto para que usted pueda tratar de tener un parto vaginal. Esto se llama **inducción del trabajo de parto**.

Más de 1 de cada 5 mujeres en los Estados Unidos tienen inducción del trabajo de parto cada año. En general, el trabajo de parto se induce cuando los beneficios de tener un bebé pronto superan los riesgos de continuar con el embarazo. No obstabte, la inducción del trabajo de parto también puede aumentar el riesgo de ciertas **complicaciones**. Si usted y su ginecoobstetra están pensando en inducir su trabajo de parto, hablarán juntos sobre los beneficios y riesgos para usted y su bebé.

Razones médicas para la inducción del trabajo de parto

Hay muchas razones por las que su ginecoobstetra puede recomendar la inducción del trabajo de parto. Aquí están algunas de las razones más comunes:

- Su embarazo ha durado más de 41 a 42 semanas.
- Usted tiene problemas de salud, como problemas con su corazón, pulmones o **riñones**.
- Hay problemas con la **placenta**.
- Hay problemas con el bebé, como un crecimiento deficiente.
- Hay una disminución en el **líquido amniótico**.
- Tiene una infección del **útero**.

- Tiene **diabetes gestacional** o ha tenido **diabetes mellitus** antes del embarazo.

- Tiene **hipertensión** crónica, **preeclampsia** o **eclampsia**.

- Tiene **rotura prematura de membranas (RPM)**.

Antes de que el trabajo de parto sea inducido, su ginecoobstetra vigilará su salud y la de su bebé. Esto se hace para evaluar los posibles riesgos para cualquiera de ustedes.

En embarazos de riesgo muy alto, la inducción del trabajo de parto puede ser necesaria incluso si significa que el bebé nacerá **pretérmino**. Si se recomienda el parto pretérmino, por lo general significa que continuar el embarazo tiene más riesgos que un parto pretérmino.

Embarazo de término tardío y postérmino

Un embarazo a **término tardío** es uno que es desde las 41 semanas y 0 días hasta las 41 semanas y 6 días. Un **embarazo postérmino** es uno que tiene 42 semanas o más. Cuando un embarazo dura más de 40 semanas, puede aumentar los riesgos para la salud de una mujer y su bebé. Estos riesgos incluyen los siguientes:

- Después de 42 semanas, es posible que la placenta no funcione tan bien como lo hizo anteriormente durante el embarazo.

- A medida que el bebé crece, la cantidad de líquido amniótico puede comenzar a disminuir. Menos líquido puede causar que el **cordón umbilical** se pellizque a medida que el bebé se mueve o que el útero se contrae.

- El bebé puede crecer más de lo normal, lo que puede complicar el parto vaginal.

- El embarazo postérmino duplica el riesgo de la mujer embarazada de necesitar un **parto por cesárea**.

A pesar de estos riesgos, la mayoría de las mujeres que dan a luz después de sus fechas de parto tienen bebés sanos.

Si su fecha de parto llegó y se fue, lo más probable es que su ginecoobstetra haga una evaluación para comprobar la salud de su bebé. Si no comienza el trabajo de parto por su cuenta a las 41 a 42 semanas, usted y su ginecoobstetra deberían hablar sobre la opción de inducir el trabajo de parto.

Inducción a las 39 semanas

Una nueva investigación sugiere que la inducción para mujeres sanas a las 39 semanas puede reducir la probabilidad de **nacimiento por cesárea**. También puede reducir el riesgo de preeclampsia o hipertensión gestacional. Estos hallazgos solo se aplican si:

- Este es su primer embarazo.
- Está embarazada de un solo bebé.
- Usted y su bebé están sanos.

El parto pretérmino es el momento en que las contracciones de una mujer comienzan y su **cuello uterino** comienza a abrirse. Las mujeres que tienen inducción a las 39 semanas deberían ser permitidas hasta 24 horas o más para la fase temprana del parto. También deben administrarse **oxitocina** por lo menos 12 a 18 horas después de haberse separado o despegado las membranas. Si el trabajo de parto de una mujer no progresa, puede considerarse un intento fallido de inducción. En la mayoría de los casos, se necesita un parto por cesárea cuando falla la inducción.

Cuando una mujer y su bebé están sanos, la inducción no debe hacerse antes de las 39 semanas. Los bebés nacidos en o después de las 39 semanas tienen la mejor oportunidad de obtener resultados saludables en comparación con los bebés nacidos antes de las 39 semanas. Pero cuando la salud de la mujer, su bebé o ambos está en riesgo, la inducción antes de las 39 semanas puede ser recomendada.

Razones voluntarias para la inducción del trabajo de parto

A veces, el trabajo de parto se induce a petición de la mujer por razones no médicas, como molestias físicas, antecedentes de trabajo de parto rápido o vivir lejos del hospital. Esto se llama inducción voluntaria.

Si está pensando en la inducción voluntaria, su ginecoobstetra debe revisar sus registros para estar razonablemente seguro de que ha alcanzado las 39 semanas de embarazo. La mayoría de los hospitales también requieren documentación que demuestre que ha alcanzado las 39 semanas. Esto se hace confirmando uno de los siguientes:

- Le hicieron un **ultrasonido** en menos de 20 semanas de embarazo que respalda una **edad gestacional** de 39 semanas o más.
- La actividad cardíaca del bebé ha estado presente durante al menos 30 semanas.
- Han pasado al menos 36 semanas desde un resultado positivo en la prueba de embarazo.

¿Cuándo no se induce el trabajo de parto?

Hay algunas situaciones que hacen que la inducción del trabajo de parto o el parto vaginal sean inseguros para usted y el bebé. Estos pueden incluir lo siguiente:

* La placenta cubre parte o toda la abertura del útero. Esto se llama **placenta previa**.

* El bebé está acostado de lado en el útero o está en una **presentación podálica**.

* El cordón umbilical ha caído dentro de la **vagina** delante del bebé. Esto se llama **prolapso del cordón umbilical**.

* Tiene una infección activa por **herpes genital**.

* Tuvo una cirugía anterior de su útero, como ciertos tipos de parto por cesárea o cirugía para extirpar **fibromas.**

En estas situaciones, es posible que necesite un nacimiento por cesárea para proteger su salud y la de su bebé (véase el Capítulo 17, "Parto por cesárea y nacimiento vaginal después de un parto por cesárea").

¿Por qué esperar hasta las 39 semanas?

Si está teniendo un embarazo saludable y no hay complicaciones, debería esperar para dar a luz a su bebé hasta que su embarazo sea a término— 39 semanas y 0 días o más.

* Como usted sabe, los bebés crecen y se desarrollan a lo largo de las 40 semanas de embarazo. Por ejemplo, el cerebro, el hígado y los pulmones están entre los últimos órganos que maduran. No están completamente desarrollados antes de las 39 semanas de embarazo.

* Los bebés que nacen incluso un poco antes de las 39 semanas pueden no estar tan desarrollados como los que nacen después de las 39 semanas de embarazo. Estos bebés pueden tener un mayor riesgo de problemas de salud a corto y largo plazo. Algunos de estos problemas pueden ser graves y de por vida.

* Los bebés que no están completamente desarrollados pueden necesitar cuidado adicional. Pueden tener problemas para respirar o comer. Pueden tener **anemia** o **ictericia**. Estos bebés pueden necesitar pasar tiempo en una **unidad de cuidados intensivos neonatales (UCIN).**

* Cuanto antes nazca un bebé, mayores serán los riesgos de problemas de salud y es probable que sean más graves.

Cómo se realiza la inducción

Hay varias formas para iniciar el trabajo de parto si no ha comenzado de forma natural. El método utilizado depende de varios factores, incluyendo su salud y cómo su ginecoobstetra prefiere inducir el trabajo de parto. A veces, varios de estos métodos se utilizan juntos. Algunos de los métodos utilizados para inducir el trabajo de parto también se utilizan para las mujeres en trabajo de parto espontáneo que no progresa como debería.

Si le van a realizar una inducción del trabajo de parto, al principio se puede realizar una *monitorización fetal electrónica*. Esto mide la frecuencia cardíaca del bebé y sus contracciones. Si tiene una afección médica o una complicación del embarazo, es posible que tenga una monitorización fetal electrónica continua durante el trabajo de parto.

Preparación del cuello uterino para el trabajo de parto

La "maduración del cuello uterino" es un procedimiento que ayuda a que el cuello uterino se ablande y se adelgace para que se dilate (abra) durante el parto. Si el trabajo de parto va a ser inducido pero el cuello uterino aún no está blando, es posible que el parto no pueda progresar.

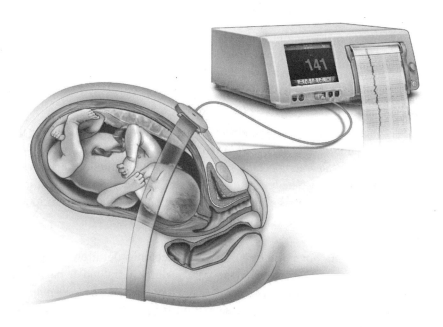

Monitorización electrónica de la frecuencia cardíaca fetal. Este tipo de monitorización verifica la frecuencia cardíaca del bebé durante el trabajo de parto.

Antes de inducir el trabajo de parto, su ginecoobstetra debería comprobar si su cuello uterino ha comenzado este cambio. Los ginecoobstetras pueden usar la puntuación de Bishop para evaluar la preparación del cuello uterino para el trabajo de parto. Con este sistema de puntuación, se da un número que oscila entre 0 y 13. Una puntuación de 6 o menos significa que su cuello uterino aún no está listo para el parto. En este caso, es posible que su ginecoobstetra le recomiende comenzar la inducción madurando el cuello uterino.

La maduración del cuello uterino se puede hacer con medicamentos o sin medicamentos. Cuando se hace con medicamentos, la maduración incluye:

• Uso de medicamentos que contienen *prostaglandinas*. Estos medicamentos se pueden insertar en la vagina o tomar por vía oral.

Cuando se hace sin medicamentos, la maduración incluye:

• Uso de un *catéter* de tubo delgado que tiene un globo inflable en el extremo El tubo se inserta a través de la vagina hasta la abertura del cuello uterino. Luego el globo se expande, lo que ayuda a abrir el cuello uterino.

• Uso de *laminaria*. Estas son varillas delgadas insertadas en el cuello uterino para dilatarlo. Están hechas de una sustancia natural o artificial que se expande cuando absorbe agua.

Estas formas de maduración del cuello uterino pueden usarse juntas o una tras otra. Usted y su ginecoobstetra deberían hablar sobre qué enfoques pueden funcionar mejor para usted y su cuello uterino.

Despegamiento o separación de las membranas amnióticas

Para "despegar o separar las membranas", su ginecoobstetra introduce un dedo enguantado entre el *saco amniótico* y la pared de su útero, separando las membranas fetales. Esta acción se realiza cuando el cuello uterino está parcialmente dilatado. Puede hacer que su cuerpo libere prostaglandinas naturales, que ablandan más el cuello uterino y pueden iniciar contracciones.

Oxitocina

La oxitocina es una *hormona* que causa contracciones del útero. Se puede utilizar para iniciar el trabajo de parto o para acelerar el trabajo de parto que comenzó por sí solo. Las contracciones pueden comenzar pocó después de administrar oxitocina. La oxitocina se administra por una *vía intravenosa (IV)* en el brazo.

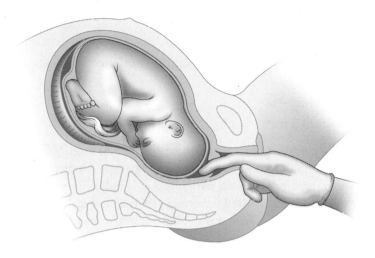

Despegamiento o separación de las membranas amnióticas. Su ginecoobstetra puede arrastrar un dedo enguantado sobre las membranas amnióticas para separarlas del cuello uterino. Esta acción puede ayudar a iniciar su trabajo de parto.

Amniotomía

Cuando la fuente se rompe, el saco amniótico lleno de líquido que rodea al bebé se ha roto (reventado). La mayoría de las mujeres entran en trabajo de parto pocas horas después de que se rompe la fuente. Si el saco no ha reventado ya, romperlo puede comenzar las contracciones. O, si las contracciones ya han comenzado, romper el saco puede hacerlas más fuertes y frecuentes.

Para romper el saco amniótico, un ginecoobstetra hace un agujero en el saco con un dispositivo especial. Este procedimiento, llamado *amniotomía*, se puede realizar antes o después de que una mujer haya recibido oxitocina. La amniotomía se puede realizar para comenzar el trabajo de parto cuando el cuello uterino esté dilatado y la cabeza del bebé se ha movido hacia la pelvis. La mayoría de las mujeres entran en trabajo de parto en unas pocas horas después de que se rompe el saco amniótico, pero a veces puede ser necesaria la oxitocina.

Riesgos de la inducción del trabajo de parto

Hay riesgos con la inducción del trabajo de parto. Un riesgo es que cuando se usa oxitocina, el útero se puede sobreestimular. Esto puede hacer que el útero se contraiga con demasiada frecuencia. Demasiadas contracciones pueden llevar a cambios en la frecuencia cardíaca del bebé. Si hay problemas con la frecuencia cardíaca del bebé, la oxitocina se puede reducir o detener. También se pueden necesitar otros tratamientos para estabilizar la frecuencia cardíaca del bebé.

Otros riesgos de la inducción del trabajo de parto pueden incluir

- **corioamnionitis**, una infección del *líquido amniótico*, la placenta o las membranas
- infección en el bebé
- rotura del útero (rara)

A veces la inducción del trabajo de parto no funciona. Si usted y su bebé están bien y el saco amniótico no se ha roto, es posible que le den la opción de irse a casa. Puede programar otra cita para intentar la inducción de nuevo. Si su trabajo de parto comienza, usted debería regresar al hospital.

Si usted o su bebé no se encuentran bien durante o después de intentar la inducción, es posible que sea necesario un parto por cesárea. Aunque la mayoría de los partos por cesárea son seguros, puede haber riesgos adicionales para usted, incluyendo

- infección
- **hemorragia** (sangrado intenso)
- complicaciones de la **anestesia**

El tiempo de recuperación después de un parto por cesárea generalmente es más largo que para un parto vaginal.

También hay consideraciones para embarazos futuros. Con cada parto por cesárea, aumenta el riesgo de problemas graves de placenta en futuros embarazos. Además, el número de partos por cesárea que ha tenido es un factor importante en la forma en que dará a luz a cualquier bebé futuro. Véase el capítulo 17, "Parto por cesárea y nacimiento vaginal después de un parto por cesárea", para obtener una descripción detallada del parto por cesárea.

Si su trabajo de parto va a ser inducido

Si su ginecólogo recomienda la inducción del trabajo de parto, asegúrese de que comprende

- por qué se recomienda la inducción
- el método o métodos que se utilizarán
- lo que usted puede esperar razonablemente que suceda durante su inducción

La primera etapa del trabajo de parto suele durar más tiempo cuando se induce el trabajo de parto que cuando se inicia por sí solo. El alivio del dolor durante un parto inducido se puede administrar de la misma manera que en un parto espontáneo. Este alivio del dolor puede incluir un *bloqueo epidural, bloqueo espinal* o medicamentos administrados a través de una vía intravenosa (IV). Discuta sus opciones de alivio del dolor con su ginecoobstetra antes del parto.

RECURSOS

Inducir el trabajo de parto

www.nlm.nih.gov/medlineplus/ency/patientinstructions/000625.htm

Página web de la Biblioteca Nacional de Medicina de los Estados Unidos. Proporciona una visión general básica de las formas en que se puede inducir el trabajo de parto.

Su embarazo y el nacimiento de su bebé

www.acog.org/MyPregnancy

Sitio web del Colegio Americano de Obstetras y Ginecólogos (ACOG) con información sobre el embarazo, el trabajo de parto, el parto y la atención posparto. Incluye la información más reciente de los expertos en atención de la salud de la mujer, preguntas respondidas por los ginecoobstetras del ACOG, historias de embarazos de mujeres reales y un directorio de la A a la Z de temas de salud que cubren el embarazo y más allá.

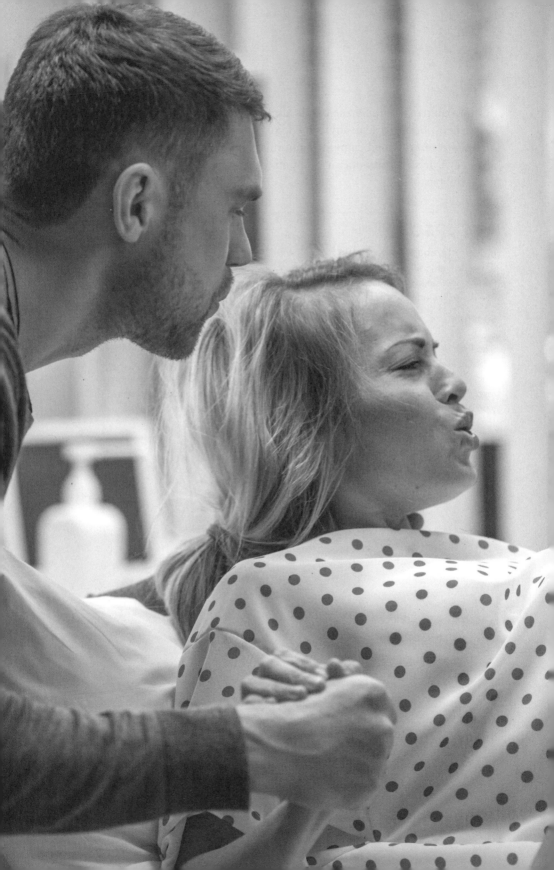

CAPÍTULO 15

Trabajo de parto y parto

El trabajo de parto es el proceso que prepara su cuerpo para dar a luz a su bebé. A medida que el trabajo de parto comienza, el **cuello uterino** que comienza a dilatarse (abrirse). El **útero** se contrae a intervalos regulares, con contracciones cada vez más fuertes y cercanas.

Para una mujer que tiene su primer bebé, el trabajo de parto suele durar de 12 a 18 horas. Para las mujeres que han dado a luz antes, generalmente dura de 8 a 10 horas. Pero cada mujer es diferente. Su trabajo de parto puede no ser como el de su madre, de su hermana o el de su amiga. Incluso puede ser diferente con cada niño que tenga. Aun así, el trabajo de parto y el parto suelen seguir un patrón. Cuanto más sepa sobre qué esperar durante el trabajo de parto, mejor preparada estará una vez que comience.

Saber cuando está en trabajo de parto

A veces puede ser difícil decir cuando está en trabajo de parto. Las **contracciones de Braxton Hicks** pueden ocurrir durante muchas semanas antes de que comience el trabajo de parto. Estas contracciones de "práctica" pueden ser muy dolorosas y pueden hacerle pensar que está en trabajo de parto cuando no lo está. Hay ciertos cambios en su cuerpo que indican que el trabajo de parto real está cerca:

- Descenso—Siente como si el bebé hubiera bajado más. Debido a que el bebé no presiona su diafragma, es posible que se sienta "más ligera". La cabeza del bebé se asienta profundamente en su pelvis. El descenso puede ocurrir desde unas pocas semanas hasta unas horas antes de que comience el trabajo de parto.

Terminos Comun sobre Trabajo de Parto

Es posible que escuche a su *ginecólogo obstetra (ginecoobstetra)* y a las enfermeras del trabajo de parto utilizar términos específicos para describir cómo progresa su trabajo de parto:

- **Borramiento del cuello uterino**—Acortamiento y adelgazamiento del cuello uterino. Cuando no está en trabajo de parto, su cuello uterino es un tubo fuerte y grueso que conecta la parte superior de la vagina con la parte inferior del útero. A medida que su trabajo de parto progresa, el cuello uterino se ablandará y se adelgazará hasta que esté justo contra la pared uterina. El borramiento del cuello uterino se estima en porcentajes, de cero por ciento (sin borramiento del cuello uterino) a 100 por ciento (borramiento del cuello uterino completo). El borramiento del cuello uterino hace posible que su cuello uterino se dilate (abra) y que el bebé pase a través de la abertura.

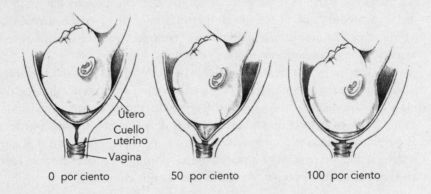

Útero
Cuello uterino
Vagina

0 por ciento   50 por ciento   100 por ciento

- **Dilatación**—La cantidad que el cuello uterino ha abierto. Se mide en centímetros (cm), desde 0 cm (sin dilatación) hasta 10 cm (completamente dilatado).

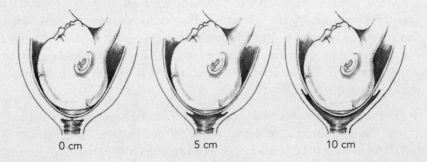

0 cm   5 cm   10 cm

- **Maduración cervical**—El proceso de ablandamiento, adelgazamiento y dilatación del cuello uterino en preparación para el parto.

- **Presentación**—La parte del bebé que está más baja en la vagina. Normalmente, la cabeza del bebé es la parte de presentación. Esto se llama **presentación cefálica.**

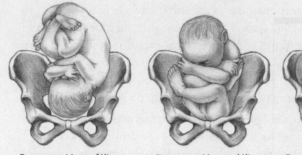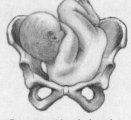

Presentación cefálica   Presentación podálica   Presentación de hombro

- Estación—La ubicación de la parte que presenta el bebé (generalmente la cabeza) en la vagina. Las espinas isquiáticas, que son las partes óseas de la pelvis que sobresalen en el canal del parto, se utilizan como punto de referencia. La estación se mide en números, describiendo donde la parte que presenta es relativa a las espinas isquiáticas. Una estación negativa (de –1 a –5) significa que la parte que presenta está por encima de las espinas. Una estación positiva (de +1 a +5) describe una parte de presentación que ha progresado por el canal de parto. En +5, el bebé está en **coronación** y la cabeza es visible justo en la abertura de la vagina de una mujer durante una exploración ginecológica.

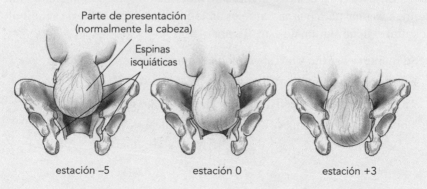

Parte de presentación
(normalmente la cabeza)

Espinas
isquiáticas

estación –5   estación 0   estación +3

- Pérdida del tapón de moco—Se forma un tapón de moco espeso en el cuello uterino durante el embarazo. Cuando el cuello uterino comienza a dilatarse (abrirse) varios días antes de que comience el trabajo de parto o al comienzo del trabajo de parto, el tapón pasa a la **vagina**. Puede notar un aumento en el flujo vaginal claro, rosado o ligeramente sanguinolento. Algunas mujeres expulsan todo el tapón de moco.

- Rotura de membranas—El **saco amniótico** lleno de líquido que rodeó al bebé durante el embarazo se rompe (se "rompe su fuente"). Puede sentir esto como un líquido que gotea o brota de su vagina. Llame al consultorio de su ginecoobstetra y vaya directamente al hospital si se rompe su fuente. Una vez que se rompa su fuente, su ginecoobstetra querrá asegurarse de que el trabajo de parto comience pronto, si aún no lo ha hecho. Un retraso en el trabajo de parto después de que se rompa la fuente aumenta la posibilidad de una infección en el útero (**corioamnionitis**) que es peligrosa para la mujer y su bebé.

- Contracciones—A medida que su útero se contrae, usted puede sentir dolor en su espalda o pelvis. Este dolor puede ser similar a los cólicos menstruales. Las contracciones del trabajo de parto ocurren en un patrón regular y se acercan con el tiempo.

¿Cómo se puede diferenciar entre las verdaderas contracciones del trabajo de parto y las contracciones de Braxton Hicks? Calcule las contracciones y observa si continúan cuando está descansando y bebiendo agua. Si el descanso y la hidratación hacen que las contracciones desaparezcan, no son verdaderas contracciones del trabajo de parto. La Tabla 15-1 "Diferencias entre trabajo de parto falso y trabajo de parto verdadero", muestra otras diferencias.

Si cree que está en trabajo de parto (o no está segura), llame a su ginecoobstetra. A veces, la única manera de saber la diferencia es haciendo un examen vaginal para buscar cambios en el cuello uterino. Debería acudir al hospital si tiene alguno de estos signos:

- Su fuente se ha roto y no está teniendo contracciones.
- Está sangrando mucho por la vagina.
- Tiene dolor intenso y constante sin alivio entre las contracciones.
- Nota que el bebé se mueve con menos frecuencia.

TABLA 15-1 **Diferencias entre trabajo de parto falso y trabajo de parto verdadero**

Síntoma	Trabajo de parto falso	Trabajo de parto verdadero
Momento de las contracciones	Las contracciones no son regulares. No se acercan más. Estas se llaman contracciones de Braxton Hicks.	Las contracciones se producen a intervalos regulares. A medida que pasa el tiempo, se acercan más. Cada una dura entre 60 y 90 segundos.
Cambian con el movimiento	Las contracciones pueden detenerse cuando usted camina o descansa. También pueden detenerse con un cambio de posición.	Las contracciones continúan incluso cuando usted descansa o se mueve.
Fuerza de las contracciones	Las contracciones son débiles y no se hacen mucho más fuertes. Pueden empezar fuerte y luego debilitarse.	Las contracciones se fortalecen constantemente.
Frecuencia de las contracciones	Las contracciones son irregulares y no tienen un patrón.	Las contracciones tienen un patrón.
Localización del dolor	El dolor generalmente se siente solo en el frente.	El dolor generalmente comienza en la espalda y se mueve hacia el frente.

Periodos del parto

El parto se divide en tres etapas:

- La etapa 1 es el trabajo de parto. Esta etapa se divide en trabajo de parto temprano y trabajo de parto activo.
- La etapa 2 es la fase de expulsivo, cuando se empuja al bebé hacia afuera.
- La etapa 3 es el alumbramiento de la *placenta*.

Al leer este capítulo, recuerde que el trabajo de parto de cada mujer es único para ella. Las descripciones del trabajo de parto típico a continuación pueden no describir exactamente lo que experimentará.

1.o periodo: Fase temprana de la dilatación

La etapa 1 se divide en trabajo de parto temprano y trabajo de parto activo. El comienzo del trabajo de parto temprano puede ser difícil de definir, pero generalmente significa que usted está teniendo contracciones regulares hasta que el cuello uterino se dilata hasta 6 cm. Es posible que oiga que esta etapa se describe como "trabajo de parto latente".

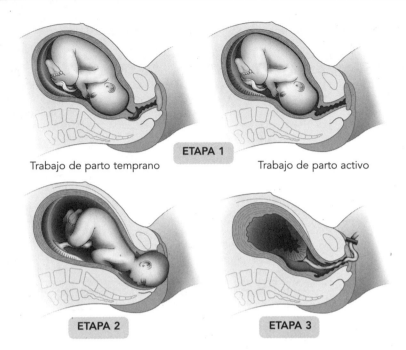

Las tres etapas del parto. En la etapa 1, el cuello uterino se dilata. En la etapa 2, el cuello uterino se dilata completamente y la mujer empuja al bebé fuera de la vagina. En la etapa 3, la placenta se separa del útero y se alumbra.

Qué sucede durante el trabajo de parto temprano. Durante el trabajo de parto temprano, usted puede sentir contracciones leves que ocurren entre 5 y 15 minutos y duran entre 60 y 90 segundos. Las contracciones se acercarán gradualmente. Hacia el final del trabajo de parto temprano, estarán a menos de 5 minutos entre ellas.

Durante estas contracciones, usted puede sentir dolor o presión que comienza en su espalda y se mueve hacia la parte inferior de su abdomen. Cuando esto sucede, su vientre se contraerá y se sentirá duro. Entre las contracciones, el útero se relaja y el vientre se ablanda. Estas contracciones están haciendo un trabajo importante. Ayudan a dilatar el cuello uterino y empujan al bebé hacia abajo dentro de la pelvis.

La primera etapa del trabajo de parto es casi siempre la más larga. El tiempo que dura es diferente para cada mujer y cada embarazo. Para las madres primerizas, el promedio es de 6 a 12 horas, pero puede durar hasta 20 horas para algunas mujeres. Para las mamás que repiten, la primera etapa del parto puede durar hasta 14 horas.

La intensidad del trabajo de parto temprano también varía. Algunas mujeres no sienten ninguna contracción en el trabajo de parto muy temprano. Para otras, las contracciones son más intensas, pero generalmente son manejables.

Si está teniendo un embarazo de bajo riesgo, probablemente pasará la mayor parte del trabajo de parto temprano en casa, esperando a que las contracciones se acerquen. Es muy probable que su ginecoobstetra le haya dado instrucciones sobre cuándo debe irse al hospital. Siga estas instrucciones exactamente. Si la fuente se rompe o si tiene sangrado importante, llame a su ginecoobstetra y vaya al hospital de inmediato.

Lo que puede hacer. Durante el trabajo de parto temprano, trate de mantenerse lo más relajada posible. Mantenerse relajada ayudará a que su cuello uterino se adelgace y se dilate. Usted puede querer alternar los movimientos activos con el descanso. Aquí hay algunas cosas que usted puede hacer durante el trabajo de parto temprano:

- Realice caminatas.
- Tome una ducha o baño.
- Reproduzca música relajante.
- Practique las técnicas de relajación y respiración que aprendió en la clase de preparación para el parto.
- Cambie de posición con frecuencia.
- Asegúrese de tener todo lo que necesita para el hospital.
- Asegúrese de haber organizado el cuidado de niños y mascotas, si es necesario.

La respiración lenta y relajada puede ser útil durante esta etapa:

- Tome una respiración profunda al comienzo de una contracción.
- Respire lentamente durante la contracción, centrándose en el movimiento de entrada y salida de la respiración.
- Intente contar durante la contracción.
- Al final de la contracción, tome una respiración profunda.

Cómo puede ayudar su compañero de trabajo de parto. Su compañero de trabajo de parto puede ser una gran ayuda para usted durante la etapa temprana del trabajo de parto. Ahora es el momento de que su compañero de trabajo de parto le ayude con las estrategias que aprendió en la clase de preparación para el parto sobre cómo relajarse y lidiar con el dolor. Otras maneras en que su compañero de trabajo de parto puede ayudar incluyen

- mantenerla distraída jugando a las cartas u otros juegos
- masajear su espalda y hombros
- cronometrar sus contracciones (cuánto tiempo duran y qué tan apartadas están)

- colocar una almohadilla térmica o una bolsa de hielo en la zona lumbar
- realizar llamadas telefónicas con usted

1.o periodo: Fase activa de la dilatación

A medida que comienza el trabajo de parto activo, sus contracciones se fortalecen y se acercan. Es durante esta etapa que el cuello uterino se dilata más rápido. El trabajo de parto activo comienza cuando una mujer está teniendo contracciones regulares y su cuello uterino está dilatado a 6 cm. Es difícil saber exactamente cuándo sucede esto, así que cuando sus contracciones son más fuertes, más cercanas y regulares, es hora de ir al hospital.

Qué sucede cuando usted va al hospital. Antes de que usted sea ingresada en el hospital o centro de partos, el personal determinará si usted está en trabajo de parto. Usted puede ser llevada a una sala especial o a la sala de emergencias del hospital. El equipo de atención médica comprobará

- sus signos vitales (temperatura, presión arterial, pulso)
- la frecuencia cardíaca del bebé
- con qué frecuencia tiene contracciones y cuánto tiempo duran
- la posición del bebé
- el peso estimado del bebé

Es posible que le realicen una ***exploración ginecológica*** para verificar la dilatación y el ***borramiento del cuello uterino***. Usted puede ser examinada para verificar si hay sangrado vaginal o para ver si su fuente se ha roto. El equipo de atención médica también puede preguntar si usted tiene una afección médica de alto riesgo o específica para el embarazo.

La única manera de diagnosticar el trabajo de parto es que su ginecoobstetra obstetra vea los cambios que ocurren en el cuello uterino. Si su cuello uterino está cambiando, puede que la ingresen al hospital o al centro de maternidad. Si su cuello uterino no cambia y usted y el bebé están bien, es posible que le den un tiempo para ver si comienzan los cambios. Algunos hospitales y centros de maternidad permiten que las mujeres caminen para ver si avanza el trabajo de parto. O puede que la envíen a casa hasta que sus contracciones sean más regulares.

Si usted es ingresada, lo siguiente ocurre generalmente:

- La llevarán a una habitación. En algunos hospitales y centros de maternidad, usted permanecerá en la misma habitación para el trabajo de parto y parto. Otras tienen una sala de parto separada.
- Se le pedirá que se ponga una bata de hospital.

- Se puede colocar una *vía intravenosa (IV)* o un "sello de heparina" en el brazo para que se puedan administrar medicamentos y líquidos si los necesita.

- Dependiendo de la política de su hospital y de su salud y la de su bebé, es posible que la conecten a un monitor fetal. La *monitorización fetal electrónica* le permite al equipo de atención médica controlar la frecuencia cardíaca de su bebé y la frecuencia de sus contracciones.

Después de que la hayan examinado y se haya evaluado su condición, es posible que se le pida que firme formularios de consentimiento. Estos formularios varían, pero la mayoría explica

- quién se ocupará de usted
- por qué se está realizando un procedimiento
- los riesgos implicados

Lea cualquier formulario que le den y pregunte sobre cualquier cosa que no esté clara. Firmar un formulario de consentimiento significa que usted entiende su afección médica y está de acuerdo con la atención descrita. Es posible que necesite firmar formularios de consentimiento separados si necesita *anestesia* o un *nacimiento por cesárea*.

Una vez que esté en su habitación, una enfermera de trabajo de parto y parto la vigilará desde el momento en que llegue hasta después de que nazca su bebé. Las enfermeras de parto están capacitadas para ayudar a las mujeres a superar las demandas físicas y emocionales del trabajo de parto.

En los hospitales docentes, un médico residente, un estudiante de enfermería o un estudiante de medicina también pueden ser parte de su equipo de parto.

Su propio ginecoobstetra puede estar allí de principio a fin, o él o ella puede llegar poco antes de que usted dé a luz. Si su ginecoobstetra trabaja en una práctica grupal, el ginecoobstetra "de guardia" puede estar allí en su lugar. Durante sus consultas prenatales, pregúntele a su ginecoobstetra quién puede esperar que esté allí para el parto.

Durante el trabajo de parto activo, el equipo de atención médica vigilará de cerca

- su ritmo cardíaco y su presión arterial
- el tiempo entre y la duración de sus contracciones
- cuánto se ha dilatado su cuello uterino
- el latido cardíaco del bebé ya sea de forma continua con un monitor fetal electrónico o periódicamente con una *ecografía Doppler* o un estetoscopio especial

Qué sucede durante el trabajo de parto activo. Durante el trabajo de parto activo, el cuello uterino se dilata de 6 cm a 10 cm. Las contracciones se fortalecen y pueden aparecer con 2 a 3 minutos de diferencia. Cada contracción dura unos 45 segundos, pero pueden ser tan cortas como 30 segundos o tan largas como 70 segundos. El trabajo de parto activo puede durar de 4 a 8 horas. Durante este tiempo, puede experimentar lo siguiente:

- Su fuente puede romperse si no lo ha hecho ya.
- Sus contracciones se hacen más fuertes.
- Usted puede tener dolor lumbar si la cabeza del bebé presiona su columna vertebral durante las contracciones.
- Sus piernas pueden sufrir calambres.
- Usted puede sentir el impulso de pujar.
- Es posible que sienta náuseas.

Lo que puede hacer. Sus contracciones se harán más intensas, así que céntrese en su respiración y tome cada contracción de una en una. Deje que su compañero de trabajo de parto y la enfermera le ayuden a través de sus ejercicios de respiración y relajación. Cuando pase cada contracción, trate de relajarse y no piense en la siguiente. Puede ser útil moverse para encontrar la posición que le resulte más cómoda. También se pueden administrar medicamentos para aliviar el dolor. Véase el Capítulo 13, "Alivio del dolor durante el parto", para obtener más información sobre las técnicas de alivio del dolor.

Existen algunas otras cosas que puede hacer para lidiar con las contracciones:

- Si lo desea y su ginecoobstetra lo aprueba, camine por los pasillos.
- Si lo desea, y su ginecoobstetra está de acuerdo y el hospital tiene el equipo adecuado, siéntese en un baño de agua. También puede tomar una ducha.
- Orine a menudo, porque una *vejiga* vacía le da más espacio a la cabeza del bebé para moverse hacia abajo.
- Si siente la necesidad de pujar, dígaselo a su ginecoobstetra. No ceda a la urgencia todavía—jadee o espire aire para evitar pujar. Pujar demasiado pronto puede causar hinchazón y dolor en la *vulva* y puede conducir a desgarros de los tejidos.

No se recomienda comer alimentos sólidos durante el trabajo de parto activo. Si las circunstancias cambian y usted necesita tener un nacimiento por cesárea, tener alimentos en su estómago puede llevar a *complicaciones* graves. Las mujeres con un embarazo saludable pueden tomar pequeñas cantidades de líquidos claros durante el trabajo de parto. Los líquidos claros incluyen agua, jugos de fruta sin pulpa, bebidas carbonatadas, té y bebidas deportivas. Su hospital o centro de maternidad puede tener algunas de estas bebidas a la mano, o puede traer sus propios líquidos de casa.

Cómo puede ayudar su compañero de trabajo de parto. Usted dependerá de su compañero de trabajo de parto cada vez más a medida que los dolores de parto se intensifiquen. Deje que su compañero de trabajo de parto la ayude con los métodos de manejo del dolor que aprendió en la clase de preparación para el parto. Su compañero de trabajo también puede ayudar al

- aplicar una presión firme en su zona lumbar
- masajear la su zona lumbar con los nudillos o una pelota de tenis
- flexionar sus pies para ayudar a aliviar los calambres en las piernas
- actuar como punto focal durante las contracciones
- ofrecer comodidad y apoyo
- darle pequeñas cantidades de líquidos claros si los desea

Si el trabajo de parto no está progresando de la manera que debería, su ginecoobstetra puede recomendar una *estimulación del trabajo de parto*. Esto significa hacer cosas para ayudar a su trabajo de parto, incluyendo

- romper las membranas (si la fuente no se ha roto ya)
- administrar *oxitocina* para aumentar la frecuencia y la duración de las contracciones

El trabajo de parto puede estimularse si la mujer está en el trabajo de parto activo, pero sus contracciones son tan poco frecuentes o leves que no harán que el cuello uterino se dilate. Véase el Capítulo 14, "Inducción del trabajo de parto", para obtener detalles sobre cómo se realiza la inducción del trabajo de parto.

Transición al 2.o periodo

Hacia el final de la fase activa del trabajo de parto, es común que el trabajo de parto se intensifique. Para muchas mujeres, esta será la etapa más difícil y la más dolorosa. Si le han dado un *bloqueo epidural* u otro medicamento para el dolor, es posible que el dolor no sea tan intenso. Las contracciones se acercarán y pueden durar de 60 a 90 segundos. Con cada contracción, usted puede sentir la necesidad de pujar. Sentirá mucha presión en su zona lumbar y el *recto*. Esto puede sentirse como el impulso de tener una evacuación intestinal pero mucho más fuerte.

Informe a su ginecoobstetra o enfermera tan pronto como tenga ganas de pujar. Él o ella revisará su cuello uterino para ver cuánto se ha dilatado. Hasta que su cuello uterino esté completamente dilatado y su ginecoobstetra o enfermera le dé el visto bueno, debe tratar de no pujar. Pujar antes de que su cuello uterino esté completamente dilatado puede agotarla. También puéde causar algo de hinchazón del cuello uterino, lo que puede impedir que se dilate por completo. Controlar su respiración o exhalar aire en bocanadas cortas puede ayudarla a resistir la necesidad de pujar.

2.o periodo: Expulsivo

En esta etapa, usted participa activamente en pujar a su bebé. La etapa 2 es diferente para cada mujer y para cada embarazo. La segunda etapa del trabajo de parto a menudo es más corta que la primera etapa, pero suele implicar la mayor parte del trabajo para la mujer en trabajo de parto. Durante la etapa 2, notará un cambio en la forma en que se sienten sus contracciones. Por lo general son más fuertes y dolorosas, vienen cada 2 a 5 minutos, y duran alrededor de 60 a 90 segundos.

La segunda etapa del trabajo de parto puede durar desde minutos hasta 2 o 3 horas. Si ha recibido una epidural, es posible que lleve más tiempo expulsar al bebé. Si la segunda etapa dura más de 2 horas (para una mujer que ha dado a luz antes) o 3 horas (para una madre primeriza) y no ha recibido anestesia, es posible que necesite ayuda para dar a luz al bebé si no está progresando. Esto puede significar cualquiera de lo siguiente:

• Un parto *vaginal instrumentado* con *fórceps* o un *dispositivo de vacío* (véase el Capítulo 16, "Parto vaginal instrumentado y presentación podálica")

• Dar vuelta al bebé para que esté en una mejor posición para el parto

• Un *parto por cesárea* (véase el Capítulo 17, "Parto por cesárea y nacimiento vaginal después de un parto por cesárea")

Si ha recibido una epidural, se puede permitir un tiempo más largo para la segunda etapa, especialmente si está progresando.

Lo que puede hacer. Si ha tenido su trabajo de parto en una habitación que también está equipada para el parto, su ginecoobstetra y su enfermera la ayudarán a ponerse en una buena posición para el parto. Si ha tenido su trabajo de parto en una habitación que no está equipada para el parto, usted será trasladada a una sala de parto antes de que se le ayude a una buena posición de parto.

Muchas mujeres dan a luz a sus bebés mientras están apoyadas en la cama, con las piernas en estribos o apoyadas por su compañero de trabajo de parto. Hay otras posiciones de parto que puede probar si su ginecoobstetra lo aprueba. Véase el Capítulo 13, "Alivio del dolor durante el parto", para obtener más información sobre las posiciones de trabajo de parto y parto.

Una vez que su ginecoobstetra le dé el visto bueno, puje con cada contracción o cuando se lo indiquen. Cuando la cabeza del bebé aparece en la abertura de la vagina, es posible que sienta una sensación de ardor o escozor a medida que el *perineo* se estira y se hincha. Esta sensación es normal.

Después de que la cabeza salga del canal del parto, un hombro se libera y luego el otro. Una vez que salen los hombros, el resto del cuerpo del bebé sigue rápidamente. Su ginecoobstetra o su compañero de trabajo de parto cortarán el *cordón umbilical*. Es posible que se extraiga parte de la sangre del cordón umbilical para análisis de sangre del recién nacido, como determinación del grupo sanguíneo.

Cómo puede ayudar su compañero de trabajo de parto. Su compañero de trabajo de parto puede marcar una diferencia real durante esta etapa del trabajo de parto. Para algunas posiciones de parto, se necesita su compañero de parto para que le brinde apoyo físico. Para posiciones en cuclillas, es posible que tenga que apoyarse o aferrarse a su compañero de trabajo para lograr el equilibrio. Si está acostada boca arriba, su compañero de trabajo puede sostener una de sus piernas.

Ofrecer palabras de apoyo también puede ser una gran ayuda. Dígale a su compañero de trabajo qué tipo de apoyo necesita. Si necesita que su compañero de trabajo no intervenga, también está bien.

3.o periodo: Alumbramiento de la placenta

Después de que nace su bebé, la placenta todavía está en el útero y deberá salir. Esta última etapa del trabajo de parto es la más corta de todas, pero puede durar 30 minutos o más.

Durante esta etapa, usted todavía tendrá contracciones. Estarán más cercanas y serán menos dolorosas. Estas contracciones ayudan a la placenta a separarse de la pared del útero. Luego las contracciones moverán la placenta hacia abajo en el canal de parto. Una vez que la placenta esté en la vagina, tendrá que pujar para que pueda salir. Algunos ginecoobstetras ayudan aplicando una tracción suave al cordón umbilical o introduciendo la mano dentro de la vagina para agarrar la placenta.

Si le hicieron una *episiotomía* o sufrió un desgarro, lo repararán ahora. Si ha optado por almacenar sangre del cordón umbilical, se recolectará antes o después del alumbramiento de la placenta. Véase el Capítulo 12, "Preparación para el parto", para obtener más información sobre los bancos de sangre del cordón umbilical.

Después de que alumbre la placenta, su útero continuará contrayéndose. Estas contracciones ayudan a su útero a regresar a su tamaño más pequeño. Se pueden administrar medicamentos (ya sea antes o después del alumbramiento de la placenta) para ayudar al útero a contraerse y prevenir un sangrado excesivo. Una enfermera puede presionar el abdomen para masajear el útero, lo que ayuda a contraerse y a disminuir el sangrado. A medida que el útero se encoge, el cuerpo sella de forma natural los vasos sanguíneos que conducen a la placenta. Esto también ayuda a controlar la pérdida de sangre.

Después del parto del bebé

Si usted tuvo un trabajo de parto y parto sin complicaciones, su bebé será colocado en su vientre o pecho, contra su piel, justo después de que él o ella nazca. Si usted tuvo algún problema durante el trabajo de parto o el parto o si el bebé es *pretérmino*, es posible que tenga que ser evaluado primero por el personal médico o colocado bajo una luz cálida.

Si todo está bien, lo más probable es que pueda pasar tanto tiempo como desee con su bebé. El personal los vigilará a usted y a su bebé con frecuencia para asegurarse de que ambos estén bien. Un examen físico y las pruebas de su recién nacido se pueden hacer aproximadamente una hora después del nacimiento, cuando usted y su bebé estén listos (Véase el Capítulo 18, "Después del nacimiento del bebé").

Su presión arterial, pulso y temperatura se medirán con frecuencia durante las próximas horas. Esto se hace para vigilar si hay signos de infección o sangrado abundante. Si usted tuvo un bloqueo epidural o un *bloqueo espinal*, se le observará durante unas horas. Si la trasladaron a una sala de partos para el parto, la regresarán a una habitación normal cuando su condición sea estable.

RECURSOS

Parto

https://medlineplus.gov/childbirth.html

Página web de la Biblioteca Nacional de Medicina de los Estados Unidos. Un punto de partida con enlaces a recursos detallados sobre muchos temas relacionados con el parto.

Su embarazo y el nacimiento de su bebé

www.acog.org/MyPregnancy

Sitio web del Colegio Americano de Obstetras y Ginecólogos (ACOG) con información sobre el embarazo, el trabajo de parto, el parto y la atención posparto. Incluye la información más reciente de los expertos en atención de la salud de la mujer, preguntas respondidas por los ginecoobstetras del ACOG, historias de embarazos de mujeres reales y un directorio de la A a la Z de temas de salud que cubren el embarazo y más allá.

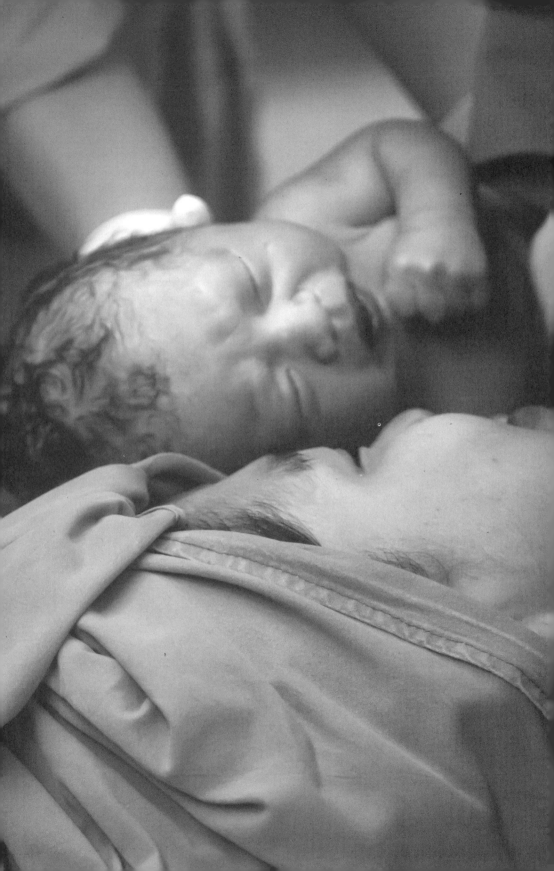

CAPÍTULO 16

Parto vaginal instrumentado y presentación podálica

A veces el trabajo de parto no va como estaba planeado. El trabajo de parto puede ralentizarse o detenerse. Pueden surgir problemas con el bebé o con el trabajo de parto. Si su *ginecólogo obstetra (ginecoobstetra)* cree que continuar con el trabajo de parto o un parto vaginal no sería seguro para usted o su bebé, puede recomendar un *parto vaginal instrumentado* o un *parto por cesárea*. Este capítulo cubre el parto vaginal instrumentado. El parto por cesárea se analiza en un capítulo aparte (véase el Capítulo 17, "Parto por cesárea y nacimiento vaginal después de un parto por cesárea").

Una *presentación podálica* es cuando el bebé se posiciona para que salga primero con los pies o las nalgas. Esto se detecta a menudo unas semana antes de que comience el trabajo de parto. Pero algunas veces una presentación podálica no se detecta hasta que usted está en el trabajo de parto. En casos raros, se sabe que los bebés giran de cabeza hacia abajo a podálico durante el trabajo de parto. Si su bebé está en una posición podálica, es posible dar la vuelta al bebé antes del parto. Si el bebé no se da la vuelta, tendrá que discutir un plan para el parto con su ginecoobstetra.

Parto vaginal instrumentado

Una vez que comienza el trabajo de parto, por lo general progresa de manera constante. Nadie puede predecir cómo sucederá el nacimiento de un bebé. Algunos partos ocurren rápidamente y no hay problemas. Con otros, la mujer puede pujar durante horas y no progresar mucho, o pueden surgir problemas durante el trabajo de parto. En algunos casos, su ginecólogo puede recomendar un parto instrumentado con *fórceps* o un *dispositivo de vacío*. Este tipo de parto se llama parto vaginal instrumentado.

El parto vaginal instrumentado se realiza en aproximadamente 3 de cada 100 partos vaginales en los Estados Unidos. Si su ginecoobstetra le recomienda un parto vaginal instrumentado, deberían hablar juntos sobre por qué podría ser necesario. Algunas de las razones por las que se puede realizar un parto vaginal instrumentado son las siguientes:

- Existen preocupaciones sobre el bienestar de su bebé durante el trabajo de parto (por ejemplo, la frecuencia cardíaca de su bebé se vuelve lenta o errática).
- Ha pujado durante mucho tiempo, pero la cabeza del bebé ha dejado de moverse por el canal del parto.
- Está muy cansada por un parto prolongado.
- Una afección médica limita su capacidad para pujar de manera segura y eficaz.

Antes de recomendar el parto vaginal instrumentado, su ginecoobstetra considerará varios factores, que incluyen

- el peso estimado de su bebé
- dónde está su bebé en el canal de parto
- el tamaño y la forma de su pelvis y si parece que hay suficiente espacio para que el bebé pase
- si su **cuello uterino** está completamente dilatado (abierto)

Una de las principales ventajas del parto vaginal instrumentado es que puede ayudar a evitar un parto por cesárea. El parto por cesárea es una cirugía mayor. Aunque son raros, los riesgos del parto por cesárea incluyen

- sangrado abundante
- infección
- lesión en el intestino o la **vejiga**
- problemas relacionados con la **anestesia** utilizada
- mayor tiempo de recuperación que el parto vaginal

El parto por cesárea también aumenta los riesgos de embarazos futuros, incluyendo

- problemas de la **placenta**
- **rotura** del **útero**
- **histerectomía**

La recuperación de un parto vaginal generalmente es más corta que la recuperación de un parto por cesárea. A menudo, el parto vaginal instrumentado se puede hacer más rápidamente que un parto por cesárea.

Tipos de parto vaginal instrumentado

Hay dos tipos de parto vaginal instrumentado:

- Parto instrumentado con fórceps—los fórceps parecen dos cucharas grandes. Se insertan en la *vagina* y se colocan alrededor de los pómulos y la mandíbula del bebé. Los fórceps entonces se usan para guiar suavemente la cabeza del bebé fuera del canal de parto mientras usted continúa pujando.

- Parto asistido por vacío—un dispositivo de vacío tiene una ventosa con un asa adjunta. La ventosa se inserta en la vagina y se presiona sobre la cabeza del bebé. La succión mantiene la ventosa en su lugar. Su ginecoobstetra usa el asa para guiar suavemente la cabeza del bebé a través del canal de parto mientras usted continúa pujando.

Ambos tipos de parto son seguros. La elección depende de varios factores, incluyendo la experiencia de su ginecoobstetra y su situación de trabajo de parto.

Riesgos del parto vaginal instrumentado

En la mayoría de los casos, el uso de estos dispositivos para ayudar con el parto no causa problemas importantes. Pero como con la mayoría de los procedimientos médicos, hay algunos riesgos asociados con el parto vaginal

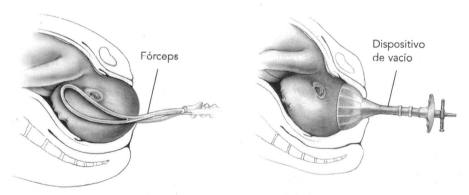

Fórceps

Dispositivo de vacío

Parto instrumentado con fórceps   **Parto asistido por vacío**

Tipos de parto vaginal instrumentado. El parto vaginal instrumentado implica el uso de fórceps o un dispositivo de vacío. Usando uno de estos dispositivos, su ginecoobstetra puede ayudar a guiar suavemente la cabeza del bebé mientras usted continúa pujando.

instrumentado, tanto para usted como para el bebé. Discuta estos riesgos con su ginecoobstetra antes de que se realice el parto vaginal instrumentado.

Riesgos para el bebé. Aunque la tasa general de lesiones del bebé es baja, aún existe el riesgo de ciertas **complicaciones**. Los riesgos del parto vaginal instrumentado incluyen

- lesiones en el cuero cabelludo, la cabeza y los ojos del bebé
- convulsiones y sangrado dentro del cráneo (poco frecuente)
- problemas con los nervios ubicados en el brazo y la cara

La **ictericia** ocurre más a menudo en recién nacidos que nacen con asistencia con vacío. No hay evidencia de que un parto vaginal instrumentado sin complicaciones tenga algún efecto en el desarrollo de un niño.

Riesgos para usted. Tanto el parto instrumentado con fórceps como el parto asistido por vacío pueden causar lesiones en la vagina, el **perineo** y el **ano**. No obstante, tenga en cuenta que cualquier parto vaginal puede causar estas lesiones. Si ha tenido un desgarro, es posible que deba repararlo con puntos de sutura. Después del parto vaginal espontáneo o instrumentado, usted puede tener hinchazón perineal, dolor y moretones. Usted probablemente tendrá unas semanas de hinchazón y dolor a medida que el perineo sana. Puede ser difícil caminar o sentarse por un tiempo.

Las lesiones después de partos vaginales espontáneos o instrumentados pueden llevar a problemas después del parto, incluyendo

- *incontinencia anal*
- *incontinencia urinaria*
- *prolapso de órganos pélvicos (POP)*

Algunas mujeres con estos problemas pueden necesitar cirugía más adelante en la vida para ayudar a arreglarlos.

Si ha tenido un parto vaginal instrumentado, es más probable que tenga uno en un embarazo posterior. Pero es muy probable que la próxima vez tenga un parto vaginal espontáneo normal. Algunos de los factores que aumentan el riesgo de otro el parto vaginal instrumentado incluyen

- un intervalo largo entre embarazos (más de 3 años)
- un bebé que se estima que es más grande que el promedio

Presentación podálica

A las 3 o 4 semanas antes de la fecha de parto, la mayoría de los bebés cambian de posición para que sus cabezas estén cerca del canal de parto. Esto se llama

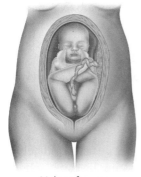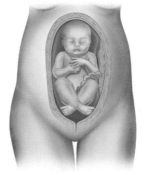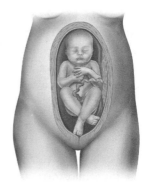

| Nalgas francas | Nalgas completas | Nalgas incompletas |

Presentaciones podálicas. En una presentación podálica, las nalgas del bebé, ambos pies o un pie pueden estar en su lugar para salir primero durante el parto.

presentación cefálica. Si el bebé no cambia de posición, puede que esté en una presentación podálica.

Esto sucede en 3 a 4 de cada 100 embarazos que se llevan a *término*. Se hace más frecuente en bebés *pretérmino*.

Las razones por las que un bebé entra en una posición podálica no son bien conocidas. Pero es más común en una o más de las siguientes situaciones:

- Ha tenido más de un embarazo.
- Tienes gemelos.
- El útero tiene demasiado o muy poco *líquido amniótico*.
- El útero tiene una forma anormal o presenta masas anormales (*fibromas*, por ejemplo).
- La *placenta* cubre parte o toda la abertura del útero (*placenta previa*).

Ocasionalmente, los bebés con ciertos *defectos congénitos* también se quedan en una posición podálica a término. Sin mebargo, la mayoría de los bebés de nalgas son por lo demás normales.

La posición del bebé

Durante las últimas semanas de su embarazo, su ginecoobstetra debería realizar un examen físico para averiguar la posición del bebé. Su ginecoobstetra colocará sus manos en su vientre e intentar sentir el contorno del bebé. Al ubicar la cabeza, la espalda y las nalgas del bebé, su ginecoobstetra puede saber en qué posición está el bebé. Si se sospecha una presentación podálica, se puede realizar un *ultrasonido* para confirmar la posición.

La posición del bebé puede cambiar hasta el final del embarazo. A medida que el momento del parto se acerca, algunos bebés se voltean solos. Es posible que su ginecoobstetra no sepa con certeza si su bebé se ha asentado en una posición podálica hasta que comience el trabajo de parto. A veces, una posición podálica se encuentra por primera vez durante un examen pélvico de una mujer en trabajo de parto.

Girar al bebé

Si el bebé está de nalgas—y dependiendo de la condición de usted y el bebé—su ginecoobstetra puede intentar voltear al bebé con la cabeza hacia abajo para que pueda tener un parto vaginal sin complicaciones. Este procedimiento se conoce como *versión cefálica externa (VCE)*. Las posibilidades de que la VCE tenga éxito son aproximadamente 50-50. La VCE no se intentará en ninguna de las siguientes situaciones:

- Está embarazada de más de un bebé.
- Existen posibles problemas de frecuencia cardíaca fetal.
- Usted tiene ciertas anormalidades del sistema reproductivo.
- La placenta está en el lugar equivocado (placenta previa).
- La placenta se ha desprendido de la pared del útero (*desprendimiento prematuro de placenta*).

La VCE se puede considerar si usted tuvo un *nacimiento por cesárea* con otro embarazo. Esto depende de la razón por la que se realizó el parto por cesárea y el tipo de cicatriz uterina que usted tiene. Usted y su ginecoobstetra deben discutir los riesgos y beneficios de la VCE en esta situación para que pueda tomar una decisión informada.

Por lo general, la VCE no se realiza hasta que tenga al menos 37 semanas de embarazo. Si se hace antes de este tiempo, el bebé puede volver a una posición podálica. Si eso sucede, es posible que se vuelva a intentar la VCE. Pero puede ser más difícil porque el bebé es más grande y hay menos espacio para que se mueva.

Cómo se hace la VCE. La VCE generalmente se realiza cerca de una sala de partos para que, si ocurre un problema, el bebé pueda nacer rápidamente por cesárea.

- La frecuencia cardíaca del bebé se revisa antes y después de la VCE.
- A veces se administra un medicamento para relajar el útero. Esto puede hacer más fácil dar vuelta al bebé.

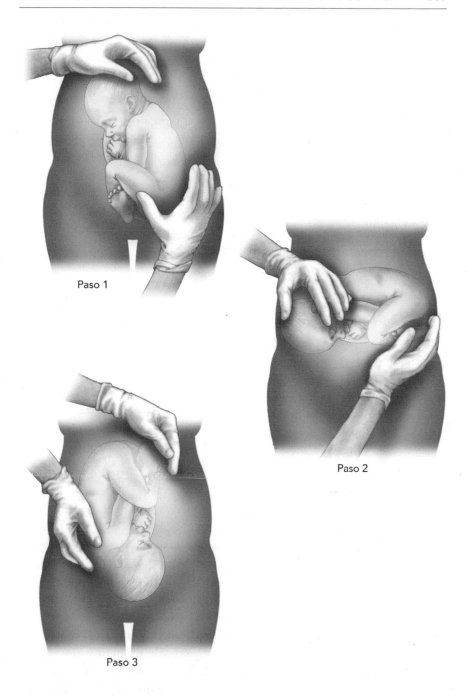

Paso 1

Paso 2

Paso 3

Versión cefálica externa (VCE). En este procedimiento, el ginecoobstetra intenta mover al bebé de una posición podálica a una posición cefálica (cabeza abajo). Se aplica una presión firme en el vientre para tratar de girar al bebé.

- Se pueden administrar medicamentos para aliviar el dolor. Esto puede incluir un **bloqueo epidural** o un medicamento administrado a través de una **vía intravenosa (IV)**.

- Para dar la vuelta al bebé, el ginecoobstetra coloca sus manos en su vientre.

- Se aplica una presión firme en su vientre para tratar de girar a su bebé.

- En algunos casos, se le puede pedir a un segundo profesional de atención médica que ayude a dar la vuelta al bebé o que realice un ultrasonido para vigilar al bebé.

La probabilidad de complicaciones con la VCE es baja. Estos complicaciones pueden incluir

- **rotura prematura de membranas (RPM)**
- problemas con la frecuencia cardíaca del bebé
- desprendimiento prematuro de placenta

Después del procedimiento, se le vigilará durante algún tiempo para asegurarse de que su condición y la condición del bebé sean estables.

Opciones para el parto

Si su bebé nace en podálico, usted y su ginecoobstetra deberían hablar sobre el mejor tipo de parto para usted y su bebé. Si el bebé se puede girar con VCE, el parto vaginal puede ser una opción. Pero si el bebé todavía está en podálico a medida que se acerca el momento del parto, el parto por cesárea puede ser lo mejor. Su ginecoobstetra debería revisar los riesgos y beneficios de ambos tipos de parto en detalle. Juntos decidirán cuál es el mejor plan para usted y su bebé.

Parto por cesárea. La mayoría de los bebés en podálico nacen mediante cesárea planificada. Sin embargo, no siempre es posible planificar el parto por cesárea. El bebé puede moverse a la posición podálica justo antes de que comience el trabajo de parto. Algunos bebés incluso se mueven de la presentación cefálica a la podálica durante el trabajo de parto, aunque esto es muy raro.

Parto vaginal. El parto vaginal puede ser más difícil cuando un bebé está en podálico. Al nacer, la cabeza es la parte más grande y firme del cuerpo del bebé. En la posición de cabeza abajo, la cabeza sale primero y el resto del cuerpo la sigue. Cuando un bebé está en podálico, las nalgas o los pies del bebé salen primero, dejando la parte más grande del cuerpo (la cabeza) para que salga al final. Esto puede aumentar las complicaciones para usted y el bebé:

- Es posible que el cuerpo de un bebé en podálico no estire el **cuello uterino** lo suficiente como para dejar espacio para que la cabeza del bebé salga fácilmente. La cabeza o los hombros pueden quedar atascados. Usted y el bebé pueden sufrir lesiones si esto sucede.

- El **cordón umbilical** puede deslizarse a través del cuello uterino hasta el canal del parto antes de que el bebé lo haga. Esto se llama **prolapso del cordón umbilical**. Si el cordón se pellizca, puede detener el flujo de sangre a través del cordón hacia el bebé. Esto es una emergencia. Véase el Capítulo 39, "Problemas durante el trabajo de parto y el parto", para obtener información sobre cómo se maneja el prolapso del cordón umbilical.

El parto vaginal puede ser posible en ciertas situaciones. Usted y su ginecoobstetra deberían analizar los posibles riesgos de un parto vaginal con presentación podálica. Tenga en cuenta que estos riesgos son más altos que si se planea un parto por cesárea.

Un factor importante es la experiencia de su ginecoobstetra en el parto podálico por vía vaginal. Usted también puede necesitar cumplir con ciertas pautas antes de planear dar a luz a su bebé vaginalmente. Por último, las políticas del hospital o del centro de maternidad pueden dictar cómo puede dar a luz a un bebé podálico.

RECURSOS

Bebés podálicos: ¿Qué puedo hacer si mi parto es podálico?
https://familydoctor.org/breech-babies-what-can-i-do-if-my-baby-is-breech/
Información de la Academia Americana de Médicos de Familia. Proporciona una explicación detallada de todos los aspectos de la presentación podálica.

Parto podálico
https://medlineplus.gov/ency/patientinstructions/000623.htm
Página web de la Biblioteca Nacional de Medicina de los Estados Unidos. Ofrece una visión general de la presentación podálica y la versión cefálica externa (VCE).

Su embarazo y el nacimiento de su bebé
www.acog.org/MyPregnancy
Sitio web del Colegio Americano de Obstetras y Ginecólogos (ACOG) con información sobre el embarazo, el trabajo de parto, el parto y la atención posparto. Incluye la información más reciente de los expertos en atención de la salud de la mujer, preguntas respondidas por los ginecoobstetras del ACOG, historias de embarazos de mujeres reales y un directorio de la A a la Z de temas de salud que cubren el embarazo y más allá.

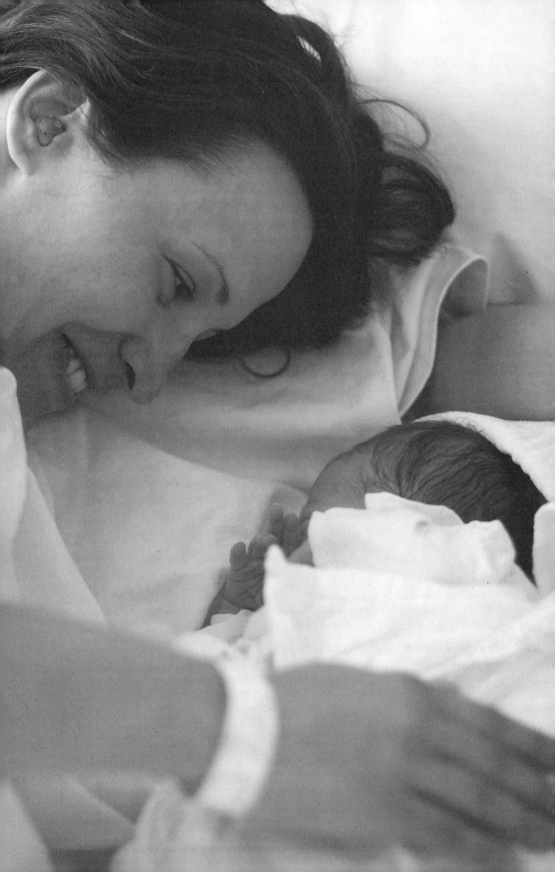

Parto por cesárea y nacimiento vaginal después de un parto por cesárea

La mayoría de los bebés nacen a través de la *vagina*. Pero en muchos embarazos, el bebé nace a través de *incisiones* (cortes quirúrgicos) en el vientre y el *útero* de la mujer. Esto se conoce como *parto por cesárea*. Los partos por cesárea son comunes. En los Estados Unidos, 1 de cada 3 bebés nace de esta manera.

Una vez se pensó que, si una mujer tenía un *nacimiento por cesárea*, ella debería tener todos sus otros bebés por parto por cesárea también. Hoy en día, se sabe que muchas mujeres pueden intentar un *ensayo de trabajo de parto después de una cesárea (TOLAC)*. Si un TOLAC tiene éxito, una mujer puede dar a luz a través de la vagina. Esto se llama *nacimiento vaginal después de un parto por cesárea (VBAC)*.

Parto por cesárea

Pueden suceder cosas durante el trabajo de parto que hacen que un parto por cesárea sea una opción más segura—ya sea para la mujer o para el bebé—que un parto vaginal.

Razones para el parto por cesárea

- El trabajo de parto no progresa—Una de las razones más comunes para un parto por cesárea es que el trabajo de parto se ralentiza o se detiene. Por ejemplo, las contracciones pueden ser demasiado débiles o alejadas para dilatar (abrir) el *cuello uterino* lo suficientemente ancho para el bebé. Algunas veces el bebé puede ser demasiado grande para la pelvis. O el bebé puede estar en la posición incorrecta para un pasaje seguro.

* La frecuencia cardíaca del bebé es anormal—Una frecuencia cardíaca fuera del rango de normal (110 a 160 latidos por minuto) podría significar que el parto es demasiado estresante para el bebé.

* Hay un problema con el **cordón umbilical**—Si el cordón umbilical se pinza, es posible que el bebé no reciba suficiente **oxígeno**. Un monitor de frecuencia cardíaca fetal suele ser lo que le dice al equipo de atención médica que esto está sucediendo.

También puede ser necesario programar una cesárea antes de que una mujer entre en trabajo de parto debido a ciertos problemas o afecciones. Estos pueden incluir lo siguiente:

* Usted tuvo un cierto tipo de incisión para su último nacimiento por cesárea—Dependiendo de la forma en que se hizo la incisión en su útero, un nacimiento por cesárea anterior puede significar que tendrá que volver a tener un nacimiento por cesárea.

* Está teniendo varios bebés—Si está embarazada de dos o más bebés, es posible que deba tener un nacimiento por cesárea. Muchas mujeres que tienen gemelos pueden tener un parto vaginal. Pero si los bebés nacen demasiado pronto, es posible que necesite un parto por cesárea. Esto también puede ser necesario si el "gemelo que se presenta" (el gemelo que está en posición de nacer primero) no está en posición de cabeza hacia abajo. La probabilidad de tener un parto por cesárea aumenta con el número de bebés (véase el Capítulo 28, "Partos múltiples: Cuando se trata de gemelos, trillizos o más").

* Tiene un bebé grande (**macrosomía**) o una pelvis pequeña—A veces, un bebé es demasiado grande para pasar de forma segura a través de la pelvis y la vagina de la mujer.

* Su bebé está en **presentación podálica** o en una posición anormal—Si su bebé está en podálico, un parto por cesárea planificado es el método más seguro y común de parto (véase el Capítulo 16, "Parto vaginal instrumentado y presentación podálica"). Si el bebé está acostado transversalmente (de lado) en el útero en lugar de con la cabeza hacia abajo, un parto por cesárea es la única opción para el parto.

* Hay problemas con la **placenta**—**placenta previa** significa que la placenta está debajo del bebé y cubre la abertura del útero. Esto bloquea la salida del bebé. También aumenta el riesgo de sangrado abundante si se intenta un parto vaginal (véase el Capítulo 37, "Problemas de la placenta").

- Usted tiene una afección médica que puede hacer que el parto vaginal sea riesgoso—Se puede realizar un parto por cesárea si una mujer tiene una infección activa por **herpes genital** durante el trabajo de parto. También se puede hacer si una mujer tiene ciertas afecciones cardíacas o ciertos problemas cerebrales, como un aneurisma.

Parto por cesárea a petición

Algunas mujeres solicitan un parto por cesárea, aunque no exista una razón médica para ello. Esto se conoce como parto por cesárea a petición materna. Algunas mujeres piden un parto por cesárea porque están ansiosas por el trabajo de parto y el parto. Otras mujeres piden parto por cesárea porque temen el dolor del parto vaginal.

Si está pensando en solicitar un parto por cesárea, usted y su **ginecólogo obstetra (ginecoobstetra)** deberían analizar si es adecuado para usted. Su discusión se centrará en los riesgos y beneficios de cada tipo de parto. Algunos de estos riesgos y beneficios dependen de

- su edad
- su **índice de masa corporal (IMC)**
- si quiere tener más hijos

Si está considerando un parto por cesárea a pedido porque le teme al dolor del parto, hable con su ginecoobstetra sobre las opciones para aliviar el dolor (véase el Capítulo 13, "Alivio del dolor durante el parto"). También puede ser útil aprender todo lo que pueda sobre el proceso de parto (véase el Capítulo 15, "Trabajo de parto y parto"). Si tuvo una experiencia de parto difícil en el pasado, hable con su ginecoobstetra sobre sus preocupaciones.

Un parto por cesárea es un procedimiento quirúrgico mayor. Como todas las cirugías, tiene riesgos. Estos riesgos incluyen, pero no se limitan a

- sangrado abundante
- infección
- lesión en el intestino, la **vejiga** u otros órganos
- problemas con la **anestesia**
- mayor tiempo de recuperación que el parto vaginal

El parto por cesárea también aumenta los riesgos de embarazos futuros. Estas complicaciones pueden incluir

- problemas de placenta con sangrado abundante
- rotura del útero
- **histerectomía**

Por estas razones, el parto por cesárea a petición no se recomienda para las mujeres que planean tener más hijos.

Tener un parto por cesárea antes de las 39 semanas de embarazo aumenta los riesgos para la salud de los recién nacidos. Los bebés que nacen incluso unas pocas semanas o incluso días antes pueden no estar tan desarrollados como los que nacen después de las 39 semanas. Los bebés que nacen antes de las 39 semanas pueden tener un mayor riesgo de problemas de salud a corto y largo plazo, que incluyen

- *anemia*
- *ictericia*
- problemas respiratorios
- dificultades de alimentación
- problemas de audición y visión
- problemas de aprendizaje y comportamiento en la infancia

Los bebés nacidos antes de las 39 semanas también tienen más probabilidades de pasar tiempo en una **unidad de cuidados intensivos neonatales (UCIN)**. Cuando no hay una razón médica para hacerlo, no se recomienda tener un parto por cesárea programado antes de las 39 semanas.

Qué sucede durante un parto por cesárea

La forma en que se realiza un parto por cesárea puede depender de la razón por la que se realiza. En la mayoría de los casos, los partos por cesárea siguen un procedimiento similar.

Anestesia

Se utilizan diferentes tipos de *anestesia* para aliviar el dolor durante un parto por cesárea. Estos incluyen

- *bloqueo epidural*
- *bloqueo espinal*
- *bloqueo espinal-epidural combinado*
- *anestesia general*

El tipo de anestesia que se usa depende de varios factores, incluyendo su salud, la salud de su bebé y la razón del parto por cesárea. Un **anestesiólogo** hablará con usted sobre los beneficios y riesgos de cada tipo de anestesia y le sugerirá la mejor opción para usted (véase el Capítulo 13, "Alivio del dolor durante el parto").

Si le administran una epidural durante el trabajo de parto y luego necesita una cesárea, es posible que su anestesiólogo pueda inyectar más medicamento o un medicamento diferente a través del mismo **catéter** para aumentar el alivio del dolor. El **anestésico** le adormecerá completamente para la cirugía. Aunque usted no sentirá ningún dolor, puede haber una sensación de presión.

Preparación para la cirugía

Antes de que comience el parto por cesárea, se toman algunos pasos para prepararla para la cirugía:

- Se controlará su presión arterial, frecuencia cardíaca y respiración. Se colocará una mascarilla de **oxígeno** sobre su nariz y boca o se colocará un tubo de oxígeno debajo de su nariz. Esto ayudará a asegurarse de que usted y su bebé reciban suficiente oxígeno.

- Usted recibirá **antibióticos** a través de una **vía intravenosa (IV)**. Esto se hace para prevenir una infección.

- Le lavarán el vientre y luego se lo limpiarán con un antiséptico. Si es necesario, se puede recortar el vello púbico con una maquinilla antes de lavarle el vientre. (Si su parto por cesárea está planificado, no rasure el vello público la noche anterior o la mañana de la cirugía. El uso de una navaja de afeitar puede causar pequeños cortes y aumentar el riesgo de infección de la incisión.)

- A veces, la vagina también se limpia con una solución antiséptica para reducir el riesgo de infección.

- Se colocarán paños estériles alrededor del área de la incisión.

- Se le insertará un **catéter** a través de la **uretra** hasta la vejiga. El catéter mantiene la vejiga vacía para reducir el riesgo de lesión vesical durante la cirugía.

- Se pondrán mangas de masaje alrededor de sus piernas para reducir el riesgo de **trombosis venosa profunda (TVP)** durante la cirugía. Estas mangas se llenan periódicamente de aire para estimular la circulación sanguínea en sus venas. Si tiene factores de riesgo de coágulos de sangre, también puede recibir medicamentos para ayudar a prevenirlos.

En los partos por cesárea que no se realizan por una emergencia, la mayoría de los hospitales le permiten tener una persona de apoyo en la sala de operaciones si no tiene anestesia general. A su persona de apoyo se le dará una bata quirúrgica, una mascarilla, un gorro y guantes para usar. Esta persona puede permanecer con usted durante la cirugía.

Realización de las incisiones

Hay muchas capas entre su bebé y el mundo exterior, incluida su piel, los músculos de la pared abdominal, el revestimiento de la cavidad abdominal (*peritoneo*), su útero y la placenta. Una vez que le hayan limpiado su vientre y esté adormecida por la anestesia, su ginecoobstetra hará una incisión.

- La incisión de la piel suele ir de lado a lado, justo por encima de la línea del vello púbico (transversal). En algunos casos, la incisión es hacia arriba y hacia abajo (vertical). La incisión se realiza a través de la piel del vientre y el tejido que se encuentra justo debajo de la piel.

- Los músculos abdominales se separan y se hace una incisión a través del revestimiento de la cavidad abdominal. Los músculos abdominales generalmente no se cortan.

- Se hace otro corte en el útero. Esta incisión también puede realizarse de lado a lado o de arriba a abajo. En la mayoría de los casos, se hace una incisión de lado a lado. Este tipo de corte se realiza en la parte inferior y más delgada del útero. Causa menos sangrado y cura con una cicatriz más fuerte. Es posible que sea necesario realizar una incisión vertical si tiene *placenta previa*, si el bebé está en una posición inusual o si su bebé es extremadamente *pretérmino*, más grande que el promedio o más pequeño que el promedio.

La incisión que se hace en su piel puede ser diferente de la que se hace en su útero. Esta información debería ser registrada en su historia clínica. Asegúrese de conocer el tipo de incisión que se hizo en su útero. Este es un factor importante para determinar si usted puede tener un parto vaginal en el futuro. Una incisión transversal baja es mejor para un futuro TOLAC.

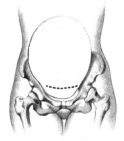 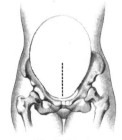 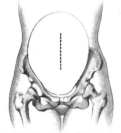

Transversal baja   Vertical baja   Vertical alta (clásica)

Tipos de incisiones uterinas para un parto por cesárea. La cicatriz de una incisión transversal baja es la que tiene menos probabilidades de romperse (rotura) durante un ensayo de trabajo de parto después de una cesárea (TOLAC). Tenga en cuenta que la incisión realizada en la piel para un parto por cesárea puede no coincidir con la incisión realizada en el útero.

El parto del bebé

El bebé nace a través de las incisiones. Se corta el cordón umbilical. Es posible que le pasen el bebé a una enfermera, su pareja o su entrenador de parto. Hable con su ginecoobstetra sobre estas opciones (véase el Capítulo 18, "Después del nacimiento del bebé").

El alumbramiento de la placenta y el cierre de las incisiones

Después de que nazca el bebé, la placenta se extrae del útero. Las incisiones en el útero y la pared abdominal se cierran con puntos de sutura.

Para cerrar la incisión abdominal se puede utilizar hilo quirúrgico, grapas, pegamento quirúrgico o una combinación. Las grapas y algunos tipos de puntos de sutura se deben quitar unos días después. La mayoría de los cierres utilizados son absorbidos por el cuerpo y no es necesario quitarlos.

Riesgos del parto por cesárea

Como cualquier cirugía mayor, el parto por cesárea tiene riesgos. Los problemas ocurren en un pequeño número de cirugías. Estos problemas generalmente se pueden tratar. Pero en casos muy raros, las **complicaciones** pueden ser graves o incluso mortales:

- El útero, los órganos pélvicos cercanos o la incisión de la piel pueden infectarse.
- Puede sangrar demasiado. Esto se llama **hemorragia**. En algunos casos, puede ser necesaria una **transfusión** de sangre. En casos muy raros, puede ser necesario realizar una histerectomía si no se puede controlar el sangrado.
- Usted puede desarrollar coágulos de sangre en las piernas que pueden viajar a los pulmones. Por esta razón, es práctica habitual poner mangas de masaje alrededor de las piernas para reducir el riesgo de coágulos de sangre durante la cirugía. Estos aparatos se llenan periódicamente de aire para estimular la circulación sanguínea en sus venas.
- El intestino o la vejiga pueden estar lesionados.
- Usted puede tener una reacción alérgica a los medicamentos o anestésicos que se usan.

El parto por cesárea también aumenta los riesgos de embarazos futuros. Estos riesgos incluyen problemas de placenta, rotura del útero e histerectomía. Algunos problemas de la placenta pueden causar complicaciones graves (véase el Capítulo 37, "Problemas de la placenta").

Debido a estos riesgos, el parto por cesárea generalmente se realiza solo cuando los beneficios de la cirugía superan los riesgos. En algunas situaciones, la mejor opción es parto por cesárea. En otras situaciones, el parto vaginal es mejor. Hable con su ginecoobstetra sobre los riesgos y beneficios para su situación.

Recuperación después del parto por cesárea

Después de su parto por cesárea usted será llevada del quirófano a una sala de recuperación o directamente a su habitación. Si usted está despierto para el parto por cesárea, es posible que pueda sostener a su bebé en la sala de recuperación después de la cirugía. Una enfermera la vigilará y revisará su

- presión arterial
- frecuencia de pulso
- frecuencia respiratoria
- cantidad de sangrado
- incisión abdominal

Recibirá líquidos a través de su vía intravenosa después del parto hasta que pueda comer y beber. Usted debería poder comer y beber tan pronto como quiera.

Es posible que tenga que quedarse en la cama por un tiempo. Las primeras veces que se levante de la cama, una enfermera u otro adulto debería ayudarla.

El catéter se puede extraer dentro de unas horas después de la cirugía o al día siguiente. Una enfermera le ayudará a salir de la cama y sentarse en una silla. Caminar poco después de una cesárea ayuda a disminuir el riesgo de desarrollar coágulos de sangre. Se le animará a caminar una corta distancia tan pronto como se sienta capaz de hacerlo. Si desea ducharse, consulte con una enfermera para asegurarse de estar estable de pie.

La incisión abdominal estará dolorida durante los primeros días. Puede que le administren analgésicos a través de su catéter epidural o su vía IV durante el primer día. Después de que pase el efecto de la anestesia, se le administrarán analgésicos por vía oral. Hay muchas maneras de controlar el dolor. Hable con su ginecoobstetra sobre sus opciones.

La mayoría de las mujeres pueden caminar solas, comer y beber dentro de las 24 horas posteriores a la cirugía. La estancia media después de un parto por cesárea es de 3 días. La cantidad de días que se quede dependerá de por qué necesitó un parto por cesárea y cuánto tiempo le toma a su cuerpo recuperarse.

Si planea amamantar, informe a su ginecoobstetra antes de la cirugía. Si todo va bien para usted y su bebé, usted debe ser capaz de comenzar a amamantar poco después del parto.

De vuelta a casa

Cuando esté en casa, cuide de sí misma y limite sus actividades. Pida ayuda a su pareja, familia y amigos. Si usted está teniendo dificultad para moverse después de su parto, también pida ayuda para levantar o llevar a su bebé. Su ginecoobstetra le debería dar instrucciones específicas sobre lo que puede y no puede hacer.

La conclusión es que usted necesita tomarlo con calma. Acaba de someterse a una cirugía mayor, y su cuerpo tardará unas semanas en sanar. Durante las semanas que se está recuperando de la cirugía, puede experimentar

- calambres leves, especialmente cuando está amamantando
- sangrado o flujo vaginal durante aproximadamente 4 a 6 semanas
- sangrado con coágulos y calambres
- dolor, entumecimiento o ambos en la incisión

Para prevenir la infección, no coloque nada en la vagina (como los tampones) ni tenga relaciones sexuales durante unas semanas. Dése tiempo para sanar antes de hacer cualquier actividad agotadora. Véase el Capítulo 19, "Sus cuidados posparto", para obtener más información sobre cómo adaptarse después del nacimiento de su bebé.

Nacimiento vaginal después de un parto por cesárea

Una vez se pensó que, si una mujer tenía un parto por cesárea, debería dar a luz a todos sus otros bebés de la misma manera en el futuro. Ahora muchas mujeres pueden tratar de dar a luz a través de la vagina (por vía vaginal) después de un parto por cesárea. Esto se conoce como tener un ensayo de trabajo de parto después de una cesárea (TOLAC). Algunas mujeres que intentan realizar un ensayo de trabajo de parto podrán dar a luz a través de la vagina —conocido como nacimiento vaginal después de un parto por cesárea (VBAC).

Hasta 8 de cada 10 mujeres que intentan un TOLAC van a dar a luz vaginalmente. Pero a veces hay problemas. Uno de los más graves es la *rotura uterina*. Esto sucede cuando se abre la cicatriz en el útero de un parto por cesárea anterior. Cuando esto sucede, una mujer necesita un parto por cesárea de emergencia.

La decisión de intentar un parto vaginal o tener una cesárea repetida puede ser compleja. Hay algunos factores que pueden ayudar a determinar si el TOLAC es una buena opción para su parto.

Cuándo llamar a su ginecoobstetra

Después de un parto por cesárea, llame a su ginecoobstetra de inmediato si tiene

- fiebre
- escalofríos
- dolor de pierna
- drenaje o fuga de su incisión
- sangrado abundante
- empeoramiento del dolor
- dificultad para respirar

Factores que considerar

El TOLAC se considera una opción segura para muchas mujeres, pero no para todas las mujeres. Usted y su ginecoobstetra deberían hablar sobre los siguientes factores:

- Tipo de incisión uterina—La incisión realizada en su útero (no en su piel) para su nacimiento por cesárea anterior es un factor clave para decidir si debe tratar de tener un VBAC. Esta información debería estar en su historia clínica. Una incisión transversal baja (de lado a lado) es el tipo más común utilizado en el parto por cesárea. También es la que tiene menos probabilidades de romperse.

- Partos pasados—Es más probable que un VBAC tenga éxito si ha tenido al menos un parto vaginal además de su anterior cesárea. Además, se puede considerar un VBAC en mujeres que han tenido hasta dos partos por cesárea anteriores.

- Partos futuros—Los partos múltiples por cesárea están asociados con más riesgos. Si sabe que quiere más hijos, debería tener en cuenta estos riesgos al tomar su decisión.

- Un problema del embarazo o una afección médica—El parto vaginal es más riesgoso si hay un problema con la placenta, problemas con el bebé o ciertas afecciones médicas durante el embarazo.

- Tipo de hospital—El TOLAC debe realizarse en un hospital que pueda manejar situaciones que amenacen la vida de la mujer o su bebé. Es posible que algunos hospitales no ofrezcan el TOLAC porque el personal del hospital no cree que puedan proporcionar este tipo de atención de emergencia. Usted y su ginecoobstetra deberían considerar los recursos disponibles en el hospital que ha elegido.

Su ginecoobstetra no puede saber con seguridad si el TOLAC tendrá éxito, pero se sabe que algunos factores afectan las posibilidades. Es más probable que tenga un TOLAC exitoso si:

- Ha dado a luz por vía vaginal antes.
- Usted tuvo un parto por cesárea debido a un problema específico, como la presentación podálica, que no tiene esta vez.
- Su trabajo de parto comienza de forma natural sin necesidad de inducirlo (iniciado con medicamentos u otros métodos).

Es menos probable que tenga un TOLAC exitoso si:

- Su bebé pesa más de 4.5 kg (9 libras).
- Su embarazo ha durado más de 40 semanas.
- Usted dio a luz a otro bebé hace 18 meses o menos.
- Usted tiene *preeclampsia*.
- Es de edad avanzada.
- Tiene un IMC más alto.

La decisión debería ser tomada solo después de una discusión detallada con su ginecoobstetra. Cada embarazo es único.

Informe a su ginecoobstetra al principio de su embarazo si está interesada en intentar hacerse un VBAC. Juntos, usted y su ginecoobstetra pueden considerar esta opción. Muchos de los factores que intervienen en la decisión se conocen al principio del embarazo. Es posible que deba obtener sus registros médicos de su último embarazo para saber qué tipo de incisión se utilizó. Hablar del VBAC al principio del embarazo le permite considerar todos los beneficios y riesgos.

Beneficios de un VBAC

Los beneficios de un VBAC exitoso en comparación con un parto por cesárea incluyen

- sin cirugía abdominal
- período de recuperación más corto
- menor riesgo de infección
- menos pérdida de sangre

A muchas mujeres les gustaría tener la experiencia del parto vaginal, y cuando tiene éxito, el VBAC permite que esto suceda. Para las mujeres que planean tener más hijos, el VBAC puede ayudarlas a evitar ciertos problemas de salud relacionados con múltiples partos por cesárea. Estos problemas pueden incluir

- lesión intestinal o de vejiga
- problemas con la placenta en futuros embarazos
- histerectomía

Si sabe que quiere más niños, esto puede figurar en su decisión.

Riesgos de un TOLAC

El TOLAC no es la opción correcta para todas las mujeres. Existen riesgos, como infección, lesión y pérdida de sangre. Un riesgo poco común pero grave del TOLAC es que la cicatriz de la cesárea en el útero pueda romperse. Aunque una rotura del útero es poco frecuente, es muy grave y puede poner en peligro su vida y la de su bebé. Si usted está en alto riesgo de rotura uterina, no debe intentarse el TOLAC.

Su riesgo de rotura puede depender del tipo de incisión que tuvo para su último parto por cesárea. Después de una cesárea, usted tendrá una cicatriz en su piel y una cicatriz en su útero. Algunas cicatrices uterinas son más propensas que otras a causar una rotura durante un TOLAC. El tipo de cicatriz depende del tipo de incisión en el útero:

1. Transversal baja—Corte de lado a lado realizado a través de la parte inferior y más delgada del útero. Este es el tipo de incisión más frecuente y conlleva la menor probabilidad de rotura futura.

2. Vertical baja—Corte ascendente y descendente realizado en la parte inferior más delgada del útero. Este tipo de incisión conlleva un mayor riesgo de rotura que una incisión transversal baja.

3. Vertical alta (también llamada "clásica")—Corte ascendente y descendente realizado en la parte superior del útero. Esto a veces se hace para nacimientos por cesárea muy pretérminos. Tiene el mayor riesgo de rotura.

No se puede saber qué tipo de corte se hizo en el útero mirando la cicatriz de la piel. Los registros médicos del parto anterior deberían incluir esta información. Obtenga los registros médicos de su parto por cesárea anterior para que su ginecoobstetra pueda revisarlos.

Estar preparada para los cambios

Usted y su ginecoobstetra puede tener un plan para su parto, pero las cosas pueden cambiar durante su embarazo y parto. Es importante ser flexible y estar lista para cambiar su plan.

Si ha elegido probar un TOLAC, pueden suceder cosas que cambian el equilibrio de riesgos y beneficios. Por ejemplo, es posible que necesite que le induzcan el trabajo de parto (le administren medicamentos u otros métodos). Esto puede reducir las probabilidades de un parto vaginal exitoso. La inducción del trabajo de parto también puede aumentar la probabilidad de complicaciones durante el trabajo de parto. Si las circunstancias cambian, usted y su ginecoobstetra podrían reconsiderar su decisión.

Lo contrario también puede ser cierto. Por ejemplo, si usted ha planeado un parto por cesárea, pero entra en trabajo de parto antes de su cirugía programada, puede ser mejor considerar el VBAC si usted está lo suficientemente avanzada en su trabajo de parto y su bebé está sano.

RECURSOS

Cesárea
https://medlineplus.gov/cesareansection.html
Página web de la Biblioteca Nacional de Medicina de los EE. UU. que revisa todas las cosas relacionadas con el parto por cesárea.

Su embarazo y el nacimiento de su bebé
www.acog.org/MyPregnancy
Sitio web del Colegio Americano de Obstetras y Ginecólogos (ACOG) con información sobre el embarazo, el trabajo de parto, el parto y la atención posparto. Incluye la información más reciente de los expertos en atención de la salud de la mujer, preguntas respondidas por los ginecoobstetras del ACOG, historias de embarazos de mujeres reales y un directorio de la A a la Z de temas de salud que cubren el embarazo y más allá.

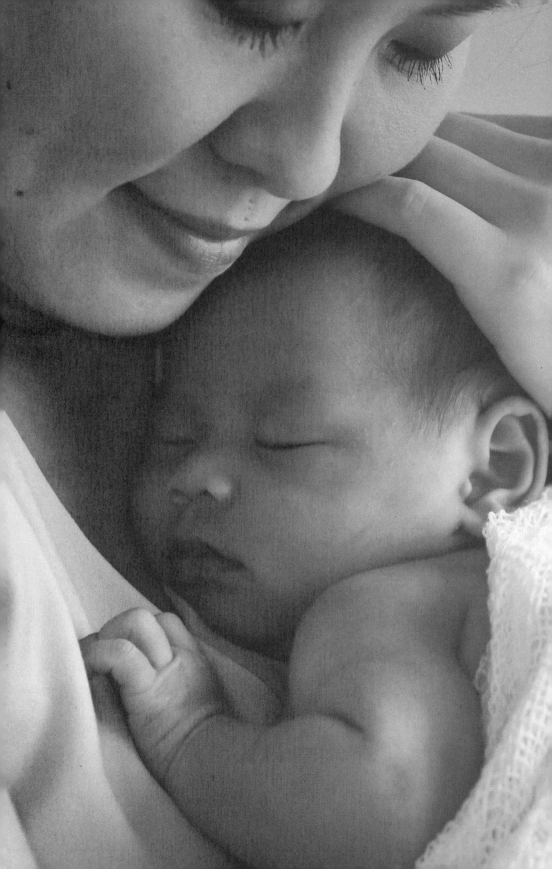

PARTE 3

Cuidados posparto

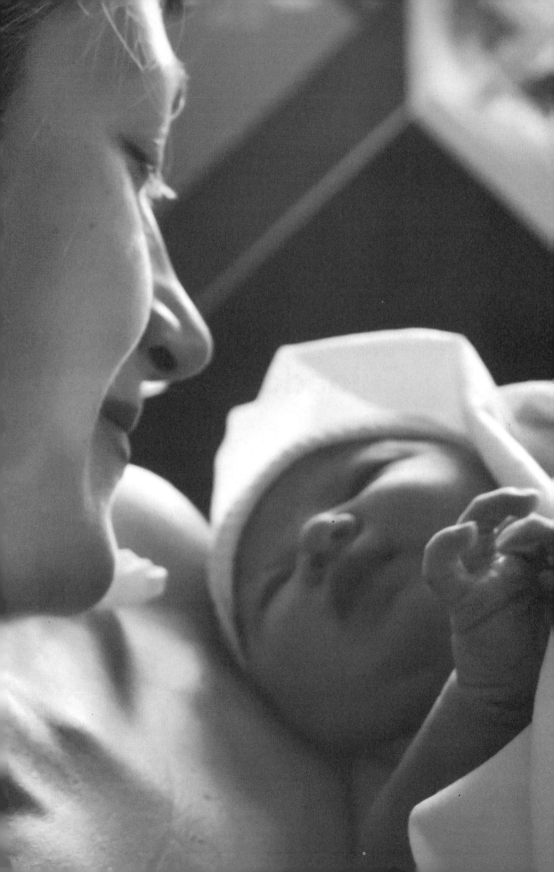

CAPÍTULO 18

Después del nacimiento del bebé

En los momentos posteriores al nacimiento, debería poder sostener a su bebé si ambos están bien. Durante las próximas horas, sus proveedores de atención estarán ocupados controlando su salud y la salud de su recién nacido. También estarán revisando su condición mientras se recupera.

Si usted tuvo un parto vaginal normal y le está yendo bien, puede que le envíen a casa desde el hospital o centro de maternidad 1 a 2 días después del nacimiento del bebé. Si usted tuvo un *parto por cesárea*, puede quedarse más tiempo. La duración de la estancia puede depender de por qué se realizó la cirugía.

Antes de volver a casa con su bebé, es importante saber

- quién está en su equipo de cuidados *posparto*
- cómo cuidarse usted y a su bebé
- lo que sucederá a continuación

Este será un tiempo de ajuste y cambio. Estar preparada facilitará la transición.

Las primeras horas

Si usted tuvo un trabajo de parto y parto sin complicaciones, su bebé debería colocarse sobre su pecho y vientre inmediatamente después del parto. Si usted tuvo algún problema o si el bebé es *pretérmino*, es posible que el personal médico deba examinar primero a su bebé o colocarlo bajo una luz cálida.

Si todo está bien, lo más probable es que pueda pasar tanto tiempo como desee con su bebé. El personal debería controlarlos a usted y a su bebé con frecuencia. Una exploración física y las pruebas de su recién nacido se pueden hacer aproximadamente una hora después del nacimiento, cuando usted y su bebé estén listos.

Cuidado de piel a piel

Un bebé sano debería colocarse piel a piel en su pecho y vientre inmediatamente después del nacimiento. Su bebé debería permanecer allí por lo menos la primera hora de vida, algunas veces llamadas la "hora de oro" o la "hora sagrada". El contacto piel a piel puede

- mantener al bebé caliente
- fomentar la lactancia materna, lo que puede reducir la necesidad de complementar con fórmula
- ayudar al bebé a estar menos estresado por procedimientos dolorosos, como una inyección de vitamina K
- ayudar a estabilizar la respiración y los latidos del corazón, especialmente si su bebé es pretérmino tardío (nacido entre las 34 semanas y 0 días y las 36 semanas y 6 días)

El contacto piel a piel también puede ser posible después de un *nacimiento por cesárea*. Consulte con su *ginecólogo obstetra (ginecoobstetra)*.

Amamantar a su bebé

Amamantar—alimentar a un bebé directamente de la mama—es la manera recomendada de alimentarlo. Si ha decidido amamantar, probablemente puede empezar ahora.

La mayoría de los recién nacidos sanos están listos para amamantar en la primera hora después del parto. Quienes son amamantados poco después del parto pueden tener más facilidad para amamantar que los bebés que no lo son. Los bebés que tienen contacto piel a piel pueden buscar su seno y prenderse por sí mismos. Hay muchas cosas que su equipo de atención médica puede hacer para ayudarle a usted y a su bebé a comenzar bien con la lactancia materna (véase el Capítulo 20, "Alimentar a su bebé").

La salud de su bebé

En los primeros minutos después del parto, el personal se asegurará de que su bebé tenga un aspecto saludable y esté respirando bien. También se asegurarán de que su bebé esté lo suficientemente cálido.

La primera respiración de su bebé

Durante el embarazo, su bebé recibió *oxígeno* a través del *cordón umbilical* y la *placenta*. En los momentos posteriores al nacimiento, su recién nacido toma la primera bocanada de aire. No son solo los pulmones los que deben estar funcionando y ser capaces de llenarse de aire segundos después del parto. Todas las partes del cuerpo relacionadas, como los músculos alrededor de los pulmones y las vías respiratorias que van desde la boca y la nariz, también deben estar listos para empezar a trabajar.

Después del nacimiento, hay más presión fuera de los pulmones que dentro de ellos. Esta presión hace que los pulmones se expandan y se llenen de aire. Como resultado, el bebé puede empezar a llorar. Muchos bebés lloran solos al nacer. Otros no lloran de inmediato. En cambio, simplemente comienzan a respirar.

Después del nacimiento, la respiración de su bebé debería ser vigilada de cerca. Si el bebé no respira bien, se deberían tomar medidas para ayudar. A menudo, esto simplemente significa frotar el cuerpo del bebé. A veces se le puede administrar oxígeno al bebé.

La puntuación de Apgar de su bebé

La salud de su bebé se debería evaluar con la prueba de Apgar 1 minuto después del parto y luego de nuevo 5 minutos después del parto. La *puntuación de Apgar*, desarrollada por la Dra. Virginia Apgar en 1952, califica las siguientes características del recién nacido

- frecuencia cardíaca
- respiración
- tono muscular
- reflejos
- color de la piel

TABLA 18-1 **La puntuación de Apgar***

| Componente | Puntuación | | |
	0	1	2
Frecuencia cardíaca	No hay latidos cardíacos	Menos de 100 latidos por minuto	Más de 100 latidos por minuto
Respiración	No hay respiración	Llanto débil o hiperventilación	Llanto adecuado y fuerte
Tono muscular	Flácido	Algo de flexión de brazos y piernas	Movimiento activo
Reflejos (respuesta a la aspiración de la vía aérea)	No hay respuesta	Muecas	Llora o se retira; tose; estornuda
Color†	Azul o pálido	El cuerpo es rosa; las manos y los pies son azules	Rosa por todas partes

*Usando el nombre del Dr. Apgar, APGAR significa **a**ppearance (color de piel), **p**ulse (frecuencia cardíaca), **g**rimace (reflejos), **a**ctivity (tono muscular), y **r**espiration (respiración).

† en bebés con piel oscura, se examinan la boca, los labios, las palmas y las plantas de los pies.

A cada una de estas características se le da una puntuación de 0, 1, o 2. Las puntuaciones se suman, con una puntuación máxima posible de 10. La mayoría de los bebés tienen una puntuación de Apgar de 7 o más a los 5 minutos después del nacimiento. Pocos bebés tienen una puntuación perfecta de 10.

La puntuación de Apgar se utiliza para comprobar el estado del bebé justo después del parto. Es una buena manera de medir lo bien que el bebé se ajusta al mundo exterior en los primeros minutos después del nacimiento. La puntuación de Apgar no muestra lo saludable que su bebé estaba antes de nacer. Tampoco le dice lo saludable que estará su bebé en el futuro.

Mantener al bebé cálido

Antes del nacimiento, su bebé se mantuvo cálido dentro de su cuerpo. Después de que el bebé nace, el cuerpo necesita adaptarse a un ambiente mucho más frío. La piel del bebé está mojada con **líquido amniótico** y se puede perder mucho calor a medida que se evapora la humedad de la piel. Sostener a su bebé sobre el pecho desnudo y el vientre justo después del nacimiento puede ayudar a mantenerlo caliente. El personal también puede cubrir a su bebé con una manta.

En los próximos días, también será importante vigilar el entorno del bebé y asegurarse de que el bebé se viste apropiadamente. Como regla general, el bebé debería vestirse con una capa más de la que usted lleva puesta.

Conocer a su bebé

Nunca olvidará la primera vez que vea a su nuevo bebé. Si es madre primeriza, es posible que tenga preguntas sobre la apariencia y comportamiento de su recién nacido. Saber qué es normal y qué esperar en este momento de la vida de su bebé le ayudará a relajarse y disfrutar viendo crecer a su bebé.

El peso de su bebé

Una de las primeras preguntas que la gente hace después del nacimiento es cuánto pesa el bebé. De hecho, esa es una de las primeras cosas que su ginecoobstetra quiere saber, también. La mayoría de los bebés a término pesan entre 2.5 y 4.3 kg (5.5 y 9.5 libras). El peso promedio es de 3.4 kg (7.5 libras). En los primeros 3 días después del nacimiento, es normal que un bebé pierda una pequeña cantidad de peso antes de empezar a subir de peso.

El aspecto de su bebé

Si ha visto bebés en la televisión, puede sorprenderle saber que la mayoría de los "recién nacidos" en la televisión ya tienen unos meses de edad. Los recién nacidos reales se ven muy diferentes en los primeros días después del nacimiento:

- El cuerpo puede parecer arrugado. Un nuevo bebé acerca los brazos y las piernas a la llamada posición fetal. Esta es la forma en que los bebés encajan en el *útero*. Aunque ahora hay más espacio, el bebé tardará unas semanas en estirarse un poco.

- La cara puede estar ligeramente hinchada. El área alrededor de los ojos puede estar un poco hinchada durante unos días.

- La cabeza puede estar larga e hinchada durante unos días o semanas. Los bebés tienen dos puntos blandos en la parte superior de la cabeza donde los huesos del cráneo aún no se han unido. Estos puntos blandos hacen que la cabeza sea lo suficientemente flexible como para pasar por el canal del parto.

- Los *genitales* pueden estar hinchados. La hinchazón generalmente es causada por líquido adicional que se ha acumulado en el cuerpo del bebé. En las niñas, los *labios* de la vagina pueden estar hinchados debido a las *hormonas* a las que estaban expuestos en el útero. Los niños pueden tener líquido adicional alrededor de sus *testículos* que puede hacer que el *escroto* luzca inflamado. Esta hinchazón por lo general se reduce en cuestión de días.

Cómo actúa su bebé

La mayoría de los recién nacidos tienen las mismas reacciones al estar en el mundo exterior. Aun así, cada bebé tiene una personalidad única desde el principio. La forma en que un bebé se comporta e interactúa con la gente puede ser muy diferente de la forma en que actúa otro bebé. Algunos bebés son tranquilos y calmados. Otros bebés son paquetes de energía desde el principio.

Después del estrés del parto, la mayoría de los recién nacidos están muy alerta durante la primera hora aproximadamente. Este es un buen momento para intentar amamantar, hablar o simplemente abrazar a su nuevo bebé.

Cuando este estado de alerta se desvanece, el bebé tendrá sueño. No se preocupe si su recién nacido parece muy somnoliento o duerme mucho durante las próximas horas o incluso días. Después de todo, usted no es la única que necesita recuperarse. El proceso de nacimiento también es difícil para el bebé. Muchos bebés hacen poco más que dormir al principio. La mayoría de los recién nacidos pasan de 14 a 18 horas al día durmiendo, aunque no de corrido. Es normal ver períodos breves de sueño interrumpidos por breves períodos de alerta.

Sin embargo, nuevamente, depende del bebé. Algunos recién nacidos duermen menos y están inquietos cuando se despiertan. Otros duermen por períodos prolongados y están tranquilos y calmados cuando están despiertos.

Lo que sucede a continuación para su bebé

Cuando esté lista, las enfermeras deben pesar y medir al bebé, bañarlo, deslizar bandas de identificación alrededor del tobillo y la muñeca del bebé y tal vez tomar huellas de manos y pies. Durante las próximas horas, tanto usted como su bebé deben ser monitoreados muy de cerca para asegurarse de que esté bien.

Muchos hospitales y centros de maternidad fomentan el "alojamiento conjunto", lo que significa que su bebé se queda en su habitación con usted en lugar de en la sala de recién nacidos. El alojamiento conjunto facilita la lactancia materna y permite que usted y su familia formen un vínculo con el bebé. En la mayoría de los hospitales y centros de maternidad, puede alojarse incluso si ha tenido un parto por cesárea. Es posible que necesite tener a alguien con usted durante su estadía para ayudarla a cuidar al bebé.

En algunos hospitales y centros de maternidad, el bebé también puede quedarse en la sala de recién nacidos. El bebé no tiene que quedarse allí todo el tiempo. Siempre que su bebé esté sano, puede tenerlo con usted cuando lo desee.

Atención médica

Su bebé debería recibir un examen físico completo en el hospital. Un profesional de la salud debería

- examinar a su bebé de la cabeza a los pies, incluso palpar el vientre y buscar los reflejos normales del recién nacido
- escuchar la respiración y los latidos del corazón
- comprobar el pulso

Se deberían tomar otras medidas para ayudar a prevenir problemas de salud:

- Inyección de vitamina K—El cuerpo de un recién nacido no puede producir vitamina K por sí solo durante unos días, por lo que la vitamina K se administra de forma rutinaria mediante una inyección. La vitamina K es necesaria para que la sangre se coagule después de un corte. La inyección de vitamina K también ayuda a proteger contra un trastorno hemorrágico raro pero severo que puede causar una lesión cerebral permanente.
- Ungüento o solución de *antibiótica* en los ojos del bebé—Este tratamiento protege contra una infección grave por *bacterias* que pueden entrar en los ojos durante el parto. Se puede hacer después de que haya tenido tiempo para sostener y amamantar a su bebé.

- *Vacunación contra la hepatitis B*—La *vacuna* contra la hepatitis B es una serie de tres inyecciones. Los bebés reciben la primera dosis de la vacuna antes de salir del hospital o del centro de maternidad. La segunda dosis debe administrarse entre 1 y 2 meses de edad. La tercera dosis debe administrarse entre los 6 y los 18 meses de edad.

Pruebas de detección precoz para el recién nacido

Por ley, todos los bebés deben someterse a pruebas de detección precoz para recién nacidos. La mayoría de los bebés nacen sanos, pero algunos pueden tener problemas de salud que no son fáciles de ver. Las pruebas de detección precoz pueden encontrar estos problemas. Si los problemas se detectan temprano, el tratamiento puede ayudar a prevenir afecciones médicas graves o la muerte.

Antes de que salga del hospital, una enfermera o un técnico extraerán unas gotas de sangre del talón de su bebé. El hospital enviará la muestra de sangre a un laboratorio de cribado neonatal. También se evaluará la audición de su bebé. Las pruebas se pueden realizar con un auricular pequeño, un micrófono o ambos. Y se medirá el nivel de oxígeno en la sangre de su bebé. Esta prueba se realiza con sensores cutáneos indoloros (denominados oximetría de pulso). Los niveles bajos de oxígeno en sangre pueden ser un signo de un problema cardíaco.

Los resultados de algunas pruebas (audición y oximetría de pulso) pueden estar disponibles antes de que salga del hospital o del centro de maternidad. Los resultados de los análisis de sangre tardarán más. El médico de su bebé (*pediatra* o médico de medicina familiar) debería obtener los resultados y compartirlos con usted. En algunos casos, el departamento de salud de su estado le dará los resultados. Pregunte sobre los resultados cuando vea al médico de su bebé. Asegúrese de que su hospital y el médico de su bebé tengan su dirección y número de teléfono correctos.

Si su bebé tiene un resultado de prueba anormal para cualquier afección, se pueden recomendar más pruebas. Repetir la prueba no significa necesariamente que su hijo tendrá un problema de salud. El médico de su bebé o el departamento de salud del estado deberían comunicarse con usted si su bebé necesita hacerse otra prueba. Le dirán por qué es necesario volver a realizar la prueba a su bebé y qué hacer a continuación. Hable con el médico de su bebé para comprender sus opciones y las razones para volver a realizar la prueba.

Circuncisión

La *circuncisión* significa quitar el prepucio, una capa de piel que cubre la punta del *pene*. Si usted ha decidido que su bebé sea circuncidado, puede ser hecho por un obstetra, el médico de su bebé o su médico de medicina familiar antes de que el bebé salga del hospital. El procedimiento se realiza con **anestesia local**. La circuncisión por razones religiosas puede hacerse fuera del hospital.

Si no está segura de que su bebé sea circuncidado, hable con su ginecoobstetra o con el médico que ha elegido para el cuidado de su bebé. Véase el Capítulo 12, "Preparación para el parto", para obtener más información.

Su recuperación después del parto

Su presión arterial, pulso y temperatura se medirán con frecuencia durante las primeras horas después del parto. Esto se hace para vigilar si hay **hemorragia** (sangrado abundante) u otras **complicaciones**. Si usted tuvo un **bloqueo epidural** o un **bloqueo espinal**, se le observará durante unas horas. Si la trasladaron a una sala de partos para el parto, la regresarán a una habitación normal cuando su condición sea estable.

Mientras esté en el hospital o en el centro de maternidad, es importante dormir, recuperar la fuerza y recuperarse de los efectos de cualquier **anestesia** que haya recibido. Si no tiene complicaciones, puede empezar a comer normalmente muy pronto. Consulte con su ginecoobstetra y enfermera para conocer el mejor momento para usted. La recuperación de todas es diferente.

Si es posible, debe tratar de orinar poco después del parto. Es común tener problemas con esto justo después de dar a luz, por lo que su equipo de atención debe asegurarse de que orine correctamente durante las primeras 24 horas después del nacimiento.

Caminar reduce el riesgo de **trombosis venosa profunda (TVP)**. No obstante, primero debería consultar con su enfermero si desea levantarse de la cama y caminar. Asegúrese de tener a alguien que le ayude la primera vez que se levante de la cama. También debe preguntarle a su enfermera si quiere ducharse. Su enfermera querrá asegurarse de que esté estable estando de pie.

Durante este tiempo, su equipo de atención debería ayudarla a aprender cómo cuidar a su bebé. También le enseñarán cómo cuidar de cualquier desgarro o incisión, incluyendo

- desgarros en la **vulva** o el **perineo** (el área entre su **vagina** y **ano**)
- una **episiotomía**, si tuvo una
- su incisión abdominal, si tuvo un parto por cesárea

Pregunte a sus médicos si tiene alguna pregunta.

Vacunaciones

Las vacunaciones son una forma sencilla, segura y eficaz de protegerse a usted y a su bebé de las infecciones. Si no recibió ciertas vacunaciones antes o durante su embarazo, debería recibirlas ahora. Esto ayudará a proteger a su bebé de infecciones. Las vacunas recomendadas para las mujeres en el período posparto pueden incluir

- *vacuna contra el sarampión, rubéola y parotiditis (SRP o triple viral)*
- *vacuna contra la influenza (gripe)*
- *vacuna contra el toxoide tetánico, toxoide diftérico reducida y acelular de pertussis (Tdap)*
- *vacuna contra la varicela*

Si tiene familiares que estarán en contacto cercano con su bebé y no han sido vacunados contra el Tdap, también deben recibir una dosis única de Tdap. Esta dosis debería administrarse al menos 2 semanas antes de que tengan contacto cercano con el bebé.

Si es Rh negativo y su bebé es Rh positivo, se le debería administrar una dosis de *inmunoglobulina Rh (IgRh)* dentro de las 72 horas posteriores al parto, incluso si recibió IgRh mientras estaba embarazada. No necesita IgRh si su bebé es Rh negativo (véase el Capítulo 36, "Incompatibilidad de grupo sanguíneo").

Alivio del dolor

En los primeros días después del nacimiento, es común sentir dolor por

- senos hinchados y congestionados a medida que se llenan de leche
- contracciones uterinas cuando el útero comienza a volver a su tamaño normal
- dolor en el perineo, si tuvo un parto vaginal
- dolor de su incisión, si tuvo un parto por cesárea

Informe a su equipo de atención si tiene dolor. Algunos dolores se pueden controlar sin medicamentos. Véase el Capítulo 19, "Sus cuidados posparto", para obtener información sobre cómo manejar problemas específicos. Pero si estos métodos no alivian su dolor, hay medicamentos disponibles que son seguros para usted y su bebé que amamanta. Su ginecoobstetra puede recomendar uno o más de los siguientes mientras esté en el hospital:

- Un *antiinflamatorios no esteroideos (AINE)*, como el ibuprofeno
- Acetaminofeno
- Un medicamento *opiáceo*. Los opiáceos pueden causar estreñimiento y somnolencia, por lo que deberían usarse solo si su dolor no se controla bien con otros métodos.

Una combinación de un AINE y acetaminofeno, tomada en un horario regular, puede aliviar el dolor y reducir la necesidad de opiáceos. Hable con su ginecoobstetra sobre el mejor método para usted.

Si tuvo un parto por cesárea, es posible que le administren medicamentos para el dolor a través de su *catéter* espinal o epidural o a través de su *vía intravenosa (IV)* durante el primer día. Después de que pase el efecto de la anestesia, es posible que le administren medicamentos para el dolor por vía oral. Una almohadilla térmica también puede ser útil.

Cuando sea el momento de irse a casa, su ginecoobstetra puede recetarle medicamentos para el dolor. Asegúrese de saber cómo y cuándo usar estos medicamentos. Todos los pacientes son diferentes. Es posible que el dolor desaparezca más rápido de lo esperado y es posible que no necesite usar todas las píldoras de la receta.

Cuando esté en casa, es importante que tome sus medicamentos únicamente según lo prescrito. Informe a su enfermera, ginecoobstetra o farmacéutico si tiene alguna pregunta.

Lo que debería saber antes de ir a casa

- Estado de ánimo y sentimientos normales que se pueden esperar durante las próximas semanas, incluida la *tristeza posparto*
- Síntomas de *depresión posparto*
- Cambios normales en el sangrado vaginal (*loquios*)
- Cómo cuidar sus senos, perineo y *vejiga*
- Señales de advertencia que debe observar, incluyendo fiebre, escalofríos, dolores en las piernas, drenaje de la incisión o el desgarro, o aumento del sangrado vaginal
- Qué tipo de actividad física puede hacer y cuánto
- Sus necesidades nutricionales, especialmente si está amamantando
- Información de contacto para el apoyo a la lactancia materna en su comunidad
- Información de contacto para todos los miembros de su equipo de cuidados posparto
- La fecha de su próximo chequeo posparto y la información sobre cualquier atención de seguimiento continuo que pueda necesitar

Para obtener más información, véase el Capítulo 19, "Sus cuidados posparto".

Ir a casa con su bebé

Si tuvo un parto vaginal normal, se irá a casa desde el hospital o centro de maternidad cuando su condición sea estable y el bebé esté bien. El tiempo que permanezca en el hospital puede depender de su salud. El tiempo que permanezca después de un **nacimiento por cesárea** puede depender de por qué se realizó el parto por cesárea y cuánto tiempo necesita para recuperarse (véase el Capítulo 17, "Parto por cesárea y nacimiento vaginal después de un parto por cesárea").

Antes de que usted y su bebé se vayan a casa, debería

- sentirse cómoda alimentando a su bebé (véase el Capítulo 20, "Alimentar a su bebé")
- sentirse preparada para cuidarse usted y a su bebé
- saber cuándo y dónde se verá a su bebé para recibir atención continua
- ser capaz de reconocer problemas o una emergencia y saber qué hacer
- revisar y actualizar su plan de cuidados posparto con la ayuda de su ginecoobstetra (véase el Capítulo 19, "Sus cuidados posparto")
- saber quién está en su equipo de cuidados posparto, incluidos los profesionales de atención médica, los amigos y la familia que la apoyarán a usted y a su bebé durante los primeros meses juntos (véase el Capítulo 19, "Sus cuidados posparto")
- tener un asiento de coche aprobado y asegurado en su automóvil (véase el Capítulo 12, "Preparación para el parto")

Para su atención de seguimiento, es mejor si usted programa

- un chequeo con su ginecoobstetra dentro de las 3 semanas de dar a luz por teléfono, video chat, o en persona
- atención continua según sea necesario, especialmente si tiene una afección crónica, tuvo problemas de salud durante el embarazo o tuvo complicaciones durante el trabajo de parto, el parto o el posparto
- una consulta completa de atención médica en persona dentro de las 12 semanas siguientes al parto

Hable con su ginecoobstetra sobre qué horario tiene sentido para usted. Puede programar sus consultas según sus necesidades de salud, seguro médico, horario de trabajo, transporte a la oficina y otros factores personales.

Su bebé debería ser visto por un pediatra o un médico de medicina familiar dentro de los 3 a 5 días posteriores al nacimiento, a menos que haya problemas que deban tratarse antes. Después de eso, su bebé generalmente será visto por un médico a los 1, 2 y 4 meses de edad.

¡Bienvenida a la maternidad! Recuerde que su equipo de cuidados posparto está ahí para apoyarla en esta nueva etapa de su vida. No tiene que hacerlo todo por su cuenta. La siguiente etapa de su viaje se describe en el Capítulo 19, "Sus cuidados posparto".

RECURSOS

Línea de ayuda internacional de apoyo posparto

www.postpartum.net
1-800-944-4773
Envíe un mensaje de texto al 1-503-894-9453 (inglés) o 1-971-420-0294 (español)
Línea de ayuda no urgente para apoyo, información o referencias a profesionales de salud mental posparto. La línea de ayuda está abierta 7 días a la semana. Deje un mensaje confidencial en cualquier momento y un voluntario le devolverá su llamada o mensaje de texto lo antes posible. PSI también ofrece reuniones de grupos de apoyo en línea para conectarse con otras mujeres embarazadas y posparto. También puede unirse al chat semanal de PSI con un experto.

Pruebas de detección precoz para el recién nacido

https://medlineplus.gov/ency/article/007257.htm
Página web de la Biblioteca Nacional de Medicina de EE. UU. que ofrece una descripción general de las pruebas de detección precoz del recién nacido, cómo se hacen y qué pueden significar los resultados.

Sobre el cuidado de piel a piel

www.healthychildren.org/English/ages-stages/baby/preemie/Pages/About-Skin-to-Skin-Care.aspx
Página web de la Academia Americana de Pediatría que explica los beneficios del cuidado de piel a piel inmediatamente después del nacimiento.

Su embarazo y el nacimiento de su bebé

www.acog.org/MyPregnancy
Sitio web del Colegio Americano de Obstetras y Ginecólogos (ACOG) con información sobre el embarazo, el trabajo de parto, el parto y la atención posparto. ncluye la información más reciente de los expertos en atención de la salud de l a mujer, preguntas respondidas por los ginecoobstetras del ACOG, historias de embarazos de mujeres reales y un directorio de la A a la Z de temas de salud que cubren el embarazo y más allá.

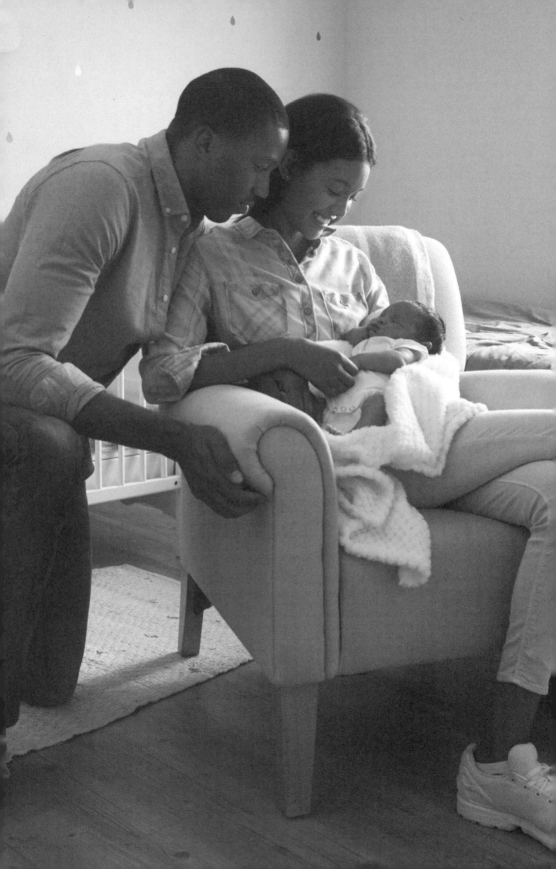

CAPÍTULO 19

Sus cuidados posparto

Después de tener un bebé, comienza lo que se llama el "cuarto trimestre". También conocido como período **posparto**, este es el momento de recuperación después del nacimiento de un bebé. El período posparto dura hasta 12 semanas. Puede ser un tiempo de emociones mixtas—alegría, emoción, ansiedad, y a veces tristeza—y un tiempo de cambios físicos.

Su salud es importante durante este tiempo. Si sabe qué esperar y planifica la atención que necesita, puede tener un cuarto trimestre saludable. También puede establecer el escenario para su salud a largo plazo.

Planificación de sus cuidados posparto

Antes de que nazca su bebé, usted y su **ginecólogo obstetra (ginecoobstetra)** deberían desarrollar un plan de cuidados posparto. Su plan de cuidados debería incluir un equipo de atención médica y chequeos posparto. Sus chequeos pueden ayudarla a asegurarse de que

- se esté recuperando física, mental y emocionalmente
- se sienta bien con su salud
- sienta que puede pedir ayuda si la necesita

Antes de que usted y su bebé se vayan a casa del hospital o centro de maternidad, se le deberían dar instrucciones para seguir en caso de problemas o una emergencia (véase el cuadro "Cuándo llamar a su médico" en la página siguiente).

Cuándo llamar a su médico

Las molestias posparto son normales. Sin embargo, algunas molestias pueden ser una señal de que hay un problema. Dígale a su ginecoobstetra si tiene

- fiebre más de 38 °C (100.4 °F)
- náuseas y vómitos
- dolor o ardor al orinar
- sangrado que es más intenso que un **período menstrual** normal o que aumenta
- dolor intenso en la parte inferior del vientre
- dolor, hinchazón y sensibilidad en las piernas
- dolor de pecho y tos o jadeo por aire
- dolor de cabeza que no desaparece
- cambios en la vista
- dificultad para respirar
- hinchazón del rostro o las manos
- estrías rojas en sus mamas o nuevos bultos dolorosos
- enrojecimiento, secreción o dolor que no desaparece o que empeora con una **episiotomía**, desgarro perineal o incisión abdominal
- flujo vaginal que huele mal
- sentimientos de desesperanza que duran más de 10 días después del parto

Calendario de consultas posparto

Durante muchos años, los cuidados posparto en los Estados Unidos ha sido una visita al consultorio entre las 4 y 6 semanas después del parto. El Colegio Americano de Obstetras y Ginecólogos (ACOG) ahora recomienda que las mujeres tengan chequeos posparto más tempranos y frecuentes. Es mejor si usted programa

- un chequeo por teléfono, video chat, o en persona con su ginecoobstetra dentro de las 3 semanas de dar a luz
- atención continua, según sea necesario, especialmente si tiene una afección crónica, tuvo problemas de salud durante el embarazo o tuvo **complicaciones** durante el trabajo de parto, el parto o el posparto
- una consulta completa de atención médica en persona dentro de las 12 semanas siguientes al parto

Calendario de consultas posparto

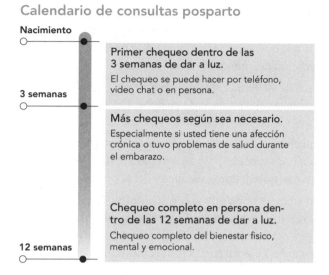

Nacimiento

Primer chequeo dentro de las 3 semanas de dar a luz.
El chequeo se puede hacer por teléfono, video chat o en persona.

3 semanas

Más chequeos según sea necesario.
Especialmente si usted tiene una afección crónica o tuvo problemas de salud durante el embarazo.

Chequeo completo en persona dentro de las 12 semanas de dar a luz.
Chequeo completo del bienestar físico, mental y emocional.

12 semanas

Hable con su ginecoobstetra sobre qué horario tiene sentido para usted. Puede programar sus consultas según sus necesidades de salud, seguro médico, horario de trabajo, transporte a la oficina y otros factores personales.

Muchas mujeres tienen preocupaciones justo después del parto. Pueden preguntarse si están sanando bien o pueden tener preguntas sobre la lactancia materna. A medida que pasa el tiempo, pueden surgir otras preocupaciones, como preguntas sobre cuándo el ejercicio y la actividad sexual son seguros nuevamente. Use la "Lista de verificación de mis cuidados posparto" al dorso de este libro para hacer un seguimiento de las preocupaciones que desea comentar con su ginecoobstetra.

Tener contacto con su equipo de atención le da la mejor oportunidad de estar segura de que está sanando bien. Le da tiempo para hablar de sus preocupaciones. Estas consultas también pueden ayudarle a prepararse para su atención médica futura.

Equipo de cuidados posparto

Cuando planifique sus cuidados posparto, debería pensar en quién desea en su equipo de atención. Este es un grupo de familiares, amigos y profesionales de atención médica que pueden ayudar con la atención médica, el apoyo emocional, el cuidado de niños, el cuidado de mascotas y las tareas domésticas. Los miembros de su equipo de cuidados posparto pueden incluir a las siguientes personas:

- Su pareja, familia y amigos. Pueden ofrecer apoyo emocional y ayuda con el cuidado infantil, las tareas domésticas, las comidas, el apoyo a la lactancia materna y el transporte.

- Su médico de atención materna. Este es el ginecoobstetra que está a cargo de su atención durante el período posparto. Esta es la primera persona a la que debería llamar si tiene preguntas sobre su salud o recuperación después del parto.

- El doctor de su bebé. Este es el *pediatra* o el médico de medicina familiar que se encarga del cuidado de su bebé. Debería llamar a esta persona si tiene preguntas sobre la salud de su bebé.

- Otros profesionales. Estos pueden incluir otros médicos para ayudar con las afecciones médicas, consejeros para ayudar con la lactancia materna, enfermeras, trabajadores sociales y otros profesionales capacitados.

Hable con su ginecoobstetra sobre su equipo de cuidados posparto antes de dar a luz (véase el Capítulo 12, "Preparación para el parto"). Después de dar a luz, revise y actualice su plan según sea necesario. Use la "Cuadro de mi equipo de cuidados posparto" al final de este libro para anotar los nombres y la información de contacto de todos los miembros de su equipo de atención.

Salud física después del parto

Después de dar a luz—no importa cómo fue su trabajo de parto y parto—su cuerpo necesitará tiempo para sanar. Es posible que experimente síntomas que nunca ha sentido antes. Algunos de estos problemas pueden durar unos días. Otros pueden durar varias semanas. Puede ser útil aprender

- qué síntomas son típicos para el período del posparto
- cómo cuidarse usted sola
- cuándo llamar a su ginecoobstetra

Sangrado posparto

Después de que nazca su bebé, su cuerpo elimina la sangre y el tejido que recubrió su *útero*. Este flujo vaginal se llama *loquios*. Durante los primeros días después del parto, los loquios son de color rojo intenso y brillante. Puede tener algunos pequeños coágulos. Debería usar toallas sanitarias durante este tiempo. No use tampones.

A medida que pasa el tiempo, el flujo se hace menos intenso. Aproximadamente una semana después del nacimiento, los loquios a menudo son de color rosa o marrón. Sin embargo, la secreción roja brillante puede volver. Usted puede sentir un flujo de sangre de su *vagina* durante la lactancia, cuando su útero se contrae. A las 2 semanas del posparto, los loquios a menudo son de color marrón claro o amarillo. Normalmente, los loquios desaparecen lentamente entre las 6 y 8 semanas posparto. Usted podría querer usar toallas sanitarias hasta que los loquios hayan parado por varios días.

Las secreciones son diferentes para cada mujer. Algunas mujeres tienen secreciones por solo un par de semanas después de que sus bebés nacen. Otras las tienen durante un mes o más. Si el sangrado es intenso, llame a su ginecoobstetra. El sangrado intenso es equivalente a empapar dos toallas sanitarias cada hora durante más de una hora o dos.

Problemas de vejiga

Dolor al orinar. Durante el parto vaginal, la cabeza del bebé ejerce mucha presión sobre la **vejiga**, la **uretra** y los músculos que controlan el flujo de la **orina**. Esta presión puede causar hinchazón y estiramiento. En los primeros días después del parto, usted podría sentir la urgencia de orinar, pero no ser capaz de hacerlo. Puede sentir dolor y ardor al orinar.

Para disminuir la hinchazón o el dolor, pruebe un baño de asiento tibio (sentada en agua tibia que sea lo suficientemente profunda como para cubrir su trasero y caderas). Hay lavabos especiales que pueden llenarse con agua limpia y tibia del grifo y luego colocarse en un asiento de inodoro para este propósito. Cuando esté en el inodoro, rocíe agua tibia sobre sus **genitales** con una botella exprimible. Esto puede ayudar a desencadenar el flujo de orina. Beba muchos líquidos también.

La micción dolorosa generalmente desaparece en los días posteriores al parto. Si el dolor continúa o es grave, póngase en contacto con su ginecoobstetra.

Incontinencia urinaria. Muchas madres primerizas tienen otro problema: la pérdida involuntaria de orina. Esto se llama **incontinencia urinaria**. Con el tiempo, sus músculos pélvicos volverán a la normalidad y la incontinencia desaparecerá en la mayoría de los casos.

Usted puede sentirse más cómoda usando una toalla sanitaria hasta que la fuga de orina desaparezca. Hacer **ejercicios de Kegel** también ayudará a tensar los músculos pélvicos más pronto (véase el cuadro "Ejercicios de Kegel" en la página siguiente). Si usted está eliminando grandes cantidades de orina, consulte a su ginecoobstetra. También puede ver a un fisioterapeuta del piso pélvico para ayudarle a fortalecer sus músculos.

Problemas intestinales

Estreñimiento y gases dolorosos. Puede ser difícil tener evacuaciones durante unos días después del parto. Puede haber varias razones para esto, incluyendo

• músculos abdominales estirados

- intestinos lentos a causa de la cirugía o los fármacos para el dolor
- un estómago vacío después de no comer durante el trabajo de parto

También puede tener miedo de defecar debido al dolor de las **hemorroides** o a una rotura en el **perineo**, el área entre su vagina y su **ano**.

Si usted tiene estreñimiento o gases dolorosos después de dar a luz, pruebe estos consejos:

- Tome paseos cortos tan pronto como pueda.
- Consuma alimentos ricos en fibra y beba muchos líquidos.
- Pregunte a su ginecoobstetra acerca de tomar un ablandador de heces. Este es un medicamento de venta libre que facilita la evacuación intestinal.

Incontinencia intestinal. La urgencia de tener una evacuación intestinal puede no sentirse de la misma forma de la que solía hacerlo. En algunos casos, es posible que no pueda controlar sus evacuaciones intestinales. También puede expulsar gases cuando no es su intención o no lo espera. La pérdida del control normal de los intestinos se denomina **incontinencia intestinal**.

Ejercicios de Kegel

Si aún no está haciendo los ejercicios de Kegel, el período posparto es un buen momento para comenzar. Los ejercicios de Kegel ayudan a tonificar los músculos que sostienen la uretra, la vejiga, el útero y el recto. El fortalecimiento de estos músculos puede ayudar a mejorar el control de la vejiga y apretar los músculos vaginales que se estiran por el parto. Así es como se hacen:

- Contraiga los músculos que usa para detener el flujo de orina. Esta contracción tira de la vagina y el recto hacia arriba y hacia atrás.
- Mantenga durante 3 segundos y, a continuación, relaje los músculos durante 3 segundos.
- Haga 10 contracciones tres veces al día.
- Aumente la duración por 1 segundo cada semana. Incremente la duración poco a poco hasta llegar a 10 segundos.

Asegúrese de que no está contrayendo el estómago, el muslo o los músculos de las nalgas. También debería respirar con normalidad. No contenga la respiración mientras hace estos ejercicios.

Puede hacer ejercicios de Kegel en cualquier lugar—mientras trabaja, conduce en su coche o ve la televisión. Sin embargo, usted no debería hacer estos ejercicios cuando está orinando.

También se llama *incontinencia fecal*. Puede ser causada por daño a los músculos y nervios del *recto* y el *ano* durante el parto.

Si ha perdido el control normal de sus intestinos, dígale a su ginecoobstetra sobre sus síntomas. Hay varios tratamientos disponibles, incluyendo cambios en el estilo de vida, fisioterapia, medicamentos y, en algunos casos, cirugía.

Hemorroides

Si tuvo *várices* en su *vulva* o hemorroides en o alrededor del ano durante el embarazo, es posible que empeoren después del parto. Estas venas inflamadas y doloridas también pueden aparecer por primera vez ahora debido al intenso esfuerzo que hizo durante el trabajo de parto. Con el tiempo, las hemorroides y las várices generalmente se hacen más pequeñas o desaparecen.

Si usted tiene hemorroides, algunas cosas que puede intentar incluyen

* aerosoles o ungüentos medicados
* calor seco (por ejemplo, de un secador de pelo encendido a baja potencia)
* baños de asiento
* compresas frías de hamamelis

Además, el esfuerzo cuando usted tiene una evacuación intestinal puede empeorar las hemorroides. Pregúntele a su ginecoobstetra acerca de tomar un ablandador de heces.

Parto vaginal: Dolor perineal

El perineo es el área entre su vagina y ano. Durante el parto vaginal, la piel del perineo se estira para acomodar la cabeza del bebé. A veces, la piel y los tejidos en esta área se desgarran.

Hay diferentes tipos de desgarros perineales. Los desgarros menores pueden sanar por sí solos sin suturas. Algunos desgarros se pueden reparar con unas pocas puntadas en la sala de partos justo después del nacimiento. Un desgarro que involucra al *músculo esfínter* del ano o los músculos del recto puede requerir reparación en el quirófano.

Los desgarros perineales son diferentes a una *episiotomía*. Una episiotomía es un corte quirúrgico realizado en el perineo para ensanchar la abertura vaginal para el parto.

Si usted tiene un desgarro o tuvo una episiotomía, probablemente tendrá unas semanas de hinchazón y dolor a medida que sane el perineo. Cuanto más grave sea el desgarro, más tiempo tardará en sanar. Para ayudar a aliviar el dolor y sanar rápidamente, pruebe estos consejos.

- Aplique compresas frías o compresas frías de hamamelis en el área.
- Tome ibuprofeno, un analgésico de venta libre, para reducir el dolor y la hinchazón.
- Si sentarse es incómodo, siéntese en una almohada. También hay cojines especiales que pueden ser útiles.
- Prueba un baño de asiento. Lavabos especiales que pueden llenarse con agua limpia y tibia del grifo y luego colocarse en un asiento de inodoro están hechos para este propósito.
- Cuando esté en el inodoro, limpie sus genitales rociando agua tibia con una botella exprimible. Esto también puede ayudar a desencadenar el flujo de orina. Seque con palmadas cuando haya terminado.
- Trate de amamantar mientras está acostada de lado. Su ginecoobstetra le puede mostrar cómo. Esta posición no ejerce presión sobre su perineo.

También puede preguntarle a su ginecoobstetra sobre

- el uso de un aerosol o crema con anestésico para aliviar el dolor
- tomar un ablandador de heces

Los ablandadores de heces pueden facilitarle la evacuación intestinal.

Nacimiento por cesárea: Dolor en la incisión

Si usted tuvo un *nacimiento por cesárea*, su incisión abdominal (corte quirúrgico) estará dolorida durante las primeras semanas. Su ginecoobstetra puede recetarle medicamentos para el dolor. Puede ser útil una almohadilla térmica o una faja abdominal (cinturón de compresión). Para amamantar, pídale a su ginecoobstetra que le aconseje sobre las posiciones de "fútbol americano" o de lado, que ejercen menos presión sobre la incisión. Hay muchas maneras de controlar el dolor, incluyendo los medicamentos que puede tomar incluso si está amamantando. Hable con su ginecoobstetra sobre sus opciones.

Su cuerpo cambiante

En las semanas posteriores al parto, su cuerpo cambiará a medida que se ajuste a no estar embarazada. Algunos de estos cambios se producirán de inmediato. Otros cambios tomarán un poco más de tiempo. Dele tiempo a su cuerpo para volver a la normalidad.

Retorno de los períodos

Si usted no está amamantando, su período menstrual puede regresar aproximadamente 6 a 8 semanas después del parto. Podría empezar incluso antes. Si está amamantando, es posible que sus períodos no vuelvan a comenzar durante meses. Algunas mujeres que amamantan no tienen un período hasta que sus bebés estén completamente destetados.

Una vez que su período regrese, puede no ser lo mismo que antes de que usted estuviera embarazada. Los períodos pueden ser más cortos o largos. En la mayoría de los casos, los períodos vuelven lentamente a lo que es normal para usted. Algunas mujeres notan que los cólicos menstruales son menos dolorosos que antes de quedar embarazadas.

Después de dar a luz, sus **ovarios** pueden liberar un **óvulo** antes de que usted tenga su primer período. Esto significa que usted puede quedar embarazada antes de lo que usted puede pensar. Si usted y su pareja no quieren otro bebé de inmediato, hable con su ginecoobstetra que **anticonceptivos** son adecuados para usted. Véase la sección "Anticonceptivos" en este capítulo.

Mamas inflamadas

Sus mamas se llenan de leche aproximadamente 2 a 4 días después del parto. Cuando esto sucede, sus mamas pueden sentirse muy llenas, duras y sensibles. Esto se llama ingurgitación. El mejor alivio para la ingurgitación es la lactancia materna. Una vez que usted y su bebé adoptan un patrón de lactancia regular, la incomodidad suele desaparecer. La ingurgitación severa no debería durar más de unas 36 horas. Si sus mamas están tan duras que su bebé no puede adherirse o "prenderse" a estas, pídale ayuda a su ginecoobstetra de inmediato.

Si usted está alimentando con fórmula en lugar de amamantar, sus mamas no serán estimuladas para producir más leche. La ingurgitación desaparece gradualmente, en unos 7 a 10 días. Mientras tanto, si la ingurgitación causa molestias, intente lo siguiente:

- Use un sostén de soporte o un sostén deportivo que le quede bien. No se vende las mamas, ya que esto puede empeorar el dolor.

- Aplique compresas de hielo en sus mamas para reducir la hinchazón.

- No extraiga (exprima) la leche. Esto envía una señal a sus mamas para producir más.

- Si lo necesita, tome medicamentos para el dolor de venta libre, como ibuprofeno.

Abdomen y útero

Después del parto, todavía parecerá que está embarazada. Durante el embarazo, los músculos abdominales se estiraron poco a poco. Tomará tiempo para que estos músculos vuelvan a la normalidad. El ejercicio le ayudará. Véase la sección "Ejercicios" en este capítulo.

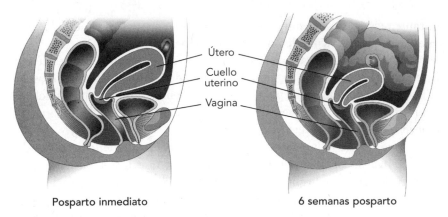

Posparto inmediato   6 semanas posparto

El útero después del parto. Justo después del parto, el útero mide aproximadamente 18 cm (7 pulgadas) de largo y pesa aproximadamente 0.9 kg (2 libras) (*izquierda*). En 6 semanas, ha vuelto a su tamaño normal (*derecha*). El tamaño normal es de unas 7.6 cm (3 pulgadas) de largo y unas 57 g (2 onzas).

En los próximos días, su útero también se hará más pequeño y firme. Bajará desde el nivel de su ombligo hasta detrás de la vejiga. Usted sentirá que su útero se contrae y luego se relaja a medida que se contrae de nuevo a su tamaño normal. Estos calambres a veces se llaman entuertos. Alrededor de 10 días después del nacimiento, ya no podrá sentir su útero en su abdomen.

Sus sentimientos después del parto

Su recuperación después del nacimiento de su bebé no se trata solo de la curación física. Su estado de ánimo y bienestar emocional son tan importantes como cómo se siente su cuerpo. Esté atento a los cambios en sus estados de ánimo y hable con su ginecoobstetra sobre sus emociones.

Trastornos del estado de ánimo posparto

Sentirse triste o abrumada después de tener un bebé es común. Hasta 8 de cada 10 madres nuevas tienen sentimientos de tristeza después de dar a luz. Para algunas mujeres, estos sentimientos son más intensos y no desaparecen en unas pocas semanas. Esto puede indicar una afección más grave llamada *depresión posparto*.

Tristeza posparto. La ***tristeza posparto*** es causada por cambios en las hormonas después del parto. La tristeza posparto generalmente comienza unos pocos días después de dar a luz. Muchas mujeres se sienten ansiosas, tristes o molestas después del nacimiento de un niño. Estas emociones son normales.

La mayoría de las veces, la tristeza posparto desaparece por sí sola en 1 o 2 semanas.

Si te siente deprimida, recuerda que acabas de hacer un trabajo enorme. Sentirse triste, ansiosa, o incluso enojada es muy común. Significa que su cuerpo se está adaptando a los cambios normales que siguen al nacimiento de un niño.

Puede ser útil hablar con su ginecoobstetra sobre sus sentimientos. Lo siguiente también puede ayudarla a sentirse mejor:

- Hable con su pareja o un buen amigo sobre cómo se siente.
- Tómese tiempo para tomar una siesta durante el día cuando el bebé esté durmiendo.
- Pida ayuda a su pareja, amigos y familia.
- Tome tiempo para sí misma. Salga de la casa todos los días, aunque solo sea por un corto tiempo.

Depresión posparto. Las mujeres con depresión posparto sienten desesperación, ansiedad severa, o desesperanza que se interpone en el camino de la vida diaria. La depresión posparto puede ocurrir hasta 1 año después de tener un bebé, pero ocurre con mayor frecuencia entre 1 y 3 semanas después del nacimiento de su bebé.

Señales de advertencia de depresión posparto

Pregúntese si alguna de estas afirmaciones ha sido cierta para usted en los últimos 7 días:

- Me he sentido ansiosa o preocupada sin razón clara.
- Me he sentido triste, asustada o con pánico.
- Me he sentido tan infeliz que no puedo dormir.
- He estado llorando mucho.
- He tenido pensamientos de lastimarme a mí misma o a mi bebé.

Consulte a su ginecoobstetra de inmediato si está de acuerdo con cualquiera de estas afirmaciones. No espere hasta su próximo chequeo para pedir ayuda. Cuanto antes obtenga ayuda, más pronto se sentirá mejor.

Algunas mujeres tienen más probabilidades de tener depresión posparto que otras. Los factores de riesgo para la depresión posparto incluyen

- antecedentes de *depresión* o ansiedad antes, después o durante el embarazo
- antecedentes de *síndrome premenstrual (SPM)* o *trastorno disfórico premenstrual (TDPM)*
- estrés reciente, como perder a un ser querido, una enfermedad familiar o mudarse a una nueva ciudad
- falta de apoyo de familiares y amigos
- un parto *pretérmino* o una experiencia de parto traumática
- tener un bebé en la *unidad de cuidados intensivos neonatales (UCIN)*
- problemas con la lactancia materna

Si cree que puede tener depresión posparto, revise las afirmaciones en el cuadro "Señales de advertencia de depresión posparto". Consulte a su ginecoobstetra de inmediato si está de acuerdo con cualquiera de estas afirmaciones.

Si su ginecoobstetra encuentra que tiene depresión posparto, deberían trabajar juntos para encontrar el mejor tratamiento para aliviar sus síntomas. La depresión se puede tratar con medicamentos llamados *antidepresivos*. La terapia de conversación también se usa para tratar la depresión, a menudo en combinación con medicamentos.

Los antidepresivos se pueden pasar a los bebés durante la lactancia materna, aunque las cantidades generalmente son muy bajas. La lactancia materna tiene muchos beneficios tanto para usted como para su bebé. Muchas mujeres encuentran que los beneficios de los antidepresivos les ayudan a cuidar mejor a su bebé. Decidir si tomar un antidepresivo durante la lactancia materna implica sopesar estos beneficios contra los riesgos potenciales de que su bebé esté expuesto a la medicación en su leche materna. Converse esta decisión con su ginecoobstetra y el médico de su bebé.

Hábitos de estilo de vida

Los hábitos de estilo de vida saludables que siguió mientras estaba embarazada deberían continuar después de que nazca su bebé. Por ejemplo, si dejó de fumar durante el embarazo, es importante no volver a empezar. Usted también debe tratar de conseguir suficiente descanso, ejercicio y alimentos saludables.

Sueño y cansancio

El embarazo y el nacimiento de su bebé son un desafío físico. Va a estar agotada. Su nuevo bebé le causará muchas noches de insomnio hasta que su bebé tenga un horario de sueño regular. Aquí hay algunas cosas que usted puede hacer para adaptarse:

- Pida ayuda—Su pareja, familia y amigos están más que dispuestos a ayudar. Déjelos hacerlo. Sea específica cuando otros quieran saber qué pueden hacer. Pídale a un amigo que traiga algo para la cena, pase por el supermercado, comience a lavar la ropa o cuide al bebé o un niño mayor durante un par de horas para que usted pueda tomar una siesta.

- Duerma cuando su bebé duerma—Use el tiempo de siesta de su bebé para descansar, no para hacer las tareas domésticas. Trate de dormir de 4 a 6 horas por la noche mientras otro cuidador cuida a su bebé. El cuidador puede llevar a su bebé a la enfermera mientras usted está en la cama, y luego pueden cambiar, acomodar y calmar a su bebé mientras duerme.

- Sugiera un juego tranquilo—Deles a sus hijos mayores con algunos rompecabezas, libros de imágenes u otras actividades tranquilas para que usted y el bebé puedan descansar.

- Tómelo con calma—Solo haga lo que hay que hacer y mantenga los viajes fuera de casa cortos.

- Limitar los visitantes—Si se siente cansada, está perfectamente bien decir no a la familia y amigos que quieren visitar. Habrá mucho tiempo para que la gente conozca a su nuevo bebé cuando se sienta descansada

- Coma una dieta saludable—Puede ser difícil encontrar tiempo para comer cuando esté cuidando a un bebé nuevo. Aun así, es vital que lo haga. Abastézcase de alimentos ricos en proteínas y hierro, como pollo, frijoles y verduras de hoja verde. Comer bien ayudará a combatir el cansancio.

Nutrición y pérdida de peso

Mantenga los buenos hábitos alimentarios que comenzó en el embarazo (véase el Capítulo 22, "Nutrición durante el embarazo"). Una dieta equilibrada y saludable puede ayudar a su cuerpo a sanar, darle energía y ayudar con la lactancia materna. Llegar a un peso saludable puede tomar algún tiempo. Sea paciente con la pérdida de peso. Combinar una alimentación saludable con el ejercicio ayudará al proceso.

El sitio web del Departamento de Agricultura de EE. UU. MyPlate puede ayudarle a planificar comidas saludables (véase la sección "Recursos" al final de este capítulo). La mitad de su plato debería ser frutas y verduras. La otra mitad debería ser cereales y alimentos proteicos. Trate de que por lo menos la mitad de los cereales que come sean granos integrales (por ejemplo, pan integral, arroz integral y avena). Coma más alimentos que sean naturalmente bajos en azúcar y grasa, como muchos tipos de pescado y verduras. Reduzca las bebidas azucaradas, como refrescos y té endulzado.

Ejercicio

Cuando está cuidando a un recién nacido, encontrar tiempo para hacer ejercicio puede ser un desafío. Los cambios hormonales pueden afectarte emocionalmente y las noches sin dormir pueden ser agotadoras. Aunque usted puede sentirse demasiado cansada para hacer ejercicio, estar activa puede darle más energía. Incluso hacer ejercicio durante unos minutos al día tiene beneficios.

Si usted tuvo un embarazo saludable y un parto vaginal normal, debería poder comenzar a hacer ejercicio de nuevo poco después de que nazca el bebé. Por lo general, es seguro hacer ejercicio unos días después de dar a luz. Pero si usted tuvo un nacimiento por cesárea u otras complicaciones, pregúntele a su ginecoobstetra cuando es seguro comenzar a hacer ejercicio nuevamente. Véase el Capítulo 23, "Ejercicio durante el embarazo", para obtener una sección sobre ejercicios posparto.

Sexo y planificación familiar

Si planea tener sexo de nuevo después del nacimiento de su bebé, puede tomar estos pasos para prepararse:

• Aprenda a manejar las molestias que pueda sentir con la actividad sexual.

• Elija una opción de anticonceptivos que sea adecuada para usted.

• Piense en sus planes para tener más hijos.

No hay un tiempo establecido para poder reanudar el sexo después del nacimiento de su bebé. Después de aproximadamente 2 semanas de posparto, no es probable que se presente sangrado e infección. Muchos ginecoobstetras recomiendan esperar hasta 6 semanas después del nacimiento de su bebé. Comience un método anticonceptivo confiable antes de tener sexo de nuevo. Hable con su ginecoobstetra sobre sus opciones anticonceptivas.

Después del nacimiento de su bebé, es común sentir malestar durante el sexo. Las siguientes sugerencias pueden ayudar a aliviar la sequedad o el dolor:

• Use un lubricante a base de agua para ayudar con la sequedad vaginal.

• Evite los lubricantes a base de aceite que incluyen vaselina, aceite para bebés o aceite mineral. Los lubricantes a base de aceite no deberían usarse con condones de látex. También debería evitar los lubricantes "calientes", que pueden hacer que los tejidos vaginales inflamados se sientan peores.

• Pruebe diferentes posiciones para aliviar la presión de un área dolorida y para controlar la **penetración**. Estar encima puede ser más cómodo para usted.

Si el sexo doloroso continúa siendo un problema, hable con su ginecoobstetra. La crema de **estrógeno** se puede prescribir para la sequedad vaginal o para ayudar a curar un desgarro perineal. Esta crema se coloca en la vagina. Es segura de usar si usted está amamantando. Si las **relaciones sexuales** o la penetración no son cómodas, explore otras maneras de tener intimidad hasta que esté lista para tener sexo de nuevo.

Falta de interés en el sexo

Es normal no tener mucho interés en el sexo, incluso varios meses después del nacimiento de su bebé. Las razones de esto pueden incluir

- cansancio
- estrés
- miedo al dolor
- falta de deseo por la disminución de los niveles **hormonales**
- falta de tiempo, energía o enfoque
- sentirse "agotada" por cuidar a su bebé

Durante las semanas en las que no se sienta con ganas de tener actividad sexual, puede tener intimidad con su pareja de otras formas, como abrazar y besar. Cuando se sienta cómoda y lista para volver a tener sexo, es una buena idea tener en cuenta las siguientes cosas:

- Encuentre un momento para el sexo en el que no tenga prisa. Espere hasta que el bebé esté profundamente dormido o pueda dejarlo con un amigo o familiar durante un par de horas.
- Pase tiempo privado con su pareja cuando solo hablen el uno del otro —no del bebé o los problemas del hogar.
- Si el sexo o la penetración no son cómodos todavía, hay muchas otras maneras de dar y recibir placer sexual, como la masturbación mutua o el sexo oral.

Si usted tiene preocupaciones acerca de su vida sexual, puede ayudar el discutir sus sentimientos con su pareja. También puede hablar con su ginecoobstetra:

- "Tengo algunas preocupaciones sobre mi vida sexual".
- "No disfruto del sexo como solía hacerlo".
- "He estado teniendo problemas con la intimidad física. ¿Qué puedo hacer?"
- "Simplemente no estoy interesada en el sexo. ¿Tiene algún consejo?"

Anticonceptivos

Es posible quedar embarazada poco después de tener un bebé si tienen relaciones sexuales y no usa anticonceptivos. Algunas mujeres pueden quedar embarazadas incluso antes de que regresen sus períodos. Comenzar un método anticonceptivo justo después de tener un bebé puede ayudarle a evitar un embarazo no deseado. También le permite planear y controlar cuando intente quedar embarazada de nuevo, si quiere más niños en el futuro.

Es posible quedar embarazada mientras usted está amamantando. Pero el riesgo de embarazo es bajo si todo lo siguiente es cierto:

- Está amamantando a su bebé cada pocas horas.
- Su bebé tiene menos de 6 meses de edad.
- Su período no ha vuelto.

Si alguna de estas tres cosas no es verdad, usted debería usar anticonceptivos para prevenir el embarazo.

Puede hablar con su ginecoobstetra sobre las opciones de anticonceptivos mientras todavía está embarazada. También puede tener esta discusión después de dar a luz, antes de irse a casa del hospital. Cuando elija un método anticonceptivo para usarlo después de tener un bebé, piense en lo siguiente:

- Momento—Algunos métodos anticonceptivos pueden iniciarse inmediatamente después del parto. Con otros métodos, usted necesita esperar unas semanas para comenzar.
- Lactancia materna—Todos los métodos son seguros para usar durante la lactancia materna. Pero hay algunos métodos que no se recomiendan durante las primeras semanas de lactancia materna, porque pueden afectar su suministro de leche.
- Eficacia—El método que usó antes del embarazo puede no ser la mejor opción después del embarazo. Por ejemplo, la esponja y el capuchón cervical son mucho menos eficaces en las mujeres que han dado a luz.

Véase el Capítulo 21, "Anticonceptivos después del embarazo y más allá", para obtener detalles sobre los métodos anticonceptivos.

Tener otro bebé

El momento de su próximo embarazo es su decisión. Solo usted puede decidir qué está lista para manejarlo física, emocional y financieramente. Pero idealmente, los embarazos deberían tener un intervalo de al menos 18 meses. Esto ofrece los mejores resultados de salud para ambos, mamá y bebé. Si siente la necesidad de intentar otro embarazo antes, hable con su ginecoobstetra sobre los riesgos y beneficios en su caso. Véase el Capítulo 42, "Tener otro bebé: Qué esperar la próxima vez", para más sobre la planificación de su próximo embarazo.

CUADRO 19-1   **Riesgos futuros para la salud**

Si usted tuvo ciertas afecciones de salud antes o durante el embarazo, puede estar en riesgo de tener problemas de salud en el futuro. Use esta tabla para entender estos posibles riesgos y lo que pueden significar para sus cuidados posparto.

Afección	Posibles riesgos futuros para la salud	Atención de salud posparto
Diabetes gestacional	Diabetes tipo 2	• Se alienta la lactancia materna • Análisis de azúcar en sangre de 4 a 12 semanas después del parto; luego cada 3 años • Si la prueba inicial muestra prediabetes, entonces se recomienda la detección anual de diabetes • Posible derivación a un especialista
Diabetes mellitus	Si está mal controlada: **enfermedad renal**, daño a los nervios, daño ocular, cardiopatía, defectos congénitos en embarazos futuros	• Análisis de azúcar en sangre • Mantener un peso saludable • Examen de tiroides para mujeres con diabetes tipo 1 • Posible prescripción de aspirina en dosis bajas para embarazos futuros
Preeclampsia y presión arterial alta durante el embarazo	Preeclampsia en embarazos futuros, cardiopatía	• Monitorización de la presión arterial para 72 horas después de dar a luz, y luego durante 7 a 10 días • Posible prescripción de aspirina en dosis bajas para embarazos futuros • Mantener un peso saludable
Presión arterial alta crónica	Si está mal controlada: **accidente cerebrovascular**, daño a los órganos, enfermedad renal, cardiopatía	• Monitorización de la presión arterial para 72 horas posparto y luego durante 1 a 2 semanas • Posible prescripción de aspirina en dosis bajas para embarazos futuros • Mantener un peso saludable
Aumento excesivo de peso durante el embarazo	Más aumento de peso y **obesidad**	• Medir el **índice de masa corporal (IMC)** • Detección de diabetes y presión arterial alta • Alcanzar el peso antes del embarazo entre los 6 a 12 meses posparto; apuntar a un IMC casi normal
Obesidad	Diabetes tipo 2, presión arterial alta, ciertos tipos de cáncer, artritis, cardiopatía	• Medir el IMC • Detección de diabetes, presión arterial alta, **colesterol** elevado y **triglicéridos** • Alcanzar el peso pregestacional entre los 6 a 12 meses antes de dar a luz; apuntar a un IMC casi normal
Parto pretérmino o tamaño de bebé pequeño	Cardiopatía (el riesgo más alto está relacionado con el parto con menos de 32 semanas de embarazo)	• Detección de ciertos factores de riesgo de cardiopatía, como la presión arterial alta

Su salud futura

Incluso después de que usted haya sanado del nacimiento de su bebé y terminado sus chequeos posparto, aún debe tener en cuenta su salud. Puede hacerlo esto

- enfocándose en cualquier problema médico actual
- manteniéndose al día con sus vacunas
- si continúa viendo a sus profesionales de atención médica

Problemas de salud durante el embarazo

Algunas complicaciones del embarazo, como la *presión arterial alta* o *la diabetes mellitus* durante el embarazo, pueden mejorar después del nacimiento de su bebé. Pero esto no siempre es cierto. Si usted tuvo problemas de salud antes o durante el embarazo, es posible que necesite ver a su ginecoobstetra antes o más a menudo después del nacimiento de su bebé para que pueda vigilar de cerca su salud.

Si usted tuvo ciertos problemas durante el embarazo, puede significar que es más probable que tenga otros problemas en el futuro. Por ejemplo, si usted tuvo presión arterial alta durante el embarazo, puede tener un riesgo más alto de cardiopatía más adelante en la vida.

Esto no significa que definitivamente tendrá problemas de salud en el futuro. Pero es bueno entender su riesgo para que pueda tomar medidas adicionales para prevenir futuras afecciones de salud (véase la Tabla 19-1, "Riesgos futuros para la salud").

Si vio a profesionales de atención médica por cualquier problema de salud crónico antes de quedar embarazada, asegúrese de seguir viendo a esos profesionales después del nacimiento de su bebé. Estos profesionales deberían formar parte de su equipo de cuidados posparto. Use la "Tabla de Mi equipo de cuidados posparto" al final de este libro para anotar los nombres y la información de contacto de todos los miembros de su equipo de atención.

Si usted estaba tomando medicamentos antes o durante el embarazo, hable con sus médicos acerca de tomar estos medicamentos después del parto. Es posible que algunos medicamentos no sean seguros para tomar mientras está amamantando.

Vacunaciones

Las vacunaciones son una forma sencilla, segura y eficaz de protegerse a usted y a su bebé de las infecciones. Si no recibió ciertas vacunaciones antes o durante embarazo o antes de ir a casa, debería recibirlas ahora. Esto ayudará a proteger a su bebé de infecciones. Las vacunas recomendadas para las mujeres en el período posparto pueden incluir

- *vacuna contra el sarampión, rubéola y parotiditis (SRP o triple viral)*
- *vacuna contra la influenza (gripe)*
- *vacuna contra el toxoide tetánico, toxoide diftérico reducida y acelular de pertussis (Tdap)*
- *vacuna contra la varicela*

Hable con su ginecoobstetra sobre las vacunas que puede necesitar después del embarazo. También es una buena idea pedirle a su familia, a los cuidadores y a cualquier otra persona que esté cerca de su bebé que esté al día con sus vacunas.

Atención ginecológica continua

Después de que usted termine sus consultas de atención médica posparto, usted debería cambiar a las consultas regulares de atención médica para mujeres sanas. Estos son chequeos con un profesional de atención médica donde usted habla sobre su salud en general y tiene chequeos de rutina. Esta atención continua es importante para ayudarle a mantenerse saludable durante el resto de su vida.

Hable con su ginecoobstetra sobre quién debería continuar sus cuidados después del período posparto. La persona principal responsable de su atención médica se llama su profesional de atención primaria (PCP, primary care provider). Esta persona puede ser su ginecoobstetra o puede ser otra persona.

Cuidar de usted misma durante el período posparto es importante para su salud a largo plazo. Recuerde que los cuidados posparto deben ser un proceso continuo, diseñados solo para usted y sus necesidades. Hable con su ginecoobstetra para asegurarse de que está recibiendo la atención médica que necesita para estar saludable—ahora y en el futuro.

RECURSOS

Asociación Internacional de Consultores de Lactancia

www.ilca.org

Proporciona un directorio de **consultores de lactancia y consultores certificados del Consejo Internacional de Lactancia (IBCLC)**, así como información sobre la lactancia materna.

Depresión posparto

https://medlineplus.gov/postpartumdepression.html

Página web de la Biblioteca Nacional de Medicina de los EE. UU. Un lugar de partida para encontrar más información sobre la depresión posparto.

La Leche League International

www.llli.org
Proporciona información y apoyo a las mujeres que amamantan y ofrece referencias a grupos locales de apoyo.

Línea de ayuda internacional de apoyo posparto

www.postpartum.net
1-800-944-4773
Envíe un mensaje de texto al 1-503-894-9453 (inglés) o 1-971-420-0294 (español)
Línea de ayuda no urgente para apoyo, información o referencias a profesionales de salud mental posparto. La línea de ayuda está abierta 7 días a la semana. Deje un mensaje confidencial en cualquier momento y un voluntario le devolverá su llamada o mensaje de texto lo antes posible. PSI también ofrece reuniones de grupos de apoyo en línea para conectarse con otras mujeres embarazadas y posparto. También puede unirse al chat semanal de PSI con un experto.

MyPlate

www.ChooseMyPlate.gov
Sitio web del Departamento de Agricultura de los EE. UU. El plan personalizado MyPlate le permite introducir su información para obtener consejos sobre qué y cuánto comer.

Su embarazo y el nacimiento de su bebé

www.acog.org/MyPregnancy
Sitio web del Colegio Americano de Obstetras y Ginecólogos (ACOG) con información sobre el embarazo, el trabajo de parto, el parto y los cuidados posparto. Incluye la información más reciente de los expertos en atención de la salud de la mujer, preguntas respondidas por los ginecoobstetras del ACOG, historias de embarazos de mujeres reales y un directorio de la A a la Z de temas de salud que cubren el embarazo y más allá.

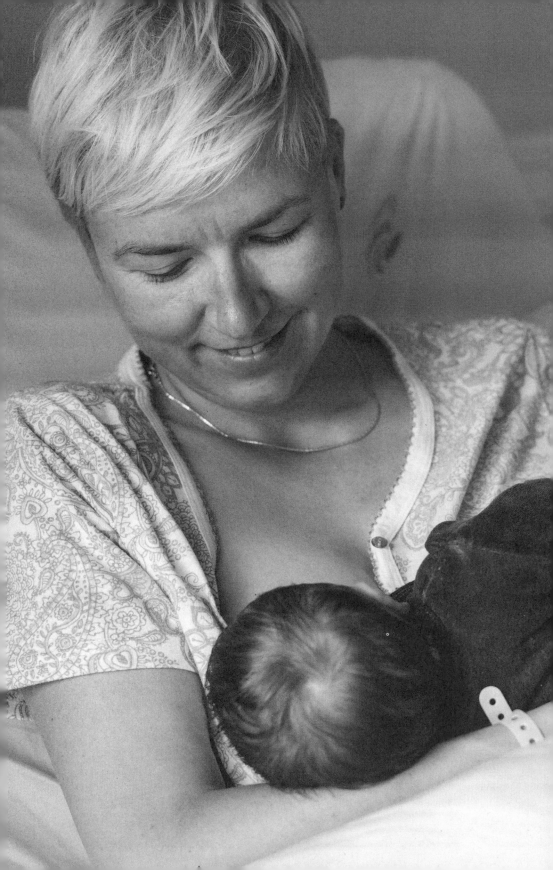

CAPÍTULO 20

Alimentar a su bebé

La forma en que alimentará a su recién nacido es una decisión importante que es mejor tomar antes del momento del parto. La lactancia materna—amamantar directamente—funciona para algunas mujeres. Para otros, alimentar a un bebé con leche materna extraída con un biberón es otra muy buena opción. Algunas mujeres no pueden o eligen no amamantar o extraerse la leche. Estas mujeres alimentan a sus bebés con fórmula. Por último, algunas mujeres eligen una combinación de métodos de alimentación.

Si necesita ayuda para decidir cuál es la mejor manera para usted, hable con su **ginecólogo obstetra (ginecoobstetra)** o con el médico de su bebé. Conozca cada una de las opciones que le ayudarán a tomar la mejor decisión para usted y su bebé (véase la sección "Recursos" al final de este capítulo).

Recuerde que la decisión es personal. Alimentar a su bebé debería ser agradable y cómodo para ambos. Sea cual sea la opción que elija, debería contar con el apoyo de su ginecoobstetra, su pareja y su familia.

Beneficios de la lactancia materna

La lactancia materna es buena para su bebé y para usted. Los beneficios para su bebé incluyen los siguientes:

- La leche humana es la forma más completa de **nutrición** para los bebés. Tiene la cantidad correcta de grasas, azúcares, agua y proteína necesarios para el crecimiento y desarrollo. A medida que su bebé crece, su leche materna cambia para satisfacer las cambiantes necesidades nutricionales del bebé.

- La leche humana es más fácil de digerir para los bebés que la fórmula. Los bebés amamantados tienen menos gas y menos problemas de alimentación. A menudo tienen menos estreñimiento que los bebés que reciben fórmula.

- La leche humana contiene **anticuerpos** que protegen a los bebés de infecciones. Los estudios muestran que los bebés amamantados tienen un riesgo reducido de infecciones de los oídos, los pulmones y el sistema digestivo. Los bebés que son amamantados también tienden a enfermarse con menos frecuencia en general y a recuperarse de ciertas enfermedades más rápidamente que los bebés que no son amamantados.

- Los bebés amamantados tienen un menor riesgo de **síndrome de muerte súbita infantil (SMSI)**. Cualquier cantidad de lactancia materna parece ayudar a reducir este riesgo. El uso de un chupete también reduce el riesgo de SMSI. Pero los chupetes deberían empezar a utilizarse solo después de que la lactancia esté bien establecida, idealmente de 3 a 4 semanas después de que usted comience con la lactancia materna.

- Para bebés **pretérmino**, la leche materna puede ser especialmente útil. Los bebés pretérminos a los que se les da leche humana tienen menos probabilidades de desarrollar algunos de los problemas de salud por nacer demasiado pronto. La lactancia materna también puede mejorar el desarrollo de habilidades de pensamiento y razonamiento más adelante en la vida.

La lactancia materna también tiene beneficios para las madres:

- La lactancia materna desencadena la liberación de una hormona llamada **oxitocina**. Esta hormona hace que el **útero** se contraiga y vuelva a su tamaño original. Estas contracciones también reducen la cantidad de sangrado que puede tener después de dar a luz.

- La lactancia materna quema **calorías**, lo que puede hacer más fácil perder el peso que aumentó durante el embarazo.

- La lactancia materna retrasa el regreso de la **ovulación** y los **ciclos menstruales**. Esto puede ayudar a prevenir el embarazo en los primeros 6 meses después del parto. Pero debería hablar con su ginecoobstetra sobre las opciones de **anticonceptivos** antes de empezar a tener sexo.

- Se ha demostrado que la lactancia materna reduce el riesgo de **cáncer de ovario** y algunos tipos de cáncer de mama. Se necesitan más investigaciones para comprender cómo la lactancia materna ayuda a reducir el riesgo de cáncer.

- Las mujeres que amamantan durante más tiempo tienen tasas más bajas de *diabetes mellitus* y *presión arterial alta.*

Cuándo no debería amamantar

Por más saludable que pueda ser la lactancia materna, no es la mejor opción para todas las mujeres. Hay algunas situaciones en las que una mujer no debería amamantar.

Infecciones

Ciertas infecciones pueden transmitirse a su bebé a través de la lactancia materna. Pero no todas las infecciones le impiden amamantar—solo algunas (véase el cuadro "Usted puede amamantar si tiene..."). Las mujeres con el *virus de inmunodeficiencia humana (VIH)* no deberían amamantar. Las mujeres con ciertas otras infecciones pueden necesitar extraer (exprimir) y desechar la leche hasta que ya no exista el riesgo de infectar al bebé. Estas infecciones incluyen

- *tuberculosis (TB)* activa
- *varicela* contraída 5 días antes del parto hasta 2 días después
- un brote de *herpes* que afecta al seno

Si usted tiene TB que está siendo tratada y ya no es contagiosa, puede extraer y darle leche materna al bebé incluso durante el tratamiento. Si tiene llagas de herpes en el seno, puede amamantar una vez que las llagas se curen.

Lávese las manos con agua y jabón antes y después de amamantar. Mantenga todas las llagas activas de herpes o de varicela cubiertas durante la lactancia materna. Si tiene varicela, puede extraer la leche y darla a su bebé y luego volver a amamantar cuando esté bien.

Cuando este libro se imprimió, muchas mujeres tenían preguntas sobre la lactancia materna cuando una mujer tiene coronavirus (COVID-19). La mayoría de la información muestra que es seguro dar leche materna a su bebé si tiene la COVID-19. Recuerde que la leche materna es la mejor fuente de nutrición para la mayoría de los bebés. Por esta razón, tener la COVID-19 no debe impedir que le dé leche materna a su bebé.

Las mujeres con la COVID-19 deberían usar una mascarilla o cubierta facial mientras amamantan o alimentan con biberón. También deberían lavarse las manos antes de tocar al bebé, un extractor de leche o las partes del biberón. Y deberían lavarse las manos y todas las piezas del extractor y del frasco después de su uso.

Usted puede amamantar si tiene . . .

- Infección por **hepatitis B** , siempre y cuando a su bebé se le administrara la vacuna contra la hepatitis B y la **inmunoglobulina de la hepatitis B (HBIG)** en las primeras horas después del nacimiento
- Infección por **hepatitis C**
- **Herpes genital** o herpes labial, siempre y cuando el seno o el pezón no se vean afectados y se cubran las llagas activas
- **Corioamnionitis** antes del parto o **endometritis** después del parto
- Infección por **citomegalovirus (CMV)**, pero si su bebé es pretérmino, hable con su ginecoobstetra y el médico del bebé

A medida que pasa el tiempo, los investigadores están aprendiendo más sobre la COVID-19. Si tiene la COVID-19 durante el embarazo, pídale a su ginecoobstetra la información más actualizada para usted y su bebé.

Uso de fármacos de prescripción y de drogas ilegales

El uso de algunas sustancias durante la lactancia materna puede dañar a su bebé. Estas sustancias incluyen

- drogas ilegales, como cocaína, heroína y metanfetaminas
- fármacos recetados tomados por razones no médicas

La marihuana para uso recreativo y médico es legal en muchos estados, pero tampoco debería usarse cuando usted está amamantando. Si necesita ayuda para dejar de consumir drogas, hable con su ginecoobstetra. Hasta que pueda dejar de consumir estas sustancias, la alimentación con fórmula es la mejor opción para su bebé.

Medicamentos

La mayoría de los medicamentos son seguros para usar durante la lactancia materna. Algunos medicamentos que no son seguros para tomar durante el embarazo pueden estar bien para tomar mientras se da de lactar. Esto se debe a las formas en que los medicamentos pueden cruzar la **placenta** y entrar en la leche materna. Si hay preocupación acerca de un medicamento que está tomando, es posible que pueda cambiar a uno que pueda ser más seguro. Véase la sección "Medicamentos" más adelante en este capítulo y hable con su ginecoobstetra.

¿Su hospital es Baby-Friendly (apto para bebés)?

En 1991, un equipo de expertos mundiales elaboró 10 pasos que los hospitales pueden tomar para ayudar a las madres y los bebés a comenzar bien con la lactancia materna. Los estudios han demostrado que las mujeres que dan a luz en los hospitales de Baby-Friendly® tienen más probabilidades de alcanzar sus objetivos de lactancia materna. Los hospitales que adoptan los 10 pasos están certificados como Baby-Friendly. Estos hospitales siguen estas prácticas:

1. Tienen una política escrita de lactancia materna que se comparte con todo el personal de atención médica.

2. Capacitan a todo el personal de atención médica para implementar esta política.

3. Les dicen a todas las mujeres embarazadas acerca de los beneficios y el manejo de la lactancia materna.

4. Ayudan a las madres a iniciar la lactancia dentro de 1 hora después del nacimiento.

5. Muestran a las madres cómo amamantar y cómo mantener la producción de leche, incluso si están separadas de sus bebés.

6. No dan a los bebés ningún alimento o bebida que no sea la leche materna, a menos que se indique médicamente.

7. Practican el alojamiento conjunto, que mantiene a las madres y a los bebés juntos las 24 horas del día.

8. Fomentan la lactancia materna bajo demanda.

9. No le dan chupetes ni pezones artificiales a los bebés que están amamantando.

10. Ayudan a desarrollar grupos de apoyo a la lactancia materna y les remiten a las mujeres cuando salen del hospital.

Visite www.babyfriendlyusa.org para averiguar si su hospital está certificado como Baby-Friendly. Si su hospital no está certificado, puede significar que el hospital aún no ha cumplido con todos los criterios de certificación. O el hospital puede usar otras maneras de implementar las mejores prácticas. Usted puede llamar a su hospital para preguntar acerca de sus políticas de lactancia materna y si están trabajando en la certificación Baby-Friendly.

Lactancia materna

Si usted ha decidido amamantar, encuentre información acerca de la lactancia materna mientras todavía está embarazada. La **lactancia materna** es el término utilizado para la producción de leche. Muchos hospitales y centros para padres ofrecen clases de lactancia materna impartidas por especialistas en lactancia. Estos especialistas pueden enseñarle lo que necesita saber para empezar. Los especialistas en lactancia también pueden ayudarle con algunos problemas comunes que muchas mujeres enfrentan cuando amamantan.

Usted puede encontrar apoyo para la lactancia materna cerca de usted a través de varias organizaciones, incluyendo la

- Asociación Internacional de Consultores de Lactancia
- La Leche League International
- Programa de apoyo a la lactancia materna para mujeres, bebés y niños (WIC, Women, Infants, and Children) del Departamento de Agricultura de los EE. UU. (véase la sección "Recursos" al final de este capítulo)

Hay otros grupos de apoyo que varían según la comunidad y el estado. También es posible que desee comprobar si su hospital tiene una designación Baby-Friendly® (véase el cuadro "¿Es su hospital Baby-Friendly?").

El Colegio Americano de Obstetras y Ginecólogos (ACOG, American College of Obstetricians and Gynecologists), la Academia Americana de Pediatría y muchas otras organizaciones recomiendan la **lactancia materna** exclusiva. Esto significa que la leche humana es el único alimento que se administra durante los primeros 6 meses de vida del bebé. Se pueden administrar medicamentos y suplementos vitamínicos, pero no se necesitan otros alimentos, agua o jugo, a menos que el médico de su bebé recomiende lo contrario. La lactancia materna debería continuar idealmente a medida que se introducen nuevos alimentos hasta el primer cumpleaños del bebé o más allá, si tanto la madre como el bebé desean continuar.

Cómo empezar

La mayoría de los recién nacidos sanos están listos para amamantar en la primera hora después del parto (véase el Capítulo 18, "Después del nacimiento del bebé"). Los bebés que son amamantados poco después del parto pueden tener más facilidad para amamantar que los bebés que no lo son. Dígale a su ginecoobstetra mientras está embarazada que quiere amamantar. Cuando llegue al hospital o al centro de maternidad para dar a luz, recuerde a su equipo de atención médica que planea amamantar.

Sostener a su bebé directamente contra su piel desnuda inmediatamente después del parto ayuda a animar a su bebé a comenzar a amamantar. El contacto piel a piel también ayuda a estabilizar el bebé

- temperatura corporal
- frecuencia cardíaca
- respiración
- nivel de azúcar en sangre

El contacto piel a piel también puede ser posible después de un **parto por cesárea**. Pregúntele a su ginecoobstetra si esta es una opción en su hospital o centro de maternidad. Si no es una opción, pida unirse a su bebé lo antes posible después de que se complete la cirugía.

Durante los primeros días después del nacimiento, sus mamas producen **calostro**, un líquido espeso, amarillento. Es el mismo líquido que gotea de las mamas de algunas mujeres durante el embarazo. El calostro que producen sus mamas después del nacimiento ayuda al sistema digestivo de su recién nacido a crecer y madurar. El líquido es rico en proteínas y calorías y es todo lo que su bebé necesita para los primeros días de vida, a menos que el médico de su bebé recomiende lo contrario. El calostro es especialmente alto en anticuerpos que ayudan a proteger a su bebé contra enfermedades.

Entre 40 y 72 horas después del nacimiento, sus mamas comienzan a producir una cantidad mayor de leche. Es posible que escuche que se refiere a esto como su leche "entrando". Probablemente notará un cambio en el tamaño de sus mamas de 2 a 5 días después del parto.

La leche se produce continuamente en el seno y se almacena en el tejido mamario. Cuando su bebé comienza a amamantar, los nervios de sus pezones envían un mensaje al cerebro. En respuesta, su cerebro libera hormonas que indican a los **lobulillos mamarios** que se contraigan (expriman) y expulsen la leche para que fluya a través de sus pezones. Esto se llama el reflejo de bajada.

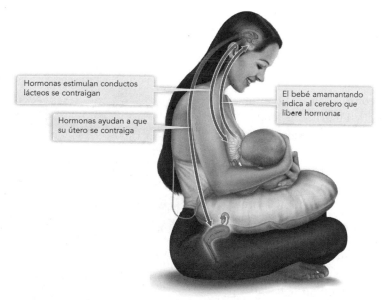

Hormonas estimulan conductos lácteos se contraigan

El bebé amamantando indica al cerebro que libere hormonas

Hormonas ayudan a que su útero se contraiga

Reflejo de bajada. La boca del bebé en el pezón de la madre indica al cerebro que libere hormonas. Estas hormonas hacen que los conductos lacteos se contraigan y expulsen la leche y estimulan el útero a contraerse.

Algunas mujeres apenas notan la bajada. Otras tienen una sensación de "hormigueo" o incluso un dolor agudo en las mamas 2 a 3 minutos después de que sus bebés comienzan a amamantar. En la primera semana después del parto, algunas mujeres también tienen calambres a medida que su útero se contrae. Estos dolores, llamados "entuertos", se pueden aliviar con ibuprofeno. Para la mayoría de las mujeres, el dolor durante la bajada se alivia a medida que sus cuerpos se adaptan a la lactancia materna. La bajada también se puede desencadenar al

- mirar a su bebé
- pensar en su bebé
- escuchar a su bebé llorar

En algunas mujeres, escuchar el llanto de un bebé desencadenará el reflejo de bajada.

Cuando su bebé comienza a alimentarse de su seno, la leche que sale primero es fina, aguada y dulce. Apaga la sed del bebé y proporciona azúcar, proteínas y minerales. Una vez que el bebé recibe esta "primera leche", la leche se vuelve espesa y cremosa. Esta leche satisfará el hambre y le dará a su bebé los **nutrientes** necesarios para crecer.

Cuanta más leche extraiga su bebé de su seno, más leche producirá. De esta manera su producción de leche se mantendrá a la altura de la demanda del bebé. Si su bebé necesita más leche—por ejemplo, durante un período de crecimiento—el aumento de la succión del bebé conduce a un mayor vaciado de su seno. Esto a su vez estimula más producción de leche.

Enganche

Para comenzar a amamantar, el bebé necesita adherirse o "engancharse" a su seno. Su ginecoobstetra, enfermera o especialista en lactancia pueden ayudarle a encontrar una buena posición (véase el cuadro "Posiciones de lactancia materna"). Coloque el seno en su mano y acaricie el labio inferior del bebé con el pezón. Esto estimula el reflejo de búsqueda del bebé. Este es el instinto de un bebé de girar hacia el pezón, abrir la boca y succionar.

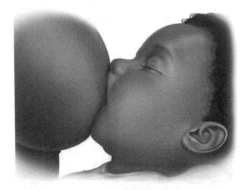

Enganche correcto. El bebé debería tener todo su pezón y una buena parte de la areola en la boca. La nariz del bebé estará tocando su pecho. Los labios del bebé también se curvarán contra su seno.

Posiciones de lactancia materna

Encontrar una buena posición ayudará al bebé a engancharse. También le ayudará a relajarse y estar cómoda. Use almohadas o mantas dobladas para ayudar a sostener al bebé.

- Sujeción de cuna—Siéntese lo más erguida que pueda y acune a su bebé en la articulación de su brazo. El cuerpo del bebé debería girarse hacia usted y el vientre debería estar contra el suyo. Apoye la cabeza en la curva del codo para que el bebé esté mirando hacia su seno.

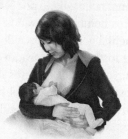

- Sujeción de cuna cruzada—Al igual que en la sujeción de cuna, acaricie el vientre de su bebé contra el suyo. Sostenga al bebé en el brazo opuesto al seno que está usando para amamantar. Por ejemplo, si el bebé está amamantando desde el seno derecho, sosténgalo con su brazo izquierdo. Coloque el trasero del bebé en la articulación de su brazo izquierdo y sostenga la cabeza y el cuello del bebé con su mano izquierda. Esta posición le da más control de la cabeza del bebé. Es una buena posición para un recién nacido que tiene problemas para amamantar.

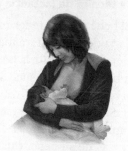

- Sujeción de fútbol americano—Sujete a su bebé bajo el brazo como si fuera un balón de fútbol americano. Sostenga al bebé a su lado, a nivel de la cintura, de modo que el bebé esté frente a usted. Apoye la espalda del bebé con la parte superior del brazo y mantenga la cabeza nivelada con su seno.

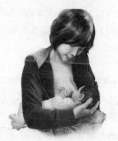

- Posición de costado—Acuéstese de costado y acomode a su bebé a su lado. Coloque los dedos debajo de su seno y levántelo para ayudar a su bebé a alcanzar el pezón. Apoye la cabeza en su antebrazo. Es posible que desee colocar una almohada detrás de su espalda para ayudar a sostenerse. Esta posición es buena para la alimentación nocturna. También es bueno para las mujeres que tuvieron un **nacimiento por cesárea** porque mantiene el peso del bebé fuera de su vientre e incisión.

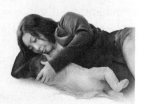

El bebé abrirá la boca de par en par (como un bostezo). Acerque al bebé a usted, dirigiendo el pezón hacia el paladar del bebé. Lleve a su bebé a su seno —no su seno a su bebé.

Los bebés nacen con un conjunto de reflejos que ayudan a guiarlos hacia el seno. Otra forma de que el bebé se enganche es utilizar una técnica llamada "enganche guiado por el bebé". Acuéstese sobre una cama o sofá con la espalda y los hombros apoyados. Coloque a su bebé boca abajo sobre su pecho, con la mejilla del bebé cerca de su seno desnudo. Durante unos minutos, la mayoría de los bebés explorarán el seno, encontrarán el pezón y se engancharán. La mayoría de las mujeres usan una mano para apoyar el seno y una mano para sostener la cabeza y el cuello durante este tiempo. A medida que los bebés envejecen, por lo general necesitan menos apoyo.

La técnica de lactancia materna del bebé

El bebé debería tener todo su pezón y la mayoría de la *areola* en la boca. La nariz del bebé estará tocando su seno. El objetivo es que el pezón esté lo más alejado posible de la boca del bebé. Los labios del bebé también se curvarán sobre su seno. La succión del bebé debería ser suave y uniforme. Debería oír al bebé tragar. Puede sentir un leve tirón.

Si siente malestar o nota que la boca de su bebé no está bien abierta, interrumpa suavemente la succión insertando un dedo limpio entre su seno y las encías de su bebé. Cuando escuche o sienta un chasquido suave, saque el pezón de la boca del bebé. Si tiene dolor grave en las mamas o dolor que continúa durante la alimentación, hable con su ginecoobstetra o un especialista en lactancia.

Cuánto tiempo alimentar

Deje que su bebé establezca el patrón de lactancia. En las primeras semanas, es normal que los recién nacidos se alimenten hasta 12 veces al día (véase el cuadro "¿Está mi bebé recibiendo suficiente leche?"). Los recién nacidos suelen amamantarse durante al menos 10 a 15 minutos en cada seno. También pueden amamantarse durante períodos mucho más largos. Las sesiones prolongadas de lactancia, llamadas tomas en racimo, pueden ocurrir durante un período de crecimiento acelerado. También ocurren más a menudo hacia el final del día.

Algunos bebés se alimentan de un seno por cada alimentación, mientras que otros se alimentan de ambas mamas. Cuando su bebé suelte un seno, ofrézcale el otro. Planee comenzar en el otro lado para la próxima alimentación. Algunas mujeres usan una banda elástica en la muñeca del lado que se amamantó al bebé la última vez. Otras utilizan una aplicación en el teléfono para recordárselos.

¿Está mi bebé recibiendo suficiente leche?

Al alimentar con biberón, puede ver cuánto está ingiriendo el bebé mirando al costado del biberón. Por supuesto, las mamas no tienen onzas marcadas en los lados, pero los bebés son inteligentes y usan señales para decirle a sus madres y cuidadores cuando están satisfechos:

- Su bebé usa el lenguaje corporal. Los brazos de un bebé están generalmente relajados, con las palmas estiradas y el bebé está somnoliento y contento. Cuando el bebé esté listo para tomar de nuevo, los brazos se flexionarán con las manos en un puño y el bebé tratará de chupar sus dedos. Esté atenta a estas señales tempranas de alimentación, no al reloj, para saber cuándo ofrecer el seno.

- Su bebé se amamanta con frecuencia. Los recién nacidos sanos se amamantan por lo menos 8 a 12 veces en 24 horas. A medida que los bebés crecen, sus estómagos son capaces de mantener más en cada toma y necesitarán amamantar con menos frecuencia. Aun así, los recién nacidos sanos no pasan más de 3 a 4 horas sin amamantar, ni siquiera por la noche.

Cada sesión de lactancia materna debe durar de 10 a 45 minutos. Es posible que los bebés se alimenten por un tiempo breve y luego quieran volver a hacerlo poco tiempo después. A veces, un recién nacido puede alimentarse durante un período prolongado (de 1 a 2 horas) y luego caer en un sueño profundo.

- Su bebé utiliza muchos pañales. Una vez que sus mamas pasan de producir calostro a leche madura, su bebé debería mojar al menos seis pañales por día. La orina del bebé debería ser de color claro en lugar de amarillo oscuro. Durante el primer mes de vida, su bebé puede tener al menos tres evacuaciones intestinales al día. Las heces deberían ser suaves y amarillas.

- Su bebé está aumentando de peso. Todos los recién nacidos pierden un poco de peso en los primeros días de vida—una pérdida de 8 a 10 por ciento del peso al nacer es normal. Por ejemplo, un bebé sano de 3.6 kg (8 libras) puede perder hasta 0.3 kg (9 onzas) en los primeros días de vida. Después de 10 a 14 días, su bebé debe volver a su peso al nacer.

El médico del bebé debería pesar a su bebé en cada consulta y hacer un seguimiento de su peso. Si le preocupa que su bebé no esté recibiendo suficiente leche materna, llame a su ginecoobstetra o al médico del bebé.

Signos que su bebé quiere alimentarse

Cuando los bebés tienen hambre, se acariciarán contra su pecho, chasquearán los labios, sacarán la lengua, se chuparán las manos o flexionarán los dedos y los brazos. Llorar suele ser un signo tardío de hambre. Cuando los bebés están llenos, relajan sus brazos y piernas y cierran sus ojos.

Al principio, el estómago del bebé es muy pequeño—ya que solo tiene un poco más de media onza al nacer. Además, la leche humana deja el estómago del bebé más rápido que la fórmula. Por estas razones, generalmente amamantará al menos de 8 a 12 veces en 24 horas. Esto es por lo menos cada 2 a 3 horas durante las primeras semanas de vida de su bebé.

Si han pasado más de 4 horas desde la última toma, es posible que tenga que despertar a su bebé para alimentarlo. Algunos recién nacidos están felices de pasar 3 horas entre las tomas (véase el cuadro "¿Está mi bebé recibiendo suficiente leche?"). Otros necesitan amamantar una vez por hora durante las primeras semanas. Eso es mucho trabajo para usted, así que tenga a su pareja, familia y amigos cerca para cuidar de usted mientras cuida a su bebé. Con el tiempo, usted y su bebé fijarán su propio horario.

Suplementos de vitamina D y hierro

Todos los bebés necesitan 400 unidades internacionales (UI) de vitamina D cada día. La vitamina D ayuda con el crecimiento óseo. Los bebés amamantados o parcialmente amamantados necesitan suplementos a partir de los primeros días después del nacimiento. La vitamina D está disponible en forma líquida que usted le da a su bebé con un gotero. Tenga en cuenta que la etiqueta puede indicar 10 microgramos (μg) lo que es lo mismo que 400 UI.

Otra opción es que usted tome 6,400 UI de vitamina D por día. Esto aumenta la cantidad de vitamina D en su leche materna. La fórmula tiene vitamina D, por lo que los bebés que se están alimentando con fórmula por lo general no necesitan vitamina D adicional.

Los bebés amamantados o parcialmente amamantados también necesitan un suplemento de hierro que comience a los 6 meses de edad. Los bebés que se alimentan con fórmula deberían recibir una fórmula que tenga hierro. Pregúntele al médico de su bebé cuánto hierro necesita su bebé.

Chupónes

Muchas mujeres se preguntan acerca de dar a sus bebés chupónes para su comodidad. En las primeras semanas, es bueno que los bebés succionen el seno para mayor comodidad en lugar de usar un chupón. El amamantamiento estimula las hormonas que producen leche y ayuda a las mujeres a establecer un suministro de leche.

Hay algunos casos en los que un chupón puede estar bien. Es posible que desee darle un chupón para ayudar con el alivio del dolor (mientras se le da una inyección, por ejemplo). Permitir que su bebé chupe su dedo meñique limpio también puede ayudar con el alivio del dolor. A veces un chupón puede calmar a un bebé quisquilloso. Si sus pezones están doloridos o agrietados, un chupón puede confortar a su bebé mientras sus pezones sanan.

Tenga en cuenta que los chupetes idealmente deberían no ser usados hasta que la lactancia esté bien establecida, unas 3 a 4 semanas después de que usted la haya comenzado. Una vez establecida la lactancia materna, a los bebés se les pueden dar chupónes cuando están acostados boca arriba antes de dormir. Esto puede ayudar a reducir el riesgo de SMSI.

Alimentos, bebidas y medicamentos durante la lactancia materna

Cuando está embarazada, su cuerpo almacena nutrientes y grasa adicionales para prepararse para la lactancia materna. Aun así, una vez que su bebé nace, usted necesita más alimentos y nutrientes de lo normal para impulsar la producción de leche. También tendrá que beber muchos líquidos, porque la lactancia materna consume mucho líquido. Necesita al menos ocho vasos de líquido al día. La **deshidratación** puede reducir su suministro de leche.

Tenga en cuenta que cuando usted amanta, lo que usted pone en su cuerpo aún puede ir a su bebé, al igual que cuando estaba embarazada. La mayoría de los medicamentos son seguros para tomar mientras está amamantando, pero hay algunas excepciones. Véase la sección "Medicamentos" a continuación. Y como siempre, si tiene alguna pregunta o preocupación, hable con su ginecoobstetra.

Nutrición

Las mujeres que amamantan necesitan 1,000 miligramos (mg) de calcio por día. Puede obtener esta cantidad comiendo muchos productos lácteos como leche, yogur y queso. Si usted no come o no puede digerir los productos lácteos, pregúntele a su ginecoobstetra acerca de tomar un suplemento de calcio.

Asegúrese de obtener al menos 400 microgramos (μg) de ácido fólico cada día también. Esto le ayudará a mantener una buena salud y a asegurarse de que tiene suficientes reservas de ácido fólico. Su ginecoobstetra puede sugerirle que siga tomando un suplemento de vitamina prenatal diario hasta que su bebé se destete (deja de amamantarse). Si la etiqueta de la vitamina enumera los equivalentes de folato en la dieta (EFD) en su lugar, debe tener 667 μg de EFD.

El pescado y los mariscos son grandes fuentes de proteínas y proporcionan vitaminas y minerales para usted y su bebé. Mientras esté amamantando, trate de comer pescado de 2 a 3 veces a la semana, al menos 0.2 kg (8 onzas) pero no más de 0.3 kg (12 onzas) en total.

Medicamentos

La mayoría de los medicamentos son seguros para tomar durante la lactancia materna. Cuando toma medicamentos, a veces pueden pasar a su leche materna. Pero el nivel de medicamentos en su leche es generalmente menor que el nivel en su torrente sanguíneo. La información más reciente sobre los medicamentos y sus efectos en los bebés amamantados se puede encontrar en LactMed, una base de datos de información científica. LactMed también se puede descargar como una aplicación gratuita en su smartphone (véase la sección "Recursos" al final de este capítulo).

Si necesita tomar un medicamento recetado, hable con su ginecoobstetra y el médico del bebé. Su ginecoobstetra puede ayudar a determinar el medicamento más seguro mientras está amamantando. A veces, la cantidad del fármaco que llega a un bebé que está amamantando puede reducirse si una mujer toma su medicamento después de la lactancia.

Si usted necesita tomar un medicamento que se sabe que representa un riesgo para un bebé que está amamantando, el bebé debería ser monitoreado. El médico de su bebé puede hacer análisis de sangre de vez en cuando para medir la cantidad de medicamento que hay en el sistema de su bebé. Recuerde que tomar los medicamentos que necesita puede superar los riesgos de los medicamentos para su bebé lactante.

Tabaco

Si fuma, dejar de fumar es lo mejor que puede hacer por su salud y la de su bebé. El humo ambiental de tabaco aumenta el riesgo de SMSI. Pero es mejor para su bebé amamantarse que alimentarse con fórmula, incluso si continúa fumando.

Alcohol

No importa cuánto o con qué frecuencia beba, el alcohol pasa a la leche materna. Debería esperar unas 2 horas por porción para que el alcohol salga de su cuerpo. Una porción es

- cerveza o refresco de vino—355 mL (12 onzas)
- vino de mesa—148 mL (5 onzas)
- licor de malta—de 237 a 266 mL (8 a 9 onzas)
- bebida con 40 por ciento de alcohol—44 mL (1.5 onzas)

Una bebida ocasional de alcohol es probablemente segura cuando usted está amamantando. Pero el consumo moderado o excesivo de alcohol puede causarle problemas a su bebé, como

- somnolencia

- debilidad
- problemas para aumentar de peso

Beber mucho es tomar más de tres bebidas por ocasión o más de siete bebidas por semana.

Desafíos de la lactancia materna

Algunas madres nuevas amamantan sin ningún problema. Para otros, amamantar puede ser un desafío. Usted y su bebé están aprendiendo algo nuevo, así que es normal tener desafíos al principio. Muchos problemas pueden superarse con apoyo. Si necesita ayuda, o si le preocupa que su bebé no esté recibiendo suficiente leche, llame a su ginecoobstetra o a un especialista en lactancia.

Pezones doloridos

Muchas mujeres tienen sensibilidad o dolor en los pezones en las primeras semanas de lactancia materna. Esta sensibilidad generalmente desaparece a medida que siga amamantando. Si no es así, hay cosas que puede intentar para sentirse más cómoda.

Primero, asegúrese de que su bebé esté bien enganchado. El enganche deficiente es la causa principal de los pezones doloridos. Esto se debe a que el bebé no recibe suficiente areola en la boca y succiona principalmente el pezón.

Compruebe la posición del cuerpo del bebé y la forma en que el bebé se engancha y succiona. Asegúrese de que la boca de su bebé esté bien abierta, con la mayor cantidad posible de areola en la boca. Si le duele, rompa la succión del bebé con un dedo limpio e inténtelo de nuevo. Es posible que se sienta mejor de inmediato una vez que el bebé esté colocado correctamente.

Después de amamantar, puede aplicar un poco de leche extraída en el pezón, lo que puede aliviar el dolor. Una pomada de barrera, como aceite de coco o manteca vegetal, puede ayudar a que sus pezones sanen y es segura para el bebé. Si el dolor es intenso, consulte a su ginecoobstetra o a un especialista en lactancia.

Si tiene dolor y usa un extractor de leche para extraer la leche, es posible que deba probar con una ventosa de otro tamaño o bajar la succión del extractor. La succión del extractor debería sentirse como un tirón suave. No debería ser doloroso.

Algunas mujeres describen un dolor punzante y ardiente que va desde el pezón hasta el resto del seno después de amamantar a sus bebés. Este dolor puede ser causado por espasmos de los vasos sanguíneos del seno. Una almohadilla térmica o un paquete de gel tibio aplicado después de amamantar puede ser útil. Consulte a su ginecoobstetra si el dolor continúa durante más de unos días.

Congestión

La congestión puede ocurrir cuando su leche llega en unos días después del parto. Los pechos ingurgitados se sienten llenos y sensibles. Incluso puede tener fiebre baja. Si la fiebre va por encima de los 38 °C (101 °F) o si tiene dolor grave, llame a su ginecoobstetra. Si sus mamas están muy ingurgitadas, puede ser difícil para su bebé engancharse. Una vez que su cuerpo descubra cuánta leche necesita su bebé, el problema debería desaparecer. Esto suele tardar una semana aproximadamente. Las siguientes cosas pueden proporcionar alivio:

- Alimente al bebé con más frecuencia para ayudar a drenar sus mamas.
- Extraiga un poco de leche con un extractor o a mano para ablandar las mamas antes de amamantar (véase la sección "Dar leche materna extraída" en este capítulo).
- Antes de amamantar, masajee sus mamas, tome duchas tibias o aplique compresas tibias a sus mamas.
- Después de amamantar, aplique compresas frías en sus mamas para aliviar la molestia y reducir la hinchazón.

Si todavía no puede extraer leche o el bebé no puede engancharse, pídale ayuda a su ginecoobstetra o a un especialista en lactancia.

Retraso en la producción de leche

Por lo general, la leche de la mujer "sale" dentro de las 72 horas posteriores al nacimiento. Para algunas mujeres, la producción de leche puede retrasarse. Si la leche tarda más de 3 días en producirse, se denomina "lactogénesis retardada". No se sabe a qué causa esta afección, pero puede estar relacionada con

- factores hormonales
- una trabajo de parto largo o difícil
- tener un parto por cesárea
- lesiones en las mamas u otros problemas
- medicamentos

Cualquiera que sea la causa, la lactogénesis retardada puede ser difícil para usted y su bebé. Cuanto más estresada y ansiosa esté, más puede afectar al reflejo natural de bajada. El retraso en la producción de leche es una de las razones por las que algunas mujeres dejan de tratar de amamantar exclusivamente.

Si la producción de leche se retrasa, trabaje con un especialista en lactancia o con un profesional de atención médica con experiencia en la lactancia materna. Aumentar el número de sesiones de lactancia materna puede ser útil. También puede usar un extractor de leche materna para extraer la leche después de amamantar.

En algunas situaciones, por ejemplo, si su bebé ha perdido más del 8 al 10 por ciento del peso al nacer, es posible que necesite pequeñas tomas complementarias con leche materna extraída, fórmula o leche de donante de un banco de leche materna. Si su bebé necesita suplementos, un especialista en lactancia puede ayudarle.

Bajo suministro de leche

La causa más frecuente de un bajo suministro de leche es no extraer la leche de manera eficaz o con suficiente frecuencia. Los recién nacidos sanos generalmente se alimentan de 8 a 12 veces al día. Para algunas mujeres, las tomas o extracción menos frecuente envían una señal al seno para producir menos leche.

Otra causa de no extraer la leche con suficiente frecuencia es el parto pretérmino. Si el bebé nace pretérmino, puede cansarse fácilmente y no beber suficiente leche para estimular la producción de leche. Para resolver estas posibilidades, trabaje con un especialista en lactancia o con un profesional de atención médica con experiencia en la lactancia materna.

Incluso con tomas frecuentes y apoyo calificado, algunas mujeres no son capaces de producir suficiente leche para alimentar a sus bebés solo con leche materna. No es cierto que "toda madre puede amamantar". El hecho es que la lactancia materna, como cualquier otra función corporal, puede no funcionar para algunas mujeres debido a diversas circunstancias. Se pueden recomendar tomas suplementarias con leche materna extraída, fórmula o leche de donante. Dicho esto, usted todavía puede nutrir a su bebé en su seno sin importar la cantidad de leche que produzca.

Pezones invertidos o planos

Los pezones normalmente sobresalen del seno. Pero algunas mujeres tienen pezones planos. Otras tienen pezones invertidos, que se hunden en la areola en vez de sobresalir.

En la mayoría de los casos, las mujeres con pezones planos o invertidos pueden amamantar. Es más probable que los pezones planos o invertidos causen problemas durante las primeras tomas después del nacimiento, cuando el bebé está aprendiendo a engancharse. Puede ser difícil que el bebé se enganche al principio, pero la lactancia materna será más fácil a medida que el bebé crece más y más fuerte.

Los protectores de pezones pueden ser útiles para pezones planos. Un protector de pezón es un pedazo de plástico en forma de pezón con agujeros en el extremo que se puede colocar sobre el pezón. Cuando el bebé se engancha directamente al protector del pezón, su pezón será succionado hacia el protector mientras el bebé amamanta.

Después de usar el protector por un tiempo, su pezón puede empezar a sobresalir más y el bebé puede engancharse directamente en su pezón. Hable con un especialista en lactancia o con un profesional de atención médica con experiencia en lactancia acerca de si un protector del pezón podría ser útil. Pueden mostrarle a usted y a su bebé cómo engancharse con un protector colocado. También pueden trabajar con usted para dejar el escudo a medida que el bebé se acostumbra a la lactancia materna.

El uso de un extractor de leche manual o eléctrico justo antes de la toma también puede ser útil para que los pezones salgan. Si tiene alguna preocupación acerca de la forma de sus pezones, hable con su profesional de atención médica o con un especialista en lactancia.

Cirugía mamaria

Algunas mujeres han tenido cirugía para extirpar quistes y otros bultos benignos en el seno. Esto rara vez causa problemas con la lactancia materna en el futuro. Si ha tenido una cirugía mamaria, hable con su ginecoobstetra antes del parto para ayudar a planificar la lactancia materna. Informe también al médico de su bebé para que el aumento de peso de su bebé se pueda controlar en las primeras semanas.

La mayoría de las mujeres a las que se les han agrandado las mamas pueden amamantar a sus bebés, especialmente si el implante se coloca detrás de los músculos del pecho. Pero si el implante es muy grande, puede limitar la cantidad de leche que el seno puede almacenar. Un implante grande también puede restringir el flujo sanguíneo en el seno. Esto puede disminuir la cantidad de leche que se puede producir.

Las mujeres que han tenido cirugía para reducir el tamaño de sus mamas y cuyos pezones han sido reposicionados pueden tener problemas de lactancia materna. La cirugía de reducción mamaria puede cortar los **conductos galactóforos** y evitar que una mujer lactante produzca suficiente leche. También puede limitar la capacidad de almacenamiento de leche. Si usted ha tenido esta cirugía, hable con su cirujano acerca de qué tipo de cirugía se hizo. Informe a su ginecoobstetra y al médico del bebé si ha tenido una reducción mamaria para que puedan controlar el aumento de peso del bebé.

Por último, algunas mujeres han tenido cirugía mamaria o tratamiento con radiación debido al cáncer de mama. Muchas de estas mujeres amamantan con eficacia en el otro seno. Pueden producir algo de leche del seno que se sometió a cirugía. Si usted tuvo tratamiento para el cáncer de mama, hable con un especialista en lactancia antes de que nazca el bebé. Muchas mujeres disfrutan amamantando a sus bebés, incluso si no pueden producir el 100 por ciento de la leche que sus bebés necesitan.

Conductos bloqueados

Si un conducto se obstruye con leche, se puede formar un bulto duro y sensible en el pecho. Llame a su ginecoobstetra si el bulto no desaparece dentro de 1 a 2 días o si tiene fiebre. Mientras tanto, pruebe estos consejos:

- Tome una ducha tibia o aplique una compresa tibia al bulto antes de amamantar.
- Primero ofrezca el seno con el conducto bl queado.
- Deje que su bebé se amamante durante mucho tiempo y con frecuencia del seno que está bloqueado.
- Masajee el bulto mientras su bebé se amamanta para ayudar a drenar la leche.
- Bombee o extraiga a mano la leche que haya quedado en el pecho después de la toma.
- Utilice un masajeador de mano o el mango de un cepillo dental eléctrico para ayudar a aflojar la zona bloqueada.
- Pruebe con otras posiciones de lactancia materna para ver si eso ayuda a aliviar el área bloqueada.

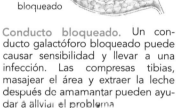

Conducto bloqueado

Conducto bloqueado. Un conducto galactóforo bloqueado puede causar sensibilidad y llevar a una infección. Las compresas tibias, masajear el área y extraer la leche después de amamantar pueden ayudar a aliviar el problema

Mastitis

Si un conducto bloqueado no drena, puede inflamarse y puede resultar en una infección mamaria (*mastitis*). La mastitis puede causar síntomas similares a los de la gripe, incluyendo

- fiebre
- dolores en el cuerpo
- cansancio

Sus mamas también pueden estar

- inflamadas
- dolorosas
- calientes al tacto
- con estrías rojas

Si cree que tiene mastitis, llame a su ginecoobstetra de inmediato. Él o ella puede recetar un *antibiótico* para tratar la infección. El medicamento elegido será seguro para tomar mientras está amamantando. Usted debería sentirse mejor dentro de un día o dos después de comenzar el tratamiento. Tome todo el medicamento. Si no se siente mejor en uno o dos días, consulte a su ginecoobstetra.

Hasta entonces, haga las mismas cosas que haría para tratar un conducto bloqueado. Descanse mucho y beba muchos líquidos. Su ginecoobstetra puede sugerir tomar ibuprofeno para el dolor. Y continúe amamantando o extrayendo—su bebé le ayudará a drenar su pecho y desatascar el área bloqueada. El bebé no se enfermará porque es el tejido mamario, no la leche, lo que tiene la infección. Si no vacía el pecho infectado, su suministro de leche disminuirá y la recuperación puede tardar más.

Gemelos lactantes

Algunos conjuntos de gemelos pueden amamantar exclusivamente. Pero es más frecuente necesitar algunos suplementos con fórmula, especialmente si los gemelos nacen pretérmino. Los trillizos a menudo también necesitan suplementos, pero cualquier lactancia que usted pueda hacer tiene beneficios para los bebés y para usted.

Es mejor empezar a amamantar a cada bebé individualmente. Los bebes múltiples pueden no tener las mismas habilidades de succión, así que alimentarlos uno a la vez al principio puede ser menos estresante para usted. Más adelante, cuando se haya ajustado a amamantar a varios bebés, puede aprender a alimentarlos al mismo tiempo, lo que se denomina "lactancia en tándem" (véase el cuadro "Posiciones para amamantar gemelos").

Con el tiempo, usted puede adaptar su horario a sus necesidades y las necesidades de sus bebés. Algunas mujeres amamantan exclusivamente, lo que significa que los bebés reciben solo leche materna. Otras mujeres usan una combinación de lactancia materna y alimentación con fórmula. La extracción de leche en los biberones permite a su pareja y a otros ayudar con las tareas de alimentación.

Dar leche materna extraída

Algunas mujeres extraen la leche materna y alimentan a sus bebés con un biberón. Esta opción se usa a menudo cuando un bebé es pretérmino o está enfermo y en una *unidad de cuidados intensivos neonatales (UCIN)*, o simplemente si el bebé no se engancha. Las mujeres que amamantan a sus bebés desde el nacimiento también usan esta opción cuando regresan al trabajo o a la escuela, o si están temporalmente separadas de su bebé. Incluso

Posiciones para amamantar gemelos

- **Sujeción de fútbol americano o doble-embrague**—Sostenga a un bebé debajo de cada brazo, codos doblados, como si usted estuviera sosteniendo dos balones de fútbol americano. Sostenga a los bebés a su lado, a nivel de la cintura, de modo que estén frente a usted. Apoye la espalda de los bebés con la parte superior del brazo y mantenga las cabezas niveladas con su seno. O bien, utilice una almohada u otro dispositivo de apoyo en su regazo para apoyar la espalda y la cabeza de los bebés. Este agarre es bueno para los recién nacidos y las madres que han tenido un nacimiento por cesárea.

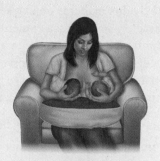

- **Sujeción en paralelo o "en cucharas"**—Un bebé se sostiene en un agarre de cuna (la cabeza está acunada en la articulación de su brazo). El segundo bebé se encuentra paralelo al primer bebé. Ambos bebés miran en la misma dirección en el mismo lado. Las almohadas son útiles para este tipo de agarre.

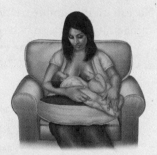

- **Sujeción cruzada o de doble cuna**—Siéntese lo más erguida que pueda y acune a cada bebé en la articulación de cada brazo. El cuerpo de los bebés debería girarse hacia usted y sus vientres deberían estar contra el suyo. Las piernas de los bebés deberían cruzarse delante de usted. Apoye la cabeza de los bebés en la curva del codo para que estén mirando hacia sus mamas.

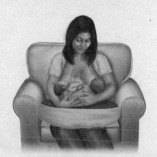

- **Sujeción frontal en V**—Esta posición es útil cuando los bebés pueden sentarse y sus cabezas no necesitan tanto apoyo. En este agarre, usted se sienta en una silla con los bebés arrodillados o sentados en su regazo. Cada bebé la mira a usted mientras apoya sus cuerpos superiores en las articulaciones de sus codos. Los bebés no se reclinan, por lo que sus piernas no se entrecruzan delante de usted.

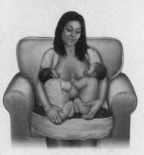

si usted está en casa con su bebé y realizando lactancia materna exclusiva, puede ser útil saber cómo extraer la leche para que su pareja u otro cuidador pueda alimentar a su bebé cuando lo desee.

Hay dos maneras de extraer la leche de su seno: 1) a mano o 2) con un extractor. Sea cual sea el método que elija, estimular el reflejo de bajada es importante para que pueda extraer la mayor cantidad posible de leche. Puede ayudarle a probar cosas que le ayuden a relajarse, como ver una imagen de su bebé o pensar en su bebé. También puede probar otras cosas para estimular el reflejo de bajada, incluyendo

- aplicar compresas tibias y húmedas a las mamas
- masajear suavemente el seno

Necesitará un suministro de biberones y tetinas para almacenar la leche materna y alimentar a su bebé (véase el cuadro "Biberones y tetinas"). Almacene y utilice leche materna extraída de forma segura, ya sea en el trabajo o en casa.

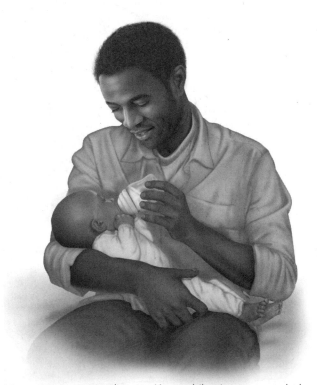

Alimentación con biberón. La alimentación con biberón ya sea con leche materna o fórmula, permite a su pareja u otros miembros de la familia ayudar con las tareas de alimentación.

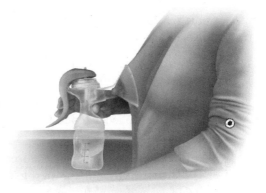

Extracción manual. Con un extractor de leche manual, usted proporciona la succión apretando una palanca o manija. Los extractores manuales son pequeños y pueden transportarse a cualquier parte, pero pueden no ser tan eficientes como los extractores eléctricos o accionados por batería.

Extracción de leche a mano

Extraer la leche a mano puede ser una buena solución si está lejos de su bebé durante un corto período de tiempo. También puede ayudar a aliviar la congestión. Puede tomar hasta 20 a 30 minutos para extraer manualmente la leche de ambas mamas, pero a menudo es mucho menos tiempo una vez que usted aprende cómo. Esto también es una gran habilidad para tener en caso de una emergencia, cuando usted puede no tener acceso a electricidad, su extractor no está funcionando o usted está inesperadamente separada de su bebé.

Para empezar, lávese sus manos con agua y jabón. Asegúrese de que el recipiente que está utilizando está limpio. Use sus dedos para formar una "C" alrededor de la areola. Sus dedos deberían estar por debajo de la areola y su pulgar debería estar un poco más de 1 pulgada por encima del pezón. Presione hacia adentro hacia su seno y luego gire el pulgar y los dedos hacia el pezón.

Reposicione su mano periódicamente para que usted vaya por toda la areola mientras presiona y gira. No apriete el pezón en sí. Para obtener la mayor cantidad de leche, masajee el pecho con la otra mano. Comienza desde el exterior y muévase hacia dentro.

Usar un extractor de leche

En virtud de la Ley del Cuidado de Salud a Bajo Precio, los proveedores de seguro médico deben pagar por un extractor de leche (o el costo de alquilar uno) y por el asesoramiento sobre lactancia materna. Consulte con su compañía de seguros para obtener detalles sobre qué tipos de extractores están cubiertos y cómo conseguir uno. Es posible que necesite que su ginecoobstetra escriba una receta para un extractor de leche.

WIC también proporciona cobertura para extractores de leche. Si cree que es elegible para WIC, pregunte por las reglas en su estado. Véase la sección "Recursos" al final de este capítulo.

Hay muchos tipos de extractores de leche disponibles, pero se dividen en tres grandes categorías

1. Extractores manuales—Usted proporciona la succión para estos extractores apretando una palanca o manija.
2. Extractores accionados por batería—Estos extractores funcionan con baterías. También pueden tener un enchufe para hacerlos eléctricos si es necesario.
3. Extractores eléctricos—Estos extractores están enchufados a una toma eléctrica. Usted puede comprar un solo extractor eléctrico que extrae leche de un seno a la vez o un extractor doble que extrae de ambas mamas al mismo tiempo. Los extractores dobles pueden ahorrarle tiempo y son especialmente útiles si necesita extraer leche durante su jornada laboral. Los extractores eléctricos también pueden funcionar con baterías si es necesario.

También puede alquilar un extractor en un hospital, consultorio médico o centro de lactancia materna. Los costos de alquiler pueden ser cubiertos por su seguro de salud. Si alquila un extractor, tendrá que comprar un nuevo kit de extractor que incluye el protector de pecho y el tubo que solo usará usted.

Independientemente del tipo de extractor que elija, debe mantener un entorno limpio antes, durante y después de la extracción:

1. Lávese las manos antes de extraer la leche materna.
2. Asegúrese de que la mesa o el área donde está realizando la extracción también esté limpia.

Biberones y tetinas

Hay una amplia variedad de sistemas de biberones y tetinas disponibles para alimentar leche materna extraída o fórmula. Su bebé puede tomar casi cualquier biberón o ser más particular. Comience con las botellas menos caras y vea si funcionan primero antes de pasar a los modelos de lujo.

Las botellas y tetinas deben desinfectarse antes de que se utilicen por primera vez, ya sea en el lavavajillas o en el microondas o en la estufa. A continuación, debe lavarlas después de cada uso, ya sea en el lavavajillas o a mano. Los biberones y tetinas pueden transmitir *bacterias* si no se limpian correctamente, al igual que la leche materna o la fórmula si no se almacenan en recipientes estériles.

3. Después de la extracción, lave su equipo con agua y jabón, o use una bolsa de esterilización por microondas. Esto ayuda a evitar que los gérmenes entren en la leche.

Si no hay una manera fácil de lavar su equipo de extracción en el trabajo, empaque varios juegos y lávelos todos cuando llegue a casa.

Almacenamiento y uso de leche materna

Guarde la leche materna en biberones de vidrio o plástico limpios o en bolsas especiales para recolectar leche. Almacénela en pequeñas cantidades 59 a 118 mL (2 a 4 onzas) para evitar desperdiciarla. Marque las botellas o bolsas con la fecha en que se extrajo la leche. Si la va a congelar, deje un espacio de 2.5 cm (1 pulgada) en la parte superior del recipiente—a leche puede expandirse cuando se congela. Puede añadir leche recién extraída a la leche materna que se extrajo antes.

La leche materna se puede mantener a una temperatura ambiente de 20 a 22 °C (68 a 72 °C) durante 3 a 4 horas. Puede mantener la leche en el refrigerador, 4 °C (39 °F), o menos durante un máximo de 3 días. Guarde la leche materna en la parte posterior del refrigerador o congelador donde esté más fría.

Caliente la leche materna previamente refrigerada colocándola en un recipiente de agua muy tibia. No caliente los biberones en la estufa o en el microondas. Esto destruye las cualidades de lucha contra la enfermedad de la leche materna y crea puntos calientes, que pueden quemar la boca de su bebé.

La leche materna se puede mantener congelada a -18 °C (0 °F) o menos durante un máximo de 6 meses, o 12 meses en un congelador profundo independiente. Para descongelar la leche congelada, sosténgala bajo agua corriente fría. Una vez que haya comenzado a descongelarse, use agua tibia para terminar. También puede dejar que la leche congelada se descongele lentamente en el frigorífico. Nunca descongele la leche congelada a temperatura ambiente. Además, nunca recongele la leche que se ha descongelado. Una vez descongelada la leche, utilícela en un plazo de 24 horas.

Leche extraída como método de alimentación primaria de su bebé

Algunas mujeres eligen extraer la leche materna y el biberón como la forma principal de alimentar a sus bebés. Las mujeres que eligen esta opción tienen varias razones, incluyendo

- dificultad para establecer la lactancia materna, que puede tener una variedad de causas
- problemas de lactancia materna, como mastitis que sigue reapareciendo

- preocupaciones sobre la alimentación del bebé en público
- capacidad para compartir los deberes de alimentación

Su bebé recibirá los mismos anticuerpos y nutrientes, independientemente de cómo se administre la leche materna.

Hay algunos desafíos que puede tener si exprime la leche y alimenta con biberón. Puede ser más difícil para su cuerpo regular la producción de leche. La leche se produce en respuesta a la succión del bebé y a la rapidez con que el bebé vacía el seno. Un bebé que atraviesa un período de crecimiento acelerado vaciará el seno más rápidamente y el cuerpo de la mujer responde produciendo más leche. Una mujer que se extraiga la leche deberá aumentar el número de sesiones de extracción o extracción manual para mantenerse al día con estos períodos de crecimiento.

Extraer y almacenar la leche materna también puede no ser tan conveniente como amamantar. Además de extraer la leche materna, tendrá que dar mantenimiento al extractor (si utiliza uno), preparar los biberones y almacenar la leche a las temperaturas adecuadas. Pero a muchas mujeres les gusta la flexibilidad de compartir los deberes de alimentación.

Si está interesada en esta opción como la forma principal de alimentar a su bebé, hable con su ginecoobstetra o un especialista en lactancia. Si cree que esta opción es la adecuada para usted, debe recibir apoyo en su decisión.

Extraer leche en el trabajo

Si va a amamantar cuando regrese al trabajo, puede ser útil hablar con su supervisor antes de tomar la licencia por maternidad. Hable sobre dónde va a extraer la leche y cómo guardarla. Antes de volver al trabajo, póngase en contacto con su supervisor y el departamento de Recursos Humanos (RR. HH.) y dígales que tendrá que tomar descansos durante todo el día para extraer la leche para darle a su bebé más tarde.

Los empleadores deben proporcionar tiempo de descanso y un lugar seguro y limpio que no sea un cuarto de baño para los trabajadores por horas y algunos trabajadores asalariados para extraer leche para un bebé hasta 1 año después del nacimiento. Las empresas con 50 empleados o menos pueden solicitar una exención de esta ley.

Cuando regrese al trabajo, asegúrese de que el área donde va a extraer la leche sea limpia y privada. Necesitará una silla, una pequeña mesa y una toma de corriente si está usando un extractor eléctrica. Asegúrese de que tiene un lugar donde guardar la leche.

Usted puede planear extraer su leche durante el almuerzo u otros descansos. Si usa un extractor de leche materna, debe ser capaz de extraer suficiente leche durante los descansos de la mañana, el almuerzo y la tarde. El uso de un extractor de leche doble—que éxtrae ambas mamas al mismo tiempo—es aún más rápido. Con extracción doble, usted puede ser capaz de extraer la leche en 10 a 15 minutos en lugar de 20 a 30 minutos. Un sostén de extracción de manos libres facilita la extracción doble. Si su empleador no proporciona tiempo de descanso y un espacio limpio, hable con el médico de su bebé. Él o ella puede escribir una carta de necesidad médica para dar a su departamento de RR. HH.

Alimentación con fórmula

Si usted elige no amamantar o no puede extraer su leche, la alimentación con fórmula es una buena alternativa. Algunas mujeres también usan fórmula para complementar la leche materna si no pueden producir suficiente leche materna. Las madres pueden elegir la alimentación con fórmula por varias razones:

- Los bebés que se alimentan con leche de fórmula para bebés probablemente están recibiendo la cantidad recomendada de vitamina D por día y no necesitan suplementos adicionales de vitamina D. Revise la etiqueta de la fórmula de su bebé para asegurarse.

- Debido a que la fórmula se digiere más lentamente que la leche materna, los bebés alimentados con fórmula pueden necesitar comer con menos frecuencia que los bebés alimentados con leche materna.

- Las mujeres que alimentan con fórmula no tienen que preocuparse por que los medicamentos que tomen pasen al bebé a través de la leche materna.

- Cualquier persona puede alimentar al bebé con un biberón en cualquier momento. Pero tenga en cuenta que los bebés también pueden ser alimentados con biberón con leche materna extraída que usted extrae y almacena (véase la sección "Dar leche materna extraída").

Cómo elegir una fórmula

Si usted ha decidido que la alimentación con fórmula es una mejor opción para usted, las fórmulas en el mercado de hoy le darán a su bebé los nutrientes necesarios para crecer. Hay tres tipos principales disponibles:

1. Fórmulas de leche de vaca—La mayoría de las fórmulas de bebé se hacen con leche de vaca que se ha cambiado para darle el equilibrio adecuado de nutrientes para un bebé. No le dé leche de vaca normal hasta que el bebé tenga 1 año.

2. Fórmulas de soja—Las fórmulas a base de soja son una opción para bebés que no pueden digerir o son alérgicos a la leche de vaca o a la *lactosa*. Pero los bebés que son alérgicos a la leche de vaca también pueden ser alérgicos a la leche de soja.

3. Fórmulas de hidrolizado de proteínas—Estas son para bebés que tienen alergias a la leche o a la soja. Las fórmulas de hidrolizado proteico son más fáciles de digerir y menos probables de causar reacciones alérgicas que otros tipos de fórmula.

Una vez que elija el tipo de fórmula para alimentar a su bebé, tendrá que decidir qué forma comprar también. Las fórmulas del bebé vienen en tres formas:

1. La fórmula en polvo es la menos costosa. Cada cucharada de fórmula en polvo debe mezclarse con agua. No es necesario refrigerarla hasta que se mezcle con agua.

2. La fórmula líquida concentrada también debe mezclarse con agua y refrigerarse una vez abierto el recipiente.

3. Las fórmulas listas para usar son las más caras, pero a menudo son las más convenientes. No es necesario mezclarlas con agua, pero deben refrigerarse una vez abierto el contenedor.

Cómo usar la fórmula de forma segura

Las familias que alimentan a sus bebés con fórmula pueden tener algunos desafíos. Hacer frente a estos desafíos requiere tiempo y planificación.

Usted necesitará tener suficiente fórmula a mano en todo momento y usted debe preparar las botellas. Las fórmulas en polvo y condensadas deben prepararse con agua estéril hasta que el bebé tenga al menos 6 meses de edad. Esto significa hervir el agua que utiliza. También puede comprar agua estéril en la mayoría de las farmacias o tiendas de suministros para bebés, pero incluso con agua estéril, los Centros para el Control y la Prevención de Enfermedades (CDC) recomiendan calentar agua a por lo menos 70 °C (158 °F) cuando prepare fórmula en polvo. También necesitará un suministro de biberones y tetinas, que deben mantenerse limpios (véase el cuadro "Biberones y tetinas").

Algunos padres calientan los biberones antes de la alimentación, aunque esto a menudo no es necesario. Nunca ponga en el microondas el biberón del bebé porque puede crear puntos calientes peligrosos que puedan quemar la boca del bebé. En su lugar, ponga los biberones refrigerados bajo agua tibia durante unos minutos si el bebé prefiere un biberón tibio a uno frío. Otra opción es poner los biberones del bebé en una cacerola de agua caliente (lejos del calor de la estufa) o un producto llamado un "calientabiberones" y probar la temperatura mediante una gota o dos de fórmula en el interior de su muñeca.

¿Cuánto tiempo debe durar la lactancia materna?

Cualquier cantidad de lactancia materna es buena para usted y su bebé. Cuanto más tiempo dé de lactar, más saludables estarán usted y su bebé. Comience con objetivos a corto plazo, como amamantar durante la próxima semana, y vea cómo va. Felicítese cada vez que alcance un objetivo. Piense en cómo los beneficios de la lactancia materna se comparan con cualquier desafío que tenga. La conclusión: usted es la mejor persona para decidir si seguir amamantando es lo mejor para usted y su bebé.

Destete

Cuando usted quiere dejar de amamantar o de extraer leche, hay algunas maneras de hacerlo. Algunas madres y bebés reducen gradualmente las tomas a medida que el bebé come más alimentos y comienza a beber de una taza. Este puede ser un proceso largo. Es un cambio gradual para ambos.

Otras mujeres deciden destetar cuando su bebé alcanza cierta edad. En este caso, lo mejor es hacerlo lento. Una parada repentina en la lactancia o la extracción de leche puede causarle dolor físico, ingurgitación, conductos obstruidos o incluso mastitis. También puede ser emocionalmente difícil para usted, su bebé o ambos.

Un enfoque es reemplazar una sesión de lactancia con alimentación con biberón o taza cada pocos días. Comience recortando las tomas que su bebé parece disfrutar menos. Lentamente, siga hasta llegar a las más importantes o largas. La mayoría de las veces, la toma antes de acostarse es la última y la más difícil de abandonar. A medida que reduce la cantidad de leche que usted amamanta, su suministro de leche disminuirá lentamente.

Pensamientos finales sobre la alimentación de su bebé

Si decide amamantar a su bebé, hay muchos recursos y apoyo disponibles. Pero si no puede amamantar o decide no hacerlo, está bien. Encontrará el método de alimentación que es mejor para usted, su bebé y su familia.

RECURSOS

Alimentación infantil

www.cdc.gov/healthywater/hygiene/healthychildcare/infantfeeding.html

Información de los Centros para el Control y la Prevención de Enfermedades sobre cómo limpiar, desinfectar y almacenar artículos como biberones, tetinas y extractores de leche.

Asociación de Bancos de Leche Humana de Norteamérica

www.hmbana.org

Asociación profesional para bancos de leche humana. Emite pautas de seguridad
para los bancos miembros sobre la detección de donantes de leche humana y la recogida,
procesamiento, manipulación, pruebas y almacenamiento de leche.

Asociación Internacional de Consultores de Lactancia

www.ilca.org

Ofrece un directorio de consultores de lactancia, así como información sobre
la lactancia materna.

Baby-Friendly USA

www.babyfriendlyusa.org

Ofrece una página "para padres" para ayudarle a encontrar un centro con la designación
Baby-Friendly.

Base de datos de fármacos y lactancia (LactMed)

www.ncbi.nlm.nih.gov/books/NBK501922/

Proporciona una base de datos de fármacos a los que pueden estar expuestas las mujeres
que amamantan. Ofrece información sobre los posibles efectos en los bebés amamantados, así como fármacos alternativos a considerar. También hay una aplicación gratuita que
puede descargar en un smartphone.

Beneficios de lactancia materna según la Ley del Cuidado de Salud a Bajo Precio

www.healthcare.gov/coverage/breast-feeding-benefits/

Sitio web del Gobierno en el que se explican los beneficios a los que tienen derecho las
mujeres lactantes y los bebés en virtud de la Ley del Cuidado de Salud a Bajo Precio.

Conferencia Nacional de Legislaturas Estatales

www.ncsl.org/issues-research/health/breastfeeding-state-laws.aspx

La campaña de lactancia de WIC del Departamento de Agricultura de los EE. UU. ofrece
información, recursos y apoyo a las mujeres para la lactancia materna.

Lactancia materna durante el trabajo

www.abetterbalance.org/our-campaigns/breastfeeding-while-working/

Explica los derechos de los pacientes y ofrece recursos relacionados con la lactancia.

La Leche League International

www.llli.org

Proporciona información y apoyo a las mujeres que amamantan. Ofrece referencias
a grupos de apoyo locales.

MotherToBaby

www.mothertobaby.org

1-866-626-6847

1-855-999-3525 (solo mensajes de texto)

Hojas informativas sobre la seguridad de medicamentos específicos durante el embarazo
y la lactancia materna, disponibles en inglés y español. El sitio, dirigido por la Organización

de Especialistas en Información Teratológica (OTIS), también ofrece información por teléfono, correo electrónico o chat en línea.

Programa de Apoyo para la Lactancia Materna para Mujeres, Bebés y Niños (WIC, Women, Infants, and Children)

https://wicbreastfeeding.fns.usda.gov

La campaña de lactancia de WIC del Departamento de Agricultura de los EE. UU. ofrece información, recursos y apoyo a las mamás para la lactancia materna.

Su embarazo y el nacimiento de su bebé

www.acog.org/MyPregnancy

Sitio web del Colegio Americano de Obstetras y Ginecólogos (ACOG) con información sobre el embarazo, el trabajo de parto, el parto y los cuidados posparto. Incluye la información más reciente de los expertos en atención de la salud de la mujer, preguntas respondidas por los ginecoobstetras del ACOG, historias de embarazos de mujeres reales y un directorio de la A a la Z de temas de salud que cubren el embarazo y más allá.

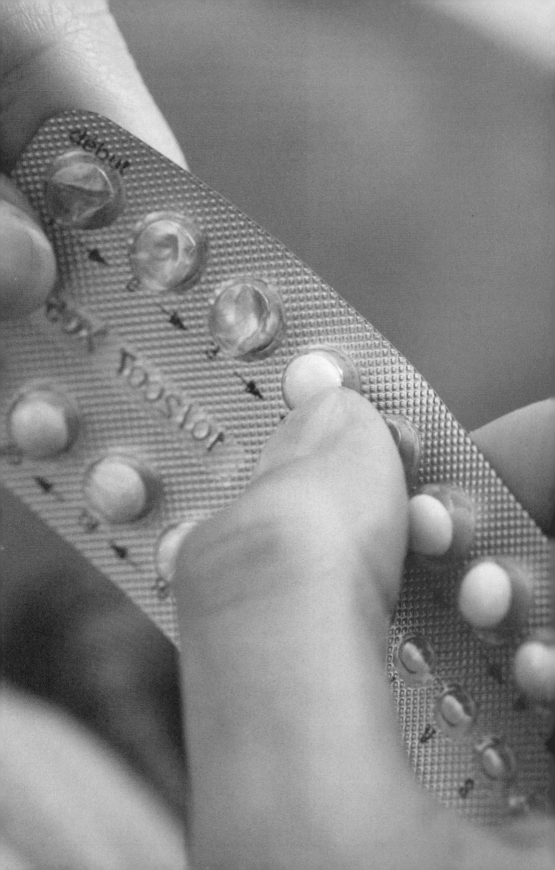

21

Anticonceptivos después del embarazo y más allá

Las mujeres pueden quedar embarazadas poco después de tener un bebé si tienen **relaciones sexuales** y no usan **anticonceptivos**. Algunas mujeres pueden quedar embarazadas incluso antes de que regresen sus **períodos menstruales**. Si usted planea tener sexo de nuevo después de su embarazo, es importante usar anticonceptivos. Comenzar un método anticonceptivo justo después de tener un bebé puede ayudarle a evitar un embarazo no deseado. Los anticonceptivos también le permiten planear y controlar cuando intente quedar embarazada de nuevo, si quiere más niños en el futuro.

El uso de anticonceptivos permite que su cuerpo se recupere antes de tener otro bebé. Lo ideal es que debería esperar 18 meses antes de otro embarazo. Esto ofrece los mejores resultados de salud para ambos, mamá y bebé. Puede haber un mayor riesgo de ciertas **complicaciones** cuando el tiempo entre embarazos es menor de 18 meses, incluyendo el parto **pretérmino** y el **bajo peso al nacer**.

Hay algunas teorías sobre por qué estos problemas pueden ocurrir. Algunos expertos creen que tener niños demasiado juntos no le da a su cuerpo suficiente tiempo para acumular sus reservas de folato y hierro. Otras teorías sugieren que el cuerpo de una mujer necesita tiempo suficiente para sanarse antes de otro embarazo. Esto es especialmente importante después de un **nacimiento por cesárea**. Véase el Capítulo 42, "Tener otro bebé: Qué esperar la próxima vez", para obtener más información.

Elección de un método anticonceptivo

El método anticonceptivo que usó antes del embarazo puede no ser la mejor opción después del nacimiento de su bebé. Si quiere tener más hijos, usted puede elegir un método que sea fácilmente reversible. Si está segura de que no quiere más hijos, la *esterilización*—una forma permanente de anticoncepción— puede ser una opción para usted.

Algunos métodos anticonceptivos reversibles pueden iniciarse inmediatamente después del nacimiento de su bebé. Con otros, usted necesita esperar unas semanas para comenzar. Para prevenir un embarazo no deseado, es importante tener en cuenta estos períodos de espera. Además, algunas formas de anticonceptivos no son eficaces de inmediato, por lo que es necesario utilizar un método adicional durante varios días. La Tabla 21–1, "Anticonceptivos después del nacimiento de su bebé", contiene información que puede necesitar considerar, incluyendo

- la eficacia de cada método
- cuando cada método se puede iniciar después del nacimiento de su bebé
- si se necesita un método anticonceptivo adicional
- si puede amamantar mientras usa el método

Puede hablar con su *ginecólogo obstetra (ginecoobstetra)* sobre las opciones de anticonceptivos mientras todavía está embarazada o justo después de dar a luz. También puede hablar con su ginecoobstetra antes de regresar a casa del hospital.

Anticonceptivos reversibles

Los anticonceptivos reversibles son aquellos en los que se puede detener fácilmente el método cuando esté lista para quedar embarazada de nuevo. Hay muchas formas diferentes de anticonceptivos reversibles disponibles.

El *dispositivo intrauterino (DIU)* y el *implante anticonceptivo* se denominan métodos de *anticoncepción reversible de acción prolongada (ARAP)*. Una vez insertados, no es necesario hacer nada más para prevenir el embarazo. Los métodos de ARAP duran varios años y usted puede dejar de usarlos en cualquier momento. Ambos métodos son seguros para usar durante la lactancia materna. El uso del DIU o el implante no disminuye su capacidad para quedar embarazada en el futuro.

Otros métodos anticonceptivos reversibles incluyen métodos hormonales y *métodos de barrera*. Estos métodos requieren de más esfuerzo que los métodos de ARAP. Tendrá que tomar una píldora todos los días o usar un método de barrera cada vez que tenga sexo.

Dispositivo intrauterino

El DIU es un dispositivo pequeño de plástico en forma de T que se inserta y se deja dentro del *útero*. El DIU es un anticonceptivo seguro y eficaz. Hay dos tipos de DIU:

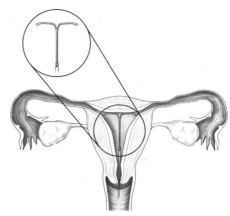

Dispositivo intrauterino

1. El DIU hormonal libera *progestágeno* en el útero. Dependiendo de la marca, los DIU hormonales están aprobados para un máximo de 3 a 6 años de uso.

2. El DIU de cobre libera cobre en el útero. Este DIU no contiene *hormonas*. Está aprobado para un máximo de 10 años de uso.

El DIU funciona principalmente previniendo la *fecundación* de un *óvulo* por un *espermatozoide*. El progestágeno en el DIU hormonal espesa el moco que se encuentra en el *cuello uterino*.

El moco más grueso hace más difícil que los espermatozoides entren en el útero. El progestágeno también adelgaza el revestimiento del útero. El cobre en el DIU de cobre interfiere con la capacidad de movimiento de los espermatozoides. Cuando los espermatozoides dejan de actuar con normalidad, es más difícil para ellos entrar en el útero y llegar a un óvulo.

Los efectos secundarios más comunes del uso del DIU son los cambios en el sangrado menstrual. Estos cambios son normales y no son dañinos. El DIU tiene los siguientes beneficios:

• Si desea quedar embarazada de nuevo o si desea dejar de usarlo, puede solicitar que un ginecoobstetra u otro profesional de atención médica le remuevan el DIU en cualquier momento.

• Una vez que el DIU está colocado, no tiene que hacer nada más para prevenir el embarazo.

• No interfiere con el sexo o las actividades cotidianas.

• Hay pocos problemas médicos que impiden su uso. Casi todas las adolescentes y mujeres adultas pueden usar un DIU.

• Con el tiempo, los DIU hormonales pueden ayudar a disminuir el dolor menstrual y los períodos intensos.

Los DIU no protegen contra las *infecciones de transmisión sexual (ITS)*. El uso de un condón de látex o poliuretano cada vez que tenga relaciones sexuales vaginales, orales o anales puede reducir la probabilidad de contraer una ITS.

TABLA 21-1 **Anticonceptivos después del nacimiento de su bebé**

Eficacia	Método	¿Está bien con la lactancia materna?
Menos de 1 embarazo por cada 100 mujeres por año	Esterilización	Sí
	Dispositivo intrauterino (DUI)	Sí
	Implante	Sí
De 6 a 12 embarazos por cada 100 mujeres por año	Inyección	Sí
	Métodos hormonales combinados (pastillas, parche, anillo)	Sí, después de que la lactancia materna se establece (por lo general de 4 a 6 semanas después del nacimiento de su bebé)
	Píldoras de solo progestágeno	Sí
	Diafragma	Sí
De 18 a más embarazos por cada 100 mujeres por año	Condón (masculino y femenino)	Sí
	Capuchón cervical	Sí
	Esponja	Sí
	Espermicida	Sí

El DIU se puede insertar en el útero a los 10 minutos de un parto vaginal o nacimiento por cesárea. La mayoría de las mujeres pueden tener un DIU insertado después de dar a luz, pero algunas no deberían tenerlo, incluyendo aquellas con infección o sangrado abundante. El DIU es seguro para que las mujeres que amamantan lo usen.

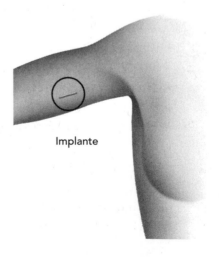

Implante

Implante

El implante anticonceptivo es una varilla flexible de plástico que se inserta justo debajo de la piel del brazo. El implante es un anticon-

¿Qué tan pronto puede iniciarlo?
Esterilización posparto: Se puede hacer justo después del nacimiento de su bebé. *Esterilización laparoscópica:* Puede hacerse como un procedimiento separado después.
Se puede insertar justo después del nacimiento de su bebé.
Se puede insertar justo después del nacimiento de su bebé.
Se puede comenzar justo después del nacimiento de su bebé.
Se puede iniciar 3 semanas después del nacimiento de su bebé si no está amamantando y no tiene factores de riesgo adicionales para **trombosis venosa profunda (TVP)**. Se puede iniciar de 4 a 6 semanas después del nacimiento de su bebé si está amamantando y no tiene factores de riesgo para la TVP.
Se puede comenzar justo después del nacimiento de su bebé.
Espere 6 semanas después de dar a luz para usar el diafragma hasta que el útero y el cuello uterino vuelvan a su tamaño normal. Si usted usó un diafragma antes, se le debe recolocar después de dar a luz.
Puede usarse en cualquier momento después del nacimiento de su bebé.
Espere 6 semanas después de dar a luz para usar el capuchón cervical hasta que el útero y el cuello uterino vuelvan a su tamaño normal. Si usted usó un capuchón cervical antes, se le debe recolocar después de dar a luz.
Espere 6 semanas después de dar a luz para usar la esponja hasta que el útero y el cuello uterino vuelvan a su tamaño normal.
Puede usarse en cualquier momento después del nacimiento de su bebé.

ceptivo seguro y eficaz. Libera progestágeno en el cuerpo y está aprobado para hasta 3 años de uso.

Mientras usted está usando el implante, el progestágeno previene el embarazo principalmente al detener la **ovulación**. El progestágeno en el implante también espesa el moco del cuello uterino, lo que hace más difícil que los espermatozoides entren en el útero. Y el progestágeno adelgaza el revestimiento del útero.

El efecto secundario más frecuente es el sangrado impredecible, especialmente en los primeros 3 meses de uso. El implante tiene los siguientes beneficios:

- Si desea quedar embarazada de nuevo o si desea dejar de usarlo, puede solicitar que un ginecoobstetra u otro profesional de atención médica le remuevan el implante en cualquier momento.

- Una vez que el implante está colocado, no tiene que hacer nada más para prevenir el embarazo.

- No interfiere con el sexo o las actividades cotidianas.

- Hay pocas afecciones médicas que impiden su uso. Casi todas las adolescentes y mujeres adultas pueden usar el implante.

- Puede reducir el dolor durante su período.

El implante no protege contra las ITS. El uso de un condón de látex o poliuretano cada vez que tenga relaciones sexuales vaginales, orales o anales puede reducir la probabilidad de contraer una ITS.

El implante se puede insertar en la sala de partos o en cualquier momento antes de salir del hospital después de dar a luz, incluso si está amamantando. Un profesional de atención médica inserta el implante en su brazo. Él o ella adormecerá un área pequeña en el interior de su brazo con un medicamento para el dolor. El implante se coloca debajo de la piel con un insertador especial. El procedimiento tarda solo unos minutos.

Inyección

La inyección anticonceptiva es una inyección que contiene la hormona acetato de medroxiprogesterona de depósito (AMPD). Provee protección contra el embarazo durante 3 meses. La inyección tiene varios efectos que trabajan juntos para prevenir el embarazo:

- Detiene la ovulación.

- Espesa la cantidad de moco en el cuello uterino. Dificulta a los espermatozoides entrar en el útero.

- Adelgaza el revestimiento del útero

Inyección

La inyección se administra en una visita al consultorio. La primera inyección se puede administrar en cualquier momento durante su ciclo menstrual, siempre que usted y su médico estén razonablemente seguros de que no está embarazada. Debe volver cada 13 semanas para recibir inyecciones repetidas.

La inyección puede causar sangrado irregular. Algunas mujeres reportan aumento de peso mientras usan métodos anticonceptivos de solo progestágeno. Entre las mujeres que aumentaron de peso, la cantidad promedio de peso ganado fue de menos de 2.3 kg (5 libras).

También puede ocurrir *pérdida ósea* mientras se utiliza la inyección anticonceptiva. Cuando se detienen las inyecciones, la mayor parte de o todo el hueso perdido se recupera.

Las mujeres que tienen múltiples factores de riesgo de cardiopatía pueden estar en mayor riesgo de cardiopatía mientras usan la inyección. Este mayor riesgo puede durar algún tiempo después de suspender el método.

La inyección anticonceptiva tiene varios beneficios:

- No es necesario aplicarla todos los días.
- No interfiere con el sexo o las actividades cotidianas.

La inyección no protege contra las ITS. El uso de un condón de látex o poliuretano cada vez que tenga relaciones sexuales vaginales, orales o anales puede reducir la probabilidad de contraer una ITS.

Toma un promedio de 10 meses para que la fertilidad regrese después de suspender la inyección. Las inyecciones se pueden utilizar inmediatamente después del nacimiento de su bebé, incluso si está amamantando.

Métodos hormonales combinados

Las píldoras anticonceptivas, el parche anticonceptivo y el anillo vaginal son métodos anticonceptivos hormonales combinados. Contienen: *estrógeno* y progestágeno. Estas *hormonas* previenen el embarazo principalmente al detener la *ovulación*. También causan otros cambios en el cuerpo que ayudan a prevenir el embarazo. El moco en el cuello uterino se espesa, lo que dificulta a los espermatozoides entrar al útero. El revestimiento del útero también se adelgaza.

Los métodos hormonales combinados tienen varios beneficios además de proteger contra el embarazo:

- Pueden hacer que su período sea más regular, menos intenso y más corto.
- Pueden ayudar a reducir los cólicos menstruales.
- Pueden disminuir el riesgo de cáncer de útero, *ovario* y colon.
- Pueden mejorar el acné y reducir el crecimiento no deseado de pelo.
- Se pueden utilizar para tratar ciertos trastornos que causan sangrado abundante y dolor menstrual, como los *fibromas* y la *endometriosis*.
- Se pueden utilizar para tratar el sangrado abundante y el dolor menstrual al detener los períodos.
- Si se usan continuamente, pueden reducir la frecuencia de las migrañas asociadas con la *menstruación* (aunque no deben usarse si tiene migrañas con *aura*).

Los métodos hormonales combinados son seguros para la mayoría de las mujeres, pero se asocian con un pequeño aumento del riesgo de trombosis venosa profunda (TVP), infarto de miocardio y evento *vascular cerebral*. El riesgo es mayor en algunas mujeres, incluidas las mujeres mayores de 35 años que fuman más de 15 cigarrillos al día o las mujeres que tienen múltiples factores de riesgo de *enfermedades cardiovasculares*, entre ellos

- colesterol alto
- *presión arterial alta*
- *diabetes mellitus*
- antecedentes de evento vascular cerebral, infarto de miocardio o TVP

Los posibles efectos secundarios de los métodos hormonales combinados

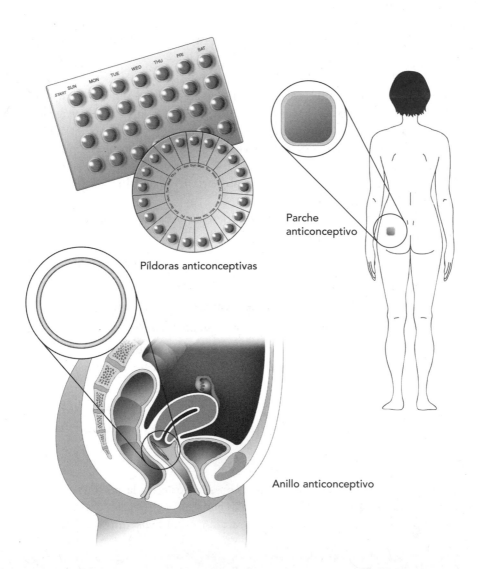

Parche anticonceptivo

Píldoras anticonceptivas

Anillo anticonceptivo

incluyen

- dolor de cabeza
- náuseas
- sensibilidad en las mamas
- *metrorragia intermenstrual*

La metrorragia intermenstrual generalmente es un efecto secundario temporal a medida que el cuerpo se ajusta a un cambio en los niveles hormonales.

Usted no debería usar métodos hormonales combinados durante las primeras 3 semanas después del parto. Esto es cuando el riesgo de TVP es más alto después del nacimiento de su bebé. Si usted tiene otros factores de riesgo para la TVP, debería esperar a usar métodos hormonales combinados hasta después de las primeras 4 a 6 semanas después del parto.

Si usted está amamantando, el estrógeno puede afectar su suministro de leche. Usted debería esperar hasta la quinta semana después del parto para comenzar a usar estos métodos, cuando la lactancia materna esté bien establecida.

Los métodos hormonales combinados no protegen contra las ITS. El uso de un condón de látex o poliuretano cada vez que tenga relaciones sexuales vaginales, orales o anales puede reducir la probabilidad de contraer una ITS.

Píldoras de solo progestágeno

Las píldoras anticonceptivas de solo progestágeno, a veces llamadas "minipíldoras", tienen varios efectos en el cuerpo que ayudan a prevenir el embarazo:

- Detienen la ovulación, pero no lo hacen de manera constante. Aproximadamente 2 de cada 5 mujeres que utilizan píldoras de solo progestágeno seguirán ovulando.
- Espesan el moco en el cuello uterino, lo que dificulta a los espermatozoides entrar al útero
- Adelgazan el revestimiento del útero.

Los beneficios de las píldoras solo de progestágeno incluyen los siguientes:

- Pueden reducir el sangrado menstrual o detener su período por completo.
- No están asociados con un aumento del riesgo de presión arterial alta o enfermedad cardiovascular y se pueden tomar incluso si usted tiene ciertas afecciones de salud que le impiden tomar píldoras combinadas, como antecedentes de TVP o presión arterial alta no controlada.

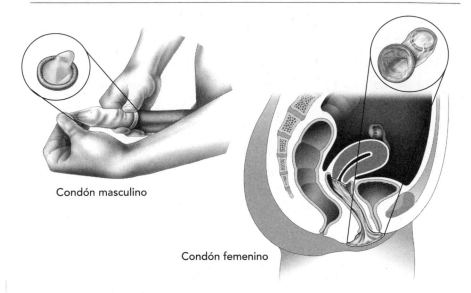

Condón masculino

Condón femenino

- Se pueden utilizar inmediatamente después del nacimiento de su bebé, incluso si está amamantando.

Las píldoras de solo progestágeno pueden no ser una buena opción para las mujeres que padecen determinadas afecciones médicas, como *lupus* (lupus eritematoso sistémico o LES). Las mujeres con antecedentes de cáncer de mama no deberían tomar píldoras de solo progestágeno. Otros posibles efectos secundarios incluyen sangrado impredecible, dolores de cabeza, náuseas y sensibilidad en las mamas.

Las píldoras de solo progestágeno se deberían tomar dentro de una hora a la misma hora cada día. Si usted no es buena para recordar tomar una píldora a la misma hora cada día, esta puede no ser la opción correcta para usted.

Las píldoras de solo progestágeno no protegen contra las ITS. El uso de un condón de látex o poliuretano cada vez que tenga relaciones sexuales vaginales, orales o anales puede reducir la probabilidad de contraer una ITS.

Métodos de barrera

Los métodos de barrera funcionan al evitar que los espermatozoides lleguen al óvulo. Si elige un método de barrera, debe usarse cada vez que tenga sexo para ser eficaz. Están disponibles los siguientes métodos de barrera:

- Condón—El condón masculino es una delgada funda de látex que se usa sobre el *pene* de un hombre. El condón femenino es una bolsa de plástico que recubre la vagina. Se sostiene en su lugar por un anillo interior cerrado en el cuello uterino y un anillo exterior abierto en la entrada de la vagina. El condón masculino proporciona la mejor

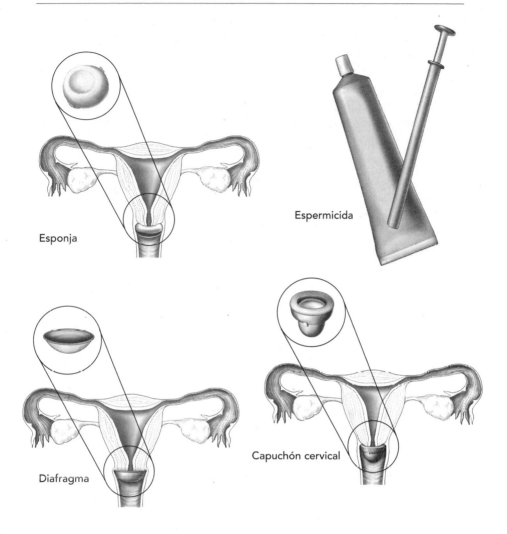

Esponja

Espermicida

Diafragma

Capuchón cervical

protección contra las ITS. El condón femenino también proporciona cierta protección contra las ITS.

- Diafragma—Un diafragma es un dispositivo en forma de cúpula que se inserta dentro de la vagina y cubre el cuello uterino. Se puede insertar de 1 a 2 horas antes de tener sexo y se usa con un espermicida. El diafragma debe ser instalado por un profesional de atención médica. Si usted usó un diafragma antes del embarazo, se le debe recolocar después del nacimiento de su bebé. Debería esperar 6 semanas después de dar a luz para usar un diafragma hasta que el útero y el cuello uterino vuelvan a su tamaño normal. El diafragma no protege contra las ITS.

- Capuchón cervical—El capuchón cervical es más pequeño que un diafragma y se ajusta más firmemente sobre el cuello uterino. Permanece en su lugar por succión y se utiliza con espermicida. Tal como el diafragma, debe ser colocado por un profesional de atención médica. Si usted usó un capuchón cervical antes del embarazo, debe ser recolocado después del parto. Debería esperar 6 semanas después de dar a luz para usar el capuchón cervical hasta que el útero y el cuello uterino vuelvan a su tamaño normal. El capuchón cervical no protege contra las ITS.

- Esponja—La esponja es un dispositivo en forma de dona hecho de espuma suave con espermicida. Se inserta en la vagina y cubre el cuello uterino. La esponja es conveniente porque está disponible sin receta. Pero es menos eficaz en las mujeres que han dado a luz. La esponja no protege contra las ITS.

- Espermicidas—Los espermicidas son químicos que destruyen los espermatozoides antes de que puedan fertilizar el óvulo. Los espermicidas vienen en varias formas, incluyendo cremas, geles, espumas y supositorios vaginales. Los espermicidas se colocan en la vagina, cerca del cuello uterino, antes del sexo. Los espermicidas no protegen contra las ITS.

Método de la amenorrea por lactancia

El *método de la amenorrea por lactancia (MAL)* es un método anticonceptivo temporal. Se basa en la forma natural en que el cuerpo previene la ovulación cuando una mujer está amamantando. Si una mujer no *ovula*, no puede quedar embarazada. El método es 98 por ciento eficaz si se utiliza correctamente.

Para que este método funcione, deben cumplirse tres condiciones:

1. Su período menstrual no ha regresado.
2. Usted está realizando lactancia materna exclusiva.
3. Su bebé tiene 6 meses o menos.

La lactancia materna exclusiva significa que el bebé solo recibe leche materna y no recibe ningún otro líquido o alimento, ni siquiera agua. Además, debería amamantar al menos cada 4 horas durante el día y cada 6 horas por la noche.

Una parte importante del MAL es saber cuándo empezar a usar otra forma de anticonceptivo para prevenir el embarazo. Para determinar este momento, debería hacerse tres preguntas:

1. ¿Ha comenzado mi período de nuevo?
2. ¿Estoy complementando regularmente con fórmula u otros alimentos o líquidos o yendo largos períodos sin amamantar, ya sea durante el día o por la noche?

3. ¿Tiene mi bebé más de 6 meses?

Si responde sí a cualquiera de estas preguntas, su riesgo de embarazo es mayor, y usted debe usar otra forma de anticonceptivo. Si desea usar el MAL como anticonceptivo, hable con su ginecoobstetra o con un asesor de lactancia para asegurarse de que entiende cómo funciona.

Métodos de consciencia de la fertilidad

La *consciencia de la fertilidad* consiste en reconocer cuando el tiempo de fertilidad (cuando una mujer puede quedar embarazada) ocurre en el ciclo menstrual. Si está practicando la consciencia de la fertilidad para prevenir el embarazo, debería evitar tener sexo o usar un método anticonceptivo de barrera, como un condón, durante el período fértil. Los siguientes métodos se basan en la consciencia de la fertilidad:

- Método de días fijos
- Método de moco cervical
- Método de *temperatura basal (TB)*
- *Método sintotérmico*

Si usted está interesada en usar la consciencia de la fertilidad para prevenir el embarazo, puede ser mejor aprender el método de un docente o grupo calificados. Es posible que su profesional de atención médica o el departamento de salud local puedan proporcionar información sobre dónde encontrar a un docente. Herramientas como aplicaciones para smartphones y sitios web están disponibles para ayudarle a registrar información sobre su ciclo menstrual y calcular sus períodos fértiles.

La consciencia de la fertilidad no es la mejor opción para una mujer que acaba de dar a luz. Es posible que desee retrasar el uso de métodos basados en la consciencia de la fertilidad hasta que sus períodos menstruales sean regulares. Si cualquiera de las siguientes condiciones se aplica a usted, es posible que necesite capacitación adicional para asegurarse de que está usando la consciencia de fertilidad correctamente:

- Se está acercando a la *menopausia*.
- Acaba de empezar a tener períodos menstruales.
- Recientemente ha dejado de usar un método anticonceptivo hormonal o está usando otros medicamentos que pueden afectar los signos de fertilidad.

Los métodos basados en la consciencia de la fertilidad cuestan muy poco. A muchas mujeres les gusta el hecho de que la consciencia de la fertilidad es

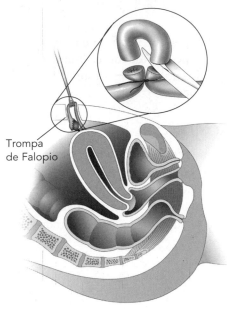

Trompa
de Falopio

Esterilización posparto. Justo después del nacimiento de su bebé, el útero sigue agrandado y las trompas de Falopio son empujadas hacia arriba, haciéndolas más accesibles. Las trompas se levantan a través de una incisión. Las trompas se ligan con grapas o bandas, o se retira una pequeña sección o toda la trompa.

una forma de anticonceptivo que no utiliza medicamentos o dispositivos. Tenga en cuenta que estos métodos no protegen contra las ITS.

La desventaja de los métodos de consciencia de la fertilidad es que sólo predicen los días en que es probable que usted sea fértil. No dan días exactos. Además, estos métodos son menos eficaces que otros métodos. Con el uso típico, de 12 a 24 de cada 100 mujeres quedarán embarazadas durante el primer año, dependiendo del método.

Anticonceptivos permanentes

Si usted o su pareja están seguros de que no quiere más hijos, la esterilización es una opción. La esterilización es más del 99 por ciento efectiva. Aunque se requiere cirugía para revertir la esterilización, muchas mujeres aun así no pueden quedar embarazadas posteriormente. La *fecundación in vitro (FIV)* puede ser una opción, pero no hay garantías de que tenga éxito.

Usted debería evitar hacer esta elección durante los momentos de estrés (como durante un divorcio). Tampoco debería hacer esta elección bajo la presión de una pareja u otros. Las investigaciones muestran que las mujeres menores de 30 años tienen más probabilidades que las mujeres mayores de lamentar el procedimiento.

Esterilización femenina

La esterilización femenina cierra o remueve las *trompas de Falopio*. Esto evita que el óvulo baje por la trompa de Falopio hasta el útero y evita que el esperma llegue al óvulo. Se puede hacer durante la cirugía abdominal o la *histeroscopia*.

Esterilización posparto. La *esterilización posparto* generalmente se hace dentro de unas pocas horas o días después del parto. La cirugía es más fácil de

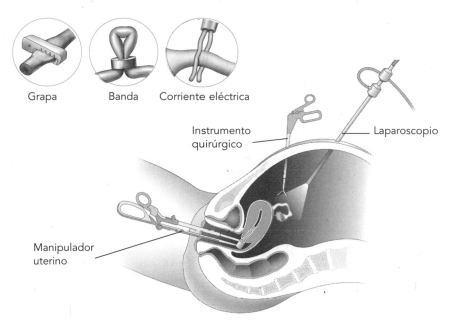

Grapa   Banda   Corriente eléctrica

Instrumento quirúrgico

Laparoscopio

Manipulador uterino

Esterilización laparoscópica. Este método de esterilización requiere algunas pequeñas incisiones en el abdomen.

realizar en ese momento porque el útero aún está agrandado y empuja las trompas de Falopio hacia arriba en el abdomen. También es conveniente porque no tiene que volver al hospital para realizársela y es eficaz de inmediato. La forma en que se realiza la cirugía depende de si usted tuvo un parto vaginal o un nacimiento por cesárea:

- Si usted tuvo un parto vaginal, se hace una pequeña incisión en el abdomen. Las trompas de Falopio se levantan a través de la incisión. A continuación, los tubos se ligan con grapas o bandas. A veces se retira una pequeña sección de cada trompa o toda la trompa se retira. Si usted tuvo un **bloqueo epidural** para el parto, a menudo se puede utilizar para el alivio del dolor durante el procedimiento. Si usted no tuvo un bloqueo epidural, puede que le administren **anestesia regional** o **anestesia general** para la esterilización.

- Si usted tuvo un nacimiento por cesárea, la esterilización se puede hacer inmediatamente después a través de la misma incisión que se hizo para el parto del bebé.

Al igual que con cualquier tipo de cirugía, existe el riesgo de sangrado, problemas con la cicatrización de la herida, infección y complicaciones de la anestesia utilizada.

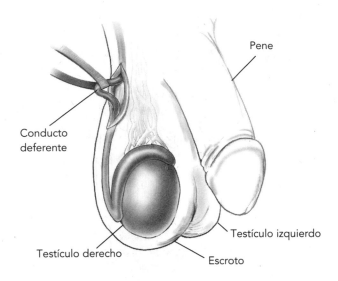

Pene

Conducto
deferente

Testículo izquierdo

Testículo derecho

Escroto

Vasectomía. El conducto deferente izquierdo o derecho se ata, corta o sella para prevenir la liberación de esperma. Luego se hace lo mismo al otro lado.

Si usted está interesada en la esterilización posparto, hable con su ginecoobstetra sobre esto antes de tener al bebé. Consulte con el hospital donde planea dar a luz para ver si ofrecen esterilización. Y consulte con su plan de seguro médico para ver si el procedimiento está cubierto.

Esterilización laparoscópica. También puede optar por someterse a la esterilización posteriormente como un procedimiento separado. El método utilizado se llama *laparoscopia*, que normalmente se realiza con anestesia general. Se inserta un dispositivo llamado *laparoscopio* a través de una pequeña incisión que se hace en el ombligo o cerca de él. El laparoscopio le permite a su ginecoobstetra ver los órganos pélvicos.

En este procedimiento, las trompas de Falopio se ligan con instrumentos que pasan a través del laparoscopio o con otro instrumento insertado a través de una segunda incisión pequeña. Las trompas se pueden ligar con bandas, grapas o corriente eléctrica. A veces se retira una pequeña sección de cada trompa o todas las trompas se retiran. La laparoscopia se puede realizar como cirugía ambulatoria, por lo que puede volver a casa el mismo día si no hay problemas.

Esterilización masculina

La esterilización masculina se llama *vasectomía*. Implica cortar o atar los *conductos deferentes* (tubos a través de los cuales el esperma viaja) para que no se libere esperma cuando un hombre *eyacule*. La vasectomía no afecta la capacidad de un hombre para mantener una *erección*, tener un *orgasmo* o eyacular. Tampoco disminuye el placer sexual de un hombre.

A diferencia de la esterilización femenina, la mayoría de las vasectomías se pueden realizar en el consultorio médico o en una clínica. En raras ocasiones, debe hacerse en el hospital. El hombre puede volver a casa el mismo día si no hay complicaciones. La vasectomía generalmente se considera más segura que la esterilización femenina y solo requiere anestesia local.

Una vasectomía no es eficaz de inmediato porque algunos espermatozoides aún pueden estar en el conducto deferente en el momento del procedimiento. Toma de 2 a 4 meses para que el *semen* quede totalmente libre de esperma. Una pareja debe usar otro método anticonceptivo o evitar el sexo hasta que un recuento de espermatozoides confirme que no hay espermatozoides presentes.

Anticoncepción de emergencia

La *anticoncepción de emergencia (AE)* reduce la probabilidad de embarazo después de las relaciones sexuales sin protección. Entre las situaciones comunes en las que se podría utilizar la AE se incluyen

- olvidar tomar una píldora anticonceptiva de solo progestágeno por más de 3 horas de la hora habitual
- olvidar tomar varias píldoras anticonceptivas hormonales combinadas consecutivamente
- que un condón se rompa o salga

La AE también puede usarse después de que una mujer haya sido violada.

La AE evita que se produzca el embarazo. Debe usarse lo antes posible después de tener relaciones sexuales sin protección para ser eficaz. La AE no funciona si el embarazo ya ha ocurrido.

Hay varios tipos de anticoncepción de emergencia:

1. Píldoras de solo progestágeno—Estas píldoras deben tomarse lo antes posible dentro de los 3 días de tener sexo sin protección. Algunos estados venden píldoras de AE sin receta. Véase la sección "Recursos" para obtener información sobre cómo comprar estas pastillas.

2. Píldora de ulipristal—Esta píldora está disponible solo con receta. Esta píldora debe tomarse lo antes posible dentro de los 5 días de tener sexo sin protección.

3. Píldoras anticonceptivas de estrógeno–progestageno combinado—Estas píldoras deben tomarse dentro de los 5 días de tener sexo sin protección. Requieren una receta.

4. DIU de cobre—Es la forma más eficaz de anticoncepción de emergencia. El DIU debe insertarse por un profesional de atención médica dentro de los 5 días de tener sexo sin protección. Después de la inserción, el DIU está aprobado para funcionar como anticonceptivo por hasta 10 años.

RECURSOS

Anticonceptivos
https://medlineplus.gov/birthcontrol.html
Visión general de anticonceptivos e información relacionada de la Biblioteca Nacional de Medicina de EE. UU. Incluye enlaces a otros recursos.

Métodos anticonceptivos
www.womenshealth.gov/a-z-topics/birth-control-methods
Información detallada sobre anticonceptivos de la Oficina de Salud de la Mujer.

Vasectomía
https://medlineplus.gov/vasectomy.html
Información sobre la esterilización masculina de la Biblioteca Nacional de Medicina de los EE. UU.

Su embarazo y el nacimiento de su bebé
www.acog.org/MyPregnancy
Sitio web del Colegio Americano de Obstetras y Ginecólogos (ACOG) con información sobre el embarazo, el trabajo de parto, el parto y los cuidados posparto. Incluye la información más reciente de los expertos en atención de la salud de la mujer, preguntas respondidas por los ginecoobstetras del ACOG, historias de embarazos de mujeres reales y un directorio de la A a la Z de temas de salud que cubren el embarazo y más allá.

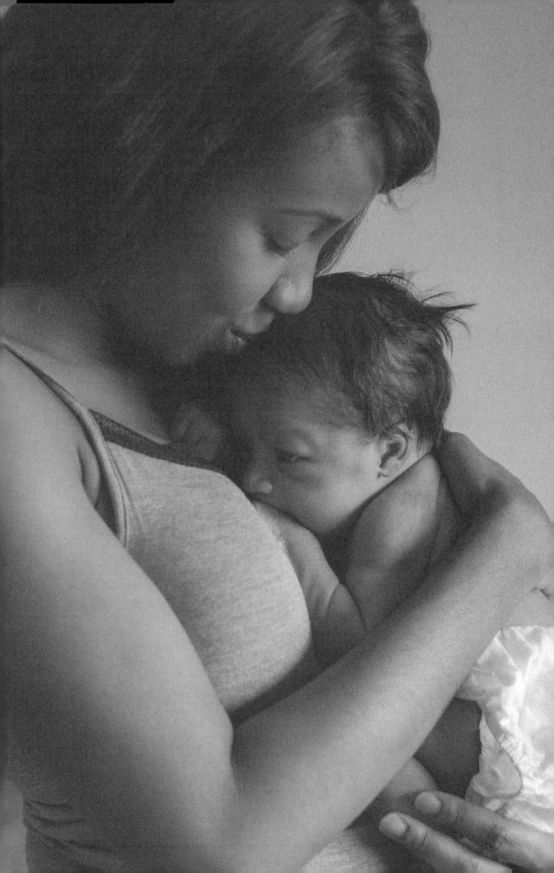

PARTE 4

Salud durante el embarazo

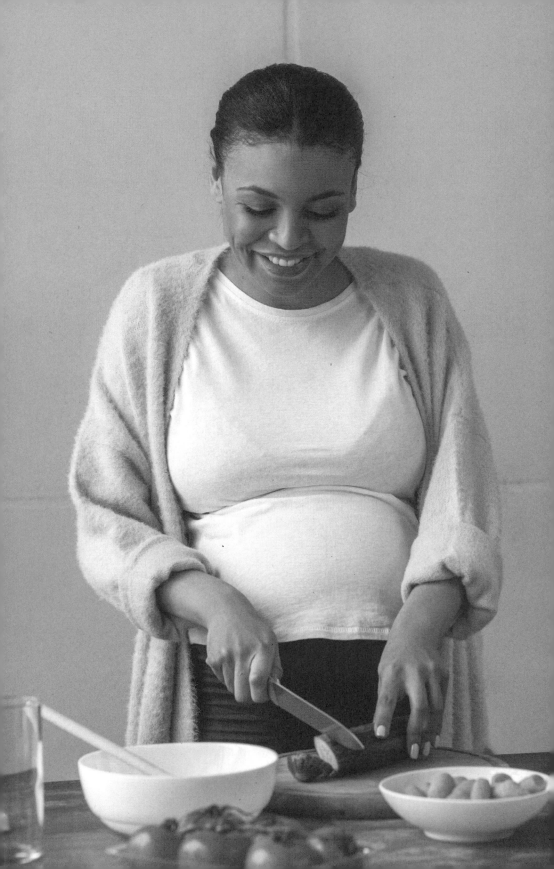

CAPÍTULO 22

Nutrición durante el embarazo

Comer bien durante su embarazo es una de las mejores cosas que puede hacer por usted y por su bebé. A las mujeres embarazadas se les solía decir que "comieran para dos". Ahora sabemos que no es saludable comer el doble de sus cantidades habituales durante el embarazo. Usted necesita equilibrar la obtención de suficientes *nutrientes* para estimular el crecimiento del bebé con el mantenimiento de un peso saludable durante el embarazo. El mejor enfoque: No coma para dos, coma el doble de saludable.

Si está gestando un bebé, necesita un promedio de 300 *calorías* adicionales por día (y un poco más en las etapas posteriores del embarazo). Ese es el número de calorías en un vaso de leche descremada y medio sándwich. Si está embarazada de gemelos, necesita comer unas 600 calorías adicionales por día. Para los trillizos, necesita unas 900 calorías adicionales. Estas calorías deben provenir de alimentos saludables.

Equilibrar su dieta

Los nutrientes son los componentes básicos del cuerpo. Cuando está embarazada, necesita sustentar su propio cuerpo con nutrientes y apoyar el crecimiento de su bebé. Una dieta equilibrada incluye

- proteínas, carbohidratos y grasas
- vitaminas y minerales, incluyendo *ácido fólico*, vitamina D, calcio y hierro
- agua y fibra

Principales nutrientes

Las proteínas, los carbohidratos y las grasas son nutrientes importantes que proporcionan la mayor parte de la energía en sus alimentos, en forma de calorías.

Proteínas

Las proteínas ayudan con el crecimiento y la reparación muscular. Las proteínas se encuentran en

- carne de vaca, cerdo y pescado
- aves de corral
- huevos
- leche, queso y otros alimentos lácteos
- frijoles y guisantes
- nueces y semillas

Para los vegetarianos, las proteínas se pueden encontrar en las nueces, semillas, mantequillas de nueces, legumbres como frijoles y garbanzos, y productos de soja como tempeh y tofu. Los vegetarianos que incluyen productos lácteos en sus dietas también pueden obtener la proteína necesaria de la leche y los productos de huevo.

Carbohidratos

Todos los carbohidratos se descomponen en *glucosa* (azúcar en la sangre), el principal combustible del cuerpo. Hay dos tipos de carbohidratos: carbohidratos simples y carbohidratos complejos. Los carbohidratos simples proporcionan un impulso rápido de energía porque se digieren rápidamente. Se encuentran en alimentos naturalmente dulces como frutas, azúcar de mesa, miel y jarabe de arce. Los carbohidratos simples a menudo son altos en calorías. Es mejor limitar su ingesta de carbohidratos simples a los que se encuentran naturalmente en los alimentos. Evite las bebidas azucaradas y los alimentos con azúcar añadida.

Los carbohidratos complejos incluyen fibra y almidones. Su cuerpo tarda más tiempo en procesarlos, por lo que los carbohidratos complejos proporcionan una energía más duradera que los carbohidratos simples. Los carbohidratos complejos se encuentran en

- granos integrales
- arroz
- pasta

- algunas frutas
- verduras feculentas, como papas y maíz

La fibra se encuentra en los alimentos vegetales. Es la parte de la planta que su cuerpo no puede digerir. La fibra pasa relativamente sin cambios a través de su sistema digestivo. Puede ayudar a prevenir el estreñimiento añadiendo masa a las heces, lo que hace que sea más fácil pasar. Debe comer mas o menos 25 gramos (0.9 onzas) de fibra cada dia. Buenas fuentes de fibra incluyen

- frutas (especialmente frutas secas, bayas, naranjas, manzanas y melocotones con la cáscara)
- verduras (como frijoles secos, guisantes, lentejas y verduras de hoja como espinacas y col rizada)
- productos integrales (como pan integral, pasta de trigo y arroz integrales)

Revise las etiquetas de los alimentos envasados para ver cuánta fibra hay en una porción.

La fibra también ayuda a mantener un nivel estable de azúcar en la sangre porque se digiere lentamente. Los alimentos que hacen esto se describen como "de bajo índice glucémico" porque no causan que los niveles de azúcar en la sangre se disparen. Comer alimentos de bajo índice glucémico puede ayudarle a sentirse llena y reducir la sensación de hambre. Los alimentos de bajo índice glucémico también pueden ayudar a

- reducir los niveles de **colesterol**
- reducir el riesgo de **diabetes mellitus** y cardiopatía

Si no has estado recibiendo sus 25 gramos al día, es mejor aumentar lenta y gradualmente la cantidad de fibra que come. Demasiada, demasiado pronto puede causar hinchazón y gas. Beba mucha agua a medida que aumente la ingesta de fibra.

Grasas

El cuerpo necesita una cierta cantidad de grasa para funcionar normalmente. Algunos tipos de grasas, llamados ácidos grasos omega-3, desempeñan un papel importante en el desarrollo del cerebro. Las grasas también ayudan a su cuerpo a usar las vitaminas A, D, E y K.

La grasa de los alimentos que come se digiere y se envía al hígado. El hígado entonces transforma la grasa en lipoproteínas. Estas lipoproteínas transportan la grasa a través del torrente sanguíneo para su uso o almacenamiento en otras partes del cuerpo. Hay diferentes tipos de grasa en los alimentos:

- Las grasas no saturadas tienden a ser líquidas y provienen principalmente de plantas y verduras. Los aceites de oliva, canola, maní, girasol y pescado son grasas no saturadas. Al igual que la grasa en los aguacates.

- Las grasas saturadas provienen principalmente de la carne y los productos lácteos. Tienden a ser sólidas cuando se enfrían. Algunos ejemplos son la mantequilla y la manteca. También hay dos grasas saturadas a base de plantas: aceite de palma y aceite de coco.

- Las grasas trans son grasas no saturadas que se han procesado para ser sólidas a temperatura ambiente. Esto se hace para que los alimentos duren más y les den un mejor sabor. Las mantecas de verduras, margarinas, crackers, galletas y bocadillos como las papas fritas a menudo contienen grasas trans.

Los aceites y grasas le dan a usted nutrientes importantes. Durante el embarazo, las grasas que usted come proporcionan energía y ayudan a desarrollar algunos de los órganos del bebé y la **placenta**. Pero demasiadas grasas saturadas y grasas trans puede conducir a problemas de salud, incluyendo cardiopatía. Las grasas deberían constituir alrededor del 20 al 35 por ciento de su ingesta total de calorías—es decir, aproximadamente 6 cucharadas por día. La mayoría de las grasas y aceites de su dieta deberían ser grasas no saturadas, como el aceite de oliva y el aceite de maní. Limite las grasas saturadas, como la mantequilla y las carnes rojas grasosas. Evite las grasas trans, que no tienen valor nutritivo. Revise las etiquetas de los alimentos procesados y envasados para ver cuánta grasa y qué tipo de grasa contienen.

Vitaminas y minerales

Comer alimentos saludables y tomar una vitamina prenatal todos los días debería suministrar todas las vitaminas y minerales que necesita durante el embarazo (véase la Tabla 22-1, "Vitaminas y minerales clave durante el embarazo"). Si tiene restricciones alimentarias o si tiene problemas para absorber ciertos nutrientes, es posible que su *ginecólogo obstetra (ginecoobstetra)* le recomiende que tome un suplemento, así como su vitamina prenatal habitual. Véase la sección "Dietas especiales y restricciones alimentarias" en este capítulo.

Tome su vitamina prenatal solo como se lo indiquen en el frasco. Algunas vitaminas prenatales están pensadas para ser tomadas dos o tres veces al día para conseguir las dosis completas de vitaminas y minerales. No tome más de lo recomendado por día. Si necesita una cantidad extra de una vitamina o mineral, como el hierro o el ácido fólico, tómelo como un suplemento separado. Algunos ingredientes multivitamínicos, como la vitamina A, son necesarios en dosis bajas, pero pueden causar *defectos congénitos* en dosis más

TABLA 22-1 **Vitaminas y minerales clave durante el embarazo**

Nutriente (cantidad diaria recomendada)	Por qué usted y su bebé lo necesitan	Las mejores fuentes
Calcio (1,300 miligramos [mg] para edades de 14 a 18 años; 1,000 mg para las edades 19 a 50 años)	Construye huesos y dientes fuertes	Leche, queso, yogur, sardinas, verduras de hoja verde
Hierro (27 mg)	Ayuda a los glóbulos rojos a suministrar oxígeno a su bebé	Carne roja magra, aves de corral, pescado, frijoles y guisantes secos, cereales fortificados con hierro, jugo de ciruela
Yodo (220 microgramos [μg])	Esencial para el desarrollo sano del cerebro	Sal de mesa yodada, productos lácteos, mariscos, carne, algunos panes
Colina (450 mg)	Importante para el desarrollo del cerebro y la médula espinal de su bebé	Leche, hígado de ternera, huevos, cacahuetes, soja
Vitamina A (750 μg para edades de 14 a 18 años; 770 μg para edades de 19 a 50 años)	Forma piel sana y la vista Ayuda con el crecimiento óseo	Zanahorias, verduras de hoja verde, camote
Vitamina C (80 mg para edades de 14 a 18 años;	Promueve encías, dientes y huesos sanos	Cítricos, brócoli, tomates, fresas
Vitamina D (600 unidades internacionales [UI]; tenga en cuenta que las etiquetas de vitaminas pueden mostrar que esto como 15 μg)	Construye los huesos y los dientes de su bebé Ayuda a promover una visión y piel saludables	Luz del sol, leche fortificada, pescado graso como salmón y sardinas
Vitamina B₆ (1.9 mg)	Ayuda a formar glóbulos rojos Ayuda al cuerpo usar proteína, grasa y carbohidratos	Cítricos, brócoli, tomates, fresas
Vitamina B₁₂ (2.6 μg)	Permite el funcionamiento normal del sistema nervioso	Carne, pescado, aves de corral, leche (los vegetarianos deberían tomar un suplemento)
Ácido fólico (600 μg)	Ayuda a prevenir defectos congénitos del cerebro y la columna vertebral Ayuda el crecimiento y desarrollo del bebé y placenta	Cereales fortificados, pan y pasta enriquecidos, cacahuetes, verduras de hoja verde oscuro, jugo de naranja, frijoles. Es difícil obtener la cantidad recomendada de la dieta sola, por lo que es importante tomar una vitamina prenatal diaria con 400 μg de ácido fólico (667 μg de equivalentes de folato en la dieta [EFD]).

altas. Si usted toma más de lo que se recomienda para su marca de vitamina prenatal, podría recibir una sobredosis de algunos de los ingredientes.

Calcio

El calcio es un mineral que ayuda a construir los huesos y los dientes de su bebé. Las mujeres que tienen 18 años o menos necesitan 1,300 miligramos (mg) de calcio por día. Las mujeres de 19 años o más necesitan 1,000 mg por día. La leche y otros productos lácteos, como el queso y el yogur, son las mejores fuentes de calcio. Si tiene problemas para digerir la leche o no come alimentos lácteos, puede obtener calcio de otras fuentes, incluyendo

- verduras de hoja verde oscura
- brócoli
- cereales fortificados, panes y jugo
- almendras y semillas de sésamo
- sardinas o anchoas con los huesos
- suplementos de calcio

Colina

La colina juega un papel en el desarrollo del cerebro de su bebé. También puede ayudar a prevenir algunos defectos congénitos comunes. Los expertos recomiendan que las mujeres embarazadas reciban 450 mg de colina cada día. Es importante obtener colina de su dieta, porque no se encuentra en la mayoría de las vitaminas prenatales. Asegúrese de que su dieta contenga una cantidad saludable de alimentos ricos en colina, incluyendo

- pollo
- carne de res
- huevos
- leche
- soja
- cacahuetes

Ácido fólico

El ácido fólico, también conocido como folato o vitamina B9, es una vitamina que ayuda a prevenir defectos congénitos importantes del cerebro y la columna vertebral del bebé, llamados *defectos del tubo neural (DTN)*. Las pautas actuales recomiendan que las mujeres embarazadas reciban al menos

600 microgramos (µg) de ácido fólico cada día de todas las fuentes, incluyendo alimentos y suplementos vitamínicos.

Para asegurarse de obtener la suficiente cantidad, tome una vitamina prenatal con al menos 400 µg de ácido fólico todos los días y coma alimentos ricos en esta vitamina, incluyendo

- cereal fortificado
- pan y pasta enriquecidos
- cacahuetes
- verduras de hoja verde oscuro
- jugo de naranja
- frijoles

Recuerde que puede ser difícil obtener el ácido fólico que necesita solo de los alimentos. Las mujeres embarazadas deberían tomar una vitamina prenatal con ácido fólico cada día durante al menos 1 mes antes y durante el embarazo. Tenga en cuenta que una vitamina que contiene 400 µg de ácido fólico también puede mostrar 667 µg de DFE en la etiqueta.

Los DTN, como la **espina bífida** y la **anencefalia**, se presentan en las primeras etapas del desarrollo prenatal cuando las cubiertas de la médula espinal no se cierran completamente. Usted puede tener un mayor riesgo de dar a luz a un bebé con este tipo de defecto si usted:

- Ya ha tenido un bebé con un DTN.
- Tiene ciertas afecciones de salud, como la **enfermedad de células falciformes**.
- Está tomando ciertos medicamentos, como fármacos para la epilepsia (especialmente valproato).

Si alguno de estos es cierto para usted, su ginecoobstetra puede recomendar que tome 4 mg de ácido fólico cada día—10 veces la cantidad habitual— como suplemento vitamínico por separado al menos 3 meses antes del embarazo y durante los primeros 3 meses del embarazo. Usted y su ginecoobstetra pueden hablar sobre si necesita esta cantidad de ácido fólico basándose en su historia clínica.

Hierro

El hierro es utilizado por su cuerpo para producir la sangre adicional que usted y su bebé necesitan durante el embarazo. Las mujeres que no están embarazadas necesitan 18 mg de hierro por día. Las mujeres embarazadas necesitan más, 27 mg por día. Esta mayor cantidad se encuentra en la mayoría de las vitaminas prenatales. Los suplementos vitamínicos con niveles más altos de hierro pueden causar problemas de digestión, como estreñimiento.

También puede comer alimentos ricos en cierto tipo de hierro llamado hierro hemo. El cuerpo absorbe más fácilmente el hierro hemo. Se encuentra en alimentos animales, como carne roja, aves de corral y pescado. El hierro no hemo se encuentra en las verduras y legumbres, como la soja, las espinacas y las lentejas. Aunque no es tan fácil de absorber como el hierro hemo, el hierro no hemo es una buena manera de obtener hierro extra si usted es vegetariana. El hierro también se puede absorber más fácilmente si los alimentos ricos en hierro se consumen con alimentos ricos en vitamina C, como los cítricos y los tomates.

Su sangre debería ser examinada durante el embarazo para verificar si tiene *anemia*. Si usted tiene anemia, su ginecoobstetra puede recomendar suplementos de hierro adicionales. El cuerpo puede absorber suplementos de hierro solo cuando es parte de un compuesto químico. Mire la etiqueta para ver cuánto hierro elemental hay en el suplemento. Puede haber dos números en la etiqueta: el peso del compuesto y el peso del hierro solo. Por ejemplo, puede ver estos compuestos y cuánto hierro elemental contienen:

- Fumarato ferroso 200 mg contiene 66 mg de hierro elemental.
- Gluconato ferroso 325 mg contiene 38 mg de hierro elemental.
- Sulfato ferroso 325 mg contiene 65 mg de hierro elemental.

Saber cuánto y qué formulación de hierro tomar para la anemia puede ser confuso. Consulte con su ginecoobstetra para ver lo que él o ella recomienda.

Ácidos grasos omega-3

Los ácidos grasos omega-3 son un tipo de grasa que se encuentra naturalmente en muchos tipos de peces. Los omega-3 pueden ser importantes para el desarrollo cerebral de su bebé antes y después del nacimiento. Las mujeres deberían comer por lo menos dos porciones de pescado o mariscos (alrededor de 0.2 a 0.3 kg [8 a 12 onzas]) por semana antes de quedar embarazadas, durante el embarazo y durante la lactancia.

Algunos tipos de pescado tienen niveles más altos que otros de un metal llamado mercurio. El mercurio se ha relacionado con defectos congénitos. Para limitar la exposición al mercurio, siga unas sencillas pautas. Elija pescado y mariscos como salmón, camarón, abadejo y tilapia. No coma atún patudo, caballa gigante, aguja, reloj anaranjado, tiburón, pez espada, o blanquillo. Limite el atún blanco a solo 6 onzas por semana. También debería consultar los avisos sobre los peces capturados en aguas locales.

Si no le gusta el pescado o no lo come, puedes obtener omega-3 de otros alimentos. La linaza (ya sea como semillas enteras o aceite) es una buena fuente. Otras fuentes de omega-3 incluyen

- aceite de canola
- brócoli
- cantalupo
- judías
- espinaca
- coliflor
- nueces

También hay suplementos con omega-3, pero usted debería hablar con su ginecoobstetra antes de tomar uno. Las dosis altas pueden tener efectos dañinos.

Vitaminas B

Las vitaminas B, incluyendo B_1, B_2, B_6, B_9 y B_{12}, son nutrientes clave durante el embarazo. Estas vitaminas le dan energía, proporcionan energía para el desarrollo de su bebé, promueven la buena visión y ayudan a desarrollar la placenta.

Su vitamina prenatal debería tener la cantidad correcta de vitaminas B que usted necesita cada día. Comer alimentos ricos en vitaminas B también es una buena idea. Estos alimentos incluyen

- hígado
- cerdo
- leche
- aves de corral
- plátanos
- cereales y panes integrales
- frijoles

Vitamina C

Obtener la cantidad correcta de vitamina C es importante para un *sistema inmunitario* saludable. La vitamina C también ayuda a construir huesos y músculos fuertes. Durante su embarazo, debería recibir al menos 85 mg de vitamina C cada día (80 mg si usted es menor de 19 años). Usted puede obtener la cantidad correcta en su vitamina prenatal diaria, pero también puede obtener vitamina C de

- cítricos y jugos
- fresas
- brócoli
- tomates

Vitamina D

La vitamina D trabaja con el calcio para ayudar a construir los huesos y los dientes de su bebé. También es clave para piel y ojos sanos. Todas las mujeres, incluidas las embarazadas, necesitan 600 UI de vitamina D al día. Las buenas fuentes de vitamina D incluyen

- leche fortificada y cereales de desayuno
- pescado graso, como el salmón y la caballa (evitar la caballa gigante)
- aceites de hígado de pescado
- yemas de huevo

La vitamina D también se puede producir en el cuerpo a través de la exposición a la luz solar. Pero la mayoría de las personas no reciben suficiente vitamina D solo a través de la luz solar. Si su ginecoobstetra piensa que usted puede tener niveles bajos de vitamina D, una prueba puede verificar el nivel en su sangre. Si está por debajo de lo normal, es posible que necesite tomar un suplemento de vitamina D. Algunas etiquetas de vitaminas pueden mostrar 600 UI como 15 µg.

Agua

Tener suficiente agua y fibra en su dieta son las claves para evitar o aliviar el estreñimiento. El agua también

- permite que los nutrientes y los productos de desecho circulen dentro y fuera del cuerpo
- ayuda a la digestión
- ayuda a formar el *líquido amniótico* alrededor del bebé

Es importante beber agua durante todo el día, no solo cuando tiene sed. Durante el embarazo debería beber de 8 a 12 tazas (1.9 a 2.8 litros o 64 a 96 onzas) de agua todos los días.

Planificar comidas saludables

Si desea ayuda para planificar una dieta saludable, comience con la guía de planificación de alimentos MyPlate del Departamento de agricultura de

EE. UU. (véase la sección "Recursos" al final de este capítulo). MyPlate puede mostrarle los alimentos y las cantidades que necesita comer cada día durante cada *trimestre* del embarazo. Los cantidades se calculan de acuerdo con

- la altura
- el *índice de masa corporal (IMC)* antes del embarazo
- la fecha de parto
- cuánto ejercicio hace durante la semana

Las cantidades de alimentos se dan en tamaños estándar con los que la mayoría de la gente está familiarizada, como tazas y onzas.

Los cinco grupos alimenticios

La Tabla 22-2, "Opciones diarias de alimentos", muestra los alimentos y las cantidades que una mujer embarazada con un IMC normal antes del embarazo debería comer para cada trimestre del embarazo. (Use la "Tabla de índice de masa corporal" en la parte posterior de este libro para ver su IMC pregestacional.) Notará que los alimentos se dividen en los siguientes cinco grupos alimenticios:

1. Cereales—Pan, pasta, avena, cereal y tortillas son todos ceréales. La mitad de los ceréales que usted come deberían ser granos enteros. Los granos

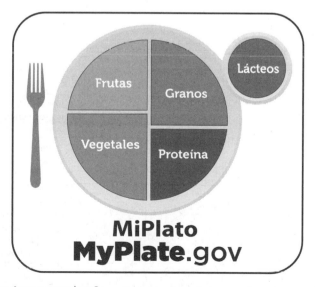

¿Cómo debería verse su plato? La mitad debería ser frutas y verduras. La otra mitad debería ser proteína magra y granos enteros. Cada día también debería tomar una vitamina prenatal que tenga ácido fólico y hierro. Cortesía del Departamento de Agricultura de los EE. UU.

enteros son aquellos que no han sido procesados e incluyen el grano integral. Estos incluyenavena, cebada, quinua, arroz integral y bulgur. Los productos hechos con estos alimentos también cuentan como granos enteros. Busque las palabras "grano entero" en la etiqueta del producto.

2. Frutas—Las frutas pueden ser frescas, enlatadas, congeladas o secas. El jugo que es 100 por ciento jugo de fruta también cuenta. Haga la mitad de su plato de frutas y verduras.

3. Verduras—Las verduras pueden ser crudas o cocidas, congeladas, enlatadas, secas o jugo 100 por ciento vegetal. Use verduras de hoja verde oscuro para hacer ensaladas.

TABLA 22-2 **Opciones diarias de alimentos**

Ingesta diaria recomendada de alimentos para una mujer embarazada que tenga un peso normal y que haga menos de 30 minutos de ejercicio cada día.

Calorías totales por día	Primer trimestre 1,800	Segundo trimestre 2,200	Tercer trimestre 2,400	Comentarios
Cereales	6 oz Nota: 1 onza = 28 gramos = 30 mL	7 oz	8 oz	1 oz es una rebanada de pan, ½ taza de arroz cocido, ½ taza de pasta cocida, 3 tazas de palomitas de maíz, o cinco crackers de trigo integral
Vegetales	2 1/2 tazas Nota: 1 taza = 8 onzas = 227 gramos = 237 mL	3 tazas	3 tazas	2 tazas de verduras de hoja cruda cuentan como 1 taza
Frutas	1½ tazas	2 tazas	2 tazas	Una naranja grande, una manzana pequeña, ocho fresas grandes o ½ taza de fruta seca cuentan como 1 taza
Lácteos	3 tazas	3 tazas	3 tazas	Dos rebanadas pequeñas de queso suizo o ⅓ de taza de queso rallado cuenta como 1 taza
Alimentos proteicos	5 oz	6 oz	6½ oz	1 oz de carne magra o de aves de corral, un huevo, 1 cucharada de mantequilla de maní o ½ oz de nueces o las semillas cuentan como 1 oz
Grasas y aceites	5 cucharaditas	7 cucharaditas	8 cucharaditas	Aceitunas, algunos pescados, aguacates y nueces

4. Alimentos proteicos—Los alimentos proteicos incluyen carne, aves de corral, mariscos, frijoles y guisantes, huevos, productos procesados de soja, nueces y semillas. Incluya una variedad de proteínas y elija carne magra o baja en grasa y aves de corral.

5. Productos lácteos—La leche y los productos lácteos, como el queso, el yogur y el helado, forman el grupo lácteo. Elija variedades libres de grasa o bajas en grasa (1 por ciento). Asegúrese de que los alimentos lácteos que come estén pasteurizados. La pasteurización es un proceso que utiliza calor para matar **bacterias** que pueden causar enfermedades. Los alimentos pasteurizados deberían mencionarlo en la etiqueta.

Consejos para una alimentación saludable

Los siguientes consejos pueden ayudarle a elegir alimentos y asegurarse de que come de manera saludable:

- Elija una variedad de alimentos y bebidas para asegurarse de que está recibiendo una dieta equilibrada con todos los nutrientes que necesita.

- Haga la mitad de su plato de frutas y verduras. Incluya verduras de color verde oscuro, rojo y naranja.

- Beba leche baja en grasa (descremada o 1 por ciento).

- Haga que la mitad de sus granos sean integrales.

- Varíe sus fuentes de proteína. Coma pescado dos o tres veces a la semana. Véase la sección "Pescado y mariscos" más adelante en este capítulo para obtener información sobre los tipos de pescado que se deben evitar. Elija carnes magras y aves de corral. Los vegetarianos pueden obtener proteínas de alimentos a base de plantas como frutos secos, semillas y productos de soja.

- Limite los alimentos con calorías "vacías". Estos son alimentos que tienen muchas calorías, pero poco valor nutricional, como dulces, papas fritas y bebidas azucaradas.

- Tome una vitamina prenatal que contenga 27 mg de hierro y al menos 400 µg de ácido fólico. Tenga en cuenta que algunas etiquetas de vitaminas pueden decir 667 µg de equivalentes de folato en la dieta (EFD) en lugar de 400 µg de ácido fólico.

- Lea la etiqueta de datos nutricionales sobre alimentos procesados y envasados. Limite los alimentos que son más altos en grasas saturadas, grasas trans, azúcar agregada y sodio

Cuando planee sus comidas, recuerde agregar bocadillos, que son una buena manera de obtener la nutrición necesaria y calorías adicionales.

Elija bocadillos que tengan los nutrientes adecuados y que tengan poca grasa y azúcar. La fruta y el yogur son opciones saludables para comer.

Es posible que le resulte más fácil comer seis comidas más pequeñas durante el día, especialmente hacia el final del embarazo, cuando puede tener indigestión después de comidas más grandes. Para hacer estas mini-comidas, simplemente divida la cantidad diaria recomendada de alimentos de cada uno de los grupos alimenticios en pequeñas porciones. Leche y medio sándwich hecho con carne, pescado, mantequilla de maní o queso hacen una buena mini comida. Otras ideas son leche baja en grasa y frutas frescas, queso y crackers, y sopas.

Alimentación saludable con un presupuesto ajustado

MyPlate también tiene información útil sobre compras para sacar el máximo partido a su presupuesto de alimentos. Muchas personas necesitan ayuda para comprar alimentos saludables. Dependiendo de sus ingresos, usted puede calificar para recibir ayuda a través del Programa de Asistencia Nutricional Suplementaria (SNAP, Supplemental Nutrition Assistance Program) o el Programa Especial de Nutrición Suplementaria para Mujeres, Bebés y Niños (WIC, Women, Infants, and Children). Véase la sección "Recursos" al final de este capítulo para más detalles.

Aumento de peso durante el embarazo

El aumento de peso depende de su salud, su IMC antes del embarazo y cuántos bebés está gestando (véase la Tabla 22-3, "Aumento de peso durante el embarazo"). El aumento de peso debería ser gradual. Durante las primeras 12 semanas—el primer trimestre—usted puede aumentar solo de 0.5 a 2.3 kg (1 a 5 libras) o no aumentar de peso. En su segundo y tercer trimestres, si usted tenía un peso saludable antes del embarazo, debería aumentar entre 0.2 y 0.5 kg (0.5 y 1 libra) por semana.

La clave para un aumento de peso saludable es aumentar lentamente sus calorías. En el primer trimestre, cuando el aumento de peso es mínimo, generalmente no se necesitan calorías adicionales. En el segundo trimestre, necesita 340 calorías adicionales al día, y en el tercer trimestre, unas 450 calorías adicionales al día.

Su peso debería ser revisado en cada consulta de *cuidados prenatales* y su ginecoobstetra debería mantener un registro de cuánto peso ha aumentado. Una mujer que aumenta muy pocas libras es más probable que tenga un bebé pequeño, menos de 2.5 kg (5.5 libras). Estos bebés a menudo tienen problemas de salud después del nacimiento. Las mujeres que aumentan demasiado de peso también corren el riesgo de sufrir problemas de salud.

TABLA 22-3 **Aumento de peso durante el embarazo**

Índice de masa corporal (IMC) antes del embarazo	Tasa de aumento de peso en el segundo y tercer trimestres* kg (libras) por semana	Aumento de peso total recomendado con un solo bebe, en kg (libras)	Aumento de peso recomendado con gemelos, en kg (libras)
Menos de 18.5 (bajo peso)	0.5 a 0.6 kg (1.0 a 1.3 libras)	13 a 18 kg (28 a 40 libras)	Desconocido
18.5 a 24.9 (peso normal)	0.4 a 0.5 kg (0.8 a 1.0 libras)	11 a 16 kg (25 a 35 libras)	17 a 24 kg (37 a 54 libras)
25.0 a 29.9 (sobrepeso)	0.2 a 0.3 kg (0.5 a 0.7 libras)	7 a 11 kg (15 a 25 libras)	14 a 23 kg (31 a 50 libras)
30.0 y más (obeso)	0.2 a 0.3 kg (0.4 a 0.6 libras)	5 a 9 kg (11 a 20 libras)	11 a 19 kg (25 a 42 libras)

*Asume un aumento de peso en el primer trimestre entre 0.5 y 2.0 kg (1.1 y 4.4 libras)
Fuente: Institute of Medicine and National Research Council. 2009. *Weight Gain During Pregnancy: Reexamining the Guidelines.* Washington, DC: The National Academies Press.

Estos problemas incluyen *diabetes gestacional, presión arterial alta* y un bebé demasiado grande (*macrosomía*).

Si tiene sobrepeso o aumenta de peso demasiado rápido, es posible que necesite ajustar su plan de nutrición y ejercicio. Hable con su ginecoobstetra antes de hacer cualquier cambio importante. Por lo general, puede empezar reduciendo las calorías "adicionales" que obtiene de las grasas y azúcares adicionales. Observe el tamaño de su porción y evite las segundas porciones. Céntrese en comer alimentos que contienen muchos nutrientes, como frijoles, vegetales de hojas verdes y nueces.

Alimentos que evitar o limitar durante el embarazo

Comer una variedad de alimentos saludables es la mejor manera de obtener todos los nutrientes que necesita. Pero hay algunos alimentos que usted debería comer con moderación y algunos que no debería comer en absoluto durante su embarazo.

Alcohol. El alcohol puede dañar la salud de su bebé. Es mejor dejar de beber antes de quedar embarazada. Si bebió algo de alcohol antes de saber que estaba embarazada, lo más probable es que no dañará a su bebé. Lo importante es suspender el consumo de alcohol una vez que sepa que está embarazada. Véase la sección "Decisiones saludables" del Capítulo 3, "Meses 1 y 2 (Semanas 1 a 8)".

Además, ningún tipo de bebida alcohólica es segura para beber. Una cerveza, un trago de licor, una bebida mezclada o una copa de vino contienen aproximadamente la misma cantidad de alcohol.

Tenga cuidado con los alimentos que se cocinan con alcohol también. Dependiendo del método de cocción, el alcohol puede o no estar presente en los alimentos. Hervir a fuego lento durante mucho tiempo en una cacerola ancha parece eliminar la mayor cantidad de alcohol. La cocción elimina la menor cantidad de alcohol.

Cafeína. Han habido muchos estudios sobre si la cafeína aumenta el riesgo de *aborto espontáneo*, pero los resultados no son claros. La mayoría de los expertos creen que consumir menos de 200 mg de cafeína al día durante el embarazo es seguro. Esa es la cantidad en una taza de café de 355 mL (12 onzas). Recuerde que la cafeína también se encuentra en los tés, las gaseosas y el chocolate. Asegúrese de contar estas bebidas en su cafeína total durante el día.

Pescado y mariscos. El pescado y los mariscos son excelentes fuentes de ácidos grasos omega-3. Tres de estos ácidos grasos—DHA, EPA y ALA—se consideran "esenciales", lo que significa que solo se pueden obtener a través de su dieta. Pero hay algunos tipos de pescado que nunca debería comer mientras está tratando de quedar embarazada, cuando está embarazada y cuando está amamantando. Estos pescados tienen demasiado mercurio, que se ha relacionado con defectos congénitos. Estos pescados incluyen

- atún patudo
- caballa gigante
- aguja
- reloj anaranjado
- tiburón
- pez espada
- blanquillo

Estos pescados tampoco deberían ser dados a niños pequeños.

Sushi. Coma solo sushi cocido o sushi vegetal durante su embarazo. Evite todos los pescados crudos o a la sartén cuando esté embarazada. Es más probable que el pescado crudo, incluido el sushi y el sashimi, contenga parásitos o bacterias a diferencia del pescado cocido (véase la sección "Seguridad alimentaria" en este capítulo).

Sodio, sal y glutamato monosódico. Las pautas actuales recomiendan no recibir más de 2,300 mg de sodio por día. Es el equivalente de aproximadamente 1 cucharadita de sal de mesa. Los alimentos que son muy altos en sodio incluyen

- alimentos procesados congelados
- sopas y caldos enlatados
- otros productos procesados

Revise la etiqueta de los alimentos envasados para ver cuánto sodio hay en ellos.

Otro condimento utilizado en muchos alimentos es el glutamato monosódico (GMS). Se utiliza para mejorar el sabor de muchos alimentos, especialmente la comida rápida. La Administración de Alimentos y Medicamentos de los EE. UU. (FDA, Food and Drug Administration) requiere que todos los alimentos que contienen GMS listen este ingrediente en la etiqueta porque algunas personas desarrollan una mala reacción a este, embarazadas o no. Pero la FDA no ha encontrado ninguna evidencia de que el GMS sea dañino durante el embarazo.

Azúcar y sustitutos del azúcar. Limite la cantidad de azúcares simples que come cada día. Los azúcares simples se encuentran en alimentos como el azúcar de mesa, la miel, el almíbar, los jugos de frutas, las bebidas gaseosas y muchos alimentos procesados. Aunque pueden darle un impulso de energía rápido, la energía que dan se consume rápidamente.

Los siguientes edulcorantes artificiales son 200 a 600 veces más dulces que el azúcar. Son seguros para usar mientras está embarazada. Solo utilícelos con moderación:

- Sacarina (Sweet'N Low)
- Aspartamo (Equal y NutraSweet)
- Sucralosa (Splenda)
- Acesulfamo-K (Sunett)
- Estevia (Truvia y SweetLeaf)

Dietas especiales y restricciones alimentarias

Muchas personas no comen ciertos alimentos. Sus razones pueden incluir

- una afección médica como la enfermedad celíaca, la *intolerancia a la lactosa* o una alergia alimentaria
- preocupaciones religiosas, culturales o éticas
- preferencia personal

Si hay alimentos que no come o no puede comer, todavía puede obtener todos los nutrientes que necesita para un embarazo saludable.

Antes de quedar embarazada o al principio de su embarazo, informe a su ginecoobstetra si tiene alguna restricción alimentaria. Puede sugerir que usted vea a un nutricionista o a un dietista para revisar lo que usted come normalmente. Esto le ayudará a asegurarse de que está recibiendo la suficiente cantidad de todos los nutrientes que necesita. En algunos casos, es posible que necesite tomar vitaminas o minerales adicionales además de la vitamina prenatal.

Enfermedad celíaca

Las mujeres que tienen enfermedad celíaca no pueden comer alimentos que contengan gluten, que se encuentra en el trigo, la cebada y el centeno. Hay muchos alimentos sin gluten, por lo que las mujeres embarazadas con enfermedad celíaca pueden elegir frutas, verduras, carnes, papas, aves de corral, arroz y frijoles. También hay muchos productos sin gluten que se venden en tiendas de comestibles y alimentos naturales o en línea.

Revise su dieta sin gluten con su ginecoobstetra y un dietista para asegurarse de que le da a usted y al bebé suficientes nutrientes para crecer y mantenerse saludable. Es posible que tenga que hacer cambios si no está aumentando de peso lo suficiente o si desarrolla *complicaciones*, como anemia. También puede necesitar añadir más vitamina D o calcio a su dieta. Su ginecoobstetra le hará saber si este es el caso. Algunos suplementos vitamínicos contienen gluten, así que asegúrese de encontrar una marca sin gluten.

Alergias alimentarias

Las alergias son causadas por la reacción excesiva del sistema inmunitario del cuerpo a algo que normalmente es inofensivo. Algunas alergias a los alimentos pueden causar una afección potencialmente mortal llamada anafilaxia. Casi cualquier alimento puede causar una alergia, pero algunos de los alérgenos más comunes son los huevos, el trigo, la leche, la soja, las nueces, los pescado y mariscos.

Las personas con alergia alimentaria necesitan evitar los alimentos que puedan desencadenar la alergia. Pero esto puede hacer más difícil comer una dieta equilibrada. Informe a su ginecoobstetra si tiene una alergia alimentaria. Su ginecoobstetra puede sugerirle que vea a un nutricionista o a un dietista para ayudarle a planificar comidas nutritivas y seguras para usted.

Intolerancia a la lactosa

La intolerancia a la lactosa significa que no se puede digerir completamente el azúcar de la leche (lactosa) en los productos lácteos. Las mujeres embarazadas con esta afección todavía necesitan obtener la cantidad diaria de calcio para fomentar el crecimiento de su bebé. He aquí algunos consejos:

* Pruebe diferentes tipos de productos lácteos. No todos los productos lácteos tienen la misma cantidad de lactosa. Por ejemplo, los quesos duros como el queso suizo o el cheddar tienen pequeñas cantidades de lactosa y generalmente no causan síntomas.

* Compre leche sin lactosa, queso y otros productos lácteos. Contienen los nutrientes que se encuentran en la leche regular y en los productos lácteos.

* Obtenga calcio de otros alimentos. Las buenas fuentes son el salmón rosado enlatado, las nueces y semillas, las verduras de hoja verde, las melazas, y los panes y jugos fortificados con calcio.

Hable con su ginecoobstetra si tiene problemas para obtener 1,000 mg de calcio cada día. Es posible que se le recomiende tomar un suplemento de calcio.

Dietas vegetarianas

Hay diferentes tipos de dietas vegetarianas. Algunas incluyen productos lácteos. Otros evitan estrictamente todos los productos que provienen de animales. Si usted es vegetariano, puede necesitar un poco de planificación adicional para obtener los nutrientes que usted y su bebé necesitan durante el embarazo. Dígale a su ginecoobstetra en su primera consulta de cuidados prenatales que usted es vegetariana y pida una dieta recomendada que pueda seguir.

Los siguientes consejos pueden ayudarle a maximizar los nutrientes clave que necesita mientras sigue comiendo una dieta vegetariana:

* Obtenga suficiente proteína de alimentos como leche de soja, tofu y frijoles. Los huevos, la leche y el queso también son buenas fuentes de proteínas si come algunos alimentos animales.

* Coma muchas verduras y legumbres ricas en hierro, como espinacas, frijoles blancos, judías y garbanzos. Usted puede aumentar la cantidad de hierro que su cuerpo absorbe si también come alimentos ricos en vitamina C, como naranjas o tomates, al mismo tiempo.

* Si no come alimentos lácteos, coma verduras de hoja verde oscuro, tofu enriquecido con calcio y otros productos enriquecidos con calcio (leche de soja, leche de almendras y jugo de naranja) para obtener la cantidad recomendada de calcio todos los días.

* Coma cereal fortificado para obtener vitamina B_{12}. Beba leche si come alimentos lácteos.

Seguridad alimentaria

Las mujeres embarazadas pueden contraer una enfermedad de origen alimentario (también conocidas como intoxicación alimentaria) como cualquier otra persona. Pero una enfermedad de origen alimentario en una mujer embarazada puede causar problemas graves para ella y su bebé. Póngase en contacto con su ginecoobstetra de inmediato si cree que puede tener una enfermedad de origen alimentario (véase el cuadro "Signos y síntomas de una enfermedad de origen alimentario").

Ciertos alimentos son más propensos a portar bacterias que causan enfermedades de origen alimentario y usted no debería comerlas mientras está embarazada. Preparar y almacenar los alimentos de forma segura también puede reducir el riesgo.

Tipos comunes de enfermedades de origen alimentario

Varios tipos de bacterias pueden causar enfermedades de origen alimentario. Algunos de los tipos más comunes se tratan en esta sección.

Listeriosis. La *listeriosis* es una infección grave causada por la bacteria *Listeria*. La *Listeria* se puede encontrar en

- leche no pasteurizada (cruda)
- quesos blandos elaborados con leche no pasteurizada, como chili con queso, feta y Brie
- salchichas
- fiambre
- mariscos ahumados

Signos y síntomas de enfermedades de origen alimentario

Los siguientes pueden ser signos de enfermedades de origen alimentario. Consulte a su ginecoobstetra tan pronto como sea posible si tiene

- vómitos
- diarrea
- dolor abdominal
- cólicos abdominales que pueden durar un par de días
- fiebre
- síntomas parecidos a los de la gripe, como escalofríos y dolores

Las mujeres embarazadas tienen 13 veces más probabilidades de contraer listeriosis que otras personas. La listeriosis puede causar síntomas leves similares a los de la gripe, como fiebre, dolores musculares y diarrea, pero también puede no causar ningún síntoma. Pero si no se trata de inmediato, la listeriosis puede llevar a complicaciones graves para su bebé, como aborto espontáneo, **mortinato** y parto **pretérmino**. Los bebés pueden infectarse durante el paso a través del canal de parto durante el parto.

Si cree que ha comido alimentos contaminados con listeria o si tiene síntomas de listeriosis, llame a su ginecoobstetra. Se pueden administrar **antibióticos** para tratar la infección y proteger a su bebé.

Salmonelosis. Las bacterias de *Salmonella* a menudo se encuentran en aves de corral crudas, pescados, huevos y leche. La salmonelosis (infección por la bacteria *Salmonella*) causa vómitos, diarrea, fiebre y cólicos abdominales que pueden durar un par de días. Las personas con salmonelosis pueden deshidratarse debido a la pérdida de líquidos corporales. Además, un tipo de bacteria *Salmonella*, llamada *Salmonella typhi*, puede ser transmitida al bebé si usted está infectada durante el embarazo.

Si tiene signos y síntomas de salmonelosis, consulte a su ginecoobstetra lo antes posible. Usted puede obtener líquidos a través de una **vía intravenosa (IV)** para prevenir la deshidratación. En algunos casos, también se pueden necesitar medicamentos.

Campilobacteriosis. Esta infección es causada por bacterias conocidas como *Campylobacter*. La mayoría de las personas que se enferman con campilobacteriosis tienen diarrea, cólicos, dolor abdominal y fiebre dentro de los 2 a 5 días después de estar expuestas a la bacteria. La enfermedad generalmente dura alrededor de 1 semana. La mayoría de los casos de infección se deben al consumo de aves de corral crudas o poco cocidas o a la contaminación de otros alimentos por aves de corral crudas. Los animales también pueden infectarse y algunas personas han contraído campilobacteriosis por el contacto con las heces de un perro o gato enfermo.

Escherichia coli. *Escherichia coli* (*E. coli*) es un grupo grande y diverso de bacterias. Aunque la mayoría de las cepas de *E. coli* son inofensivas, otras pueden enfermarla. Algunos tipos de *E. coli* pueden causar diarrea. Otros pueden causar infecciones de tracto urinario, enfermedades respiratorias, **neumonía** y otras enfermedades. La mayoría de las veces, las personas están expuestas a *E. coli* al comer o beber alimentos contaminados, leche no pasteurizada o agua que no ha sido desinfectada.

Alimentos que evitar

Para ayudar a evitar las enfermedades de origen alimentario, no coma ninguno de los siguientes alimentos mientras esté embarazada:

- Sushi hecho con pescado crudo
- Leche sin pasteurizar y alimentos elaborados con leche sin pasteurizar, incluyendo quesos blandos como feta, queso blanco, queso fresco, Camembert, Brie, o quesos azules, a menos que la etiqueta diga "hecho con leche pasteurizada"
- Las salchichas, los fiambres, los cortes fríos, o el pescado ahumado o en escabeche, a menos que se calienten hasta que empiece a humear justo antes de servir
- Paté y pastas para untar de carne refrigerados
- Mariscos ahumados refrigerados
- Mariscos y carne crudos y poco cocidos
- Huevos crudos, que se pueden encontrar en la mayonesa casera y el aliño de ensalada césar. Evite también los huevos poco cocidos.

Preparación segura de alimentos

Las bacterias pueden transferirse fácilmente de una superficie a otra y se multiplican más rápidamente en la "zona de peligro" entre 4 °C y 60 °C (40 °F y 140 °F) Para reducir el riesgo de enfermedades de origen alimentario, recuerde estos cuatro pasos al preparar los alimentos: Limpie, separe, cocine y enfríe.

1. Limpie.
   - Lávese las manos con agua y jabón antes y después de manipular alimentos crudos.
   - Lave las frutas y verduras bajo el agua corriente del grifo antes de comer, cortar o cocinar.
   - Mantenga su cocina limpia. Lave sus utensilios, encimeras y tablas de cortar con jabón y agua caliente después de manipular y preparar alimentos crudos. Puede desinfectarlos aplicando una solución de 1 cucharadita de cloro líquido por galón de agua. Deje que la superficie se seque al aire.

2. Separe.
   - Mantenga la carne cruda, las aves de corral, los huevos, los mariscos y sus jugos lejos de los alimentos listos para comer.

- Separe la carne cruda, las aves de corral y los mariscos de los productos en su carrito de compras colocándolos en bolsas de plástico.
- Mantenga la carne cruda, las aves de corral y los mariscos en un plato, en un recipiente o en una bolsa de plástico sellada en el refrigerador.
- No lave las aves de corral ni la carne cruda antes de cocinarlas. Las bacterias de la carne cruda y los jugos de aves de corral pueden propagarse a otros alimentos, utensilios y superficies.
- Use una tabla de cortar separada para carne cruda, aves de corral y mariscos.
- Nunca vuelva a colocar los alimentos cocidos en el mismo plato que los alimentos crudos previamente, a menos que el plato se haya lavado con agua caliente y jabonosa. No utilice la salsa usada para marinar los alimentos crudos, en los alimentos cocinados a menos que se hiervan primero.

3. Cocine.
   - Use un termómetro para alimentos para verificar si la carne, las aves de corral, los mariscos y los productos de huevo están cocinados. Estos artículos deberían cocinarse a una temperatura mínima segura (visite www.foodsafety.gov/keep/charts/mintemp.html).
   - Coloque el termómetro de alimentos en la parte más gruesa del alimento, lejos del hueso, la grasa y el cartílago.

4. Enfríe.
   - Mantenga su refrigerador a 4 °C (40 °F) o menos y el congelador a -17 °C (0 °F) o menos.
   - Descongele los alimentos en el refrigerador, el microondas o en agua fría (no caliente).
   - No deje los alimentos a temperatura ambiente durante más de 2 horas (1 hora cuando la temperatura esté por encima de los 32 °C o 90 °F).
   - La carne y las aves descongeladas en el refrigerador pueden volver a congelarse antes o después de cocinarlas. Si se descongelan en el microondas o en agua fría, cocínelas antes de volver a congelarlas.
   - Solo compre huevos de un refrigerador o caja refrigerada. Guarde los huevos en el refrigerador en su caja original y utilícelos dentro de las 3 a 5 semanas siguientes.
   - Al seleccionar los productos precortados, elija solo aquellos artículos que estén refrigerados o rodeados de hielo y manténgalos refrigerados en casa para mantener la calidad y la seguridad.

RECURSOS

Cómo entender y usar la etiqueta de datos nutricionales
www.fda.gov/food/labelingnutrition/ucm274593.htm
Guía ilustrada de la Administración de Alimentos y Medicamentos de los EE. UU. Ayuda a entender la etiqueta de datos nutricionales sobre alimentos procesados y envasados.

Elija el pescado y los mariscos sabiamente
www.epa.gov/choose-fish-and-shellfish-wisely/
Información de la Agencia de Protección Ambiental de los EE. UU. sobre el consumo seguro de pescado.

Fundación Nacional para la Conciencia Celíaca
www.beyondceliac.org
Sitio web de sensibilización y defensa del paciente que ofrece información completa sobre cómo vivir con la enfermedad celíaca, incluida una extensa guía de alimentos sin gluten.

Intolerancia a la lactosa
www.niddk.nih.gov/health-information/health-topics/digestive-diseases/lactose-intolerance/Pages/facts.aspx
Página web del Instituto Nacional de Diabetes y Enfermedades Digestivas y Renales. Ofrece información detallada sobre las causas, signos y síntomas, diagnóstico y manejo de la intolerancia a la lactosa.

MyPlate
www.ChooseMyPlate.gov
Sitio web del Departamento de Agricultura de los EE. UU. El plan personalizado MyPlate le permite introducir su información para obtener consejos sobre qué y cuánto comer.

Personas en riesgo: mujeres embarazadas
www.foodsafety.gov/people-at-risk/pregnant-women
Guía del Departamento de Salud y Servicios Humanos de los EE. UU. que proporciona información práctica para evitar enfermedades de origen alimentario durante el embarazo (y en cualquier momento).

Programa de Apoyo para la Lactancia Materna para Mujeres, Bebés y Niños (WIC, Women, Infants, and Children)
https://wicbreastfeeding.fns.usda.gov
La campaña de lactancia de WIC del·Departamento de Agricultura de los EE. UU. ofrece información, recursos y apoyo a las mamás para la lactancia materna.

Programa de Asistencia Nutricional Suplementaria (SNAP, Supplemental Nutrition Assistance Program)
www.fns.usda.gov/snap
Página web del Departamento de Agricultura de los EE. UU. Explica cómo solicitar ayuda alimentaria. El departamento de salud de su estado también puede decirle cómo localizar una oficina SNAP o puede ir al sitio web para enlazarse con el proceso de solicitud SNAP de su estado.

Su embarazo y el nacimiento de su bebé

www.acog.org/MyPregnancy

Sitio web del Colegio Americano de Obstetras y Ginecólogos (ACOG) con información sobre el embarazo, el trabajo de parto, el parto y los cuidados posparto. Incluye la información más reciente de los expertos en atención de la salud de la mujer, preguntas respondidas por los ginecoobstetras del ACOG, historias de embarazos de mujeres reales y un directorio de la A a la Z de temas de salud que cubren el embarazo y más allá.

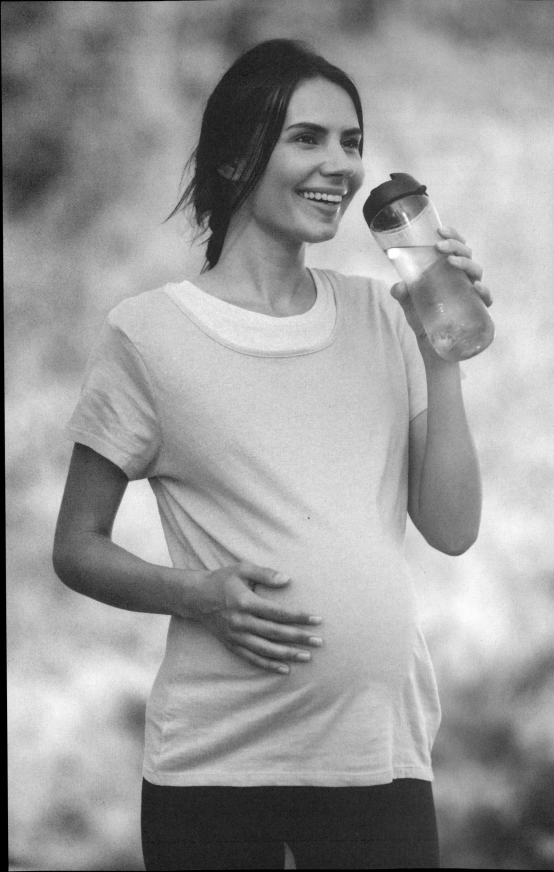

CAPÍTULO 23

Ejercicio durante el embarazo

Estar activa y hacer ejercicio por lo menos 30 minutos la mayoría de los días de la semana puede ayudar a su embarazo en muchas formas. El ejercicio puede beneficiarle al

* reducir los dolores de espalda, el estreñimiento, la distensión abdominal y la hinchazón
* aumentar su estado de ánimo y niveles de energía
* desarrollar el tono muscular, la fuerza y la resistencia
* ayudarla a dormir mejor

El ejercicio también puede reducir el riesgo de ciertas **complicaciones** del embarazo, incluyendo

* *diabetes gestacional*
* *preeclampsia*
* *nacimiento por cesárea*

La rutina de ejercicio ideal hace latir a su corazón, la mantiene flexible y controla su aumento de peso sin causar demasiado estrés físico para usted o el bebé. Hacer ejercicio ahora también le hará más fácil volver a su peso antes del embarazo después de que nazca el bebé.

Algunas rutinas de ejercicio pueden ayudarle a aliviar los dolores y molestias relacionados con el embarazo. Por ejemplo, el peso adicional que lleva afecta su postura y puede afectar su espalda. El ejercicio puede ayudar a aliviar el dolor de espalda al tonificar los músculos y fortalecerlos.

En este capítulo se analizan las formas seguras de hacer ejercicio durante el embarazo. Además, al final del capítulo hay algunos ejercicios básicos que puede hacer después del embarazo.

¿Quién no debería hacer ejercicio durante el embarazo?

Antes de comenzar a ejercitarse, hable con su *ginecólogo obstetra (ginecoobstetra)*. Las mujeres con ciertas afecciones médicas pueden ser aconsejadas no hacer ejercicio. Estas afecciones pueden incluir

- algunos tipos de enfermedad cardíaca y pulmonar
- *insuficiencia cervical* con o sin *cerclaje*
- *embarazo múltiple* con factores de riesgo para el trabajo de parto *pretérmino*
- *placenta previa* después de 26 semanas de embarazo
- sangrado vaginal
- riesgo de parto pretérmino
- *rotura prematura de membranas (RPM)*
- preeclampsia o *presión arterial alta* que ocurre por primera vez durante el embarazo
- *anemia* grave

Usted y su ginecoobstetra deberían hablar sobre qué actividades puede realizar de forma segura.

Pautas para la actividad física durante el embarazo

Idealmente, las mujeres embarazadas deberían realizar 150 minutos de actividad aeróbica de intensidad moderada por semana. Una actividad aeróbica es el ejercicio en el que se mueven músculos grandes del cuerpo (como los de las piernas y los brazos) de una manera rítmica, lo que aumenta la frecuencia cardíaca. Intensidad moderada significa que está moviéndose lo suficiente para aumentar su frecuencia cardíaca y comenzar a sudar. A la intensidad deseada usted todavía debería poder hablar con oraciones completas.

Ejemplos de actividad aeróbica de intensidad moderada incluyen caminar a buen ritmo y la jardinería (rastrillar, escardar o excavar). Puede dividir los 150 minutos en entrenamientos de 30 minutos en 5 días de la semana o en entrenamientos más pequeños de 10 minutos a lo largo de cada día.

Si no ha estado activa últimamente, empiece con unos minutos cada día. Añada 5 minutos cada semana hasta que pueda mantenerse activa durante 30 minutos al día.

Si estuvo muy activa antes del embarazo, puede seguir haciendo los mismos entrenamientos con la aprobación de su ginecoobstetra. Pero sea realista. Su resistencia al ejercicio disminuirá a medida que su embarazo progrese. Escuche a su cuerpo y no le "sobreexija" ni exagere. Puede que se lastime. Y tenga en cuenta que el ejercicio de alta intensidad puede llevar a la pérdida de peso. Si usted está perdiendo peso, puede necesitar ingerir más calorías.

Preste atención a su cuerpo mientras hace ejercicio. Si usted tiene cualquiera de los signos o síntomas enumerados en el cuadro "Señales de advertencia para detener el ejercicio", deje de hacer ejercicio y llame a su ginecoobstetra de inmediato.

Consejos para hacer ejercicio de forma segura y saludable

Es importante protegerse de las lesiones mientras hace ejercicio. Para empezar, asegúrese de tener todo el equipo que necesita para un entrenar de forma segura. Use zapatos que tengan mucho relleno y apoyo. Use un sostén deportivo que se ajuste bien. Hacia el final del embarazo, un cinturón de apoyo para el vientre puede reducir la molestia mientras camina o corre. Aquí están algunos consejos más para continuar el ejercicio de forma segura:

- Beba suficientes líquidos. Lleve una botella de agua con usted para tomar un trago antes, durante y después de sus entrenamientos. Si se siente caliente o tiene sed, tómese un descanso y beba más agua o una bebida deportiva baja en azúcar.

Señales de advertencia para detener el ejercicio

Ya sea un atleta experimentado o un principiante, esté alerta para las siguientes señales de advertencia cuando haga ejercicio. Deténgase y llame a su ginecoobstetra si tiene

- sangrado de la vagina
- sensación de mareo o desmayo
- dificultad para respirar antes de comenzar el ejercicio
- dolor en el pecho
- dolor de cabeza
- debilidad muscular
- dolor o hinchazón en la pantorrilla
- contracciones regulares y dolorosas del útero
- líquido que fluye o gotea de su vagina

- Evite calentarse en exceso, especialmente en el primer trimestre. Para mayor seguridad mientras hace ejercicio, beba mucha agua, use ropa holgada y haga ejercicio en una habitación con temperatura controlada. No haga ejercicio afuera cuando esté muy caliente o húmedo.

- Comience su entrenamiento con estiramientos y calentamientos durante 5 minutos para evitar la distensión muscular. Caminar lentamente o montar en bicicleta estática son buenos calentamientos.

- Haga ejercicio en un suelo de madera o en una superficie firmemente alfombrada. Esto le da un mejor equilibrio. También mire donde va caminando en general, especialmente en un gimnasio. Los gimnasios tienen un montón de equipo con el que es fácil tropezar.

- No haga movimientos bruscos, de rebote o de alto impacto. Los saltos, los movimientos de sacudidas o los cambios rápidos de dirección pueden forzar las articulaciones y causar dolor.

- Levántese lentamente después de acostarse o sentarse en el suelo. Esto le ayudará a evitar a sentirse mareada o sentir que se desmaya. Una vez que esté de pie, camine en el lugar brevemente.

- No realice flexiones profundas de la rodilla, sentadillas completas, elevaciones conjuntas de pierna (levantar y bajar ambas piernas a la vez), o toques de dedo del pie con la pierna recta.

- Siga el ejercicio intenso con enfriamiento durante 5 a 10 minutos. Ralentiza poco a poco su ritmo y termine su entrenamiento estirándose suavemente. Pero no se estire demasiado. Un estiramiento intenso puede lesionar el tejido que conecta sus articulaciones.

- Evite estar parada o acostada sobre su espalda tanto como sea posible. Cuando se acuesta sobre su espalda, el *útero* presiona una vena grande que devuelve sangre al corazón. Estar parada sin moverse puede hacer que la sangre se estanque en las piernas y los pies. Estas posiciones pueden hacer que su presión arterial baje por un corto tiempo.

Actividades que evitar

Aunque hay muchos deportes que puede hacer mientras está embarazada, como caminar y nadar, hay algunas actividades que debería evitar porque pueden ser demasiado riesgosas para usted y el bebé. Algunos tipos de ejercicio implican posiciones y movimientos que pueden ser incómodos o dañinos. Mientras esté embarazada, no realice ninguna actividad que la ponga en mayor riesgo de sufrir lesiones, como:

- Deportes de contacto y deportes que la ponen en riesgo de ser golpeada en el vientre, incluyendo fútbol, baloncesto, boxeo y hockey

- Actividades que pueden resultar en una caída, como esquí alpino, esquí acuático, surf, ciclismo todoterreno, gimnasia y paseos a caballo
- "Yoga caliente" o "Pilates caliente", lo que puede causar que se caliente demasiado
- Buceo, que pone a su bebé en riesgo de síndrome de descompresión

Algunos deportes deben evitarse si no los ha realizado antes. En los deportes de raqueta, como el bádminton, el tenis y el ráquetbol, su cuerpo cambiante puede afectar su equilibrio y ponerla en riesgo de caídas. Sin embargo, si es una jugadora con experiencia, es posible que pueda adaptarse a los cambios de su cuerpo. Pero no importa lo hábil que sea en un deporte, no puede predecir lo que hará el otro jugador o (si está al aire libre) el clima. Lo mejor es jugar siempre de manera segura. Minimice cualquier riesgo de lastimarse a sí misma y al bebé.

Cambios durante el embarazo que pueden afectar su rutina de ejercicio

Algunos de los cambios en su cuerpo durante el embarazo afectan el tipo de actividades que usted puede realizar de manera segura. Tenga en cuenta las siguientes cosas al elegir cómo hacer ejercicio:

- Articulaciones—Algunas hormonas del embarazo hacen que los ligamentos que apoyan las articulaciones se estiren. Esto los hace más propensos a sufrir lesiones.
- Equilibrio—El peso que usted aumenta en la parte delantera de su cuerpo cambia su centro de gravedad, especialmente durante el segundo y tercer trimestres. Esto pone estrés en las articulaciones y los músculos, sobre todo en la zona lumbar y la pelvis. También puede hacerla menos estable y más propensa a sufrir caídas.
- Frecuencia cardíaca—El peso adicional también hace que su cuerpo trabaje más duro que antes de quedar embarazada. Esto es cierto incluso si está trabajando a un ritmo más lento. El ejercicio intenso aumenta el flujo de **oxígeno** y sangre a los músculos y lo aleja de otras partes del cuerpo, como su útero. Si no puedes hablar con normalidad con oraciones completas durante el ejercicio, está ejercitándose con demasiada intensidad.

Iniciar un programa de ejercicios durante el embarazo

Si no hace ejercicio con regularidad, el embarazo es un buen momento para comenzar. Discuta su plan para empezar a ejercitarse con su ginecoobstetra. Además, comience lentamente. Comience con tan solo 5 minutos de ejercicio al día y añada 5 minutos cada semana hasta que pueda mantenerse activa durante 30 minutos por día.

Si no está acostumbrada a hacer ejercicio con regularidad, puede ser difícil empezar. Hay maneras simples de añadir movimiento a su vida diaria. Mientras está en la tienda de comestibles, dé un par de vueltas dentro de la tienda. O, si tienes un centro comercial cerca, intente caminar hasta el extremo más lejano y volver. Tome las escaleras en vez del ascensor. Lo importante es moverse un poco más cada día para obtener los mejores beneficios.

Mantenerse motivada

Si necesita motivación, pídale a un amigo que la acompañe en sus caminatas o entrenamientos. Si tienes otros niños pequeños, intente pasearlos en su cochecito. Haga que sea una actividad familiar.

Otra manera de mantenerse motivada es hacer un seguimiento de su progreso. Si es una principiante, aumentar gradualmente el tiempo y la distancia que camina puede ser un gran incentivo para continuar entrenando. Algunas aplicaciones y sitios web para smartphones están disponibles para realizar un seguimiento de la distancia, la velocidad, las calorías quemadas y otros factores (véase el cuadro "¿Qué aplicación para mantenerse en forma debería utilizar?"). Algunos usan un dispositivo de seguimiento o pulsera que puede usar todo el día para controlar su actividad diaria.

El resto de este capítulo tiene sugerencias para actividades que generalmente son seguras para las mujeres embarazadas, además de algunos ejercicios que puede probar después de que nazca su bebé. Averigüe lo que se ofrece en su gimnasio local o centro comunitario. Piense en probar algo nuevo. La mejor actividad física es aquella que usted disfruta y quiere seguir haciendo.

Actividades aeróbicas

Las actividades aeróbicas ("cardio") son aquellas en las que usted mueve músculos grandes del cuerpo (como los de las piernas y los brazos) de una manera rítmica. Este tipo de actividad aumenta su frecuencia cardíaca y fortalece su corazón y vasos sanguíneos. Usted debería apuntar a conseguir cerca de 30 minutos de actividad aeróbica de intensidad moderada en la mayoría de los días de la semana.

Muchos deportes y actividades aeróbicas son seguras para realizar durante el embarazo, incluso para las principiantes. Las siguientes son buenas actividades aeróbicas:

• Caminar es un gran ejercicio y uno de los más fáciles. Todo lo que necesita es un buen par de zapatos y ropa cómoda. Use zapatos para caminar o tenis que se ajusten bien y que le den buena sujeción,

¿Qué aplicación para mantenerse en forma debería utilizar?

Hay varias aplicaciones para smartphones disponibles que realizan un seguimiento de los pasos, la distancia, la velocidad, la frecuencia cardiaca, las calorías consumidas, calorías quemadas, peso y más. Estas son algunas cosas que debe tener en cuenta al seleccionar una aplicación para mantenerse en forma para realizar un seguimiento de su progreso durante el embarazo:

- ¿Desea utilizar las aplicaciones que vienen con su teléfono o las que compra y descarga?

- ¿También utiliza contadores de pasos, monitores de frecuencia cardiaca, escalas u otros dispositivos? ¿Desea que se conecten a la aplicación?

- ¿Tiene la aplicación un "modo de embarazo"? Por ejemplo, si su aplicación realiza un seguimiento de su peso y consumo de calorías, ¿tendrá en cuenta el peso que necesita aumentar durante su embarazo?

- Si las redes sociales y compartir publicaciones en estas es importante para usted, ¿es compatible la aplicación con ello?

Es una buena idea que su ginecoobstetra sepa que está usando una aplicación para mantenerse en forma durante el embarazo. Él o ella puede ser capaz de recomendar aplicaciones útiles.

flexibilidad y amortiguación. Caminar rápido da un entrenamiento corporal total y es de leve impacto sobre las articulaciones y los músculos. Y recuerde que puede mover los brazos mientras camina para hacer un entrenamiento adicional.

- Nadar es muy bueno para su cuerpo porque trabaja muchos músculos al mismo tiempo. El agua soporta su peso para evitar lesiones y distensión muscular. También le ayuda a mantenerse fresca y puede prevenir que sus piernas se hinchen. Muchas mujeres nadan hasta el final de sus embarazos.

- Los ejercicios acuáticos (también conocidos como "aeróbicos acuáticos") ofrecen muchos de los mismos beneficios que la natación. Si tiene una piscina local, averigüe si hay clases.

- El ciclismo proporciona un buen entrenamiento aeróbico. Pero su vientre creciente puede afectar su equilibrio y hacerla más propensa a las caídas. Es posible que prefiera utilizar una bicicleta estática u horizontal hacia el final del embarazo.

- Las clases de aeróbicos de bajo impacto también pueden dar un buen entrenamiento. Averigüe lo que está disponible en su gimnasio local o centro comunitario.

- Si usted es una corredora experimentada, una trotadora o una jugadora de deportes de raqueta, puede seguir haciendo estas actividades durante el embarazo. Discuta estas actividades con su ginecoobstetra. Trate de evitar cualquier deporte de raqueta en el que necesite moverse y girar rápidamente o arriesgue a ser golpeada por la raqueta de otra persona.

Actividades para equilibrio, fuerza y flexibilidad

Algunas actividades no necesariamente hacen que su corazón bombee más rápido, pero tienen otros beneficios. Desarrollan la fuerza muscular y ayudan a reducir el estrés. Es posible que desee realizar una o más de las siguientes actividades:

- El yoga puede estirar y fortalecer los músculos y desarrollar buenas técnicas de respiración. El yoga también le ayuda a aprender a respirar profundamente y a relajarse, lo que puede ser útil durante el parto. El yoga es seguro para las mujeres embarazadas, pero no debería hacer "yoga caliente". Además, algunas poses no se recomiendan para mujeres embarazadas, como aquellas en las que usted se acuesta boca arriba (después del primer trimestre) y aquellas que requieren mucho estiramiento abdominal.

  Dígale a su instructor de yoga que está embarazada. Usted puede querer considerar unirse a una clase de yoga que está diseñada especialmente para el embarazo. Estas clases a menudo enseñan posturas modificadas que se adaptan al equilibrio cambiante de una mujer embarazada.

- El Pilates se centra en la respiración saludable y la mejora de la flexibilidad. Un programa de ejercicios de Pilates es una buena manera de mejorar la postura y desarrollar fuerza muscular. Al igual que con el yoga, algunos movimientos de Pilates no deben hacerse durante el embarazo. Dígale a su instructor que está embarazada o únase a una clase especial para mujeres embarazadas.

- El taichí implica realizar una serie de movimientos de una manera lenta y elegante. Cada postura fluye hacia la siguiente sin detenerse. Cualquiera puede hacer taichí. Se sabe que reduce el estrés, aumenta la flexibilidad y la energía, y mejora la fuerza muscular y el equilibrio.

- Los ejercicios para aumentar la fuerza de la parte superior del cuerpo son importantes. Los bebés, los asientos de coche, los cochecitos y las bolsas adicionales pueden ser pesados. Puede levantar pesas ligeras en casa, solo de 2.3 a 4.5 kg (5 a 10 libras), para mejorar la fuerza de los brazos y hombros. Hable con su ginecoobstetra sobre los movimientos correctos.

- El entrenamiento con pesas también puede ser seguro si lo hizo con regularidad antes de su embarazo. Hable con su ginecoobstetra.

Ejercicios que puede hacer en casa

Durante el embarazo, los músculos de su abdomen y zona lumbar—sus músculos centrales—se estiran. Los siguientes ejercicios están diseñados para ayudar gradualmente a tonificar y fortalecer estos músculos y ayudarle a mantenerse flexible. La mayoría de ellos se pueden hacer en casa sin ningún equipo especial. Unos pocos usan una pelota de ejercicio. Al igual que con cualquier actividad física, asegúrese de estar segura y protegerse de lesiones mientras hace estos ejercicios.

Ejercicios de Kegel

Los ejercicios de Kegel ayudan a tonificar los músculos del piso pélvico. Estos músculos apoyan la **uretra**, la **vejiga**, el útero y el **recto**. El fortalecimiento de estos músculos puede ayudar a mejorar el control de la vejiga. Después del parto, pueden ayudar a contraer los músculos vaginales que se estiran debido al nacimiento de su bebé. Así es como se hacen los ejercicios de Kegel:

- Contraiga los músculos que usa para detener el flujo de orina. Esto tira de la **vagina** y recto hacia arriba y hacia atrás.

- Mantenga la contracción durante 3 segundos y, a continuación, relaje los músculos durante 3 segundos.

- Haga 10 contracciones tres veces al día.

- Aumente la duración por 1 segundo cada semana. Aumente poco a poco hasta llegar a 10 segundos de contracción.

Asegúrese de que no está contrayendo el estómago, el muslo o los músculos de las nalgas. También debería respirar con normalidad. No contenga la respiración mientras hace estos ejercicios.

Puede hacer ejercicios de Kegel en cualquier lugar—mientras trabaja, conduce en su coche o ve la televisión. Pero usted no debería hacer estos ejercicios cuando está orinando.

Postura en 4 puntos

Este ejercicio fortalece y tonifica los músculos abdominales.

1. Arrodíllese y ponga las manos en el suelo. Asegúrese de que las caderas estén colocadas directamente sobre las rodillas y los hombros sobre las manos. La espalda debería estar recta, no curva hacia arriba o hacia abajo.

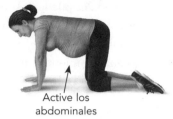

Active los abdominales

2. Inhale profundamente. Luego exhale. A medida que exhala, contraiga los músculos abdominales. Imagine que está tirando de su ombligo hacia dentro hasta su columna vertebral. Esto se llama activar sus músculos abdominales. No aguante su respiración. Asegúrese de que la espalda esté recta.

3. Repita 5 veces.

Elevación de piernas sentada

Este ejercicio fortalece los músculos abdominales y ayuda con el equilibrio y la estabilidad.

1. Siéntese en una silla, manteniendo la columna vertebral en posición neutral. Sus pies deberían estar planos en el suelo, a una distancia aproximada de la anchura de la cadera.

2. Active sus músculos abdominales al imaginar que está tirando de su ombligo hacia dentro hasta su columna vertebral. Su coxis debería relajarse. No aguante la respiración. Sus brazos deberían estar relajados.

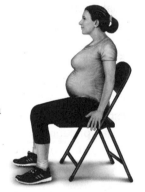

3. Levante el pie izquierdo del suelo extendiendo su rodilla. Al mismo tiempo, levante su brazo derecho. Mantenga la posición por unos segundos.

4. Vuelva a la posición inicial. Repita con su pierna derecha y brazo izquierdo. Haga esto 4 a 6 veces por lado, cambiando de lado cada vez.

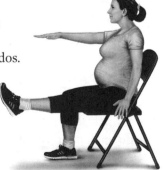

Extensión de tríceps por encima de la cabeza sentada

Este ejercicio estira y fortalece los tríceps (músculo del brazo) y los músculos del pecho. También trabaja los músculos abdominales y de la cadera.

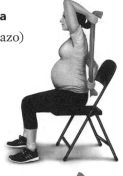

1. Mientras esté sentada, mantenga la columna vertebral recta y los pies planos en el suelo.

2. Sostenga la banda de resistencia en su mano derecha y levante su brazo, luego flexione el brazo sobre el codo. Alcance su mano izquierda detrás de su espalda y sostenga el otro extremo de la banda de resistencia en la parte posterior de su cintura.

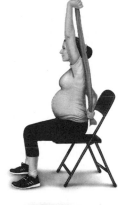

3. Con el codo cerca de su cabeza, levante y baje su brazo derecho doblando el codo. Mantenga el otro extremo de la banda de resistencia anclado detrás de su cintura. Repita 4 a 6 veces.

4. Vuelva a la posición inicial. Luego repita con el lado opuesto.

Sentadilla contra la pared y pelota

Este ejercicio estira los músculos de las piernas y el trasero. Precaución: Si tiene dolor de rodilla, no haga este ejercicio.

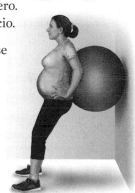

1. Coloque la pelota de ejercicio contra la pared. Póngase de pie y presione firmemente la pelota en la pared usando su zona lumbar.

2. Distribuya su peso entre ambos pies. Con un movimiento lento y controlado, haga una sentadilla mientras se presiona firmemente contra la bola. No deje que sus rodillas se colapsen hacia adentro. Mantenga sus pies planos y evite levantar los talones. Mantenga el pecho abierto y evite redondear sus hombros.

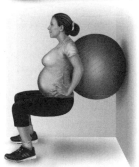

3. Comience haciendo media sentadilla si no puede hace una completamente hasta abajo.

4. Repita 4 a 6 veces, aumentado poco a poco hasta llegar hasta 10 a 12 veces.

Estiramiento de hombro con pelota

Este ejercicio estira la parte superior de la espalda, los brazos y los hombros.

1. Arrodíllese en el suelo con la pelota de ejercicio delante suyo. Ponga las manos a cada lado de la pelota.

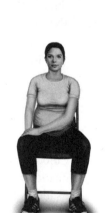

2. Mueve su trasero hacia atrás hacia las caderas mientras rueda la pelota delante suyo. Mantenga los ojos en el suelo. No arquee su cuello. Vaya tan lejos como sea cómodo para que sienta un estiramiento suave. Mantenga el estiramiento por unos segundos.

3. Vuelva a la posición inicial. Repita 4 a 6 veces.

Estiramiento lateral sentada

Este ejercicio alivia la tensión en los lados de su cuerpo y estira los músculos de su cadera.

1. Siéntese recto en una silla, manteniendo su columna vertebral en una posición neutral y sus abdominales activados. Sus pies deberían estar planos en el suelo, aproximadamente a la anchura de su cadera. Ponga su mano izquierda en su rodilla derecha.

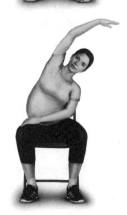

2. Levante su brazo derecho y flexiónelo hacia su lado izquierdo hasta que sienta un estiramiento suave. Respire con normalidad. No se encorve ni redondee sus hombros. Mantenga el estiramiento por unos segundos.

3. Vuelva a la posición inicial. Repítalo con su brazo izquierdo. Haga esto 4 a 6 veces por lado, cambiando de lado cada vez.

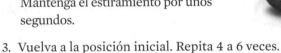

Toque de talón de rodillas

Este ejercicio tonifica los músculos de la parte superior de la espalda, la zona lumbar y el abdomen.

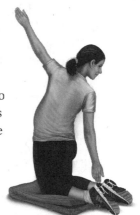

1. Arrodíllese sobre un tapete de ejercicios.
2. Con un movimiento lento y controlado, gire su torso hacia la derecha. Lleva su mano derecha hacia atrás y toque su talón izquierdo. Puede colocar un bloque de yoga junto a cada tobillo y apunte a tocarlos en lugar de sus talones. Extienda su brazo izquierdo por encima de su cabeza para equilibrarse.
3. Vuelva a la posición inicial. Repítalo en el otro lado. Haga esto 4 a 6 veces por lado, cambiando de lado cada vez.

Extensión de la espalda de pie

Este ejercicio ayuda a contrarrestar el aumento de la flexión hacia adelante que ocurre durante el embarazo a medida que crece el útero.

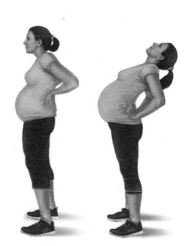

1. Póngase de pie con sus palmas de las manos en la parte posterior de cada cadera.
2. Dóblese lentamente hacia atrás unos 15 a 20 grados. Mantenga la posición por unos 20 segundos. Repita 5 veces. No doble su cuello demasiado hacia atrás. Si es necesario, puede realizarlo en una silla para apoyo.

Ejercicio después del nacimiento de su bebé

Cuando está cuidando a un recién nacido, encontrar tiempo para hacer ejercicio puede ser un desafío. Los cambios hormonales y las noches sin dormir pueden afectar su nivel de energía. Usted puede sentirse demasiado cansada para hacer ejercicio, pero estar activa puede darle más energía. Incluso hacer ejercicio durante unos minutos al día tiene beneficios, incluyendo

- fortalecimiento y tonificación de los músculos abdominales
- ayudarla a dormir mejor
- aliviar el estrés
- ayudar a prevenir la *depresión posparto*

Otro beneficio del ejercicio es que puede ayudarle a perder las libras adicionales que puede haber aumentado durante el embarazo y ayudarle a no recuperarlas. Volver a un peso saludable ahora aumentará sus probabilidades de un embarazo saludable la próxima vez que decida quedar embarazada. Permanecer en un peso saludable durante toda su vida también reduce el riesgo de problemas de salud, incluyendo

- *diabetes mellitus*
- cardiopatía
- ciertos tipos de cáncer

Cuándo empezar a hacer ejercicio

Si usted tuvo un embarazo saludable y un parto vaginal normal, debería poder comenzar a hacer ejercicio de nuevo poco después de que nazca el bebé. Por lo general, es seguro empezar a hacer ejercicio unos días después de dar a luz o tan pronto como se sienta lista. Si usted tuvo un nacimiento por cesárea u otras complicaciones, pregúntele a su ginecoobstetra cuando es seguro comenzar a hacer ejercicio.

Pautas para el ejercicio después del nacimiento de su bebé

Trate de mantenerse activa durante 20 a 30 minutos al día. Cuando empiece a hacer ejercicio después del nacimiento de su bebé, intente hacer ejercicios simples *posparto* que ayuden a fortalecer los grupos musculares principales, incluyendo los músculos abdominales y de la espalda. Añada gradualmente ejercicios de intensidad moderada. Incluso 10 minutos de ejercicio beneficia a su cuerpo. Deje de hacer ejercicio si siente dolor o mareos.

Caminar es una buena manera de volver a ponerse en forma. Nadar lo es también, una vez que su sangrado posparto se ha detenido. También hay clases de ejercicio diseñadas solo para madres nuevas. Para encontrar una, consulte con los clubes locales de salud y gimnasios, centros comunitarios y hospitales.

No importa qué tipo de ejercicio haga, diseñe un programa que satisfaga sus necesidades. Es posible que desee fortalecer su corazón y pulmones, tonificar los músculos, perder peso o hacer los tres.

También, trate de elegir los ejercicios que va a seguir haciendo. Mantenerse en forma con el tiempo es más importante que ponerse en forma justo después del parto. Su ginecoobstetra puede ser capaz de sugerir formas de ejercicio que le ayudarán a alcanzar sus metas de aptitud física.

Ejercicios posparto

Durante el embarazo, el útero estira los músculos de su abdomen y zona lumbar—sus músculos centrales. Los siguientes ejercicios están diseñados para ayudar gradualmente a tonificar y fortalecer estos músculos. Cuando domine un ejercicio—puede hacer 20 repeticiones sin parar—pase al siguiente. Asegúrese de obtener la aprobación de su ginecoobstetra antes de hacer ejercicio después del embarazo.

Postura en 4 puntos

Este ejercicio fortalece y tonifica los músculos abdominales.

1. Arrodíllese y ponga las manos en el suelo. Asegúrese de que las caderas estén colocadas directamente sobre las rodillas y los hombros sobre las manos. La espalda debería estar recta, no curva hacia arriba o hacia abajo.

2. Inhale profundamente. Luego, exhale. A medida que exhala, contraiga los músculos abdominales. Imagine que está tirando de su ombligo hacia dentro hasta su columna vertebral. Esto se llama activar sus músculos abdominales. No aguante su respiración. Asegúrese de que la espalda esté recta.

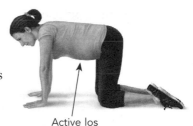

Active los abdominales

3. Repita 5 veces.

Deslizamientos de pierna

Este ejercicio tonifica los músculos abdominales y de las piernas.

1. Échese boca arriba, flexionando ligeramente sus rodillas, con sus pies en el suelo. Imagine que está tirando de su ombligo hacia dentro hasta su columna vertebral. Esto se llama activar sus músculos abdominales.

2. Inhale y deslice una pierna de una posición flexionada a una recta.

Active los abdominales

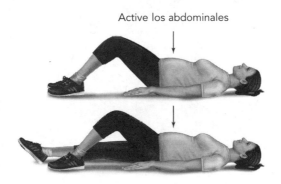

3. Exhale y vuelva a flexionarla. No aguante la respiración.

4. Asegúrese de mantener ambos pies en el suelo y mantenerlos relajados.

5. Repita con la otra pierna.

Elevación de rodilla

Este ejercicio fortalece los músculos de la parte inferior y central de la espalda.

1. Échese boca arriba, flexionando ligeramente sus rodillas, con sus pies en el suelo.

2. Levante una pierna con la rodilla flexionada de forma que su rodilla esté por encima de su cadera. Deslice la otra pierna de una posición flexionada a una posición recta.

3. Mantenga sus músculos abdominales activados. Céntrese en tirar de su ombligo hacia adentro. No mueva su espalda. No aguante la respiración.

4. Vuelva a la posición inicial. Repita con la pierna opuesta.

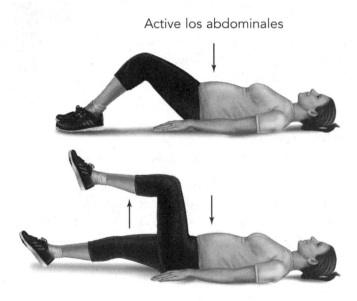

Active los abdominales

Toques de talón

Este ejercicio fortalece los músculos de la parte inferior y central de la espalda.

1. Échese boca arriba, flexionando ligeramente sus rodillas, con sus pies en el suelo.

2. Levante ambas piernas con las rodillas flexionadas. Las rodillas deberían estar en un ángulo de 90 grados por encima de sus caderas. La parte inferior de sus piernas debería estar paralela al suelo.

3. Baje una pierna hasta el suelo, manteniendo su rodilla flexionada y toque el suelo con su talón. Asegúrese de que la rodilla permanezca flexionada en un ángulo de 90 grados.

4. Mantenga sus músculos abdominales activados. Céntrese en tirar de su ombligo hacia adentro. No mueva su espalda. No aguante la respiración.

5. Vuelva a levantar la pierna a la posición inicial.

6. Repita con la pierna opuesta.

Active los abdominales

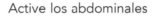

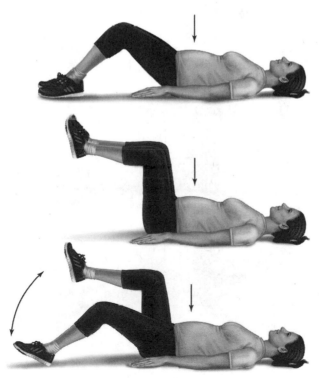

Extensiones de pierna

Las extensiones de pierna fortalecen los músculos centrales, de cadera y lumbares.

1. Échese boca arriba, flexionando ligeramente sus rodillas, con sus pies en el suelo.

2. Eleve ambas piernas con las rodillas flexionadas en un ángulo de 90 grados sobre las caderas. La parte inferior de sus piernas debería estar paralela al suelo.

3. Extienda una pierna hacia fuera con el pie 12 a 24 pulgadas del suelo. Mantenga sus músculos abdominales activados. No aguante la respiración.

4. Regrese su pierna extendida a la posición inicial. Repita con la pierna opuesta.

Active los abdominales

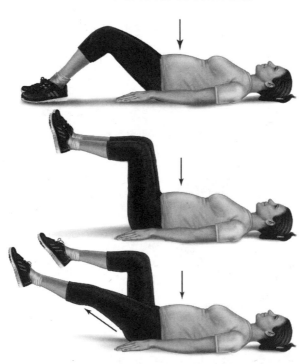

RECURSOS

Ejercicio y aptitud física

https://medlineplus.gov/exerciseandphysicalfitness.html

Información general sobre ejercicios de la Biblioteca Nacional de Medicina de los EE. UU., con enlaces a otros recursos.

Su embarazo y el nacimiento de su bebé

www.acog.org/MyPregnancy

Sitio web del Colegio Americano de Obstetras y Ginecólogos (ACOG) con información sobre el embarazo, el trabajo de parto, el parto y los cuidados posparto. Incluye la información más reciente de los expertos en atención de la salud de la mujer, preguntas respondidas por los ginecoobstetras del ACOG, historias de embarazos de mujeres reales y un directorio de la A a la Z de temas de salud que cubren el embarazo y más allá.

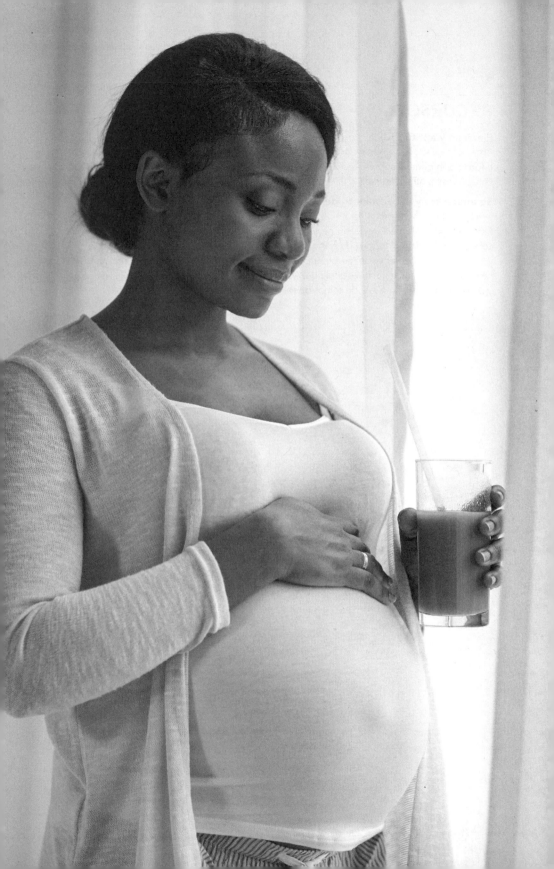

24

Reducción de riesgos de defectos congénitos

Cada año alrededor de 1 de cada 33 bebés en los Estados Unidos nacen con un *defecto congénito*. Un defecto congénito es una afección que está presente al nacer. La mayoría de los bebés con defectos congénitos nacen de parejas sin factores de riesgo especiales. Para algunos defectos congénitos, se pueden tomar medidas antes y durante el embarazo para reducir el riesgo de tener un niño afectado.

Se conocen más de 4,000 defectos congénitos, que van desde leves a graves. Algunos defectos congénitos se pueden observar justo después de que nazca el bebé, como *labio leporino*, *pie zambo* o dedos de las manos o los pies adicionales. Pueden ser necesarias pruebas especiales para encontrar otros, como defectos cardíacos o pérdida de audición. Algunos defectos congénitos pueden no notarse hasta más tarde en la vida.

Un pequeño número de defectos congénitos son causados por la exposición durante el embarazo a ciertos medicamentos, infecciones y químicos. Solo se conocen algunos de estos agentes. No se entiende completamente cómo estos agentes causan defectos congénitos. Pero para algunos defectos congénitos, usted puede disminuir su riesgo tomando ciertas medidas.

En este capítulo se revisan los defectos congénitos causados por la exposición durante el embarazo. Véase el Capítulo 33, "Trastornos genéticos, detección precoz y pruebas", para obtener información sobre los defectos congénitos causados por *trastornos genéticos*.

Teratógenos y embarazo

Un **teratógeno** es un fármaco, químico, infección o afección médica que puede aumentar el riesgo de defectos congénitos. Algunos ejemplos de teratógenos son los siguientes:

- Alcohol
- Sustancias químicas y **toxinas**, como el plomo y el mercurio
- Algunas drogas ilegales, como las metanfetaminas
- Algunos medicamentos recetados, como warfarina
- Grandes cantidades de algunas vitaminas y minerales, como la vitamina A.
- Algunos medicamentos de venta libre
- Infecciones, como la **varicela** (véase el Capítulo 25, "Protegerse de las infecciones")

Los médicos usan la palabra "exposición" cuando una persona entra en contacto con algo dañino. Usted puede estar expuesta a agentes tóxicos

- en el aire que respira
- en cosas que come o bebe, como comida, agua y medicamentos
- a través del contacto directo con su piel

Algunas afecciones médicas—como la **diabetes mellitus**, la **presión arterial alta** y los **trastornos convulsivos**—también pueden ser "teratogénicos". Esto significa que pueden aumentar el riesgo de ciertos defectos congénitos. Parte del riesgo puede deberse a la afección en sí o a los medicamentos utilizados para tratarla.

Cómo exactamente los teratógenos pueden afectar su salud y la salud de su bebé depende de muchos factores, incluyendo

- la cantidad a la que está expuesta
- cuánto tiempo estuvo expuesta
- qué tan avanzado está su embarazo
- cómo reacciona su cuerpo a las exposiciones

Muchos, pero no todos, agentes pueden pasar de usted al bebé a través de la **placenta**. En algunos casos, como en el caso del plomo, los productos químicos pueden acumularse en los tejidos del bebé. Esto puede significar que el bebé tiene una exposición mucho más alta que usted.

Estar expuesta a agentes tóxicos en ciertos momentos durante el embarazo puede hacer más daño que en otros momentos. Por ejemplo, los órganos principales del bebé se forman durante las primeras 8 semanas del embarazo.

Durante estas primeras semanas, el bebé puede estar más expuesto al riesgo de sufrir daños por la exposición. Las exposiciones al inicio del embarazo pueden ocurrir incluso antes de que usted sepa que está embarazada.

¿Qué es un antecedente de exposición?

Antes de quedar embarazada, o tan pronto como sepa que está embarazada, hable con su *ginecólogo obstetra (ginecoobstetra)* sobre los agentes a los que puede estar expuesta en casa o en el trabajo. Esto se denomina antecedente de exposición ambiental. Utilice el "Formulario de antecedentes de exposición ambiental" en la parte posterior del libro para pensar en lugares y situaciones en las que puede estar expuesta a sustancias tóxicas. Piense en cosas como

- alimentos que come
- pesticidas para su casa o jardín
- productos de control de pulgas para sus mascotas
- productos de cuidado personal
- limpiadores domésticos
- materiales de construcción
- suministros para artes, manualidades u otros pasatiempos
- suministros de oficina u otros materiales en su lugar de trabajo

Su ginecoobstetra puede ayudarle a pensar en su posible exposición ambiental. Una vez que tenga una lista de los agentes con los que puede tener contacto, puede encontrar maneras de reducir su exposición a ellos o de evitarlos por completo.

Muchas mujeres embarazadas tienen preguntas sobre los peligros potenciales. Algunas de las preocupaciones en este capítulo incluyen

- medicamentos
- alcohol
- toxinas ambientales
- infecciones
- rayos X
- altas temperaturas corporales

Puede encontrar más información sobre estos y otros peligros en la sección "Recursos" al final de este capítulo. Si tiene preguntas sobre su situación específica, hable con su ginecoobstetra. Él o ella puede recomendarle ver a un especialista. Recuerde que no todos los defectos congénitos se pueden prevenir. Sin embargo, tiene sentido evitar riesgos conocidos.

Medicamentos

Tomar un medicamento durante el embarazo es común. La mitad de todas las mujeres embarazadas toman por lo menos una medicamento con receta o uno de venta libre. Pero no todos los medicamentos son seguros para tomar cuando está embarazada. Es importante saber qué medicamentos son seguros de usar y cuáles deberían evitarse.

Medicamentos recetados

La Administración de Alimentos y Medicamentos de los EE. UU. (FDA, Food and Drug Administration) requiere que los fabricantes de medicamentos recetados den información detallada sobre los riesgos. Esta información puede ayudar a los ginecoobstetras y a los pacientes a tomar decisiones sobre los riesgos conocidos y potenciales de tomar un fármaco durante el embarazo. Si se dispone de nueva información sobre un fármaco, se debe revisar la etiqueta del fármaco para incluirla.

Antes del embarazo o al inicio de este, hable con su ginecoobstetra sobre los medicamentos que toma. Algunas mujeres necesitan continuar sus medicamentos durante el embarazo para proteger su propia salud y la salud de sus bebés. La cantidad de medicamento que toma durante el embarazo puede necesitar un aumento o disminución. O es posible que necesite tomar un fármaco diferente. Todas las decisiones deben tomarse con su ginecoobstetra.

La mayoría de los medicamentos se consideran seguros para usar durante el embarazo. Se sabe que solo un pequeño número de medicamentos causan defectos congénitos. Estos medicamentos incluyen (pero no se limitan a)

- *isotretinoína*, utilizada para tratar el acné quístico grave
- warfarina, utilizada para controlar ciertas afecciones sanguíneas
- ácido valproico (valproato) y carbamazepina, utilizados para prevenir convulsiones
- inhibidores de la enzima convertidora de angiotensina (inhibidores de la ECA), utilizados para tratar algunas afecciones cardíacas y la presión arterial alta

Para muchos otros medicamentos recetados, la evidencia sobre sus efectos durante el embarazo no es clara o no es lo suficientemente fuerte como para llegar a una conclusión. El sitio web de MotherToBaby y otras organizaciones tienen información sobre la seguridad de muchos medicamentos recetados comunes (véase la sección "Recursos" al final de este capítulo).

Recuerde decirle a cualquier profesionales de atención médica que le recete fármacos que usted está embarazada o que está pensando en quedar embarazada. Esto incluye a los médicos que usted ve para las afecciones de salud, la atención de la salud mental y los problemas dentales. Algunos medicamentos podrían aumentar el riesgo de defectos congénitos, pero los beneficios de continuar tomando el medicamento durante el embarazo podrían superar cualquier riesgo para su bebé.

Por ejemplo, el asma es una afección crónica que puede disminuir el nivel de *oxígeno* en su cuerpo y la cantidad de oxígeno que llega a su bebé. El asma no controlada puede conducir a problemas de crecimiento y a un bebé más pequeño de lo normal. Los problemas con el crecimiento del bebé también aumentan el riesgo de parto *pretérmino*. Es muy importante controlar el asma, que a menudo implica tomar medicamentos.

Estas consideraciones también se aplican a las enfermedades mentales, como la *depresión*. Si está tomando un *antidepresivo* y queda embarazada, usted y su ginecoobstetra deberían hablar sobre si debería continuar con su medicamento. A veces, no tomar un antidepresivo puede causar más problemas durante el embarazo que tomar el medicamento. Si su depresión vuelve, usted puede tener problemas para comer, dormir y hacer ejercicio, todo lo cual podría afectar su embarazo.

Como puede ver en estos ejemplos, la decisión de continuar o dejar de tomar un medicamento es compleja y depende de varios factores, incluyendo

- la gravedad de su enfermedad
- si actualmente tiene síntomas
- lo que se sabe sobre el riesgo de su medicamento de causar defectos congénitos

Usted y su ginecoobstetra deberían discutir estos factores y sopesar los riesgos y beneficios. No tome decisiones sobre los medicamentos por su cuenta. Los beneficios de seguir tomando medicamentos durante el embarazo pueden superar cualquier riesgo para su bebé.

Medicamentos de venta libre

Usted puede comprar muchos medicamentos para problemas menores en la tienda sin una receta. Estos se llaman medicamentos de venta libre. Los ejemplos incluyen

- medicamentos para el alivio del dolor
- *laxantes*
- antiácidos
- remedios para el resfriado y la alergia
- medicamentos para la piel
- parches (incluyendo vendas calientes para aliviar el dolor)

- aerosoles nasales
- medicamentos para ayudar a dejar de fumar
- medicamentos a base de hierbas
- suplementos vitamínicos

Recuerde que solo porque un medicamento sea de venta libre, eso no significa que sea seguro durante el embarazo. Además, algunos medicamentos de venta libre pueden afectar el funcionamiento de sus medicamentos recetados. Usted y su ginecoobstetra pueden hablar sobre medicamentos de venta libre que evitar.

Medicamentos para el resfriado y la indigestión. ¿Qué debería hacer si tiene un resfriado o indigestión y desea tomar un medicamento de venta libre? Siempre hable con su ginecoobstetra primero. También puede tratar de aliviar sus síntomas sin tomar medicamentos. Para la congestión nasal, beba mucha agua, ponga un paño de baño tibio en su rostro y use un humidificador para humedecer el aire. Para el ardor de estómago, no se acueste justo después de las comidas. Su ginecoobstetra puede sugerirle otras ideas para que las pruebe, dependiendo de sus síntomas específicos.

Medicamentos a base de hierbas. La FDA considera que los remedios herbolarios son suplementos dietéticos, no fármacos. Los fabricantes están obligados a realizar sus propios estudios de seguridad. Pero la FDA no supervisa este proceso. Tampoco existen estándares para la pureza o regulación de los ingredientes en los suplementos herbales. Por estas razones, es mejor evitar tomar suplementos herbales durante el embarazo.

Vitaminas prenatales. Usted debería tomar una dosis de vitamina prenatal cada día, según lo recomendado por su ginecoobstetra. Una dosis puede significar solo una píldora vitamínica o varias píldoras, dependiendo de la marca. Si necesita una cantidad extra de una vitamina o mineral específicos (como el hierro o el *ácido fólico*), tómelo de forma separada de su vitamina prenatal como un suplemento único. No tome más de una dosis de su vitamina prenatal diaria. Algunos ingredientes, como la vitamina A, son seguros en dosis bajas, pero pueden causar defectos congénitos en dosis más altas.

Alcohol

Beber alcohol durante el embarazo es una de las principales causas de defectos congénitos. No hay un nivel seguro de consumo de alcohol durante el embarazo. El alcohol puede afectar a un bebé durante el embarazo, incluso antes de que muchas mujeres sepan que están embarazadas.

Los **trastornos del espectro alcohólico fetal (TEAF)** son un grupo de discapacidades físicas, mentales, conductuales y de aprendizaje que pueden ocurrir a un bebé cuya madre bebió alcohol durante el embarazo. La forma más grave de TEAF es el **síndrome alcohólico fetal (SAF)**. El SAF causa

- problemas de crecimiento
- problemas intelectuales y de comportamiento
- características faciales anormales

Beber mucho es ingerir tres o más bebidas por ocasión o más de siete bebidas por semana. Beber con moderación significa tomar una bebida al día. Las mujeres que beben mucho durante el embarazo tienen el mayor riesgo de tener un bebé con SAF. Pero incluso beber moderadamente durante el embarazo puede afectar el crecimiento de un niño y conllevar a problemas de comportamiento y aprendizaje.

Los defectos congénitos relacionados con el alcohol son 100 por ciento prevenibles al no beber durante el embarazo o cuando trata de quedar embarazada. Ningún tipo de bebida es segura para beber. Una cerveza, un trago de licor, una bebida mezclada o una copa de vino contienen aproximadamente la misma cantidad de alcohol.

Si bebía una pequeña cantidad de alcohol antes de que supiera que estaba embarazada, hable con su ginecoobstetra. No hay necesidad de entrar en pánico. Es poco probable que beber una pequeña cantidad de alcohol al inicio del embarazo causará graves defectos congénitos Lo importante es que deje de beber alcohol tan pronto como descubra que está embarazada.

Para algunas mujeres, puede ser difícil dejar de beber alcohol. Si tiene problemas para detenerse, algunas preguntas que debe hacerse se enumeran en el cuadro "¿Tiene un problema con la bebida?" en el Capítulo 3, "Meses 1 y 2 (Semanas 1 a 8)". Hable con su ginecoobstetra sobre sus hábitos alcohólicos. Si usted depende del alcohol, es posible que necesite asesoramiento y atención médica. Su ginecoobstetra puede ayudarle a conectarse con estos recursos.

Toxinas ambientales

La exposición a algunos agentes tóxicos en el medio ambiente puede tener efectos duraderos en la salud reproductiva. Desafortunadamente, hay información limitada sobre qué cosas evitar y cómo minimizar su riesgo. Sin embargo, hay pasos que usted puede tomar para reducir su exposición durante el embarazo a algunos de los teratógenos químicos conocidos.

Plomo

Aunque el plomo no se ha utilizado en la pintura y la gasolina durante mucho tiempo, el 1 por ciento de las mujeres en edad fértil todavía tienen niveles peligrosos de plomo en la sangre. El plomo se puede encontrar en

- casas antiguas
- pintura vieja
- tuberías de agua
- tierra
- cerámica, juguetes, joyas, dulces, medicina y cosméticos importados

Además, el plomo todavía se utiliza en algunos trabajos de fabricación.

La exposición al plomo durante el embarazo se ha relacionado con la presión arterial alta y el parto pretérmino. La exposición al plomo también puede afectar el desarrollo del cerebro del bebé. No se sabe cuánto plomo es necesario para causar estos efectos.

Si usted está en riesgo de exposición al plomo, los Centros para el Control y la Prevención de Enfermedades (CDC) recomiendan que se le haga un análisis de sangre para medir el nivel de plomo en su cuerpo. Si usted tiene altos niveles de plomo, la fuente debe ser encontrada para que usted pueda evitar más contacto. A menudo, evitar la fuente de plomo es suficiente para disminuir los niveles de plomo en la sangre a un nivel seguro. Si usted tiene un nivel muy alto de plomo en su cuerpo, se puede recomendar el tratamiento con medicamentos. Las pruebas de plomo no se recomiendan para las mujeres que no están en riesgo de exposición al plomo.

La mayoría de las mujeres no están expuestas a altos niveles de plomo. Siga estos consejos para reducir su riesgo:

- Nunca coma artículos no alimenticios como arcilla, pintura o tierra, porque podrían estar contaminados con plomo. Un deseo de comer objetos no alimenticios se conoce como *pica*. Este deseo puede ser un signo de *anemia* o una deficiencia de nutrientes. Si piensa que puede tener pica, hable con su ginecoobstetra.

- Si su casa fue construida antes de 1978, manténgase alejada de los trabajos de reparación o remodelación, incluyendo el lijado o raspado de pintura.
- Si alguien que vive con usted trabaja con plomo, debería cambiarse a ropa limpia antes de volver a casa, dejar los zapatos de trabajo afuera y lavar su ropa de trabajo por separado.
- Evite los pasatiempos que utilizan barniz de plomo.
- Algunos recipientes pueden contener plomo en ellos, incluyendo cerámica vidriada importada, estaño, latón y cristal de plomo. No los utilice para almacenar, cocinar o servir alimentos.

Mercurio

El mercurio puede afectar el desarrollo del sistema nervioso del bebé. La exposición al mercurio durante el embarazo puede llevar a

- dificultades de aprendizaje
- problemas con el pensamiento y el razonamiento
- problemas con el lenguaje y las habilidades motoras

Un bebé puede estar expuesto al mercurio si una mujer embarazada

- come ciertos pescados
- utiliza remedios alternativos o tradicionales que contienen mercurio
- inhala vapores de mercurio en el trabajo

Algunos pescados tienen niveles más altos de mercurio que otros. El pescado es un alimento saludable y usted debe comer de 0.2 a 0.3 kg (8 a 12 onzas) por semana para obtener los beneficios de los ácidos grasos omega-3, que pueden ayudar al desarrollo del cerebro de su bebé. Eso es de dos a tres porciones por semana. Para disminuir su exposición al mercurio en el pescado siga estas pautas:

- Coma una variedad de pescado que tenga niveles más bajos de mercurio, como salmón, camarón, abadejo y tilapia.
- No coma atún patudo, caballa gigante, aguja, reloj anaranjado, tiburón, pez espada, o blanquillo.
- Limite el atún blanco a solo 0.2 kg (6 onzas) por semana. El atún light enlatado tiene niveles más bajos de mercurio que el atún blanco.

- Consulte los informes de advertencias locales sobre la seguridad de los pescados capturados en aguas cercanas a donde vive. Si no hay información disponible, limite su consumo de pescado de estas aguas a no más de 0.2 kg (6 onzas) por semana (y no coma ningún otro pescado durante esa semana). Véase la sección "Recursos" al final de este capítulo para más información sobre el mercurio y los pescados.

Pesticidas

Los pesticidas son químicos que se usan para matar insectos, malezas, roedores y moho. Usted puede estar expuesta a pesticidas al comer frutas o verduras y al usar productos químicos en su casa o en sus mascotas. La exposición durante el embarazo puede afectar el desarrollo cerebral de su bebé y puede causar leucemia infantil (cáncer de la sangre). Siga estos consejos para reducir su exposición:

- No use pesticidas en su casa.
- No compre collares químicos para garrapatas y pulgas ni baños para sus mascotas. Pregunte a su veterinario sobre opciones seguras, como las pastillas para pulgas para su perro o gato.
- Lave todas las frutas y verduras antes de comerlas, incluso si las pela o no come la cáscara.

Infecciones

Varias infecciones pueden causar defectos congénitos. Estas incluyen

- varicela
- *citomegalovirus (CMV)*
- *rubéola*
- *sífilis*
- *toxoplasmosis*
- virus del *Zika*

Es importante evitar infecciones y tomar medidas para prevenirlas si es posible. Algunas infecciones pueden prevenirse con vacunas, pero otras no.

Si ha estado expuesta a una infección, o si cree que podría estar en riesgo, hable con su ginecoobstetra. Véase el Capítulo 25, "Protegerse de las infecciones".

Rayos X y otra radiación

La radiación ionizante es el tipo de *radiación* que se utiliza en los rayos X. Existe la creencia de que la exposición a cualquier cantidad de radiación ionizante causará defectos congénitos. Esto no es cierto. El riesgo de defectos congénitos está relacionado con la dosis. Así que cuanto mayor sea la dosis de radiación, mayor será el riesgo de defectos congénitos.

Si está embarazada o cree que podría estar embarazada, informe al centro de radiología. La cantidad de radiación utilizada en una radiografía estándar está muy por debajo del nivel necesario para dañar al bebé durante el embarazo. De hecho, está expuesta a más radiación durante un día en la playa o en la piscina que por una radiografía estándar. Si necesita una radiografía u otro tipo de prueba de imágenes mientras está embarazada, es seguro hacerlo siempre que se sigan ciertas pautas:

- Se utiliza la dosis más baja de radiación (esta pauta se aplica a todas las personas, no solo a las mujeres embarazadas).
- Si usted necesita una radiografía que no involucre su pelvis, su útero debería ser protegido de la radiación con una cubierta especial.

Trabajos que pueden ser peligrosos durante el embarazo

Algunos trabajos conllevan riesgos de exposición a radiación, productos químicos tóxicos e infecciones. Algunas de estos trabajos incluyen

- personal de aerolínea (pilotos, azafatas, acomodadoras de equipaje, mecánicos)
- trabajadora de cuidado de animales (veterinaria, técnica veterinaria)
- artista (incluyendo bellas artes y cerámica)
- trabajadora de taller de automóviles
- especialista en salón de belleza
- trabajadora de lavado en seco
- trabajadora de electrónica
- trabajadora de fábrica
- agricultora o trabajadora de invernadero
- bombera
- trabajadora de atención médica
- trabajadora de renovación del hogar
- técnica de laboratorio
- trabajadora de imprenta

- Si se necesitan múltiples radiografías o una **tomografía computarizada** (TC), pregunte si la **resonancia magnética (RM)** es una opción para usted. La resonancia magnética no utiliza radiación.

- Los **agentes de contraste** son sustancias que se inyectan en el cuerpo durante algunos procedimientos de rayos X o RM. Estos agentes facilitan la visualización de órganos y estructuras. No es probable que los agentes de contraste dañen al bebé. Pero debido a que no se sabe mucho sobre esto, estos agentes deberían usarse solo cuando los beneficios de hacerlo superan los riesgos.

- Existe cierta preocupación por los agentes de contraste que contienen yodo. En teoría, estos agentes pueden dañar la **tiroides** del bebé. Estos agentes deberían usarse durante el embarazo solo si el beneficio potencial justifica el riesgo potencial para el bebé.

Los radioisótopos son sustancias químicas que emiten radiación. Se utilizan en ciertas pruebas y tratamientos. La cantidad de radiación que emiten los radioisótopos en estas pruebas es baja. Además, la mayoría de ellos abandonan el cuerpo rápidamente, por lo que generalmente no son peligrosos para el bebé. Sin embargo, el yodo-131 no debería usarse. Las dosis altas de yodo-131 pueden causar defectos en la tiroides del bebé.

Hable con su ginecoobstetra sobre los riesgos y beneficios de los procedimientos que necesitan radiación. Recuerde que si no recibe una prueba que necesita, puede que no sea posible hacer un diagnóstico importante. La falta de un diagnóstico puede ser perjudicial para usted y su bebé, especialmente si necesita tratamiento.

Además, muchas mujeres embarazadas se preguntan por la radiación durante el viaje aéreo. La exposición a la radiación aumenta a mayor altitud, pero el nivel de exposición generalmente no es una preocupación para las mujeres embarazadas. Si usted es una viajera frecuente, hable con su ginecoobstetra sobre cuántas veces es seguro para usted volar.

Temperatura corporal central elevada

Hay evidencia de que una temperatura corporal elevada durante el embarazo está asociada con defectos congénitos. Limite la exposición a saunas (no más de 15 minutos) y bañeras de hidromasaje (no más de 10 minutos). Asegúrese de que su cabeza, brazos, hombros y parte superior del pecho no estén bajo el agua mientras se encuentra en una bañera de hidromasaje, de modo que menos área del cuerpo esté expuesta al calor. También, hable con su ginecoobstetra sobre una temperatura segura para el agua de baño.

Peligros en el lugar de trabajo

La exposición en el lugar de trabajo a toxinas es una preocupación para muchas mujeres. Algunos trabajos tienen un mayor riesgo de exposición a productos químicos, infecciones, pesticidas y radiación (véase el cuadro "Trabajos que pueden ser peligrosos durante el embarazo"). Si tiene preocupaciones sobre su exposición en el trabajo, hable con su ginecoobstetra.

Si cree que ha estado expuesta a un agente nocivo en el trabajo, hable con su empleador. La Ley de Seguridad y Salud Ocupacional protege a los trabajadores de las condiciones inseguras e insalubres en el lugar de trabajo. Como parte de esta ley, la Administración de Seguridad y Salud Ocupacional (OSHA) establece y hace cumplir las normas y proporciona capacitación, difusión y educación. La OSHA dice lo siguiente:

• Los empleadores son responsables de colocar etiquetas de advertencia en todos los materiales peligrosos. También deben capacitar a los trabajadores que corren riesgo de exposición ocupacional a estos materiales. Los empleadores deben facilitar equipos de protección personal (PPE) sin costo alguno para los empleados cuyas tareas laborales los pongan en contacto con los peligros en el lugar de trabajo.

• Los empleados son responsables de aprender sobre los peligros en su lugar de trabajo y de seguir las pautas establecidas para protegerse a sí mismos.

El Instituto Nacional para la Salud y Seguridad Ocupacional (NIOSH) investiga los peligros en el lugar de trabajo y hace recomendaciones para prevenir lesiones y enfermedades de los trabajadores. El trabajo del NIOSH es

• encontrar los peligros en el lugar de trabajo

• decidir cómo controlarlos

• sugerir maneras de limitar los peligros

Usted o su sindicato pueden solicitar que el NIOSH lleve a cabo una Evaluación de riesgos para la salud. En el sitio web del NIOSH, puede hacer una pregunta sobre salud y seguridad ocupacional o aprender más sobre peligros específicos y EPP (véase la sección "Recursos" al final de este capítulo).

Ciertas leyes estatales y municipales también dan a los trabajadores y sindicatos el derecho de pedir los nombres de las sustancias químicas y otras sustancias utilizadas en el lugar de trabajo. Si tiene preguntas o inquietudes, pregúntele a su empleador o revise los sitios web de OSHA o NIOSH.

Además, cuando se trata de coronavirus (COVID-19), su empleador debe seguir las pautas de los departamentos de salud locales y estatales y los

CDC. Estas pautas pueden ayudar a reducir el riesgo de infección para los empleados. Si existe la posibilidad de que usted pueda estar expuesto a la COVID-19 en el trabajo, pregúntele a su empleador acerca de los EPP, como mascarillas, guantes y otros equipos, que pueden ayudarle a protegerse. Visite www.acog.org/COVID-Pregnancy para obtener más información.

RECURSOS

Elija el pescado y los mariscos sabiamente
www.epa.gov/choose-fish-and-shellfish-wisely/
Información de la Agencia de Protección Ambiental de los EE. UU. sobre el consumo seguro de pescado.

MotherToBaby
www.mothertobaby.org
1-866-626-6847
1-855-999-3525 (solo mensajes de texto)
Hojas informativas sobre la seguridad de medicamentos específicos durante el embarazo y la lactancia materna, disponibles en inglés y español. El sitio, dirigido por la Organización de Especialistas en Información Teratológica (OTIS), también ofrece información por teléfono, correo electrónico o chat en línea.

Plomo
www.epa.gov/lead
Información de la Agencia de Protección Ambiental de los EE. UU. sobre el plomo y cómo protegerse usted mismo y a su familia.

Seguridad y salud en el lugar de trabajo
Instituto Nacional para la Salud y Seguridad Ocupacional: www.cdc.gov/niosh
Administración de Seguridad y Salud Ocupacional: www.osha.gov/workers
Sitios web del gobierno que proporcionan información sobre los derechos de los trabajadores, la seguridad en el lugar de trabajo y la salud ocupacional. Incluye información sobre productos químicos peligrosos en el lugar de trabajo.

Su embarazo y el nacimiento de su bebé
www.acog.org/MyPregnancy
Sitio web del Colegio Americano de Obstetras y Ginecólogos (ACOG) con información sobre el embarazo, el trabajo de parto, el parto y los cuidados posparto. Incluye la información más reciente de los expertos en atención de la salud de la mujer, preguntas respondidas por los ginecoobstetras del ACOG, historias de embarazos de mujeres reales y un directorio de la A a la Z de temas de salud que cubren el embarazo y más allás.

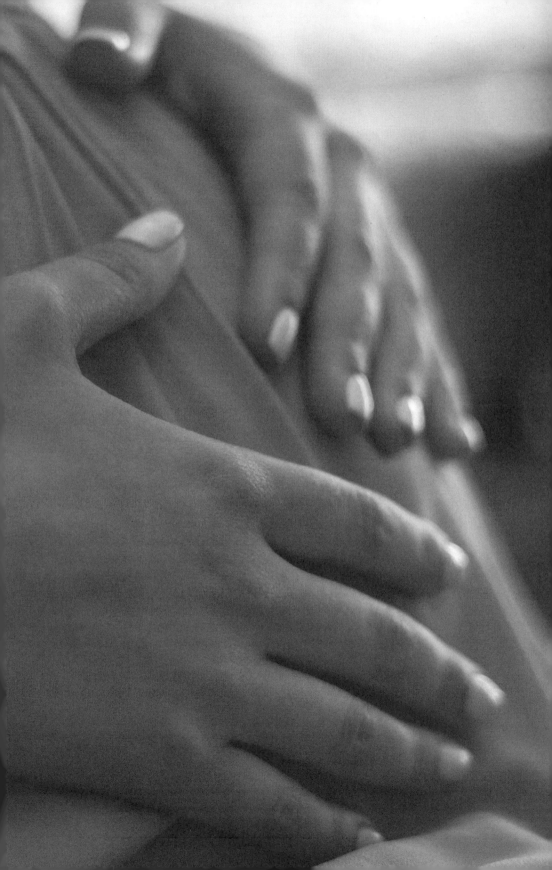

25

Protegerse de las infecciones

Ciertas infecciones representan riesgos para usted y su bebé. Algunas infecciones pueden transmitirse de usted al bebé durante el embarazo. Otras pueden ser transmitidas al bebé durante el parto. Muchas de las pruebas y exámenes realizados durante las consultas de **cuidados prenatales** se utilizan para detectar estas infecciones.

El diagnóstico temprano de infecciones puede ayudar a reducir las **complicaciones** para usted y su bebé. Pero es mejor prevenir la infección si se puede. Puede tomar medidas para reducir el riesgo de contraer algunas infecciones al

- recibir **vacunas** antes y a veces durante el embarazo
- evitar a las personas enfermas
- practicar sexo seguro
- lavarse las manos a menudo
- manipular de forma segura los alimentos

Qué sucede durante una infección

Las infecciones son enfermedades causadas por **patógenos**. Los patógenos incluyen **bacterias, virus**, hongos y parásitos. Cuando su cuerpo es invadido por un patógeno, el **sistema inmunitario** entra en acción. Identifica el patógeno y ataca la infección. A veces el sistema inmunitario produce **anticuerpos**. Estos anticuerpos "etiquetan" a los patógenos para que el sistema inmunitario pueda encontrarlos y matarlos.

Algunos análisis de sangre pueden mostrar si se han formado anticuerpos en su cuerpo. Si los tiene, significa que usted ha estado expuesta a esa infección o que ha recibido una vacuna para prevenirla. En muchos casos, una vez que el cuerpo produce anticuerpos para una enfermedad, usted se vuelve *inmune* a la enfermedad. Esto significa que usted no tendrá esa enfermedad en el futuro.

Una infección puede no causar ningún signo o síntoma. Para algunas infecciones, los síntomas ocurren solo a medida que la infección empeora. Si tiene algún síntoma inusual durante el embarazo, informe de inmediato a su *ginecólogo obstetra (ginecoobstetra)*. Las infecciones causadas por bacterias o parásitos a menudo se pueden tratar con medicamentos. Algunos medicamentos pueden hacer que ciertas infecciones virales sean menos graves. Cuanto antes comience el tratamiento, mejor.

Seguridad de las vacunas

Las vacunas entrenan al sistema inmunitario para atacar virus y bacterias específicos. Esto hace que la *vacunación* sea una parte importante de la prevención de infecciones durante el embarazo. Las mujeres embarazadas y las mujeres que están pensando en quedar embarazadas necesitan ciertas vacunas. En diferentes momentos de sus vidas, bebés, niños, adolescentes, adultos y ancianos también necesitan ciertas vacunas.

Las vacunas están sujetas a estrictas normas de seguridad. Están aprobados por la Administración de Alimentos y Medicamentos de los EE. UU. (FDA) y han sido investigadas a fondo. Pero como con cualquier medicamento, las vacunas pueden tener algunos riesgos. Las personas reaccionan de manera diferente. No hay manera de predecir cómo reaccionará una persona a una vacuna específica.

La mayoría de los efectos secundarios de las vacunas son leves, como dolor de brazo o fiebre baja, y desaparecen en uno o dos días. Los efectos secundarios y las reacciones graves son poco frecuentes. Los Centros para el Control y la Prevención de Enfermedades (CDC) monitorean las reacciones de todas las vacunas administradas en los Estados Unidos.

Cuando reciba una vacuna, debería obtener una hoja informativa que enumere los posibles efectos secundarios asociados con esa vacuna. Si alguna vez ha tenido una reacción a una vacuna, o si tiene preocupaciones sobre los efectos secundarios, hable con su ginecoobstetra. También puede informar de los efectos secundarios a los CDC.

Cómo se hacen las vacunas

La mayoría de las vacunas se hacen con versiones inactivadas (muertas) de un patógeno. Algunas vacunas se hacen con partes del patógeno o con una *toxina* inactivada producida por el patógeno. Ninguna de estas cosas pueden causar enfermedad en sí cuando se administran como una vacuna.

La mayoría de las vacunas también contienen algunos otros ingredientes. Estas ingredientes pueden incluir

- agua u otros líquidos
- conservantes y estabilizadores
- sustancias químicas añadidas para inactivar los virus o bacterias
- sustancias llamadas *adyuvantes*, que ayudan a crear una respuesta inmune más fuerte a la vacuna
- pequeñas cantidades del material que se usó para cultivar los virus o bacterias

Afrontar el miedo a las agujas

Si no le gusta recibir inyecciones, no está sola. Hasta 1 de cada 5 adultos tienen por lo menos un poco de miedo a las agujas. En casos graves, el miedo a las agujas puede causar mareo, náuseas y desmayos. Aquí hay algunas maneras de hacerle frente:

- Deje que su ginecoobstetra sepa con anticipación que no le gustan las agujas. También hágale saber si alguna vez se ha desmayado durante o después de una inyección. Usted puede recibir una crema o gel para adormecer el sitio de la inyección.

- Recuérdese a sí misma que recibir la inyección solo tardará unos segundos y que ayudará a protegerle a usted y a su bebé contra la infección.

- No mire mientras recibe la inyección. Distraerse con música o un juego en su smartphone o hablar de algo más con la persona que le administra la inyección.

- Las técnicas de relajación y la respiración profunda pueden ser útiles. Pero si usted se ha desmayado en el pasado, estas técnicas pueden empeorar las cosas. Hable con su ginecoobstetra sobre otras formas de lidiar con esto.

- Su ginecoobstetra o enfermera pueden pedirle que se siente tranquilamente durante 15 minutos después de recibir la vacuna, en caso de que tenga algún efecto secundario. Hable si se siente mareada o si tiene cambios en la visión o zumbido en los oídos.

Las cantidades de estos ingredientes son muy pequeñas. Todos ellos son probados extensivamente para asegurarse de que son seguros. Puede obtener más información sobre estos ingredientes en el sitio web de los CDC (www. cdc.gov/vaccinesafety).

Algunas vacunas no deberían administrarse a mujeres embarazadas porque contienen virus vivos atenuados. "Atenuado" significa que el virus se ha debilitado para que no pueda causar enfermedad en una persona sana. Las vacunas que las mujeres no deberían recibir durante el embarazo incluyen

- *vacuna contra la influenza de virus vivos y atenuados* administrada en forma de aerosol nasal (pero la inyección contra la gripe es segura)
- *vacuna contra el sarampión, rubéola y parotiditis (SRP o triple viral)*
- *vacuna* contra la *varicela*

Si necesita la vacuna SRP o la vacuna contra la varicela, debe vacunarse al menos 1 mes antes de quedar embarazada. Durante este mes, siga usando *anticonceptivos*.

Enfermedades prevenibles por vacunas

Si es posible, usted y su ginecoobstetra deberían asegurarse de que usted ha recibido todas las vacunas recomendadas para su grupo de edad antes de tratar de quedar embarazada. Pero todavía es seguro recibir muchas de las vacunas necesarias durante el embarazo. Véase la Tabla 25–1, "Vacunaciones y embarazo", para las vacunas recomendadas para mujeres embarazadas.

Dos vacunas que son especialmente importantes para las mujeres embarazadas son la vacuna contra la gripe y el *toxoide tetánico, toxoide diftérico reducida y acelular de pertussis (Tdap)* (véanse las secciones sobre "Influenza (gripe)" y "Tos ferina (tos convulsa), tétanos y difteria" en este capítulo). Otras enfermedades para las que hay vacunas incluyen

- *hepatitis A* y *hepatitis B*
- *virus del papiloma humano (VPH)*
- sarampión, paperas y *rubéola*
- *enfermedad meningocócica*
- *enfermedad neumocócica*
- varicela

Influenza (gripe)

La gripe es una infección contagiosa del *sistema respiratorio*. Es causada por un virus. Los signos y síntomas incluyen

- fiebre
- dolor de cabeza
- cansancio
- dolores musculares
- tos
- congestión
- goteo nasal
- dolor de garganta

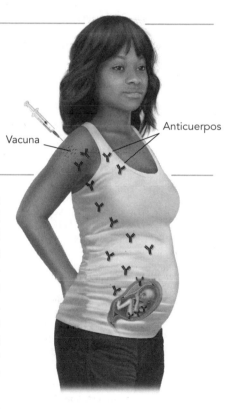

Cómo la vacuna contra la gripe la protege a usted y a su bebé

1. Se inyecta la vacuna contra la gripe.
2. Se producen anticuerpos.
3. Los anticuerpos se transfieren al bebé.

Vacuna

Anticuerpos

La gripe es mucho más grave que un resfriado. Debido a los cambios en el sistema inmunitario durante el embarazo, las mujeres embarazadas que contraen la gripe pueden enfermarse mucho más que las mujeres no embarazadas que contraen la gripe. Puede causar complicaciones graves como la **neumonía**. Las mujeres embarazadas, las mujeres posparto y los bebés corren un alto riesgo de sufrir una enfermedad grave por la gripe.

La vacuna contra la gripe realiza un "doble deber" al protegerla a usted y a su bebé. Los bebés no pueden vacunarse contra la gripe hasta que tengan 6 meses de edad. Cuando se le pone la vacuna contra la gripe durante el embarazo, su cuerpo produce anticuerpos que se transfieren a su bebé. Estos anticuerpos protegerán a su recién nacido de la gripe hasta que él o ella tenga la edad suficiente para recibir la vacuna. Y recuerde, el sistema inmunitario de un recién nacido no está desarrollado al nacer. Cualquier infección que un recién nacido contrae puede ser muy grave e incluso poner en peligro su vida.

TABLA 25–1 **Vacunaciones y embarazo**

Vacuna	Cuándo deberías recibirla	¿Puede recibirla durante el embarazo?	Notas:
Influenza (gripe)	Cada año, especialmente si está embarazada o tiene factores de riesgo de infección grave	*Inyección:* Sí *Aerosol nasal:* No, porque es una vacuna viva	El virus de la gripe cambia a menudo, por lo que la vacuna es diferente cada año.
Tétanos, difteria, tos ferina (tos convulsa) (Tdap, Td)	Una dosis de la vacuna Tdap con cada embarazo, preferiblemente durante el tercer trimestre Td dosis de refuerzo cada 10 años	Sí	Hable con su ginecoobstetra si no ha recibido al menos tres inyecciones contra tétanos y difteria en algún momento de su vida o si tiene una herida profunda o sucia. Los miembros de la familia que estarán en contacto con su bebé también deberían recibir una dosis de Tdap, si no han sido vacunados.
Hepatitis A*	Si tiene un factor de riesgo específico para la infección por el virus de la hepatitis A o simplemente quiere ser protegida de esta enfermedad	Sí	
Hepatitis B*†	Si tiene un factor de riesgo específico para la infección por el virus de la hepatitis B o simplemente quiere ser protegida de esta enfermedad	Sí	También es importante que su bebé recién nacido comience con su serie de vacunaciones contra la hepatitis B antes de salir del hospital.
Virus del papiloma humano (VPH)	Antes de quedar embarazada o después de dar a luz.	No, porque todavía no se ha estudiado lo suficiente. Pero si la ha recibido antes de que se diese cuenta de que está embarazada, esto no es motivo de preocupación.	Si usted es mayor a 26 años, no ha sido vacunada y está en riesgo de una nueva infección por el VPH, usted y su ginecoob-stetra pueden hablar sobre si necesita la vacuna contra el VPH. La vacuna está aprobada para las personas hasta los 45 años.

continúa

TABLA 25–1 **Vacunaciones y embarazo,** *continuació*

Vacuna	Cuándo deberías recibirla	¿Puede recibirla durante el embarazo?	Notas:
Sarampión, rubéola y parotiditis (SRP o triple viral)	Al menos 1 mes antes de quedar embarazada o después de dar a luz, si nunca se ha vacunado o solo ha recibido una dosis	No, porque es una vacuna viva. Pero si la ha recibido antes de que se diese cuenta de que está embarazada, esto no es motivo de preocupación.	Si contrae rubéola o está expuesta a la rubéola mientras está embarazada, hable con su ginecoobstetra de inmediato.
Meningocó-cica*	Si usted tiene un factor de riesgo específico para la infección meningocó-cica: por ejemplo, si usted es una estudiante universitaria de primer año que vive en una residencia universitaria, usted es una recluta militar o tiene ciertas afecciones de salud	Sí	
Pneumo-coccal*	Si tiene un factor de riesgo específico para la enfermedad neumocó-cica, como **diabetes mellitus** o enfermedad pulmonar	Sí	
Varicela*	Al menos 1 mes antes de quedar embarazada o después de dar a luz, si nunca ha tenido varicela o la vacuna	No, porque es una vacuna viva. Pero si la ha recibido antes de que se diese cuenta de que está embarazada, esto no es motivo de preocupación.	Si contrae varicela o está expuesta a la varicela mientras está embarazada, hable con su ginecoobstetra de inmediato.

*Hable con su ginecoobstetra para determinar si necesita esta vacuna.

† Tenga en cuenta que no hay vacuna para la hepatitis C.

Todas las mujeres embarazadas deberían ser vacunadas a principios de la temporada de gripe (de octubre a mayo) tan pronto como la vacuna esté disponible, independientemente de que tan avanzadas estén en su embarazo. Las mujeres con afecciones médicas que aumentan el riesgo de complicaciones de la gripe, como el asma, deberían considerar la posibilidad de vacunarse antes de que comience la temporada de gripe.

Recibir la vacuna contra la gripe durante el embarazo no la enfermará o dañará a su bebé. Las investigaciones actuales muestran que las vacunas aprobadas no causan problemas de embarazo, **defectos congénitos** o autismo en los niños. La vacuna contra la gripe se ha utilizado de forma segura durante muchos años en millones de mujeres embarazadas. Pero las mujeres embarazadas no deben recibir la vacuna contra la gripe que viene en forma de aerosol nasal. La vacuna contra la gripe en aerosol nasal no está aprobada para usarse durante el embarazo.

Si tiene gripe o si tiene contacto cercano con alguien que tiene gripe, llame a su ginecoobstetra de inmediato. Él o ella puede recetar medicamentos antivirales para reducir su riesgo de complicaciones. Este medicamento es más efectivo si usted comienza a tomarlo dentro de las 48 horas de tener síntomas. Pero aún puede ser útil incluso si se pierde esta ventana.

Tos ferina (tos convulsa), tétanos y difteria

La tos ferina (tos convulsa), el tétanos y la difteria son causadas por bacterias:

- La tos ferina es una enfermedad muy contagiosa que causa tos severa. Los recién nacidos y los bebés tienen un alto riesgo de tos ferina grave, lo que puede poner en peligro su vida.
- Las bacterias del tétanos pueden entrar en el cuerpo a través de una herida en la piel. El tétanos puede paralizar los músculos respiratorios. En algunos casos, el tétanos puede causar la muerte.
- La difteria puede restringir la respiración y causar la muerte.

La vacuna Tdap es segura y eficaz contra las tres enfermedades.

Debido a que la tos ferina es tan peligrosa para los recién nacidos, todas las mujeres embarazadas deberían recibir la vacuna Tdap durante cada embarazo. La vacuna ayuda a su cuerpo a producir anticuerpos para protegerla de la enfermedad. Al igual que la vacuna contra la gripe, la vacuna Tdap permite que los anticuerpos se transfieran a su bebé. Estos anticuerpos pueden proteger a su bebé hasta que él o ella pueda recibir la vacuna Tdap a los 2 meses de edad.

Es mejor recibir la vacuna Tdap entre las 27 y 36 semanas de cada embarazo. Si no recibe la Tdap durante el embarazo, debería recibirla justo después de tener a su bebé. Si tiene familiares que estarán en contacto cercano con su bebé y no han sido vacunados contra el Tdap, también deben recibir una dosis única de Tdap. Esta dosis debería administrarse al menos 2 semanas antes de que tengan contacto cercano con el bebé.

Hepatitis

La *hepatitis* es una infección viral que afecta el hígado. Los cuatro tipos comunes de virus que pueden causar infección incluyen

- hepatitis A
- hepatitis B
- hepatitis C
- hepatitis D

El virus de la hepatitis A no se puede transmitir al bebé durante el embarazo, y el virus de la hepatitis D es poco común. El virus de la hepatitis B y el virus de la hepatitis C son de la mayor preocupación durante el embarazo porque es más probable que se transmitan al bebé.

Las infecciones por hepatitis A y hepatitis B se pueden prevenir con vacunas. Actualmente no hay vacuna para la hepatitis C. La hepatitis C se discute en la sección "Otras infecciones" más adelante en este capítulo.

Hepatitis A. La hepatitis A se propaga al comer alimentos o beber agua que tiene el virus o por contacto directo con una persona infectada. Los signos de la infección por hepatitis A incluyen

- fiebre súbita
- pérdida del apetito
- náuseas
- dolor de estómago
- orina oscura
- *ictericia*
- una sensación general de estar mal

La vacuna contra la hepatitis A se recomienda para las personas con mayor riesgo de infección. Las personas con mayor riesgo incluyen a las que

- viajan a áreas donde la hepatitis A es frecuente
- tienen una enfermedad hepática

La vacuna es segura para las mujeres que están embarazadas o amamantando. Una vacuna combinada para el virus de la hepatitis A y el virus de la hepatitis B también está disponible para personas de 18 años y mayores.

Hepatitis B. La hepatitis B se transmite a través del contacto con líquidos corporales. Esto puede suceder durante el sexo sin protección o mientras se comparten agujas usadas para inyectar drogas. Las mujeres que trabajan en el campo de la atención médica también pueden estar expuestas a líquidos corporales. Un bebé puede infectarse durante el nacimiento si la mujer embarazada tiene hepatitis B.

La hepatitis B a menudo no causa síntomas. Algunas personas tienen signos y síntomas, incluyendo

- fiebre
- náuseas
- agotamiento
- pérdida del apetito

En la mayoría de las personas, el virus desaparece por sí solo. Pero en algunas personas, el virus no desaparece. Estas personas se convierten en portadores del virus que pueden infectar a otros. Los portadores también pueden desarrollar hepatitis crónica, que puede conducir a cirrosis (daño hepático), cáncer de hígado y muerte temprana.

Si no se toman medidas preventivas, hasta 9 de cada 10 mujeres infectadas con el virus de la hepatitis B pasarán la infección a sus bebés durante el embarazo. La hepatitis puede ser grave en los bebés y puede poner en peligro sus vidas. Incluso los bebés que parecen estar bien pueden estar en riesgo de tener problemas de salud graves. Los recién nacidos infectados tienen un alto riesgo de convertirse en portadores del virus.

La vacuna contra la hepatitis B es una serie de tres inyecciones. La vacuna es segura para las mujeres embarazadas, las mujeres posparto y las mujeres que están amamantando. Todos los bebés deberían recibir la primera dosis de la vacuna contra la hepatitis B antes de salir del hospital después del nacimiento. La segunda dosis se administra cuando el bebé tiene de 1 a 2 meses de edad. La tercera dosis se administra cuando el bebé tiene de 6 a 18 meses de edad.

Todas las mujeres embarazadas se someten a pruebas para detectar la infección por hepatitis B como parte de los *cuidados prenatales* iniciales. Si la prueba es negativa para el virus de la hepatitis B pero tiene factores de riesgo para infectarse, se le debería ofrecer la vacuna contra la hepatitis B. Si la prueba es positiva, debería hacerse una prueba de nuevo durante su tercer *trimestre* para determinar cuánto virus hay en su sistema. Dependiendo de los resultados de esta prueba, se le puede ofrecer terapia antiviral para disminuir el riesgo de que su bebé se infecte.

Los bebés que nacen de madres infectadas recibirán la primera dosis de la vacuna contra la hepatitis B dentro de las 12 horas siguientes al nacimiento.

También recibirán un medicamento llamado *inmunoglobulina de la hepatitis B (HBIG)* poco después del nacimiento. La HBIG contiene anticuerpos contra el virus y puede brindar protección adicional contra la infección. El resto de las vacunas se administrarán durante los próximos 6 meses. Con este tratamiento, la probabilidad de que el bebé contraiga la infección es mucho menor. Una mujer que tiene la infección por hepatitis B puede amamantar a su bebé mientras el bebé reciba la vacuna contra la hepatitis B y la HBIG al nacer.

Virus del papiloma humano

El virus del papiloma humano (VPH) es un virus muy común que puede transmitirse de persona a persona. Hay más de 150 tipos de VPH. Alrededor de 40 tipos infectan el área genital de hombres y mujeres y se propagan por contacto piel a piel durante el sexo vaginal, anal u oral. La infección genital por VPH puede ocurrir incluso si no tiene *relaciones sexuales*. El VPH puede causar las siguientes enfermedades:

* Verrugas genitales—La mayoría de los casos de verrugas genitales son causadas por solo dos tipos de VPH: 1) tipo 6 y 2) tipo 11. Las verrugas genitales son tumores que pueden aparecer en el exterior o el interior de la *vagina* o en el *pene* y que pueden esparcirse a la piel cercana. Las verrugas genitales también pueden crecer alrededor del *ano*, en la *vulva* o en el *cuello uterino*. Las verrugas genitales no son cáncer y no se convierten en cáncer. Las verrugas se pueden remover con medicación o cirugía.

* Cáncer—Al menos 13 tipos de VPH están asociados al cáncer de cuello uterino, ano, vagina, pene, boca y garganta. Los tipos de VPH que causan cáncer se conocen como "tipos de alto riesgo". La mayoría de los casos de cáncer relacionados al VPH son causados por solo dos tipos de VPH de alto riesgo: 1) tipo 16 y 2) tipo 18.

No hay cura para el VPH, por lo que es mejor tratar de prevenirlo. Hay una vacuna que protege contra los tipos de VPH que son la causa más frecuente de cáncer y verrugas genitales.

Las niñas y los niños deberían recibir la vacuna contra el VPH como una serie de inyecciones. La vacunación funciona mejor cuando se realiza antes de que una persona sea sexualmente activa y se exponga al VPH. Pero todavía puede reducir el riesgo de contraer el VPH si se administra después de que una persona se ha vuelto sexualmente activa.

Los CDC recomiendan la vacunación de rutina contra el VPH entre los 9 y los 26 años. Si usted es mayor a 26 años, no ha sido vacunada y está en riesgo de una nueva infección por el VPH, usted y su ginecoobstetra pueden hablar sobre si necesita la vacuna contra el VPH. La vacuna está aprobada para las personas hasta los 45 años.

No se recomienda la vacunación contra el VPH durante el embarazo. Lo mejor es recibir todas las vacunas contra el VPH antes de quedar embarazada. Si queda embarazada entre las dosis de la vacuna contra el VPH, puede completar las inyecciones después de tener a su bebé. La vacuna es segura para las mujeres que están amamantando.

Sarampión, rubéola y parotiditis

Estas tres enfermedades se discuten juntas porque se previenen con una vacuna combinada conocida como la vacuna SRP:

- La infección por sarampión causa fiebre, secreción nasal, tos y erupción cutánea en todo el cuerpo. En casos más graves, pueden producirse infecciones del oído, convulsiones, neumonía o daño cerebral. Algunas personas que contraen sarampión pueden morir. El sarampión se propaga fácilmente de persona a persona.

- La infección de las paperas comienza con síntomas parecidos a los de la gripe, como fiebre, dolor de cabeza, dolores musculares, fatiga y pérdida del apetito. Las glándulas salivales se hinchan y se hacen dolorosas. Los casos graves de paperas pueden resultar en sordera o problemas de fertilidad.

- La infección por rubéola causa fiebre alta y una erupción que dura unos días. Las mujeres embarazadas que contraen rubéola corren el riesgo de sufrir un *aborto espontáneo*, tener un *mortinato* o un parto *prematuro*. En los recién nacidos, la rubéola puede causar una enfermedad muy grave llamada *síndrome de rubéola congénita (SRC)*. El SRC puede causar sordera, problemas de crecimiento y defectos graves en los ojos, el corazón y el cerebro. Los bebés con SRC también son muy contagiosos y pueden contagiar la enfermedad a otros.

La vacuna SRP es una vacuna viva atenuada. Esto significa que no debería administrarse durante el embarazo. Usted debería usar anticonceptivos durante 1 mes después de recibir la vacuna SRP.

Todas las mujeres embarazadas se someten a una prueba al inicio de sus cuidados prenatales para ver si son inmunes a la rubéola. Si usted no es inmune (si no tiene anticuerpos que muestren una infección pasada o una vacunación contra la rubéola), se recomienda que reciba la vacuna SRP justo después de dar a luz. Si contrae rubéola o está expuesta a la rubéola mientras está embarazada, póngase en contacto con su ginecoobstetra de inmediato.

Meningitis meningocócica

La *meningitis* es una infección de las cubiertas del cerebro y la médula espinal. La meningitis es causada por un tipo de bacteria llamada meningococo y es muy grave. Las bacterias se multiplican rápidamente y pueden causar enfermedades graves en solo 1 o 2 días. Los signos y síntomas de la meningitis meningocócica incluyen

- fiebre alta
- dolor de cabeza
- rigidez de nuca
- pequeñas manchas oscuras en los brazos y las piernas
- confusión
- náuseas
- vómitos
- problemas para mirar a las luces brillantes

Esta enfermedad puede causar la muerte o complicaciones graves. Algunas personas tienen más riesgo de contraer meningitis meningocócica que otras. Los grupos de mayor riesgo incluyen

- bebés, adolescentes y adultos jóvenes
- personas que viven en grupos, como estudiantes universitarios y personal militar
- personas que tienen el *virus de inmunodeficiencia humana (VIH)*
- personas que no tienen bazo funcional

Vacunarse es la mejor manera de prevenir la infección por meningitis meningocócica. Usted puede necesitar esta vacunación si

- ha estado expuesta a alguien con meningitis meningocócica
- estás viajando a un área donde la enfermedad es común
- usted está en mayor riesgo por cualquier razón

Neumonía neumocócica

Un tipo de bacteria llamada *Streptococcus pneumoniae* se propaga fácilmente entre las personas. Puede causar infecciones del tracto respiratorio inferior, infecciones del oído e infecciones de los senos paranasales. Estas infecciones pueden ser más graves o potencialmente mortales en algunas personas, especialmente en adultos mayores y en personas con enfermedades a largo plazo. En casos graves, la infección puede causar bacteriemia (bacterias en la

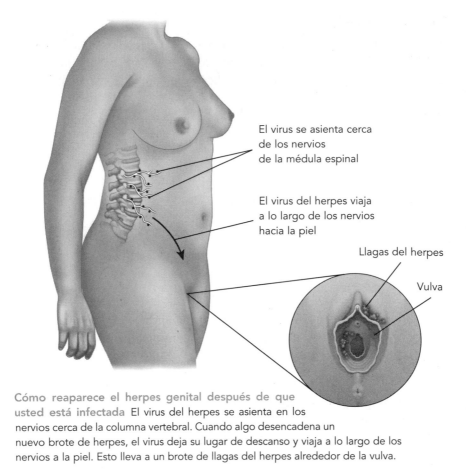

El virus se asienta cerca de los nervios de la médula espinal

El virus del herpes viaja a lo largo de los nervios hacia la piel

Llagas del herpes

Vulva

Cómo reaparece el herpes genital después de que usted está infectada El virus del herpes se asienta en los nervios cerca de la columna vertebral. Cuando algo desencadena un nuevo brote de herpes, el virus deja su lugar de descanso y viaja a lo largo de los nervios a la piel. Esto lleva a un brote de llagas del herpes alrededor de la vulva.

circulación), meningitis o neumonía. La infección también puede causar daño cerebral o pérdida de audición.

Existe una vacuna que previene la neumonía neumocócica. La vacuna se recomienda para personas de 65 años o mayores o para adultos más jóvenes que tienen factores de riesgo de neumonía, como tabaquismo o *diabetes mellitus*. Si usted está en un grupo de alto riesgo y podría quedar embarazada, debería vacunarse antes de quedar embarazada. Si ya está embarazada, hable con su ginecoobstetra sobre si debería recibir esta vacuna. No se ha informado de ningún efecto nocivo cuando la vacuna se ha administrado durante el embarazo.

Varicela y herpes zóster (culebrilla)

La varicela es causada por el virus de la *varicela zóster*. Causa fiebre y una erupción con picazón y ampollas llenas de líquido, y puede propagarse fácilmente de persona a persona. En los niños, la varicela generalmente no causa enfermedad grave, pero existe el riesgo de que las ampollas se infecten con bacterias. En los adultos, la varicela puede causar complicaciones graves, como neumonía. Las mujeres embarazadas tienen un riesgo más alto de contraer varicela grave.

Una mujer embarazada infectada con varicela también puede transmitir el virus a su bebé. Cuando esto sucede en las primeras 28 semanas de embarazo, puede llevar a una rara afección llamada *síndrome de varicela congénita*. Este síndrome puede causar

* *bajo peso al nacer*
* formación de cicatrices sobre la piel del bebé
* extremidades pequeñas
* defectos cerebrales y oculares

Cuando la transmisión ocurre al final del embarazo, el bebé puede desarrollar una erupción cutánea dolorosa conocida como *herpes zóster (culebrilla)* en las primeras etapas de la vida.

La vacuna contra la varicela se administra en dos dosis de 4 a 8 semanas de diferencia. Debido a que esta vacuna contiene virus vivos atenuados, no se recomienda para mujeres embarazadas. Si nunca ha tenido varicela y no ha recibido la vacuna, es mejor vacunarse antes de tratar de quedar embarazada. También debería evitar el embarazo durante 1 mes después de cada dosis. Pero si usted recibe la vacuna antes de darse cuenta de que está embarazada, no se preocupe. No han habido informes de que el bebé se infecte cuando se vacuna una mujer embarazada.

Si ya está embarazada y no ha recibido la vacuna, debería recibir la primera dosis de la vacuna inmediatamente después de tener a su bebé, antes de salir del hospital. Es seguro recibir la vacuna de inmediato, incluso si está amamantando. Si ha tenido varicela en el pasado, no necesita vacunarse.

Si usted tiene varicela durante el embarazo, los síntomas pueden tratarse con un medicamento antiviral. Si está embarazada y ha estado cerca de alguien con varicela, hable con su ginecoobstetra de inmediato.

Una vez que ha tenido varicela, el virus nunca deja su cuerpo. Permanece en un estado inactivo en ciertos nervios. El virus se puede activar más tarde en la vida y causar culebrilla. La culebrilla causa una erupción cutánea y puede llevar a otras complicaciones. Las personas con culebrilla deberían permanecer alejadas de las mujeres embarazadas que no han sido vacunadas y de los bebés prematuros o de bajo peso al nacer hasta que la erupción haya formado costras. Hay una vacuna contra el herpes zóster, pero no se administra a las mujeres embarazadas.

Infecciones de transmisión sexual

Las *infecciones de transmisión sexual (ITS)* son infecciones que se propagan por contacto sexual. Pueden ser causadas por bacterias, virus o parásitos. Las ITS pueden causar daño severo al cuerpo si no se diagnostican y no se tratan. Algunas ITS pueden ser dañinas durante el embarazo. Las mujeres embarazadas son examinadas para detectar algunas ITS como parte de sus cuidados prenatales de rutina. Es importante protegerse contra las ITS siguiendo estas pautas:

- Conozca a sus parejas sexuales—Cuantas más parejas tenga usted o sus parejas, mayor será su riesgo de contraer una ITS.

- Utilice un condón de látex o poliuretano—Utilizar un condón de látex o poliuretano cada vez que tenga sexo vaginal, oral o anal reduce el riesgo de infección.

- Sepa que algunas prácticas sexuales aumentan el riesgo—Los actos sexuales que desgarran o rompen la piel conllevan un mayor riesgo de contraer ITS. El sexo anal presenta un alto riesgo porque los tejidos del recto se rompen con facilidad. Los fluidos corporales también pueden transmitir ITS. Tener cualquier contacto sexual sin protección con una persona infectada representa un alto riesgo de contraer una ITS.

Es una buena idea hacerse la prueba para ITS antes de intentar quedar embarazada. Véase el Capítulo 1, "Preparación para el embarazo".

Herpes genital

El *herpes genital* es una infección viral que se transmite a través del contacto sexual. Los síntomas incluyen llagas y ampollas dolorosas en o alrededor de los *genitales*, el ano y la boca. Otros síntomas pueden incluir

- glándulas inflamadas
- fiebre
- escalofríos
- dolores musculares
- cansancio
- náuseas

A veces, sin embargo, no hay síntomas. No hay cura para el herpes genital, pero se puede manejar.

La infección por herpes puede causar enfermedad grave en los recién nacidos. El herpes puede dañar el cerebro y los ojos del bebé. Si una mujer embarazada está infectada con herpes, se puede transmitir al bebé durante el nacimiento cuando pasa a través del canal de parto infectado de la mujer. El riesgo es más alto cuando una mujer contrae herpes por primera vez al final del embarazo. El riesgo es menor en las mujeres con un brote repetido en el momento del parto.

Si usted se infecta con herpes por primera vez durante el embarazo, es posible que le receten medicamentos antivirales. Este medicamento puede reducir la gravedad de los síntomas y la duración del brote. Si ha tenido brotes antes, puede tomar medicamentos antivirales durante las últimas semanas de embarazo para ayudar a reducir el riesgo de un brote en el momento del parto.

Si tiene llagas o signos de advertencia de un brote (sensación de hormigueo o ardor) en el momento del parto, es posible que necesite un *parto por cesárea*. Un parto por cesárea puede reducir la posibilidad de que el bebé se infecte. La decisión depende de muchos factores, incluyendo

- dónde están las llagas en su cuerpo
- si el bebé entraría en contacto con estas durante el parto

En la mayoría de los casos, usted todavía puede amamantar si tiene herpes genital. El virus del herpes no se puede transmitir al bebé a través de la leche materna. Pero el bebé podría infectarse al tocar una llaga en otro lugar de su cuerpo. Asegúrese de que las llagas con las que el bebé pueda estar en contacto estén cubiertas cuando sostenga a su bebé o mientras esté amamantando. Lávese sus manos con agua y jabón antes y después de manipular alimentar a su bebé. Si tiene llagas en su seno, amamante del otro seno.

Gonorrea y clamidia

Tanto la *gonorrea* como la *clamidia* son causadas por bacterias. Las mujeres de 25 años y menores tienen un mayor riesgo de ambas infecciones, aunque pueden ocurrir a cualquier edad. Las mujeres con estas infecciones a menudo tienen solo síntomas leves o ningún síntoma en absoluto. Los síntomas pueden incluir

- secreción de la vagina
- micción dolorosa o frecuente
- dolor en la pelvis o el abdomen
- ardor o picazón en el área vaginal
- enrojecimiento o hinchazón de la vulva
- sangrado entre períodos
- dolor de garganta con o sin fiebre
- ganglios linfáticos inflamados o agrandados

La clamidia y la gonorrea pueden causar infecciones en la boca, los órganos reproductivos y el *recto*. En las mujeres, el lugar más frecuente en el que ocurren estas infecciones es el cuello uterino. Desde el cuello uterino, las bacterias se pueden diseminar hasta el *útero* y las *trompas de Falopio* y causar *enfermedad pélvica inflamatoria (EPI)*. La EPI es una infección grave que puede llevar a la cicatrización de las trompas de Falopio. Esta cicatrización aumenta el riesgo de *infertilidad* y *embarazo ectópico*. Una mujer embarazada con clamidia o gonorrea sin tratar tiene un aumento del riesgo de

- *rotura prematura de membranas (RPM)*
- parto prematuro
- problemas de crecimiento fetal (tener un bebé pequeño)

La gonorrea también se ha relacionado con el aborto espontáneo y la infección del *líquido amniótico.*

La gonorrea y la clamidia se pueden transmitir de la madre al bebé durante el parto. Los bebés nacidos de mujeres infectadas pueden tener *conjuntivitis* (una infección de los ojos). Para prevenir la conjuntivitis, los ojos de todos los recién nacidos se tratan con gotas para los ojos al nacer, independientemente de si la madre está infectada. La clamidia también puede causar neumonía en un bebé infectado y la gonorrea puede causar infección del corazón, el cerebro, las articulaciones y la piel del bebé.

Si un recién nacido tiene signos y síntomas de gonorrea o infección por clamidia, será tratado con *antibióticos*. La madre y su pareja sexual también necesitan ser tratados.

A todas las mujeres embarazadas se les hace una prueba para detectar clamidia al inicio del embarazo. Las mujeres con ciertos factores de riesgo también se someten a exámenes de detección más adelante en el embarazo. Las mujeres que tienen un mayor riesgo de contraer gonorrea, o que tienen síntomas, se hacen pruebas para esta infección al principio del embarazo y se pueden volver a analizar en el tercer trimestre. Ambas infecciones se pueden tratar con antibióticos durante el embarazo. Las parejas sexuales también necesitan ser tratadas.

Virus de Inmunodeficiencia humana

El virus de *inmunodeficiencia humana (VIH)* es el virus que causa el síndrome de *inmunodeficiencia adquirida (SIDA)*. El VIH se transmite a través del contacto con los fluidos corporales de una persona infectada, como el *semen*, el líquido vaginal o la sangre. Esto puede suceder durante el sexo o al compartir agujas usadas para inyectar drogas ilegales. Una mujer infectada que está embarazada puede transmitir el virus a su bebé durante el parto.

Las mujeres con VIH también pueden transmitir el virus a sus bebés a través de la leche materna.

Una vez que el VIH está en su cuerpo, ataca el sistema inmunitario. A medida que el sistema inmunitario se debilita, es menos capaz de resistir enfermedades e infecciones. El SIDA se diagnostica cuando una persona infectada con el VIH desarrolla enfermedades que el sistema inmunitario normalmente combatiría. Estas enfermedades incluyen

- neumonía
- ciertos tipos de cáncer
- infecciones dañinas

No hay cura para la infección por VIH, pero se puede manejar. Hay fármacos disponibles que pueden ayudar a las personas con VIH a mantenerse saludables durante mucho tiempo. Cuanto antes se inicie el tratamiento, mejor será para su salud a largo plazo. El tratamiento temprano también reduce el riesgo de administrar el virus a parejas sexuales no infectadas. La prueba del VIH se recomienda para las mujeres que están embarazadas o que están pensando en quedar embarazadas.

Si está embarazada y tiene VIH, usted y su ginecoobstetra deberían hablar sobre las cosas que puede hacer para reducir el riesgo de transmitir el VIH a su bebé. Incluyen lo siguiente:

- Tomar una combinación de fármacos contra el VIH durante su embarazo, según se le recete.
- Tener a su bebé por parto por cesárea si las pruebas de laboratorio muestran que su nivel de VIH es alto.
- Tomar medicamentos contra el VIH durante el trabajo de parto y el parto, según sea necesario.
- Administrar medicamentos anti-VIH a su bebé después del nacimiento.
- No amamantar.

Al seguir estas pautas, el 99 por ciento de las mujeres infectadas por el VIH no transmitirán el VIH a sus bebés.

Los bebés que nacen de madres VIH positivo se someten a la prueba del VIH varias veces en los primeros meses. La prueba busca el virus en la sangre del bebé. El bebé tiene infección por VIH si dos de estos resultados son positivos. El bebé no tiene VIH si dos de estos resultados son negativos. Otro tipo de prueba para el VIH se realiza cuando el bebé tiene de 12 a 18 meses de edad.

Si usted es VIH negativo, tiene una pareja masculina que es VIH positivo, y quiere quedar embarazada, hable con su ginecoobstetra sobre cómo prevenir la infección por el VIH. Una opción puede ser una medicación llamada *profilaxis preexposición (PrEP)*. La PrEP es una pastilla que se toma una vez al día. Si usted está expuesta al VIH, la PrEP puede prevenir que el VIH cause la infección. Usted también puede considerar tomar la PrEP mientras está embarazada.

La mayoría de los expertos están de acuerdo en que la PrEP es segura para tomar durante el embarazo y durante la lactancia materna. Los medicamentos en la PrEP se utilizan para tratar con seguridad a las mujeres con VIH durante el embarazo. No hay informes de defectos congénitos causados por la PrEP.

Sífilis

La *sífilis* es causada por bacterias. La enfermedad ocurre en etapas y se propaga más fácilmente en algunas etapas que en otras. Si no se trata, la sífilis puede causar daño al corazón y al cerebro, ceguera, parálisis y muerte. Si se detecta temprano y se trata, la sífilis puede causar menos daño.

La sífilis puede transmitirse de una mujer a su bebé a través de la *placenta*. Si esto sucede, existe un mayor riesgo de nacimiento prematuro, mortinato y muerte. Los bebés que nacen infectados y sobreviven pueden tener problemas de salud graves que afectan el cerebro, los ojos, los dientes, la piel y los huesos.

La sífilis causa muy pocos signos o síntomas en la etapa inicial de la enfermedad. Se puede desarrollar una pequeña llaga en el sitio de la infección. Esta llaga—llamada un *chancro*—es indolora. Puede estar en la vagina donde no se puede ver. El chancro sana por sí solo, pero la infección permanece. Los síntomas posteriores incluyen una erupción, lentitud o fiebre leve.

En las primeras etapas de la sífilis, un análisis de sangre puede o no encontrar la enfermedad. Si usted tiene un chancro, una muestra de este puede ser examinada para diagnosticar la sífilis. El chancro desaparecerá incluso sin tratamiento. Después de que el chancro desaparece, la única manera segura de diagnosticar la sífilis es con un análisis de sangre.

A todas las mujeres se les hace una prueba para detectar la sífilis al inicio del embarazo. La prueba se puede repetir más tarde durante el embarazo si una mujer vive en un área donde la sífilis es común. La infección por sífilis durante el embarazo se trata con antibióticos. Se necesitan análisis de sangre para asegurar que el tratamiento esté funcionando. A los bebés nacidos de mujeres que tienen sífilis o que han sido tratadas para sífilis durante el embarazo se les hacen pruebas para detectar la infección. Si un bebé tiene la infección, se le trata.

Tricomoniasis

La *tricomoniasis* es causada por el parásito microscópico *Trichomonas vaginalis*. Las mujeres que tienen tricomoniasis tienen un mayor riesgo de infección con otras ITS. Hay algunas investigaciones que sugieren un vínculo entre la tricomoniasis y ciertos problemas del embarazo, incluyendo

- rotura prematura de membranas (RPM)
- parto prematuro
- bajo peso al nacer

Los signos de tricomoniasis pueden incluir

- flujo vaginal amarillo-gris o verde con olor a pescado
- ardor, irritación, enrojecimiento e hinchazón de la vulva
- dolor al orinar

A menudo, no hay síntomas. Para diagnosticar la tricomoniasis, su ginecoobstetra debería tomar una muestra de flujo vaginal y observarla bajo un microscopio. La tricomoniasis se puede tratar durante el embarazo con medicamentos.

Otras infecciones

Otras infecciones que pueden afectar el embarazo se discuten en esta sección. Estas infecciones se pueden prevenir con las vacunas. Pero a menudo se pueden tomar otras medidas para ayudar a prevenirlas.

Infección por levaduras

La *infección por levaduras* es causada por el crecimiento excesivo de las levaduras en la vagina. Los síntomas pueden incluir

- flujo vaginal grueso y blanco (como el queso cottage)
- picazón alrededor de la vagina
- dolor al orinar

Para diagnosticar una infección por levaduras, su ginecoobstetra debería tomar una muestra de flujo vaginal y observarla bajo un microscopio. Las infecciones por levaduras pueden tratarse con medicamentos antimicóticos orales o vaginales.

Si usted ha tenido una infección por levadura antes y reconoce los síntomas, hable con su ginecoobstetra antes de usar un medicamento de venta libre. Si es la primera vez que tiene síntomas vaginales, es mejor ver a su ginecoobstetra.

Vaginosis bacteriana

Un desequilibrio de las bacterias que crecen en la vagina puede causar *vaginosis bacteriana (VB)*. Es la causa más frecuente de un flujo vaginal que tiene un olor a pescado. Los síntomas pueden incluir

- secreción fina grisácea o blanca
- peor olor después de tener sexo
- comezón de la vulva y la vagina

La mitad de las mujeres con VB no presentan ningún síntoma. La VB no es una ITS.

Para diagnosticar la VB, su ginecoobstetra debería tomar una muestra de flujo vaginal y observarla bajo un microscopio. La acidez de su vagina también se puede probar usando una tira reactiva que mide el pH. Si se diagnostica VB en una mujer embarazada que tiene síntomas, se recomienda el tratamiento. El tratamiento implica la medicación oral o la medicación insertada en la vagina.

Algunos estudios sugieren que las mujeres que tienen VB durante el embarazo tienen un mayor riesgo de rotura prematura de membranas (RPM) o de parto prematuro. En este momento, no se recomienda realizar exámenes de detección rutinarios de mujeres embarazadas sin síntomas. Pero en mujeres con embarazos de alto riesgo, algunas investigaciones muestran que la detección y el tratamiento de la VB con antibióticos orales pueden reducir el riesgo de RPM pretérmino y parto pretérmino.

Infección de vías urinarias

Las *infecciones de vías urinarias (IVU)* son comunes. Estas son infecciones de la *vejiga*, el *riñón* o la *uretra*. Las infecciones graves pueden causar problemas tanto para usted como para el bebé, por lo que es importante tratar estas infecciones a tiempo. Debido a que algunas IVU pueden no causar síntomas, se le hará una prueba en su primera consulta prenatal. Si se encuentra una infección, se puede tratar con antibióticos.

Cuando una infección de la vejiga causa síntomas, estos pueden incluir

- ardor al orinar
- un aumento de la urgencia de orinar
- sangre en la orina
- dolor abdominal

Es muy importante terminar los medicamentos prescritos para la infección de la vejiga, incluso después de que sus síntomas desaparezcan.

Si una infección de la vejiga no se trata o no se cura con tratamiento, puede resultar en una infección del riñón llamada **_pielonefritis_**. Esta infección puede causar

- escalofríos
- fiebre
- dolor de espalda
- frecuencia cardíaca acelerada
- náuseas
- vómitos

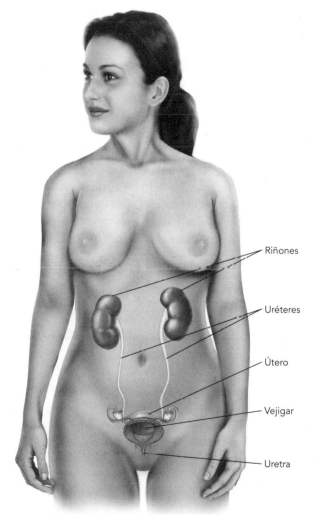

Riñones

Uréteres

Útero

Vejigar

Uretra

Tracto urinario femenino. Si no se trata, una infección de la vejiga puede propagarse a los riñones.

Póngase en contacto con su ginecoobstetra de inmediato si tiene alguno de estos síntomas para que pueda ser tratada con antibióticos. Si no se trata, la pielonefritis puede llevar a un parto prematuro o a una infección grave.

Citomegalovirus

El *citomegalovirus (CMV)* es un virus común. Hasta 8 de cada 10 mujeres en los Estados Unidos se infectan con CMV a los 40 años. Algunas mujeres se infectan por primera vez durante el embarazo. El CMV es difícil de detectar porque rara vez causa síntomas. Cuando lo hace, los síntomas incluyen

- fiebre
- dolor de garganta
- cansancio

Por lo general, las personas sanas no necesitan tratamiento para la infección por CMV. Pero aquellas que tienen otras enfermedades pueden necesitar tratamiento con medicamentos antivirales.

Las mujeres suelen infectarse por contacto con los fluidos corporales de una persona infectada, como orina, saliva, sangre y semen. Los trabajadores de atención de médica y las personas que trabajan con niños corren el mayor riesgo de contraer la infección. El virus puede pasar al bebé a través de la placenta o después del nacimiento a través del contacto con los fluidos corporales infectados de la madre. Esto es más probable que ocurra si la infección ocurre por primera vez durante el embarazo o si una infección pasada ha sido reactivada, especialmente en el último trimestre del embarazo.

La infección por CMV puede causar problemas graves en los bebés infectados antes del nacimiento. Estos problemas incluyen

- ictericia
- problemas neurológicos
- pérdida auditiva

El citomegalovirus es la principal causa de pérdida auditiva en niños de los Estados Unidos. Los retrasos en el desarrollo son comunes. No hay tratamiento para el CMV. Algunas personas que tienen otras enfermedades pueden recibir medicamentos antivirales si contraen el CMV. Los bebés que están infectados con CMV al nacer pueden ser tratados con un antiviral, pero este tratamiento conlleva riesgos significativos.

Si le preocupa la infección por CMV, hable con su ginecoobstetra sobre realizarse la prueba. Puede tomar algunas medidas sencillas para evitar la infección por CMV:

- Lávese las manos con agua y jabón después de cambiar pañales, alimentar a un niño o manejar los juguetes de un niño.
- Tenga cuidado al besar a un niño para evitar el contacto con la saliva del niño.
- No comparta con los utensilios para comer o cepillos de dientes con niños.

Los bebés prematuros y los bebés de bajo peso al nacer corren el riesgo de infectarse a través de la leche materna. No se recomienda lactancia materna si usted está infectada con CMV y su bebé es prematuro.

Estreptococos del grupo B

El *estreptococo del grupo B (EGB)* es una de las muchas bacterias que viven en el cuerpo. En las mujeres, el EGB se encuentra con mayor frecuencia en la *vagina* y el *recto*. El EGB generalmente no causa problemas en los adultos. Pero si el EGB se transmite de una mujer a su bebé durante el parto, el bebé puede enfermarse. Esto es raro y sucede a 1 o 2 bebés de cada 100 cuando la madre no recibe tratamiento con antibióticos durante el trabajo de parto. La probabilidad de que un recién nacido se enferme es mucho menor cuando la madre recibe tratamiento.

Las mujeres embarazadas deberían someterse a una prueba de detección de EGB entre las semanas 36 y 38 de embarazo como parte de los cuidados prenatales de rutina. Se utiliza un hisopo para tomar una muestra de la vagina y el recto. La muestra se envía a un laboratorio para su análisis.

Si los resultados muestran que el EGB está presente, la mayoría de las mujeres recibirán antibióticos a través de una *vía intravenosa (IV)* una vez que haya comenzado el trabajo de parto. El mejor momento para el tratamiento es durante el trabajo de parto. Esto se hace para ayudar a proteger al bebé de ser infectado.

Es probable que se le haga una prueba de EGB durante cada embarazo, independientemente de los resultados de la prueba en un embarazo anterior. En algunos casos, se le administrarán antibióticos automáticamente durante el trabajo de parto sin hacer pruebas para detectar al EGB. Se pueden administrar antibióticos sin pruebas si

- tuvo otro hijo que tenía la enfermedad por EGB
- tiene bacterias de EGB en su orina en cualquier momento durante el embarazo
- no se conoce su estado de EGB cuando comienza el trabajo de parto y tiene fiebre

- no se conoce su estado de EGB y comienza el trabajo de parto antes de las 37 semanas
- se desconoce su estado de EGB y han pasado 18 horas o más desde que rompió la fuente
- no se conoce su estado de EGB para este embarazo, pero dio positivo para EGB en un embarazo anterior

La penicilina es el antibiótico que se administra con más frecuencia para prevenir la enfermedad por EGB en los recién nacidos. Si usted es alérgica a la penicilina, informe a su ginecoobstetra antes de que le hagan la prueba para el EGB. Es posible que le realicen una prueba cutánea para determinar la gravedad de sus alergias. Si es necesario, se pueden usar otros antibióticos.

Si va a tener un parto por cesárea programado, no necesita antibióticos para el EGB durante el parto, siempre y cuando su trabajo de parto no haya comenzado y no se haya roto su fuente. Pero aún debería hacerse la prueba para el EGB porque el trabajo de parto puede ocurrir antes del parto planificado. Si el resultado de la prueba es positivo, es posible que su bebé necesite ser monitoreado para detectar la enfermedad por EGB después del parto.

Es importante que conozca el resultado de su prueba de EGB. Si comienza el trabajo de parto fuera de casa, puede decirles a sus cuidadores si necesita antibióticos durante el trabajo de parto.

Infección por hepatitis C

La hepatitis es una infección viral que afecta el hígado. Las infecciones por hepatitis A y hepatitis B se analizan anteriormente en este capítulo en la sección "Enfermedades prevenibles por vacuna". A la fecha, no hay vacuna contra el virus de la hepatitis C. La hepatitis B y hepatitis C son de la mayor preocupación durante el embarazo porque es más probable que se transmitan al bebé.

El virus de la hepatitis C se transmite por contacto directo con sangre infectada. Esto puede suceder al

- compartir agujas usadas para inyectar drogas
- compartir artículos de la casa que entran en contacto con la sangre
- ser accidentalmente inyectado con una aguja (para los trabajadores de atención médica)

Un bebé puede infectarse durante el parto si la mujer embarazada tiene una infección por hepatitis C. También puede propagarse durante el sexo sin protección, pero es más difícil propagar el virus de esta manera. No se propaga por contacto casual o lactancia materna.

La infección por el virus de la hepatitis C puede causar signos y síntomas similares a los de la infección por el virus de la hepatitis B, o puede no causar síntomas. A diferencia de la infección por el virus de la hepatitis B, la mayoría de los adultos infectados con el virus de la hepatitis C se convierten en portadores. La mayoría de los portadores desarrollan enfermedad hepática a largo plazo. Un número menor desarrollará cirrosis (daño hepático) y otros problemas hepáticos graves que ponen en peligro la vida. Alrededor de 4 de cada 100 mujeres embarazadas infectadas con el virus de la hepatitis C lo transmitirán a sus bebés. El riesgo está relacionado con la cantidad de virus que tiene una mujer y si también está infectada con el VIH.

Los CDC recomiendan que todos los adultos se hagan pruebas para detectar el virus de la hepatitis C. Si usted está infectada con el virus de la hepatitis C, se le hará la prueba a su bebé, generalmente cuando él o ella tenga al menos 18 meses de edad. No existe una vacuna para recién nacidos como la que existe con la hepatitis B. Los bebés que se infectan con el virus de la hepatitis C necesitarán atención médica continua. También necesitará atención médica a largo plazo. Se utilizan varios fármacos antivirales para tratar a las personas infectadas con el virus de la hepatitis C, pero actualmente no están aprobados para su uso durante el embarazo.

El nacimiento por cesárea no reduce el riesgo de transmisión al bebé. Aún puede amamantar a su bebé si usted está infectada con hepatitis C.

Listeriosis

La *listeriosis* es una infección grave causada por comer alimentos contaminados con la bacteria *Listeria monocytogenes*. Las mujeres embarazadas tienen aproximadamente 20 veces más probabilidades que otros adultos sanos de contraer listeriosis. Alrededor de 1 de cada 3 casos de listeriosis ocurren durante el embarazo.

Si se infecta durante el embarazo, puede tener síntomas similares a los de la gripe. La infección es muy grave y puede provocar abortos espontáneos, mortinatos, nacimientos prematuros o infecciones del bebé. El diagnóstico y el tratamiento oportunos pueden impedir que el bebé se infecte. La listeriosis se diagnostica con un análisis de sangre y se trata con antibióticos. Véase el Capítulo 22, "Nutrición durante el embarazo", para obtener consejos para reducir su riesgo de listeriosis.

Parvovirus

El *parvovirus* es una infección contagiosa también conocida como "quinta enfermedad". Es común entre los escolares. Si lo tuvo durante su infancia, no es probable que lo vuelva a contraer. Los síntomas del parvovirus pueden incluir

- síntomas parecidos al resfrío
- sarpullido en las mejillas, los brazos y las piernas
- dolor e hinchazón en las articulaciones que pueden durar días a semanas

El parvovirus puede causar aborto espontáneo o anemia del bebé que puede llevar a insuficiencia cardíaca y mortinato.

Si cree que ha estado expuesta al parvovirus o tiene alguno de los síntomas, consulte a su ginecoobstetra. Se puede hacer una prueba para ver si usted tiene la infección. Si lo hace, es posible que necesite hacerse *ultrasonidos* durante algunas semanas para verificar la salud del bebé.

Toxoplasmosis

La *toxoplasmosis* es una enfermedad causada por un parásito que vive en el suelo. Las personas pueden ser infectadas por

- comer carne cruda o poco cocida
- comer verduras sin lavar
- tener contacto con heces de animales, especialmente de gatos que pasan tiempo al aire libre

La toxoplasmosis puede no causar síntomas. Cuando los síntomas síaparecen, son como síntomas de la gripe, como cansancio y dolores musculares.

Si usted es infectada por primera vez mientras está embarazada, puede transmitir la enfermedad a su bebé. La toxoplasmosis puede causar defectos congénitos, incluyendo pérdida auditiva, problemas de visión y discapacidad intelectual.

Para protegerse contra la toxoplasmosis, asegúrese de comer carne bien cocida y use guantes mientras cultiva un huerto o manipula verduras no lavadas. Lave las tablas de cortar, los mostradores, los utensilios y las manos con agua jabonosa caliente después del contacto con carne cruda, aves de corral, mariscos o frutas o verduras sin lavar (véase la sección "Seguridad alimentaria" del Capítulo 22, "Nutrición durante el embarazo").

Si usted tiene un gato que vive al aire libre que usa una caja de arena, que alguien más la vacíe. Si debe vaciar la caja de arena, use guantes y lávese bien las manos después de hacerlo. No adopte ni manipule gatos callejeros, especialmente gatos de edad joven. No obtenga un gato nuevo mientras esté embarazada.

Si usted se infecta durante el embarazo, es posible que haya medicamentos disponibles. Usted y su bebé deberían ser vigilados de cerca durante su embarazo y después de que su bebé nazca.

Tuberculosis

La *tuberculosis (TB)* es una enfermedad causada por bacterias. Estas bacterias se transportan a través del aire cuando las personas infectadas tosen o estornudan. La infección por TB suele ocurrir en los pulmones.

Si su ginecoobstetra determina que usted tiene factores de riesgo para la TB, como el traslado de un país que tiene una alta tasa de infección por TB, debería hacerse una prueba de tuberculina o una prueba de sangre durante el embarazo. Si los resultados de la prueba son positivos, necesitará una radiografía de tórax o una prueba de cultivo de esputo para confirmar el resultado.

La TB puede ser activa o latente. Los síntomas de la TB activa incluyen

- fiebre
- pérdida de peso
- sudoración nocturna
- tos
- dolor en el pecho
- cansancio

La TB activa suele aparecer en una radiografía de tórax.

La TB latente generalmente no causa ningún síntoma y no aparece en una radiografía de tórax. La mayoría de las personas infectadas con TB tienen TB latente. Sus cuerpos detienen el crecimiento de las bacterias. La bacteria se vuelve inactiva pero permanece en el cuerpo y puede volverse activa posteriormente.

En mujeres embarazadas con TB latente que tienen una radiografía de tórax normal, el tratamiento de la TB latente puede retrasarse hasta 2 a 3 meses después del parto. Las mujeres con TB latente que amenaza con volverse activa deberían recibir tratamiento durante el embarazo. La mayoría de los expertos recomiendan esperar hasta el segundo trimestre del embarazo para comenzar el tratamiento. Los medicamentos deben tomarse de 2 a 9 meses. Es seguro amamantar mientras recibe tratamiento para la TB latente.

Para las mujeres con TB activa, se administra tratamiento con varios fármacos diferentes (llamada politerapia). La terapia dura al menos 6 meses. No hay información publicada sobre la seguridad de los fármacos utilizados para tratar la TB activa durante el embarazo. Pero se han utilizado en mujeres embarazadas sin problemas claros ni para la mujer ni para el bebé.

La TB se puede transmitir al bebé antes del nacimiento a través de la placenta o después del nacimiento si el bebé inhala fluidos corporales infectados. En estos raros casos, el bebé será tratado después del nacimiento. Las mujeres con TB pueden amamantar, pero deben tener cuidado de no exponer a sus bebés a la tos o estornudos. Hable con su ginecoobstetra o con el médico de su bebé si tiene preguntas.

Virus del Zika

El virus *Zika* se ha encontrado en América del Sur, América Central y América del Norte. La infección por el virus durante el embarazo puede causar defectos congénitos graves, como la ***microcefalia*** (un defecto congénito en el que la cabeza y el cerebro del bebé son más pequeños de lo normal) y otras anomalías cerebrales. Los defectos congénitos pueden provocar problemas de por vida, incluyendo convulsiones, problemas de alimentación, pérdida de audición, problemas de visión y dificultades de aprendizaje. Todavía hay muchas cosas que los investigadores no saben sobre el virus del Zika.

El virus del Zika puede transmitirse a través de la picadura de un mosquito infectado o a través del sexo con una pareja infectada. Muchas personas infectadas con el virus del Zika no tendrán síntomas o solo tendrán síntomas leves, incluyendo

- fiebre
- erupción cutánea
- dolor en las articulaciones
- ojos enrojecidos y con picazón

La infección durante el embarazo, incluso la infección sin síntomas, se puede transmitir de una mujer a su bebé. No hay vacuna contra el virus del Zika, y hasta el año 2020, no hay tratamiento para la enfermedad.

Para evitar el virus del Zika, tome medidas estrictas para evitar las picaduras de mosquitos. Si su pareja masculina vive o viaja a un área donde el virus del Zika se está propagando, use un condón cada vez que tenga sexo. No viaje a zonas donde se sabe que el virus del Zika está activo.

Si usted o su pareja deben viajar a un área donde el virus del Zika está activo, siga estrictamente estos cuatro pasos para prevenir las picaduras de mosquitos:

1. Use repelente de insectos registrado por la EPA con DEET, picaridina, IR3535, aceite de eucalipto de limón, para-mentano-diol o 2-undecanona. Si se usan según las instrucciones, estos aerosoles son seguros para las mujeres embarazadas y en período de lactancia materna.
2. Use camisas de manga y pantalones largos.
3. Tratar la ropa y el equipo con permetrina o comprar artículos tratados con permetrina.

4. Permanezca en áreas con aire acondicionado o áreas protegidas durante el día y la noche.

Siga estos pasos en todo momento. Los mosquitos están activos durante el día y la noche (estos pasos también se pueden tomar para protegerse si viaja en un área con *malaria*, otra enfermedad que se propaga por los mosquitos).

Si usted o su pareja sexual han viajado o viven en un área donde está presente el Zika, o si uno de ustedes tiene síntomas de infección por el virus del Zika, consulte a su ginecoobstetra. Es posible que tenga que hacerse una prueba para detectar la infección por el virus del Zika, aunque esta prueba no siempre puede confirmar o descartar la infección. Si usted ha tenido el virus del Zika en el pasado, esto puede dificultar la interpretación de los resultados.

Si la prueba es positiva para la infección por el virus del Zika, usted y su ginecoobstetra deben hablar sobre lo que significa para su embarazo y hablar sobre sus opciones. Es posible que su ginecoobstetra tenga que seguir el crecimiento de su bebé más de cerca. Usted puede ser derivada a un *especialista en medicina materno-fetal (MMF)* o a un especialista en enfermedades infecciosas. Después de que nazca su bebé, dígale al médico de su bebé que usted tuvo el virus del Zika durante el embarazo.

Los CDC y la Organización Mundial de la Salud recomiendan que las mujeres amamanten, incluso si tienen el virus del Zika o viven en un área donde el virus es común. Si tiene preguntas sobre el virus del Zika y la lactancia materna, hable con su ginecoobstetra y el médico de su bebé.

Hay muchas cosas que usted puede hacer para mantenerse saludable y evitar infecciones cuando viaja. Véase el Capítulo 26, "Trabajar y viajar durante el embarazo".

RECURSOS

Coronavirus (COVID-19)
www.cdc.gov/coronavirus/2019-ncov/index.html
Sitio web de los Centros para el Control y la Prevención de Enfermedades (CDC) con la información más actualizada sobre el coronavirus.

Coronavirus (COVID-19), embarazo y lactancia materna: un mensaje para los pacientes
www.acog.org/COVID-Pregnancy
Página web del Colegio Americano de Obstetras y Ginecólogos (ACOG) con preguntas frecuentes sobre el coronavirus, el embarazo y la lactancia materna.

Embarazo y vacunación
www.cdc.gov/vaccines/pregnancy/pregnant-women
Información de los CDC sobre la vacunación antes, durante y después del embarazo. Incluye un cuestionario para ayudarle a averiguar qué vacunas necesita.

Enfermedades de transmisión sexual (ETS)
www.cdc.gov/std

Proporciona información actualizada de los CDC sobre infecciones de transmisión sexual, incluyendo signos y síntomas, tratamiento y prevención.

Personas en riesgo: mujeres embarazadas
www.foodsafety.gov/people-at-risk/pregnant-women

Guía del Departamento de Salud y Servicios Humanos de los EE. UU. que proporciona información práctica para evitar enfermedades de origen alimentario durante el embarazo (y en cualquier momento).

Programa de saneamiento de embarcaciones
www.cdc.gov/nceh/vsp/

Sitio web de los CDC que enumera las puntuaciones de inspección sanitaria de las líneas nacionales e internacionales de cruceros.

Viajeras embarazadas
wwwnc.cdc.gov/travel/page/pregnant-travelers

Consejos de los CDC para mantenerse saludable durante los viajes internacionales.

Virus del Zika: embarazo
www.cdc.gov/zika/pregnancy/

Sitio de los CDC actualizado con frecuencia con las últimas noticias sobre el virus del Zika y el embarazo, cómo protegerse y la información sobre viajes.

Su embarazo y el nacimiento de su bebé
www.acog.org/MyPregnancy

Sitio web de ACOG con información sobre el embarazo, el trabajo de parto, el parto y los cuidados posparto. Incluye la información más reciente de los expertos en atención de la salud de la mujer, preguntas respondidas por los ginecoobstetras del ACOG, historias de embarazos de mujeres reales y un directorio de la A a la Z de temas de salud que cubren el embarazo y más allá.

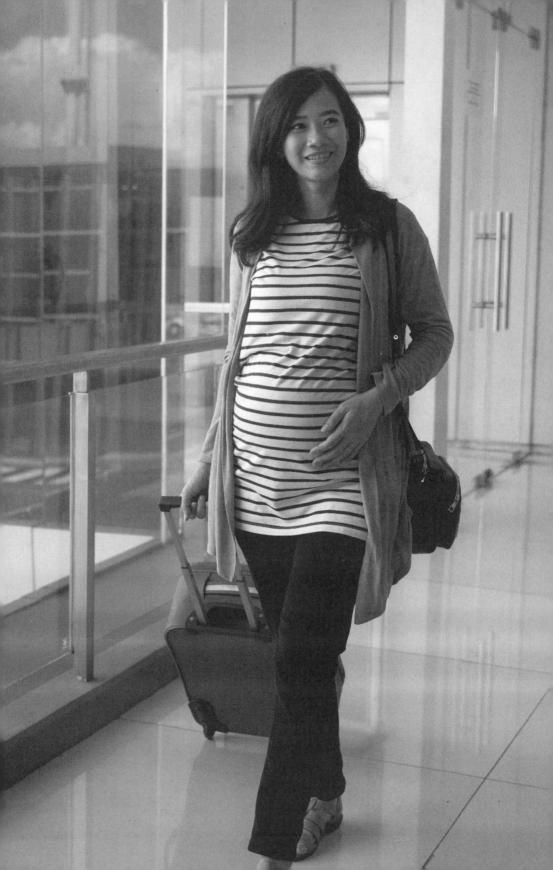

CAPÍTULO 26

Trabajar y viajar durante el embarazo

Cuando estás embarazada, tiene que pensar en cosas que no le han ocurrido antes. Esto incluye la seguridad en su lugar de trabajo y la seguridad cuando viaja. Junto con las preocupaciones laborales, usted también puede estar pensando en el seguro médico para su recién nacido o para usted misma. En este capítulo se examinan las preocupaciones en el lugar de trabajo y la cobertura del seguro médico. El capítulo también habla sobre consejos para viajes domésticos e internacionales seguros durante el embarazo.

Al momento de publicación de este libro, muchas mujeres tenían preguntas sobre los viajes durante la crisis de salud del coronavirus (COVID-19). Antes de hacer planes para viajar mientras se propaga el COVID-19, hable con su *ginecólogo obstetra (ginecoobstetra)*. Juntos pueden hablar sobre si su viaje es esencial o podría evitarse. Si es fundamental que viaje, juntos pueden hacer un plan que le ayude a minimizar el riesgo.

Para obtener más información, visite el sitio web de viajes COVID-19 de los Centros para el Control y la Prevención de Enfermedades: www.cdc.gov/coronavirus/2019-ncov/travelers/index.html. También puede leer sobre la COVID y el embarazo en el sitio web del Colegio Americano de Obstetras y Ginecólogos (ACOG): www.acog.org/COVID-Pregnancy.

Sus derechos en el lugar de trabajo

Varias leyes federales protegen la salud, la seguridad y los derechos laborales de muchas mujeres embarazadas que trabajan. Muchos estados también tienen leyes que protegen a las trabajadoras embarazadas.

Solicitud de adaptaciones en el lugar de trabajo

Trabajar durante el embarazo generalmente es seguro. Pero es posible que tenga que pedir a su empleador que modifique el trabajo que hace si

- su trabajo la expone a peligros tales como metales pesados, solventes, pesticidas, infecciones o *radiación* (véase el Capítulo 24, "Reducción de riesgos de defectos congénitos")

Levantar, doblarse y estar de pie

Para la mayoría de las mujeres, las cantidades normales de actividad física no son un problema durante el embarazo. Pero algunos estudios han encontrado que algunas actividades pueden aumentar el riesgo de aborto espontáneo o parto prematuro, incluyendo

- levantar objetos pesados
- doblarse a menudo
- estar de pie o caminar durante 3 horas o más al día

Algunas actividades exigentes pueden causar dolor lumbar o lesiones, incluyendo

- levantar objetos pesados
- movimientos repetitivos
- posturas incómodas
- largos períodos de estar sentado o de pie

Si su trabajo requiere alguna de estas cosas, hable con su ginecoobstetra.

El Instituto Nacional para la Salud y Seguridad Ocupacional (NIOSH) tiene recomendaciones de levantamiento para las trabajadoras embarazadas. A continuación se indican algunas pautas para levantar objetos con seguridad:

- Siempre trate de levantar objetos con ambas manos.
- No tuerza su cuerpo mientras usted levanta el objeto.
- No levante ningún objeto que esté por debajo del centro de sus canillas.
- No levante ningún objeto que esté por encima de su cabeza. Idealmente, lo que usted está levantando debería estar de 0.7 a 1.3 m (28 a 52 pulgadas) sobre el suelo antes, durante y después del levantamiento.
- Es más seguro levantar objetos cerca de su cuerpo.
- Los objetos que levante no deben pesar más de 16 kg (36 libras) antes de 20 semanas de embarazo y no más de 12 kg (26 libras) después de 20 semanas. Los límites de peso son menores para las mujeres que se levantan objetos con más frecuencia, más arriba, más abajo o más lejos del cuerpo. Su ginecoobstetra puede ayudarle a conocer sus límites.

- usted necesita levantar objetos pesados, estar de pie o caminar por 3 horas o más al día, o doblarse a menudo (véase el cuadro "Levantar, doblarse y estar de pie")

- usted tiene un mayor riesgo de caídas o lesiones, en especial posteriormente en su embarazo cuando su equilibrio y centro de gravedad han cambiado

- usted tiene cualquier *complicación* del embarazo que se ve afectada por su condiciones de trabajo

En estas situaciones, las adaptaciones en el lugar de trabajo pueden ayudarle a continuar trabajando con seguridad. Una adaptación en el lugar de trabajo es un cambio en su entorno de trabajo o en la forma en que realiza su trabajo. Ejemplos de adaptaciones razonables incluyen

- sentarse si normalmente está de pie

- permisos para ir al baño más frecuentes

- tiempo libre para citas médicas

- ayuda para levantar objetos

Usted y su ginecoobstetra deberían hablar sobre su trabajo y averiguar si necesita alguna adaptación. En algunos casos, es posible que su ginecoobstetra tenga que escribir una nota a su empleador. Es importante ser lo más específica posible sobre su situación y sus necesidades. El sitio web de Pregnant@Work tiene orientación estado por estado para ayudar a los ginecoobstetras a escribir notas de adaptaciones laborales. Véase la sección "Recursos" al final de este capítulo.

Algunas tareas se consideran "funciones esenciales" de un trabajo, lo que significa que su empleador puede no ser capaz de realizar un cambio. Por ejemplo, si tiene un trabajo de escritorio, es posible que levantar objetos no se considere una función esencial. Pero si usted trabaja en un almacén, levantar objetos puede ser necesario. En algunos casos, su empleador puede encontrar un trabajo diferente y menos agotador que usted puede hacer mientras está embarazada. Pero si no, es posible que tenga que tomar una licencia médica (si está disponible) o arriesgarse a perder su trabajo. Hay líneas directas que pueden ayudarla a entender sus derechos y sus opciones (véase la sección "Recursos" al final de este capítulo). Hable sobre estas actividades con su ginecoobstetra.

Ley de Discriminación por Embarazo

La Ley de Discriminación por Embarazo prohíbe la discriminación contra las mujeres afectadas por el embarazo, el parto o las afecciones médicas relacionadas. La ley se aplica a los empleadores con 15 o más empleados. Si tiene alguna pregunta, comuníquese con la Comisión para la Igualdad de Oportunidades en el Empleo de los EE. UU. (véase la sección "Recursos" al final de este capítulo).

Ley de Salud y Seguridad Ocupacional

La Ley de salud y seguridad ocupacional (Ley OSH) exige que los empleadores proporcionen un lugar de trabajo seguro. Esto significa un lugar de trabajo libre de cosas que pueden o podrían ser probables de causar daño físico serio o la muerte, tales como químicos y radiación. La Ley OSH también exige a los empleadores que den a los trabajadores datos sobre los agentes nocivos (véase el Capítulo 24, "Reducción de riesgos de defectos congénitos"). Si tiene alguna preocupación sobre la seguridad en su lugar de trabajo, visite el sitio web de la OSHA (véase la sección "Recursos" al final de este capítulo).

El Instituto Nacional para la Salud y Seguridad Ocupacional (NIOSH, National Institute for Occupational Safety and Health) investiga los peligros en el lugar de trabajo y hace recomendaciones para prevenir lesiones y enfermedades. Establecido por la OSHA, el NIOSH encuentra peligros en el lugar de trabajo, decide cómo controlarlos y sugiere maneras de limitar los peligros. Usted o su sindicato pueden solicitar que el NIOSH lleve a cabo una Evaluación de riesgos para la salud. Si tiene alguna pregunta, vaya al sitio web del NIOSH (véase la sección "Recursos" al final de este capítulo).

Ley de Licencia Familiar y Médica

La Ley de Licencia Familiar y Médica (FMLA, Family and Medical Leave Act) proporciona a los empleados que cumplen los requisitos hasta 12 semanas laborables de licencia sin sueldo en cualquier período de 12 meses. Bajo la FMLA, usted tiene derecho a regresar a su mismo trabajo o a un trabajo equivalente al final de su licencia. Para calificar para la FMLA, usted debe cumplir con las siguientes condiciones:

- Trabajar para una empresa en la que haya al menos 50 empleados del mismo empleador dentro de un área de 75 millas (sucursales incluidas)
- Haber trabajado allí por lo menos 12 meses (estos meses no necesitan ser consecutivos, pero necesitan haber sido en los últimos 7 años)
- Haber trabajado por lo menos 1,250 horas durante los últimos 12 meses

Durante el embarazo y después de que su bebé nazca, la FMLA puede ser usada para

- consultas de *cuidados prenatales*
- incapacidad debido al embarazo (como náuseas del embarazo intensas)

- recuperación del nacimiento de su bebé
- cuidar a un recién nacido (hasta que el bebé cumpla 12 meses)

Las parejas pueden usar la FMLA durante el embarazo para cuidar a las cónyuges que tienen una enfermedad u otra afección relacionada con el embarazo o el nacimiento de su bebé. Las parejas también pueden usar la FMLA para cuidar a sus recién nacidos.

Las 12 semanas no tienen que tomarse todas juntas. Pueden ser tomadas en segmentos, pero su licencia por FMLA no puede exceder un total de 12 semanas por período de 12 meses. Esto significa que si usa algunas de las 12 semanas para un embarazo difícil, tendrá menos de 12 semanas para usar después de que nazca el bebé.

Es posible que tenga que usar tiempo de vacaciones o licencia personal o por enfermedad para parte o toda su licencia FMLA. Si su empleador proporciona beneficios de atención médica, esta cobertura debe mantenerse al mismo nivel durante el período de licencia. Muchos estados tienen leyes que son como la FMLA. En algunos casos, la FMLA de un estado otorga más semanas de licencia protegida por trabajo que la FMLA federal. Véase la sección "Recursos" al final de este capítulo para más información sobre la FMLA.

Ley de Tiempo de Descanso para las Madres Lactantes

La Ley de Tiempo de Descanso para las Madres Lactantes es parte de la Ley del Cuidado de Salud a Bajo Precio. La mayoría de las trabajadoras por hora y algunas trabajadoras asalariadas están cubiertos. En virtud de esta ley, la mayoría de los empleadores deben proporcionar un tiempo de descanso razonable y un espacio privado (no un baño) para extraer leche materna hasta un año después del nacimiento (véase el Capítulo 20, "Alimentar a su bebé").

Seguro médico

Hay muchas opciones para el seguro médico. Si está empleada, puede tener seguro médico a través de su empleador. La mayoría de los empleadores con 50 o más empleados a tiempo completo deben proporcionar seguro a sus empleados a tiempo completo o pagar una multa fiscal.

Si usted no está empleada o si su empleador no ofrece seguro médico, puede comprar un plan de seguro médico a través del mercado de seguro médico. Los planes de mercado se ofrecen a través de los Intercambios del Seguro Médico Estatal. Por lo general, usted debe inscribirse en esta cobertura durante un período de inscripción abierta. Pero usted podría inscribirse fuera de este período si recientemente se mudó, perdió la cobertura médica que califica o tuvo un bebé. Los planes de seguro no pueden negarle la cobertura porque usted está embarazada o tiene una afección médica preexistente.

Véase la sección "Recursos" al final de este capítulo para obtener información sobre el sitio web Healthcare.gov.

Con algunas excepciones, todos los planes de seguro médico deben proporcionar ciertos beneficios, incluyendo

- atención de maternidad
- atención preventiva
- servicios de atención pediátrica

Todos los planes de seguro de salud deben proporcionar apoyo para la lactancia materna, asesoramiento y equipo (como extractores de leche) durante todo el tiempo que dé de lactar a su bebé. Hable con su ginecoobstetra sobre cómo acceder a los beneficios y servicios. Véase el Capítulo 20, "Alimentar a su bebé", para obtener información sobre cómo obtener un extractor de leche materna a través de su plan de seguro.

Los créditos fiscales están disponibles para ayudar a las personas calificadas y a las familias a comprar un seguro a través del mercado. Las personas con ciertos niveles de ingresos pueden calificar para recibir atención médica financiada por el gobierno, como Medicaid. Cuando se inscriba para obtener cobertura de seguro médico en Healthcare.gov, responderá a las preguntas sobre sus ingresos anuales para ver si califica. La atención médica financiada por el gobierno que se ofrece en los Estados Unidos incluye los siguientes programas:

- Medicaid—Medicaid es un programa estatal financiado por el gobierno federal. Medicaid proporciona asistencia médica para familias de bajos ingresos y personas solteras.
- Programa de Seguro Médico para Niños Estatal—El Programa de Seguro Médico para Niños Estatal (SCHIP, State Children's Health Insurance Program) provee cobertura de salud a niños, hasta los 19 años, cuyas familias tienen ingresos demasiado altos para calificar para Medicaid pero no pueden pagar cobertura privada. El SCHIP otorga fondos federales a los estados para proveer esta cobertura. Vea la información de Insure Kids Now en la sección "Recursos" para saber más sobre el SCHIP en su estado.

Viajar durante el embarazo

Al momento de publicación de este libro, muchas mujeres tenían preguntas sobre los viajes durante la crisis de salud del coronavirus (COVID-19). Antes de hacer planes para viajar mientras se propaga el COVID-19, hable con su ginecoobstetra. Juntos pueden hablar sobre si su viaje es esencial o podría evitarse. Si es fundamental que viaje, juntos pueden hacer un plan que le ayude a minimizar el riesgo.

Por lo que respecta al embarazo, la mayoría de las mujeres embarazadas pueden viajar de manera segura hasta cerca de sus fechas de parto. Sin embargo, es posible que no se recomiende viajar a mujeres que tienen complicaciones del embarazo.

El mejor momento para viajar es a la mitad del embarazo (14 a 28 semanas). Durante estas semanas, su energía ha regresado, las náuseas del embarazo han desaparecido o mejorado, y aún puede moverse fácilmente. Después de 28 semanas, puede ser más difícil moverse o sentarse durante mucho tiempo.

Al elegir cómo viajará, piense en cuánto tiempo tardará en llegar a donde va. La manera más rápida a menudo es la mejor. Si va en tren, avión, coche o barco, piense por adelantado en su comodidad y seguridad. Aquí hay algunos consejos para un viaje saludable:

- Tenga un cheque de **cuidados prenatales** antes de irse.
- Si se va a estar lejos de casa, lleve una copia de su historial médico.

Trombosis venosa profunda y viajes

La trombosis venosa profunda (TVP) es una afección en la que se forma un coágulo de sangre en las venas, generalmente en la pierna. La TVP puede conducir a una afección peligrosa llamada embolia pulmonar, en la cual un coágulo de sangre viaja a los pulmones. La investigación muestran que cualquier tipo de viaje que dure 4 horas o más—ya sea en automóvil, tren, autobús o avión—duplica el riesgo de TVP. Estar embarazada es un factor de riesgo adicional para la TVP.

Si está planeando un viaje largo, siga los siguientes pasos para reducir su riesgo de TVP:

- Beba muchos líquidos sin cafeína.
- Use ropa holgada.
- Camine y estírese a intervalos regulares. Por ejemplo, cuando viaje en coche, haga paradas frecuentes para que pueda salir y estirar sus piernas.

También se pueden usar medias especiales que compriman las piernas, ya sea por debajo de la rodilla o en toda su longitud, para ayudar a prevenir la formación de coágulos de sangre. Hable con su ginecoobstetra antes de probar estas medias. Algunas personas no deberían usarlas (por ejemplo, aquellas con diabetes y otros problemas de circulación). Además, las medias de compresión pueden aumentar el riesgo de TVP si se ajustan demasiado o se usan incorrectamente.

- Use zapatos cómodos y ropa que no ajuste. Use algunas capas de ropa ligera que se puedan agregar o quitar fácilmente.

- Consuma comidas regularmente para aumentar su energía. Asegúrese de consumir suficiente fibra para aliviar el estreñimiento, un problema de viaje común.

- Beba líquidos adicionales. Lleve algo de agua con usted. El aire en los aviones es muy seco. Si se le ofrece una bebida, elija agua en lugar de un refresco.

- Sepa cómo localizar a un profesional de atención médica en caso de que lo necesite. Si necesita un médico mientras viaja por los Estados Unidos, visite el sitio web de la Asociación Médica Americana y utilice la herramienta DoctorFinder. También puede encontrar un ginecoobstetra en el sitio web del Colegio Americano de Obstetras y Ginecólogos (ACOG, American College of Obstetricians and Gynecologists). Véase la sección "Recursos" al final de este capítulo.

- Compre un seguro de viaje para cubrir los boletos y depósitos que no se pueden reembolsar. Los problemas del embarazo pueden surgir en cualquier momento y evitar que usted se vaya.

Una preocupación para todos los viajeros—no solo para las mujeres embarazadas—es la ***trombosis venosa profunda (TVP)***. Aprenda sobre cómo prevenir esta afección antes de comenzar su viaje (véase el cuadro "Trombosis venosa profunda y viajes").

Viajes internacionales

Si usted está planeando un viaje fuera del país, consulte a su ginecoobstetra por lo menos 4 a 6 semanas antes de su viaje. Durante esta consulta, puede

- repase sus planes de viaje
- obtenga consejos sobre problemas de salud específicos (como precauciones para alimentos y agua)
- obtenga cualquier vacuna que se recomiende para el área a la que viaja (véase el Capítulo 25, "Protegerse de las infecciones")

El sitio web de los CDC para la Salud del Viajero ofrece consejos de seguridad, datos sobre la vacunación e información para las mujeres embarazadas (véase la sección "Recursos" al final de este capítulo).

Incluso si goza de perfecta salud antes de emprender un viaje, nunca se sabe cuándo se presentará una emergencia. Lleve una copia de su historial médico fuera del país. Además, antes de salir de casa, localice el hospital o clínica médica más cercana en el lugar que está visitando. La Asociación Internacional para la Asistencia Médica a los Viajeros tiene un directorio mundial de médicos que brindan atención médica a los viajeros. Véase la sección "Recursos" al final de este capítulo para más información. Debe ser miembro para ver su directorio de médicos, pero la membresía es gratuita.

Después de llegar a su destino, regístrese en una embajada o consulado estadounidense. Esto ayudará si necesita salir del país debido a una emergencia.

Abrocharse el cinturón durante el embarazo

Use un cinturón de cadera-hombro cada vez que viaje. El cinturón de seguridad no dañará a su bebé. Usted y su bebé son mucho más propensos a sobrevivir a un accidente de coche si usted está abrochada correctamente. Siga estas reglas cuando lleve puesto un cinturón de seguridad:

- Utilice siempre tanto el cinturón de regazo como el de hombro.
- Abroche bajo el cinturón de regazo en sus huesos de la cadera, debajo de su vientre.
- Nunca coloque el cinturón de seguridad a través de su vientre.
- Coloque el cinturón de hombro a un lado de su vientre y a través del centro de su pecho (entre sus senos).
- La parte superior del cinturón debería cruzar el hombro sin rozar su cuello. Nunca deslice la parte superior del cinturón fuera de su hombro.
- Asegúrese de que los cinturones encajan perfectamente.
- Si está conduciendo, mantenga la mayor distancia posible entre su vientre y el volante. Asegúrese de que todavía puede alcanzar los pedales cómodamente.
- No recline su asiento más de lo necesario. Esto ayudará a reducir la separación entre el cinturón y su hombro.

Los cinturones de seguridad demasiado sueltos o demasiado altos en el vientre pueden causar costillas rotas o lesiones en su vientre si usted está en un accidente. Si los cinturones de seguridad de su coche no le encajan bien, pregunte al distribuidor o al fabricante sobre los ajustadores de cinturón de seguridad. Si usted está en un accidente de coche, consiga la atención médica incluso si usted no está herida.

En avión

Para las mujeres embarazadas sanas, viajar en avión ocasionalmente es casi siempre seguro. La mayoría de las aerolíneas permiten que las mujeres embarazadas viajen en vuelos nacionales hasta aproximadamente las 36 semanas de embarazo. Si está planeando un vuelo internacional, el límite para viajar puede ser antes. Consulte con su aerolínea.

Evite volar si tiene una afección médica o del embarazo que puede empeorar con el vuelo o que podría requerir atención médica de emergencia. Tenga en cuenta que las emergencias del embarazo más frecuentes suelen ocurrir en el primer y tercer trimestres.

Una presión de aire más baja durante un vuelo puede reducir ligeramente la cantidad de *oxígeno* en su sangre, pero su cuerpo se adaptará. La exposición a la radiación aumenta a mayor altitud, pero el nivel de exposición no es una preocupación para las mujeres embarazadas. Si usted es una viajera frecuente, hable con su ginecoobstetra sobre cuántas veces es seguro para usted volar.

Al viajar por aire, siga estos consejos:

- Si puede, reserve un asiento en el pasillo. Esto hará que sea más fácil levantarse y estirar sus piernas durante un vuelo largo.

- Evite los alimentos que producen gas y las bebidas carbonatadas antes de su vuelo. El gas se expande a gran altura y puede causar molestias.

- Use su cinturón de seguridad en todo momento (véase el cuadro "Abrocharse el cinturón durante el embarazo"). Las turbulencias pueden ocurrir sin previo aviso durante los viajes aéreos.

- Mueva sus pies, dedos de los pies y piernas con frecuencia. Si puede, levántese y camine varias veces durante su vuelo.

En barco

Si está pensando en un crucero, consulte con la línea de cruceros acerca de su política sobre el embarazo. La mayoría de los cruceros no permitirán pasajeras embarazadas después de las 28 semanas de embarazo. Algunos no las aceptarán pasadas las 24 semanas. Antes de reservar su viaje, asegúrese de que un médico o enfermera estará a bordo del barco. Además, compruebe que sus paradas programadas son lugares con instalaciones médicas modernas en caso de que haya una emergencia.

Muchos viajeros en cruceros tienen síntomas de mareo. El mareo se ve acompañado de náuseas y a veces debilidad, dolor de cabeza y vómitos. Si el mareo no suele ser un problema para usted, es posible que viajar por mar durante el embarazo no le cause malestar estomacal. Para mayor seguridad, pregúntele a su ginecólogo acerca de qué medicamentos son seguros para llevar con usted para calmar el mareo.

Otra preocupación para los pasajeros de cruceros es la infección por norovirus, que puede causar náuseas y vómitos intensos durante 1 o 2 días. Esta infección puede propagarse rápidamente. Las personas pueden infectarse al comer alimentos, beber líquidos o tocar superficies contaminadas con el norovirus.

No hay vacuna ni medicamento que prevenga el norovirus. Usted puede protegerse lavándose las manos a menudo y lavando cualquier fruta y verdura antes de comerlas. Si está embarazada y contrae esta infección (o cualquier otra enfermedad que cause diarrea y vómitos), consulte a un profesional de atención médica. La ***deshidratación*** puede llevar a ciertos problemas del embarazo. Es posible que necesite recibir líquidos a través de una ***vía intravenosa (IV)***.

En automóvil

Durante un viaje en automóvil, trate de limitar el tiempo en el automóvil a menos de 6 horas al día. Deténgase cada pocas horas para estirarse, tomar una bebida y vaciar su vejiga. Asegúrese de usar el cinturón de seguridad cada vez que vaya en un automóvil o camión (véase el cuadro "Abrocharse el cinturón durante el embarazo"). Si usted está en un accidente, consiga la atención médica de inmediato, incluso si usted no está herida.

RECURSOS

Asociación Internacional para la Asistencia Médica a los Viajeros
www.iamat.org
Organización sin fines de lucro que proporciona información médica para viajeros internacionales. La membresía es gratuita y le permite acceder a información detallada de su destino, como médicos y hospitales.

Discriminación por embarazo
www.eeoc.gov/laws/types/pregnancy.cfm
Página web de la Comisión para la Igualdad de Oportunidades en el Empleo (EEOC, por sus siglas en inglés) de los EE. UU. La EEOC hace cumplir las leyes federales que hacen ilegal discriminar a los solicitantes o empleados por motivos de raza, color, religión, sexo, origen nacional, edad o discapacidad. La EEOC investiga las acusaciones de discriminación en el lugar de trabajo.

DoctorFinder
https://doctorfinder.ama-assn.org/doctorfinder
Directorio de la Asociación Médica Americana que puede ayudarle a encontrar un médico en los Estados Unidos.

Encontrar un ginecoobstetra
www.acog.org/FindAnObGyn
Este directorio del Colegio Americano de Obstetras y Ginecólogos (ACOG) puede ayudarle a encontrar un ginecoobstetra cerca de usted.

Healthcare.gov

www.healthcare.gov

Portal para el Mercado de Seguros Médicos que proporciona información sobre la cobertura bajo la Ley del Cuidado de Salud a Bajo Precio. Incluye información sobre cómo registrarse.

Insure Kids Now (Asegurar Niños Ahora)

www.insurekidsnow.gov

Proporciona información sobre cómo encontrar cobertura de seguro médico gratuita o de bajo costo para su hijo.

Ley de Licencia Familiar y Médica

www.dol.gov/whd/fmla

El sitio web del Departamento de Trabajo de los EE. UU. ofrece información detallada sobre la FMLA para trabajadores y empleadores.

Pregnant@Work

www.pregnantatwork.org

Un sitio web con información de cada estado para mujeres embarazadas y ginecoobstetras sobre los derechos de las trabajadoras embarazadas y cómo acceder a las adaptaciones en los lugares de trabajo.

Salud de los viajeros

www.cdc.gov/travel

Página web de los CDC que ofrece asesoramiento médico a los viajeros que van a destinos nacionales e internacionales. Incluye precauciones para alimentos y agua, información sobre brotes de enfermedades y recomendaciones de vacunas.

Seguridad y salud en el lugar de trabajo

Instituto Nacional para la Salud y Seguridad Ocupacional: www.cdc.gov/niosh
Administración de Seguridad y Salud Ocupacional: www.osha.gov/workers

Estos sitios del gobierno proporcionan información sobre los derechos de los trabajadores, la seguridad en el lugar de trabajo y la salud ocupacional. Incluye información sobre productos químicos peligrosos en el lugar de trabajo.

Su embarazo y el nacimiento de su bebé

www.acog.org/MyPregnancy

Sitio web de ACOG con información sobre el embarazo, el trabajo de parto, el parto y los cuidados posparto. Incluye la información más reciente de los expertos en atención de la salud de la mujer, preguntas respondidas por los ginecoobstetras del ACOG, historias de embarazos de mujeres reales y un directorio de la A a la Z de temas de salud que cubren el embarazo y más allá.

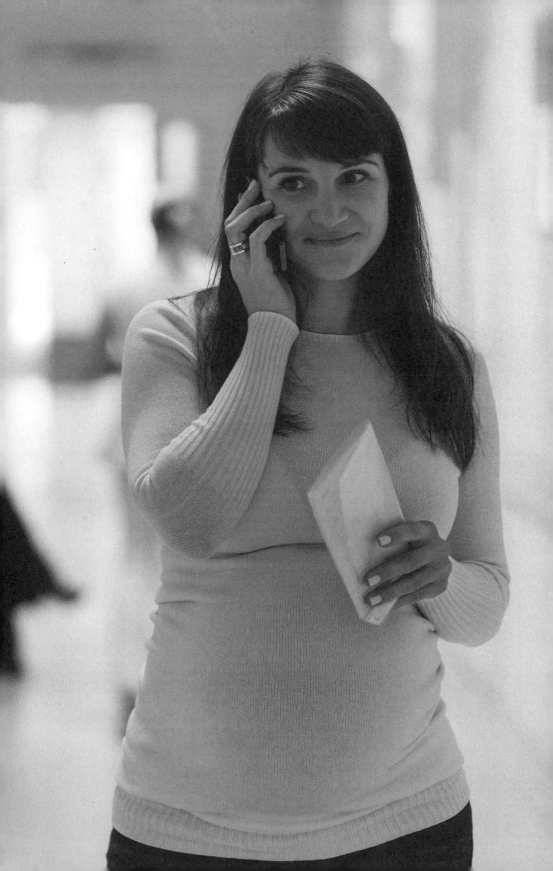

CAPÍTULO 27

Preguntas frecuentes

Este capítulo responde a preguntas comunes que muchas mujeres tienen sobre el embarazo. Si tiene una pregunta que no está cubierta aquí, revisa el índice al dorso del libro. Su pregunta puede ser contestada en otro capítulo.

Si tiene preguntas específicas sobre su situación, su *ginecólogo obstetra (ginecoobstetra)* es su mejor recurso. Escriba cualquier pregunta que tenga para que pueda formularla durante sus citas regulares.

Cuidado personal

¿Es seguro teñir mi cabello durante el embarazo?

La mayoría de los expertos piensan que el uso de tinte para el cabello durante el embarazo no es tóxico para su bebé. Hay diferentes tipos de tinte para el cabello, incluyendo

- tinte permanente
- tinte semipermanente
- tinte temporal

Todos estos contienen productos químicos. Los estudios realizados en animales muestran que las altas dosis de estos productos químicos no causan *defectos congénitos* graves. Además, solo una pequeña cantidad de sustancias químicas del tinte para el cabello se absorbe a través del cuero cabelludo.

¿Puedo recibir un masaje?

Sí. El masaje es una buena manera de relajarse y mejorar la circulación. La mejor posición para un masaje mientras está embarazada es acostarse de lado, en lugar de boca abajo. Algunas mesas de masaje tienen un corte para el vientre, lo que le permite acostarse boca abajo cómodamente. Dígale a su terapeuta de masaje que está embarazada si todavía no se nota. Muchos spas de salud ahora ofrecen masajes prenatales especiales hechos por terapeutas que están entrenados para trabajar con mujeres embarazadas.

¿Puedo contraer infecciones por pedicura?

Es inteligente evitar cosas que pueden causar infección cuando está embarazada. Aunque es cierto que usted puede contraer infecciones fúngicas si los instrumentos utilizados para su pedicura no están desinfectados, esto sucede muy raramente. Para reducir el pequeño riesgo de una infección micótica, lleve consigo sus propias herramientas de pedicura. Además, pregunte si la bañera de inmersión ha sido desinfectada antes de poner los pies en ella.

¿Hay algo que pueda hacer con mis várices?

No en realidad. Las *várices* tienden a ser hereditarias. Además, es más probable que reaparezcan con cada embarazo. Para algunas mujeres, las várices se encogen o desaparecen después de dar a luz. Mientras tanto, levante las piernas cuando pueda. Si debe permanecer sentada o de pie durante períodos prolongados, muévase con frecuencia. Esto puede ayudar a reducir la hinchazón.

Várices

¿Es seguro hacer duchas vaginales durante el embarazo?

No. No se duches, esté embarazada o no. Las mujeres no necesitan duchas vaginales para lavar la sangre, el semen o el flujo vaginal. Es mejor dejar que su *vagina* se limpie de forma natural. Tenga en cuenta que las vaginas saludables pueden tener un olor suave. Si siente la necesidad de limpiar la *vulva* mientras estás en la ducha o en el baño, el agua corriente es todo lo que necesita. Para evitar la irritación, no utilice jabones ni geles para baño en la vulva.

¿Puedo usar un sauna o bañera de hidromasaje al principio del embarazo?

Es mejor no. Algunos estudios sugieren que el uso de saunas y bañeras de hidromasaje al principio del embarazo, especialmente durante largos perío-

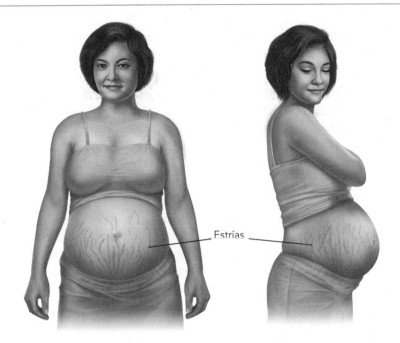

Estrías

dos de tiempo, se asocia con defectos congénitos. Su temperatura corporal central aumenta cuando usted usa saunas y bañeras de hidromasaje. Este aumento de temperatura puede ser perjudicial para su bebé.

¿Qué causa las estrías?

Las estrías son causadas por cambios en el tejido elástico de apoyo que se encuentra justo debajo de la piel. La piel de su vientre y senos pueden aparecer estriadas con marcas marrón rojizas, púrpura o marrón oscuro, dependiendo de su color de piel. Algunas mujeres también las tienen en sus nalgas, muslos y caderas. No hay remedios probados que los impidan que aparezcan o las haga desaparecer. Mantener su vientre bien humectado a medida que crece puede reducir la picazón. Después de que nazca su bebé, algunas el color de estas estrías pueden desvanecerse lentamente.

Salud y cuidados de la salud

¿Dónde puedo encontrar información sobre el coronavirus (COVID-19) y el embarazo?

También puede encontrar información sobre la COVID-19 y el embarazo en el sitio web del Colegio Americano de Obstetras y Ginecólogos (ACOG, American College of Obstetricians and Gynecologists): www.acog.org/ COVID-Pregnancy. Los Centros para el Control y la Prevención de Enfermedades (CDC) también tienen información actualizada: www.cdc.gov/ coronavirus/2019-ncov/need-extra-precautions/pregnancy-breastfeeding. html.

¿Debería decirle a mi ginecoobstetra que tengo un trastorno de la conducta alimentaria?

Sí, debería hablar con su ginecoobstetra si tiene un trastorno de la conducta alimentaria. El embarazo plantea problemas de imagen corporal para muchas mujeres. Usted y su ginecoobstetra pueden estar alerta a cualquier signo de que el trastorno ha regresado. Puede ser útil continuar con la orientación o comenzar la orientación cuando quede embarazada. Véase el Capítulo 29, "Peso durante el embarazo: Obesidad y trastornos de la conducta alimentaria".

¿Qué pasa si necesito cirugía mientras estoy embarazada?

Si necesita cirugía urgente durante el embarazo, su ginecoobstetra debería explicarle cómo usted y su bebé serán monitoreados. Si su cirugía no es urgente, lo mejor es posponerla para el segundo *trimestre*. Si está pensando en la cirugía programada, es mejor esperar hasta después de tener a su bebé. La cirugía programada es un procedimiento planificado que beneficiará su salud pero no es absolutamente necesario.

¿Es seguro ver a mi dentista durante el embarazo?

Sí, visitar a su dentista es seguro e importante cuando está embarazada. El embarazo puede causar cambios en la boca y las encías que su dentista puede tratar. La limpieza regular de los dientes puede reducir las *bacterias* en su boca. Esto puede mejorar su salud en general. La *anestesia local*, que a menudo se usa antes de curar las caries, es segura durante el embarazo.

¿Puedo hacerme radiografías dentales?

Sí. La cantidad de *radiación* en una radiografía dental es muy baja. Dígale a su dentista que está embarazada. Aunque la cantidad de radiación es pequeña, su dentista debería darle delantales o cubiertas de plomo para colocar sobre su abdomen, pelvis y área del cuello (donde se encuentra la *tiroides*). Estas cubiertas ayudan a protegerle a usted y al bebé de la radiación.

¿Qué medicamento puedo tomar para las alergias?

Muchas personas con alergias toman antihistamínicos para el alivio. Los estudios muestran que varios medicamentos de venta libre para la alergia son seguros para usar durante el embarazo, incluyendo

- clorfeniramina
- dexclorfeniramina
- hidroxizina

Los antihistamínicos más nuevos, como la cetirizina y la loratadina, también pueden ser seguros. También hay un aerosol nasal de **corticosteroides** que es seguro de usar durante el embarazo. Sin embargo, uno de los descongestionantes más frecuentes, la pseudoefedrina, se ha relacionado con un pequeño riesgo de defectos congénitos de la pared abdominal. No use pseudoefedrina durante los primeros 3 meses de embarazo. Consulte con su ginecoobstetra antes de tomar cualquier medicamento de venta libre.

¿Es normal que mi pareja sea controladora y celosa?

Los desacuerdos y los argumentos, incluso los acalorados, son parte de una relación normal. El comportamiento abusivo no lo es. Los celos extremos, la crítica constante y no permitir que usted tome sus propias decisiones son todos los signos de una relación malsana o abusiva.

El maltrato pone en riesgo tanto a la mujer embarazada como a su bebé. Si usted está en una relación violenta—ya sea que la violencia sea física, emocional, verbal o sexual—es vital tomar medidas para protegerse a sí misma y a su bebé.

Si le preocupa el comportamiento de su pareja, hable con un amigo, un miembro de su familia, su ginecoobstetra o alguien en quien confíe. Usted puede buscar recursos en su área, tales como líneas directas de crisis, programa de **violencia en la pareja**, servicios de asistencia legal, y refugios para mujeres maltratadas. Muchos consejeros y profesionales de atención médica están especialmente capacitados para lidiar con la violencia en la pareja. Llame a la Línea Gratuita Nacional de Violencia Doméstica las 24 horas: 1-800-799-SAFE (7233) o 1-800-787-3224 (TTY). También puede encontrar ayuda en línea en www.thehotline.org.

La violencia en la pareja es más frecuente de lo que la mayoría de la gente piensa. Es una grave amenaza para la vida de muchas mujeres. Ninguna mujer tiene que vivir con maltrato. Hay ayuda. Su vida puede ser mejor.

Embarazo y tecnología

¿Qué debería saber sobre las aplicaciones de embarazo?

Algunas aplicaciones para smartphones son útiles para realizar un seguimiento de su fertilidad, estado físico, nutrición y, por supuesto, de su embarazo. Estas son algunas cosas que hay que tener en cuenta al utilizar aplicaciones:

- ¿También utiliza contadores de pasos, monitores de frecuencia cardiaca, escalas u otros dispositivos? ¿Desea que se conecten a la aplicación?

- ¿Tiene la aplicación un "modo de embarazo"? Por ejemplo, si su aplicación realiza un seguimiento de su peso y consumo de calorías, ¿tendrá en cuenta el peso que necesita aumentar durante su embarazo?

- Si las redes sociales y compartir publicaciones en estas es importante para usted, ¿es compatible la aplicación con ello?
- ¿Cómo utiliza y almacena la aplicación sus datos personales?

El uso de aplicaciones durante el embarazo puede ser divertido e informativo. Pero las aplicaciones no deberían reemplazar el consejo de su ginecoobstetra. Si tiene alguna pregunta sobre algo mencionado en su aplicación, pregunte a su ginecoobstetra en su próxima consulta.

¿Puedo confiar en la información que leí en las salas de chat de embarazo?

Las salas de chat en línea pueden ayudarle a sentirse parte de una comunidad. Usted puede encontrar el apoyo de las mujeres que pasan por experiencias similares. Pero no se puede conocer la situación de salud de nadie que visita una sala de chat. Recuerde que cada mujer y cada embarazo es único. Por esta razón, el consejo de la sala de chat nunca debe reemplazar el consejo de su ginecoobstetra.

Su embarazo

¿Cuánto dura el embarazo?

El embarazo se cuenta desde el primer día de su *fecha de última menstruación (FUM)*. Esto significa que se cuentan 2 semanas adicionales al comienzo de su embarazo cuando usted no está realmente embarazada. Por lo tanto, el embarazo dura 10 meses (40 semanas)—no 9 meses—debido a estas semanas adicionales.

¿Cuánto peso debería aumentar durante el embarazo?

El aumento de peso depende en parte de su *índice de masa corporal (IMC)* antes del embarazo. Durante las primeras 12 semanas—el primer trimestre—usted puede aumentar solo de 0.5 a 2 kg (1 a 5 libras) o no aumentar de peso. En su segundo y tercer trimestres, si usted tenía un peso saludable antes del embarazo, debería aumentar entre 0.2 y 0.5 kg (0.5 y 1 libra) por semana.

Para las mujeres que tenían un peso saludable cuando quedaron embarazadas, la clave para un aumento de peso saludable es aumentar lentamente sus calorías. En el primer trimestre, cuando el aumento de peso es mínimo, generalmente no se necesitan calorías adicionales. En el segundo trimestre, necesita 340 calorías adicionales al día, y en el tercer trimestre, unas 450 calorías adicionales al día. Véase el Capítulo 22, "Nutrición durante el embarazo", para obtener una tabla que muestra el aumento de peso saludable según el IMC.

¿Qué causa las náuseas y vómitos durante el embarazo?

Nadie sabe con seguridad qué causa las náuseas y vómitos. El aumento de los niveles de *hormonas* puede desempeñar un papel importante. Los cambios hormonales también pueden aumentar su sentido del olfato y hacer que sea mucho más sensible a ciertos olores. Estos cambios pueden hacer que su sentido del gusto esté "apagado"—usted puede tener un sabor agrio o amargo en su boca, o es posible que nada le sepa bien.

¿Cómo puedo cuidar mis dientes después de vomitar?

Los vómitos pueden hacer que parte del esmalte de los dientes se desgaste. Esto sucede porque su estómago contiene mucho ácido. Haga un enjuague bucal con una cucharadita de bicarbonato de sodio disuelto en una taza de agua. Enjuagar su boca con esta mezcla puede ayudar a neutralizar el ácido y proteger sus dientes.

¿Cómo puedo saber si mi tristeza es normal o un signo de depresión?

Es normal sentirse triste a veces. Pero si usted está sintiendo una pérdida de interés en cosas que antes la hacían feliz, hable con su ginecoobstetra. Otros signos de *depresión* incluyen

- sentirse desesperanzada o inútil
- dormir más de lo normal
- tener problemas para prestar atención o tomar decisiones

Dígale a su ginecoobstetra cómo se siente. Él o ella puede determinar si su tristeza es depresión y brindarle la ayuda que necesita.

¿Un examen de ultrasonido positivo garantiza que mi bebé estará sano?

Es bueno cuando un *ultrasonido* no muestra signos de problemas para el bebé. Pero esto no es una garantía de que un bebé nazca sano. El ultrasonido no puede detectar todos los problemas que pueda tener el bebé. Es posible que el ultrasonido no encuentre un defecto congénito y no está diseñado para saber qué tan bien funcionarán los órganos del bebé después del nacimiento.

A veces un ultrasonido mostrará problemas menores o resultados inciertos. Si esto sucede, su ginecoobstetra debería discutir los resultados con usted. Si se encuentra un problema claro, su ginecoobstetra puede ordenar más pruebas para entender lo que los resultados pueden significar para su bebé.

¿Qué es el cribado de portadores ampliado?

El *cribado de portadores ampliado* es un examen de sangre que detecta muchos *trastornos genéticos* a la vez. Si está interesada en este tipo de prueba de detección precoz, hable con su ginecoobstetra. Véase el Capítulo 33, "Trastornos genéticos, detección precoz y pruebas".

¿Qué debería saber sobre las imágenes de ultrasonido de "recuerdo"?

Hay un tipo de negocio que crea retratos del bebé usando la tecnología del ultrasonido. Es posible que haya visto un negocio como este en un centro comercial. Estos negocios no son instalaciones médicas. Es posible que los empleados no estén capacitados para interpretar las imágenes de ultrasonido por usted. Usted puede estar falsamente asegurada de que su bebé está bien después de uno de estos ultrasonidos, cuando puede haber un problema que no se detectó. O puede que le preocupe que la imagen muestre un problema y no obtendrá una opinión médica experta. También existe preocupación acerca de la seguridad de usar ultrasonido por una razón no médica. Si desea una imagen de su bebé, puede pedir una durante un ultrasonido estándar realizado por su ginecoobstetra.

¿Necesitaré reposo en cama cerca del final del embarazo?

Para la mayoría de las mujeres, no se recomienda el reposo en cama. No hay evidencia científica de que el reposo en cama reduzca el riesgo de trabajo de parto **prematuro** o **preeclampsia**. Estar completamente inactiva puede aumentar el riesgo de otros problemas, incluyendo coágulos de sangre. Si su ginecoobstetra sugiere reposo en cama porque usted tiene una afección médica específica, pregunte si puede hacer alguna actividad.

¿Es seguro tener sexo durante el embarazo?

La mayor parte de la actividad sexual es segura para las mujeres que tienen embarazos saludables. Esto incluye **relaciones sexuales** o **penetración** con los dedos o juguetes sexuales. El **saco amniótico** y los músculos fuertes del **útero** protegen al bebé. Si tiene **complicaciones** del embarazo o preguntas sobre lo que puede ser una actividad sexual segura para usted, hable con su ginecoobstetra.

Es normal tener calambres o manchado después de tener sexo con penetración. Además, el **orgasmo** puede causar calambres. Si tiene cólicos intensos y persistentes, o si su sangrado es abundante (como el sangrado menstrual normal), llame a su ginecoobstetra.

Nutrición y ejercicio

¿Cuánto ejercicio debo hacer al principio de mi embarazo?

A menos que su ginecoobstetra le indique que no lo haga, debe hacer ejercicio moderado durante 30 minutos o más la mayoría de los días, si no todos los días. Los 30 minutos no tienen que ser todos juntos. Por ejemplo, usted podría tomar dos caminatas de 10 minutos y hacer 10 minutos de estiramiento, por un total de 30 minutos. Si no ha estado activa, empiece con unos minutos cada día y vaya aumentando hasta llegar a 30 minutos o más. Véase el Capítulo 23, "Ejercicio durante el embarazo".

¿Cuánta cafeína puedo tomar al día?

La investigación sugiere que el consumo moderado de cafeína (menos de 200 miligramos por día) no causa *aborto espontáneo* ni parto prematuro. Esa es la cantidad en una taza de café de 0.35 Litros (12 onzas). Recuerde que la cafeína también se encuentra en el té, chocolate, bebidas energéticas y refrescos. La cafeína puede interferir con el sueño y contribuir a las náuseas y al mareo. La cafeína también puede aumentar la micción y llevar a la *deshidratación*.

¿Qué puedo hacer con el olor de mis vitaminas prenatales?

Si el olor de sus vitaminas le causa malestar estomacal, o si le resulta difícil retenerlas, puede tomar dos vitaminas masticables para niños. Asegúrese de decirle a su ginecoobstetra que está tomando vitaminas para niños.

¿Puedo comer sushi mientras estoy embarazada?

Muchos peces son seguros para comer cuando están completamente cocidos, pero usted debería evitar todo pescado crudo o poco cocido cuando esté embarazada. El pescado crudo, incluido el sushi y el sashimi, es más probable que contenga parásitos o *bacterias* que el pescado completamente cocido. Véase el Capítulo 22, "Nutrición durante el embarazo", para obtener más información sobre pescados seguros para comer durante el embarazo.

¿Qué es la deficiencia de vitamina D?

La deficiencia de vitamina D ocurre cuando una persona no recibe suficiente vitamina en su dieta diaria. Aunque la vitamina D se puede producir en el cuerpo a través de la exposición a la luz solar, la mayoría de las personas no reciben suficiente vitamina D a través de la exposición a la luz solar sola. Las fuentes alimentarias de vitamina D incluyen

- leche fortificada
- aceites de hígado de pescado
- pescado graso, como el salmón y la caballa (pero evite la caballa real, que puede tener altos niveles de mercurio)

Busque una vitamina prenatal con 600 unidades internacionales (UI) de vitamina D. Tenga en cuenta que la etiqueta puede decir 15 microgramos (µg), que es lo mismo que 600 UI. Si su vitamina prenatal no tiene tanta vitamina D, hable con su ginecoobstetra sobre cómo obtener lo que necesita de los alimentos.

¿Cómo puedo obtener todo el calcio que necesito si no puedo comer productos lácteos?

La *intolerancia a la lactosa* significa que no se puede digerir completamente el azúcar de la leche (lactosa) en los productos lácteos. Las mujeres embarazadas con esta afección todavía necesitan obtener la cantidad diaria de *calcio* para fomentar el crecimiento de su bebé. He aquí algunos consejos:

- Pruebe diferentes tipos de productos lácteos. No todos los productos lácteos tienen la misma cantidad de lactosa. Por ejemplo, los quesos duros como el queso suizo o el cheddar tienen solo pequeñas cantidades de lactosa y generalmente no causan síntomas.
- Compre productos sin lactosa, como Lactaid. Contienen todos los *nutrientes* que se encuentran en la leche regular y en los productos lácteos.
- Obtenga calcio de otros alimentos. Las buenas fuentes son el salmón rosado enlatado, las nueces y semillas, las verduras de hoja verde, las melazas, y los panes y jugos fortificados con calcio.

Véase la sección "Dietas especiales y restricciones alimentarias" en el capítulo 22, "Nutrición durante el embarazo".

¿Cuánta agua debería beber cada día?

Durante el embarazo debería beber de 8 a 12 tazas (1.9 a 2.8 Litros o 64 a 96 onzas) de agua todos los días. El agua tiene muchos beneficios. Ayuda a la digestión y ayuda a formar el *líquido amniótico* alrededor del bebé. El agua también ayuda a que los nutrientes circulen en el cuerpo y ayuda a que los desechos salgan del cuerpo.

¿Por qué es importante la fibra en el tercer trimestre?

El estreñimiento es común cerca del final del embarazo. Comer más alimentos con fibra puede ayudar a combatir el estreñimiento. La fibra se encuentra principalmente en frutas, verduras, granos integrales, frijoles, y nueces y semillas. Usted debería apuntar a ingerir cerca de 25 gramos (0.9 onza) de fibra en su dieta cada día. Las buenas fuentes de fibra incluyen

- manzanas
- plátanos

- lentejas
- frambuesas
- arvejas partidas
- pasta de trigo integral

Compruebe las etiquetas de los alimentos envasados y elija opciones de fibra más alta si es posible. Si usted no ha estado recibiendo sus 25 gramos (0.9 onza) al día, aumente la cantidad de fibra que toma un poco cada día. Beba mucha agua a medida que aumente la ingesta de fibra. Véase el Capítulo 22, "Nutrición durante el embarazo".

Sustancias potencialmente nocivas

¿Por qué debería informar a mi ginecoobstetra sobre mis medicamentos y suplementos?

Algunos medicamentos, incluyendo medicamentos de venta libre y suplementos herbales, no deberían tomarse mientras esté embarazada. Por ejemplo, la *isotretinoína* es un medicamento de venta con receta que se usa para tratar el acné grave. Puede causar defectos congénitos graves si se usa durante el embarazo. Otro ejemplo es la vitamina A, que ha demostrado causar defectos congénitos graves si se toma en grandes dosis durante el embarazo. Su ginecoobstetra puede determinar la seguridad de cualquier cosa que usted esté tomando. Véase el Capítulo 24, "Reducción de riesgos de defectos congénitos".

¿Qué puedo hacer para evitar el humo ambiental de tabaco?

Sea directa sobre pedir a otros que no fumen a su alrededor. Si su pareja o familiares no están dispuestos a dejar de fumar, pídales que fumen afuera. No permita que nadie fume en su coche o en su casa.

¿Qué necesito saber sobre el virus de Zika?

Puede contraer el virus del *Zika* a través de la picadura de un mosquito infectado o a durante el sexo con una pareja infectada. Muchas personas infectadas con el virus del Zika no tienen síntomas o solo tienen síntomas leves. La infección durante el embarazo se puede transmitir de una mujer a su bebé. El virus del Zika puede causar daño cerebral grave en un bebé. Si usted o su pareja viven en un área con virus del Zika activo o viajará a un área con Zika, habla con su ginecoobstetra sobre las formas de protegerse. Véase el Capítulo 25, "Protegerse de las infecciones".

¿Es seguro tener un gato durante el embarazo?

Usted puede haber oído que las heces de gato pueden llevar la infección *toxoplasmosis*. Esta infección solo se encuentra en gatos que salen al aire libre y cazan presas, como ratones y otros roedores. Si usted tiene un gato de casa que sólo come comida de gato y no tiene contacto con animales externos, su riesgo de toxoplasmosis es muy bajo. Si usted tiene un gato que vive al aire libre o come presa, haga que alguien más tome el control diario de la limpieza de la caja de arena. Esto la mantendrá alejada de cualquier excremento de gato.

¿Qué debería hacer si he estado expuesta a la varicela?

Dígale a su ginecoobstetra de inmediato si ha estado alrededor de alguien que tiene *varicela*, nunca ha tenido la enfermedad y nunca ha recibido la vacuna contra la varicela. A veces se pueden tomar medidas para evitar problemas y reducir cualquier riesgo para su bebé. Véase el Capítulo 25, "Protegerse de las infecciones".

Trabajo de parto y parto

¿Tengo que escribir un plan de parto?

Un plan de parto es una manera para que usted comparta sus deseos con aquellos que le cuidarán durante el trabajo de parto y el parto. A algunas mujeres les gusta tener un plan, a pesar de que pueden ocurrir cosas inesperadas y el plan puede tener que cambiar. Véase el Capítulo 12, "Preparación para el parto", para consejos sobre escribir un plan. También puede usar el "Ejemplo de plan de parto" al final de este libro como guía. Pero usted no necesita tener un plan de parto antes de que nazca su bebé. No es un requisito. Si la idea de escribir un plan de parto no le atrae, eso está bien.

Si el coronavirus (COVID-19) se propaga a medida que me acerco al parto, ¿sería más seguro tener un parto en casa?

El ACOG cree que el lugar más seguro para dar a luz es un hospital, centro de maternidad con base en un hospital o centro de maternidad independiente acreditado. Incluso los embarazos más saludables pueden tener problemas que surgen con poca o ninguna advertencia durante el trabajo de parto y el parto. Si ocurren problemas, un entorno hospitalario puede ofrecerle a usted y a su bebé la mejor atención rápidamente. Tenga en cuenta que los hospitales, los centros de maternidad con base en hospitales y los centros de maternidad independientes acreditados siguen procedimientos estrictos de control de infecciones.

¿Cómo puedo recordar todo lo que necesito hacer antes de dar a luz?

Usted puede sentirse abrumada mientras se prepara para el nacimiento de su bebé. Una manera de tomar el control es escribir una lista de verificación de todo lo que usted necesita hacer antes de dar a luz. Su lista de verificación puede incluir cosas como llenar formularios de trabajo para su licencia de maternidad y asegurarse de tener un cuidador para sus otros niños y mascotas hasta que llegue a casa. Véase el Capítulo 12, "Preparación para el parto".

¿Hay algo que pueda hacer para iniciar el trabajo de parto?

Es posible que haya escuchado a otras mujeres hablar sobre las maneras en que puede hacer que el trabajo de parto comience por su cuenta. Muchas mujeres creen que tomar largas caminatas, tener sexo, tomar medicamentos a base de hierbas o comer alimentos picantes pueden provocar el trabajo de parto. Pero no hay evidencia de que ninguno de estos métodos funcione.

Un método no médico de inducción del trabajo de parto que es algo eficaz es la estimulación del pezón. La investigación sobre este método encontró que sí producía el trabajo de parto en algunas mujeres, pero solo cuando el *cuello uterino* estaba listo para este. No trate de provocar el trabajo de parto con estimulación del pezón sin la aprobación de su ginecoobstetra.

¿Qué es el "dolor de espalda durante el parto"?

El dolor de espalda durante el parto se refiere al intenso dolor lumbar que muchas mujeres tienen durante el trabajo de parto y el parto. Algunas mujeres incluso sienten este dolor entre las contracciones. El dolor es causado por la presión de la cabeza del bebé en la parte inferior de la espalda. Sus clases de preparación para el parto deberían enseñarle maneras de lidiar con el trabajo de parto, incluyendo cambios de posición o masaje de pareja. Véase el Capítulo 13, "Alivio del dolor durante el parto".

¿Qué es el parto vaginal instrumentado?

Cuando se instrumenta un parto vaginal, significa que el ginecólogo usa *fórceps* o un *dispositivo de vacío* para ayudar a dar a luz al bebé. El *parto vaginal instrumentado* se puede realizar si usted ha pujado durante mucho tiempo sin progreso. También se puede realizar si hay un problema con el bebé, como un ritmo cardíaco lento. Hable con su ginecoobstetra sobre el parto vaginal instrumentado en una de sus consultas de *cuidados prenatales*. Véase el Capítulo 16, "Parto vaginal instrumentado y presentación podálica".

¿Qué es una episiotomía?

La *episiotomía* es un procedimiento en el que se hace un pequeño corte para ensanchar la abertura de la vagina cuando una mujer está dando a luz. Se puede hacer para evitar el desgarro de la piel en la abertura de la vagina. También se puede hacer para ayudar con el parto del bebé. Los tipos incluyen

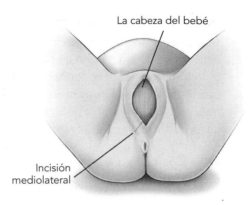

La cabeza del bebé

Incisión mediolateral

- mediolateral, corte que se hace al lado de la vagina y la *vulva*
- línea media, una incisión que se hace en la vagina y la vulva en la dirección del (pero no hasta el final) *ano*

Hable con su ginecoobstetra sobre la episiotomía en una de sus consultas de cuidados prenatales. El ACOG recomienda que la episiotomía se realice solo cuando es absolutamente necesario. Esto puede incluir situaciones en las que el bebé está estresado y necesita nacer más rápidamente, o para prevenir rasgaduras más grandes que pueden ocurrir durante el parto. Pregúntele a su ginecoobstetra

- con qué frecuencia hace episiotomías
- qué tipo se hace más a menudo
- qué tipo de situaciones requieren este procedimiento

Juntos pueden tomar una decisión sobre su situación particular.

Después de que nazca el bebé

¿Qué es el pinzamiento tardío del cordón umbilical?

El pinzamiento tardío del cordón umbilical es la práctica de esperar un corto tiempo antes de cortar el *cordón umbilical* después del nacimiento. Esto permite que la sangre del cordón umbilical, junto con el hierro adicional, las *células madre* y los *anticuerpos*, fluyan de nuevo al bebé. El pinzamiento tardío del cordón umbilical parece ser útil tanto para bebés a término como *prematuros*. Por esta razón, ACOG recomienda retrasar el pinzamiento tardío del cordón umbilical durante al menos 30 a 60 segundos después del nacimiento para la mayoría de los bebés. Véase el Capítulo 12, "Preparación para el parto", para obtener más información sobre el pinzamiento del cordón y los bancos de sangre de cordón umbilical.

¿Cuáles son los beneficios de la lactancia materna?

La lactancia materna es buena para su bebé y para usted. La leche materna tiene la cantidad correcta de grasa, azúcar, agua y proteínas necesarios para el crecimiento de su bebé. La leche materna contiene anticuerpos que protegen a los bebés de infecciones. Los bebés amamantados tienen un menor riesgo de **síndrome de muerte súbita infantil (SMSI)**. Para usted, la lactancia materna desencadena la liberación de una hormona llamada **oxitocina**. Esta hormona hace que el útero se contraiga y vuelva a su tamaño original. Estas contracciones leves también reducen la cantidad de sangrado que puede tener después de dar a luz. Véase el Capítulo 20, "Alimentar a su bebé", para obtener más detalles sobre los beneficios de la lactancia materna.

¿Qué tan pronto después del parto puedo amamantar?

Si se siente capaz, puede comenzar a amamantar tan pronto como nazca el bebé. Un bebé sano puede amamantarse durante la primera hora después del nacimiento. Mantener a su bebé sobre su pecho (llamado contacto piel a piel) es la mejor manera de comenzar a amamantar. Sus enfermeras de trabajo de parto pueden ayudarla a usted y a su bebé a colocarse en la posición correcta. Véase el Capítulo 18, "Después de que nazca el bebé".

¿Qué tipo de anticonceptivos debería usar después de tener al bebé?

Usted tiene muchas opciones de **anticonceptivos** después del embarazo. Algunos, como el **dispositivo intrauterino (DIU)** y el **implante anticonceptivo**, se pueden insertar antes de que usted se vaya a casa del hospital.

En algunos casos, lo que estaba usando antes del embarazo podría no ser una buena opción ahora. Por ejemplo, las píldoras anticonceptivas que contienen **estrógeno** pueden afectar su suministro de leche mientras comienza a amamantar. Si usted estaba usando un diafragma o un capuchón cervical antes del embarazo, necesitará ser recolocado varias semanas después del parto, cuando el útero y el cuello uterino han vuelto a su tamaño normal. Véase el Capítulo 21, "Anticonceptivos después del embarazo y más allá", para una discusión sobre las opciones de anticonceptivos.

RECURSOS

Anticonceptivos

https://medlineplus.gov/birthcontrol.html
Visión general de anticonceptivos e información relacionada de la Biblioteca Nacional de Medicina de EE. UU. Incluye enlaces a otros recursos.

Asociación Nacional de Trastornos de la Alimentación

www.nationaleatingdisorders.org/pregnancy-and-eating-disorders
Ofrece una visión general de los riesgos que presentan los trastornos de la alimentación durante el embarazo. Mantiene una extensa lista de recursos para encontrar ayuda y apoyo.

Coronavirus (COVID-19)

www.cdc.gov/coronavirus/2019-ncov/index.html

Sitio web de los CDC con la información más actualizada sobre el coronavirus.

Coronavirus (COVID-19), embarazo y lactancia materna: un mensaje para los pacientes

www.acog.org/COVID-Pregnancy

Página web del ACOG con preguntas frecuentes sobre el coronavirus, el embarazo y la lactancia materna.

Ejercicio y aptitud física

https://medlineplus.gov/exerciseandphysicalfitness.html

Información general sobre ejercicios de la Biblioteca Nacional de Medicina de los EE. UU., con enlaces a otros recursos.

La Leche League International

www.llli.org

Proporciona información y apoyo a las mujeres que amamantan. Ofrece referencias a grupos de apoyo locales

Línea de ayuda internacional de apoyo posparto

www.postpartum.net

1-800-944-4773

Envíe un mensaje de texto al 1-503-894-9453 (inglés) o 1-971-420-0294 (español)

Línea de ayuda no urgente para apoyo, información o referencias a profesionales de salud mental posparto. La línea de ayuda está abierta 7 días a la semana. Deje un mensaje confidencial en cualquier momento y un voluntario le devolverá su llamada o mensaje de texto lo antes posible. PSI también ofrece reuniones de grupos de apoyo en línea para conectarse con otras mujeres embarazadas y posparto. También puede unirse al chat semanal de PSI con un experto.

Línea Nacional de Violencia Doméstica

1-800-799-SAFE (7233)

(TTY 1-800-787-3224)

Text LOVEIS to 22522

www.thehotline.org

Sitio web, líneas de teléfono y servicio de chat en línea que le permiten hablar confidencialmente con un consejero sobre violencia doméstica y encontrar ayuda. Las líneas de teléfono y el chat están disponibles las 24 horas del día.

Programa Nacional de Sangre de Cordón Umbilical

www.nationalcordbloodprogram.org

Sitio web para el banco de sangre de cordón umbilical más grande de los Estados Unidos. Proporciona información sobre la recolección, almacenamiento, almacenamiento y recuperación de sangre de cordón.

Virus del Zika: embarazo

www.cdc.gov/zika/pregnancy/

Sitio de los CDC actualizado con frecuencia con las últimas noticias sobre el virus del Zika y el embarazo, cómo protegerse y la información sobre viajes.

Su embarazo y el nacimiento de su bebé

www.acog.org/MyPregnancy

Sitio web de ACOG con información sobre el embarazo, el trabajo de parto, el parto y los cuidados posparto. Incluye la información más reciente de los expertos en atención de la salud de la mujer, preguntas respondidas por los ginecoobstetras del ACOG, historias de embarazos de mujeres reales y un directorio de la A a la Z de temas de salud que cubren el embarazo y más allá.

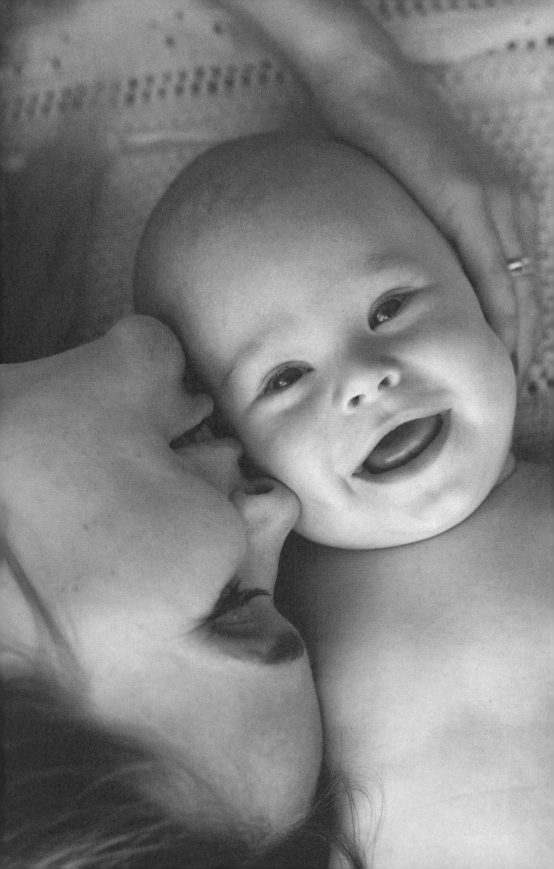

PARTE 5

Consideraciones especiales

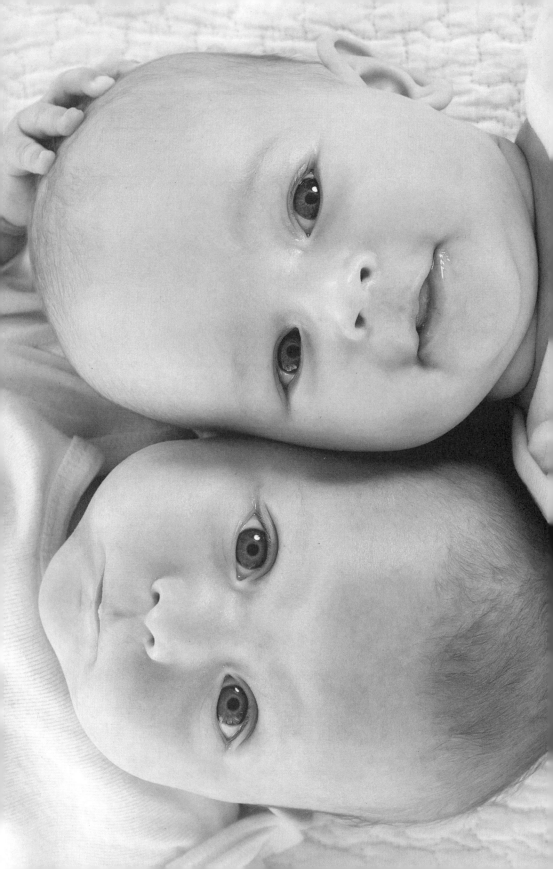

CAPÍTULO 28

Partos múltiples

Cuando se trata de gemelos, trillizos o más

Cuando una mujer está gestando más de un bebé, se llama *embarazo múltiple*. En los últimos 40 años, los embarazos múltiples se han vuelto más frecuentes. La tasa de natalidad de gemelos en el 2017 fue de 33 gemelos por cada 1,000 nacimientos. Eso es casi el doble de la tasa de natalidad de gemelos en 1980. Mientras tanto, la tasa de natalidad de tres, cuatro o más bebés aumentó un 400 por ciento de 1980 a 1998, pero en los últimos años esta tasa ha disminuido.

¿Por qué el aumento en embarazos múltiples? Una razón es que más mujeres tienen bebés más tarde en la vida. Las mujeres mayores de 35 años tienen una mayor probabilidad de tener gemelos. Otra razón es que más mujeres están teniendo tratamientos de fertilidad para quedar embarazadas. Estos tratamientos pueden aumentar el riesgo de embarazos múltiples. Si usted está recibiendo tratamientos de fertilidad, hable con su especialista en fertilidad o *ginecólogo obstetra (ginecoobstetra)* sobre los riesgos de un embarazo múltiple.

Tener partos múltiples

Los partos múltiples ocurren cuando más de un *embrión* crece en el *útero*. Este proceso puede ocurrir naturalmente, o puede ocurrir artificialmente durante los tratamientos de fertilidad.

Tratamientos de fertilidad y embarazo múltiple

Los tratamientos de fertilidad son un factor importante en el aumento de embarazos múltiples en los Estados Unidos. La **tecnología de reproducción asistida (TRA)** incluye todos los tratamientos de fertilidad en los que se manejan tanto los óvulos como los espermatozoides. La TRA suele implicar la **fertilización in vitro (FIV)**. Con la FIV, los espermatozoides se combinan con el óvulo en un laboratorio y, posteriormente, el **embrión** se transfiere al útero.

En algunos casos, se transfiere más de un embrión. El riesgo de embarazos múltiples aumenta a medida que aumenta el número de embriones transferidos. Cuando se transfieren dos o más embriones, alrededor del 45 por ciento de los embarazos resultan en gemelos y alrededor del 7 por ciento en trillizos o más.

Debido a los riesgos asociados con el embarazo múltiple, la Sociedad Americana de Medicina Reproductiva recomienda tratar de prevenir los embarazos múltiples cuando se usan tratamientos de fertilidad. Si está considerando tratamientos para la fertilidad, hable con un especialista en fertilidad sobre los riesgos de un embarazo múltiple y cómo puede evitar tener más de un bebé.

Un embarazo se llama de "orden superior" si la mujer está gestando tres o más fetos. Cuando esto sucede, se puede considerar un procedimiento llamado **reducción de embarazo fetal múltiple**. Este procedimiento reduce en uno o más el número total de fetos.

Existen riesgos con este procedimiento, incluyendo el riesgo de perder todos los fetos. Pero con embarazos de orden superior, los expertos generalmente sienten que estos riesgos son superados por los posibles beneficios. La reducción de un embarazo reduce los riesgos asociados con el parto **pretérmino**. También reduce los riesgos para la mujer embarazada, que incluyen **diabetes gestacional, presión arterial alta** y **preeclampsia**.

Gemelos fraternos e idénticos

El tipo más frecuente de embarazo múltiple son los gemelos y los gemelos vienen en dos tipos:

- *Gemelos fraternos*—La mayoría de los gemelos son fraternos. Estos bebés crecen a partir de *óvulos* fertilizados y *espermatozoides* separados. Debido a que cada gemelo crece a partir de la unión de un óvulo y un espermatozoide diferentes, estos gemelos son similares solo en la forma en que cualquier hermano es similar. Estos gemelos pueden ser niños, niñas o uno de cada uno.

Cómo se forman los gemelos

Los gemelos fraternos se forman a partir de dos óvulos y cada uno tiene una placenta. Los gemelos idénticos se forman de un óvulo que se divide en dos. Pueden compartir la misma placenta, pero cada uno tiene su propio saco.

Dos óvulos +
dos espermatozoides

Un óvulos +
un espermatozoides

Un óvulo
fertilizado

Dos óvulos
fertilizados

El óvulo
fertilizado se
divide en dos

Dos
embriones

Dos
embriones

Placenta

Placenta

Placenta
compartida

Saco
amniótico

Saco
amniótico

Saco
amniótico

Saco
amniótico

Gemelos fraternos

Gemelos idénticos

Tipos de gemelos. Los gemelos fraternos se forman a partir de dos óvulos y cada uno tiene una placenta. Los gemelos idénticos se forman de un óvulo que se divide en dos.

- *Gemelos idénticos*—Cuando un óvulo fertilizado se divide temprano en el embarazo y crece en dos embriones, se forman gemelos idénticos. Los gemelos idénticos son del mismo sexo y tienen los mismos rasgos hereditarios incluyendo el grupo sanguíneo, el color del cabello y el color de los ojos. Por lo general parecen muy similares.

Tres o más bebés

Se puede producir un embarazo con tres o más bebés

- por la fertilización de más de un óvulo
- un solo óvulo fertilizado que se divide
- ambos procesos ocurren en el mismo embarazo

Esto se llama un embarazo de mayor orden y rara vez ocurre de forma natural. Es más a menudo el resultado de los tratamientos de fertilidad.

Signos de que es más de un bebé

Hay signos que pueden decirle a su ginecoobstetra que está embarazada de más de un bebé. Estos signos pueden incluir lo siguiente:

• Aumento rápido de peso durante el primer *trimestre*

• Náuseas del embarazo intensas

• Escuchar sonidos cardíacos de más de un bebé durante un examen prenatal

• Su útero es más grande de lo esperado durante un examen prenatal

La mayoría de las mujeres aprenden que están gestando múltiples fetos al principio de sus embarazos. Un *ultrasonido* puede detectar la mayoría de los fetos múltiples entre 6 y 8 semanas de embarazo.

Términos que debe conocer

Al principio de un embarazo múltiple, se realizará un ultrasonido para ver cómo se sitúan los bebés en el útero. En un embarazo con un bebé, hay un *saco amniótico*, un *corion* (membrana) alrededor del saco y una *placenta*. Cuando hay dos bebés, puede haber dos sacos amnióticos, dos coriones y dos placentas, o estos pueden ser compartidos. Los médicos usan los términos *corionicidad* y *amnionicidad* para referirse a esta compartición. Los tipos de gemelos se explican de esta manera:

• *Diamniótico-dicoriónico*—Gemelos que tienen sus propios sacos amnióticos y coriones. Pueden o no compartir una placenta.

• *Diamniótico-monocoriónico*—Gemelos que tienen sacos amnióticos separados, pero comparten un corion y placenta.

• *Monoamniótico-monocoriónico*—Gemelos que comparten un corion, placenta y saco amniótico.

Los trillizos pueden tener sus propias placentas y sacos amnióticos. O dos de los trillizos pueden compartir un saco amniótico, una placenta o ambos. En raras ocasiones, los trillizos pueden compartir una placenta y un saco amniótico. La cantidad de riesgo para los bebés depende principalmente de lo que comparten en el útero, por lo que es importante saberlo lo antes posible.

Riesgos con fetos múltiples

El riesgo de problemas durante un embarazo múltiple aumenta con el número de bebés. Esto significa que existe un mayor riesgo de problemas con los gemelos que con un solo bebé, y un mayor riesgo de problemas con los trillizos

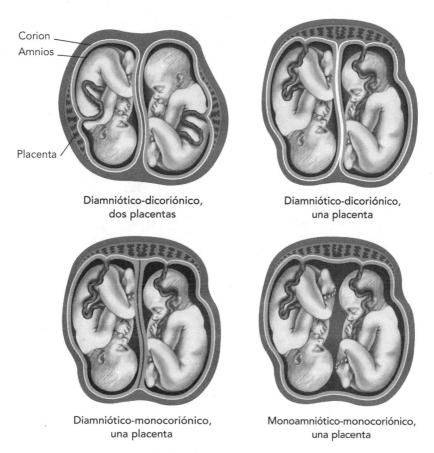

Corion
Amnios
Placenta

Diamniótico-dicoriónico,
dos placentas

Diamniótico-dicoriónico,
una placenta

Diamniótico-monocoriónico,
una placenta

Monoamniótico-monocoriónico,
una placenta

Corionicidad y amnionicidad. Cuando hay dos bebés, puede haber dos sacos amnióticos, dos coriones y dos placentas separados, o estos pueden ser compartidos. Los ginecoobstetras usan los términos corionicidad y amnionicidad para referirse a esta compartición.

que con los gemelos. Por eso son tan importantes los cuidados prenatales. Permite a su ginecoobstetra manejar cualquier *complicación* que pueda surgir.

Parto pretérmino

El parto *pretérmino*—antes de las 37 semanas de embarazo—es el problema más frecuente de embarazos múltiples. Más de la mitad de los gemelos y más del 90 por ciento de los trillizos nacen pretérminos. Con cada bebé extra, el embarazo promedio es más corto y el peso promedio al nacer es menor (véase la Tabla 28-1, "Duración de embarazos múltiples").

Los bebés pretérminos no han terminado de crecer ni de desarrollarse. Es más probable que tengan problemas de salud que los bebés nacidos *a término*. Algunos problemas, como las discapacidades del aprendizaje, aparecen más tarde en la infancia o incluso en la edad adulta. Los múltiples bebés prema-

¿Qué tipo de ginecoobstetra debería ver?

Algunas mujeres que llevan más de un bebé ven a un **especialista en medicina materno-fetal (MMF)** durante el embarazo. Estos especialistas, también llamados perinatólogos, son médicos que se especializan en el cuidado de mujeres embarazadas que pueden estar en alto riesgo de problemas de salud.

Tener un embarazo múltiple no significa necesariamente que necesite un especialista en MMF. Si usted está sana, puede elegir ver a un ginecoobstetra que tiene experiencia en el cuidado de mujeres con embarazos múltiples. Si usted tiene afecciones que la ponen en riesgo de complicaciones, o si tiene antecedentes de problemas de embarazo, su ginecoobstetra puede derivarla a un MMF. Este especialista le ayudará a cuidar a usted y a sus bebés junto con su ginecoobstetra.

TABLA 28-1 **Duración de los embarazos múltiples**

Tipo de embarazo	Edad gestacional media en el momento del parto (en semanas)	Peso promedio al nacer, kg (libras y onzas)
Único	39	3.3 kg (7 libras y 5 onzas)
Doble	35	2.3 kg (5 libras y 2 onzas)
Triple	32	1.7 kg (3 libras y 11 onzas)
Cuádruple	30	1.3 kg (2 libras y 13 onzas)

turos tienen mayor riesgo de daño cerebral y sangrado en el cerebro que los bebés pretérminos. La **parálisis cerebral infantil** también es más frecuente en los múltiples bebés pretérminos que en los bebés pretérminos únicos.

Los gemelos necesitan ser ingresados en la **unidad de cuidados intensivos neonatales (UCIN)** en aproximadamente 1 de cada 4 partos, y los trillizos en aproximadamente 3 de cada 4 partos. Los bebés muy pretérminos (aquellos que nacen antes de las 32 semanas de embarazo) pueden morir o tener problemas graves de salud, incluso con la mejor atención. Pero es importante tener en cuenta que la mayoría de los gemelos y otros bebés múltiples sobreviven.

No hay tratamiento que se pueda administrar para evitar que el parto pretérmino ocurra en embarazos múltiples. Lo mejor es estar preparada para la posibilidad de que sus bebés puedan nacer temprano. Si su trabajo de parto comienza temprano, se pueden hacer algunas cosas para ayudar a proteger la salud de sus bebés:

- Si usted entra en trabajo de parto y es probable que dé a luz entre las 23 y 34 semanas de embarazo, se le pueden administrar *corticosteroides*. Estos medicamentos pueden ayudar a que los pulmones, el cerebro y otros órganos de los bebés maduren.

- También se le puede dar un medicamento llamado *tocolítico*. Los tocolíticos son fármacos que se utilizan para retrasar el parto durante un breve período de tiempo (hasta 48 horas). Se administran para permitir que los corticosteroides hagan su trabajo o para transportarla a usted a un hospital que ofrece atención de nivel superior para los bebés que nacen pretérminos o con otras complicaciones.

- Si es probable que dé a luz antes de las 32 semanas de embarazo, se le puede administrar un medicamento llamado *sulfato de magnesio*. Se ha demostrado que reduce el riesgo y la gravedad de la parálisis cerebral en bebés pretérminos.

Los tocolíticos pueden tener efectos secundarios para la mujer embarazada, algunos de los cuales pueden ser graves y potencialmente mortales. El riesgo de estos efectos secundarios es mayor en mujeres con embarazos múltiples que en mujeres con embarazos únicos. Por esta razón, los tocolíticos se administran a una mujer con un embarazo múltiple solo cuando comienza el trabajo de parto pretérmino. Los tocolíticos no se recomiendan para prevenir el trabajo de parto pretérmino.

Signos de trabajo de parto pretérmino

Llame a su ginecoobstetra de inmediato si tiene signos o síntomas de trabajo de parto pretérmino, incluyendo

- cambio en el flujo vaginal (se vuelve acuoso, con apariencia de moco o con sangre)

- aumento en la cantidad de flujo vaginal

- presión pélvica o abdominal inferior

- dolor de espalda constante, bajo, sordo

- calambres abdominales leves, con o sin diarrea

- contracciones regulares o frecuentes o estrechamiento uterino, a menudo indoloro (cuatro veces cada 20 minutos u ocho veces por hora durante más de 1 hora)

- membranas rotas (se rompe la fuente, con un chorro o un goteo)

Si está embarazada de más de un bebé, asegúrese de conocer los signos del trabajo de parto pretérmino (véase el cuadro "Signos de trabajo de parto pretérmino" en este capítulo). Llame a su ginecoobstetra de inmediato si tiene cualquiera de los siguientes signos o síntomas. Véase el Capítulo 35, "Cuando el trabajo de parto comienza demasiado pronto: Trabajo de parto pretérmino, rotura prematura de membranas y parto pretérmino".

Problemas con la placenta y el cordón umbilical

Los bebés que comparten una placenta tienen un mayor riesgo de complicaciones que los que tienen placentas separadas. Un problema que puede ocurrir es el *síndrome de transfusión feto-fetal (STFF)*. En el STFF, el flujo sanguíneo entre los gemelos se desequilibra debido a un problema con la placenta. Un gemelo dona sangre al otro gemelo. El gemelo donante tiene muy poca sangre y el gemelo receptor tiene demasiada sangre. Esta afección puede conducir a problemas para ambos bebés.

El tratamiento está disponible para STFF. Un tratamiento que se puede hacer es extraer líquido adicional del saco amniótico del gemelo receptor. Este procedimiento, realizado con *amniocentesis*, puede necesitar hacerse cada pocos días o semanalmente. Los casos graves de STFF que se diagnostican a tiempo se pueden tratar con cirugía láser en la placenta. Esta cirugía debería ser realizada en un hospital por un obstetra que tenga experiencia con embarazos de alto riesgo.

Es raro que los bebés compartan un saco amniótico, pero cuando sucede, es un embarazo muy arriesgado. El problema más frecuente es una complicación del *cordón umbilical*. Si los bebés se enredan en sus cordones, es posible que no puedan moverse ni crecer y puedan morir. Las mujeres con este tipo de embarazo son monitoreadas con más frecuencia y necesitan tener sus bebés por *nacimiento por cesárea*.

Diabetes gestacional

Las mujeres que gestan múltiples bebés tienen más probabilidades de tener diabetes gestacional. La diabetes gestacional puede aumentar el peso de los bebés, el riesgo de dificultades respiratorias y otros problemas durante el período neonatal. El manejo de la diabetes gestacional a través de la dieta, el ejercicio y algunas veces la medicación puede reducir el riesgo de estas complicaciones. Véase el Capítulo 31, "Diabetes durante el embarazo".

Presión arterial alta y preeclampsia

Las mujeres que gestan múltiples bebés tienen un riesgo más alto de desarrollar una afección de presión arterial alta durante el embarazo llamada *preeclampsia*. Esta afección generalmente comienza después de las

20 semanas de embarazo y también puede ocurrir después del parto. Puede causar daño a los **riñones** y al hígado de la mujer. También puede aumentar el riesgo de cardiopatías más adelante en la vida. La preeclampsia tiende a ocurrir más temprano en embarazos múltiples.

Si los síntomas de preeclampsia se vuelven graves, los bebés pueden necesitar ser dados a luz de inmediato, incluso si no se han desarrollado completamente. Véase el Capítulo 30, "Hipertensión y preeclampsia", para obtener más información sobre la preeclampsia.

Problemas de crecimiento

Los bebés múltiples generalmente crecen más lentamente durante el embarazo que los bebés únicos. Alrededor del 25 por ciento de los gemelos y el 60 por ciento de los trillizos nacen con un tamaño menor que el promedio. A veces la placenta de uno o más de los bebés puede no estar en el mejor lugar. A veces, el cordón umbilical puede no formarse normalmente. Estos problemas pueden limitar la cantidad de **nutrientes** que reciben los bebés.

Los gemelos se llaman **discordantes** si uno es mucho más pequeño que el otro. Los gemelos discordantes tienen más probabilidades de tener problemas durante el embarazo y después del nacimiento. Los gemelos pueden ser discordantes debido a problemas con la placenta, problemas genéticos o STFF.

A partir de aproximadamente las 24 semanas, los ultrasonidos se utilizan para verificar el crecimiento de cada bebé. Si se sospecha de un problema de crecimiento, los ultrasonidos se hacen con más frecuencia. Si se encuentra un problema, también se pueden hacer pruebas especiales para evaluar el bienestar de los bebés. También se puede usar el ultrasonido para revisar su **cuello uterino** (si se está abriendo) y evaluar su riesgo de parto pretérmino.

Salud cotidiana

Si gesta más de un bebé, es posible que necesite ajustar su dieta y su rutina de ejercicio. También se le aconsejará que aumente de peso más que una mujer que está embarazada con un bebé único.

Nutrición

Cuando esté embarazada de múltiples bebés, tendrá que comer un poco más que si tuviera un bebé. Comer bien es importante para su salud y para la salud de sus bebés. Una pauta para seguir es que usted necesita alrededor de 300 calorías adicionales por bebé por día. Entonces, si está embarazada de gemelos, necesita comer unas 600 calorías adicionales por día. Para los trillizos, necesita unas 900 calorías adicionales. Estas calorías deben provenir de alimentos saludables. Véase el Capítulo 22, "Nutrición durante el embarazo", para obtener más información sobre la alimentación saludable.

TABLA 28-2 **Recomendaciones para aumentar de peso para un embarazo gemelar**

Índice de masa corporal (IMC) antes del embarazo	Aumento de peso total recomendado con un solo bebé, kg (libras)	Aumento de peso recomendado con gemelos, kg (libras)
Menos de 18.5 (bajo peso)	13 a 18 kg (28 a 40 libras)	Desconocido
18.5 a 24.9 (peso normal)	11 a 16 kg (25 a 35 libras)	17 a 24.5 kg (37 a 54 libras)
25.0 a 29.9 (sobrepeso)	7 a 11 kg (15 a 25 libras)	14 a 23 kg (31 a 50 libras)
30.0 y más (obeso)	5 a 9 kg (11 a 20 libras)	11 a 19 kg (25 a 42 libras)

Fuente: Institute of Medicine and National Research Council. 2009. *Weight Gain During Pregnancy: Reexamining the Guidelines.* Washington, DC: The National Academies Press.

Algunas mujeres con gemelos pueden tener más náuseas y vómitos. Puede ser más fácil comer comidas más pequeñas con más frecuencia.

Todas las mujeres embarazadas necesitan obtener cantidades adicionales de hierro (27 miligramos al día) y *ácido fólico* (600 microgramos [µg] al día). La manera más fácil de asegurarse de que usted está recibiendo estas cantidades recomendadas es tomar una vitamina prenatal todos los días. Tenga en cuenta que las etiquetas pueden decir 1,000 mcg de equivalentes de folato en la dieta (EFD), que es lo mismo que 600 mcg de ácido fólico.

Aumento de peso

Además de comer bien, aumentar la cantidad correcta de peso es muy importante para la salud de sus bebés. Tendrá que aumentar más peso cuando geste gemelos que si tuviera solo un bebé (véase la Tabla 28-2, "Recomendaciones para aumentar de peso para un embarazo gemelar").

El aumento de las libras necesarias durante su embarazo debería hacerse gradualmente. Con los gemelos, usted debería aumentar alrededor de 0.5 kg (1 libra) por semana en la primera mitad del embarazo. En la segunda mitad del embarazo, usted debería apuntar a ganar un poco más de 0.5 kg (1 libra) cada semana.

Ejercicio

Hacer ejercicio con regularidad es importante en cada embarazo. Pero cuando gesta múltiples bebés, la mayoría de los ginecoobstetras recomiendan precaución. Su ginecoobstetra puede aconsejarle que evite actividades extenuantes y ejercicios de alto impacto, como aeróbicos y correr. Los deportes que tienen un impacto menor pueden ser mejores para usted. Estas incluyen

- nadar
- yoga prenatal
- caminar

Evite quedarse sin respiración cuando haga ejercicio. Véase el Capítulo 23, "Ejercicio durante el embarazo", para más información sobre el ejercicio seguro.

Atención médica

Si gesta más de un bebé, puede ver a su ginecoobstetra con más frecuencia que una mujer que gesta un bebé. También puede necesitar atención especial durante el embarazo, el trabajo de parto y el parto.

Detección y diagnóstico genético prenatal

Tener un embarazo múltiple significa que hay consideraciones especiales para la evaluación rutinaria y el diagnóstico de *defectos congénitos*. Cada bebé está en riesgo de tener un defecto congénito. Esto significa que el riesgo de que ocurra un defecto congénito es mayor en un embarazo múltiple.

Las *pruebas de detección precoz* estándar para trastornos cromosómicos, como el *síndrome de Down (trisomía 21)*, implican tomar una muestra de sangre y medir el nivel de ciertas sustancias. Pero si los resultados de una prueba de detección precoz indican que existe la posibilidad de un trastorno, no es posible determinar a partir de los resultados de la prueba si uno o ambos bebés están afectados.

Es posible que haya oído hablar de otro tipo de exámenes de detección precoz llamados pruebas de *ADN libre circulante*. Este análisis de sangre se basa en el hecho de que una pequeña cantidad de ADN de la placenta circula en la sangre de una mujer embarazada. El ADN de la placenta en una muestra de sangre de la mujer puede ser examinado para detectar trastornos cromosómicos. La detección de ADN libre circulante para el síndrome de Down se puede hacer para mujeres que gestan gemelos, pero no se conoce su exactitud para el *síndrome de Patau (trisomía 13)* y el *síndrome de Edwards (trisomía 18)*.

Debido al aumento del riesgo de defectos congénitos y las limitaciones de las pruebas de detección precoz en un embarazo múltiple, su ginecoobstetra puede recomendar pruebas diagnósticas para la aneuploidía fetal. Las pruebas incluyen *muestreo de vellosidades coriónicas (MVC)* o *amniocentesis*. Estas pruebas son invasivas, lo que significa que es necesario obtener una pequeña cantidad de líquido amniótico o un pedazo muy pequeño de la placenta. Antes de hacerse una de estas pruebas, debería saber que

- por lo general, es necesario tomar una muestra de cada bebé
- los riesgos de los procedimientos aumentan con más de un bebé
- los resultados pueden mostrar que un bebé tiene un defecto y otro bebé no

Estas pruebas también son más difíciles de realizar en embarazos múltiples. Solo un ginecoobstetra experimentado debería hacer estas pruebas para un embarazo múltiple.

Vigilancia

Usted necesitará cuidados prenatales especiales si está embarazada de múltiples bebés. Debería visitar a su ginecoobstetra con más frecuencia. Su ginecoobstetra debería vigilar la salud de sus bebés con exámenes y pruebas especiales. Algunas pruebas son rutinarias. Otras se pueden hacer solo cuando se sospecha un problema. Las pruebas pueden incluir

- revisar el cuello uterino para detectar signos de trabajo de parto pretérmino
- ultrasonidos más frecuentes para comprobar el crecimiento de los bebés
- *prueba sin estrés*, en la que se mide la actividad cardíaca de los bebés
- *Perfil biofísico (PBF)*, con o sin una prueba sin estrés, que incluye la comprobación de los movimientos corporales, los movimientos respiratorios, el tono muscular y la cantidad de líquido amniótico de los bebés

Reposo en cama y hospitalización

Estudios recientes sugieren que la hospitalización rutinaria o el reposo en cama para mujeres con embarazos gemelares sanos no resultan en bebés más sanos o madres más sanas. De hecho, el reposo en cama puede aumentar el riesgo de que una mujer desarrolle *trombosis venosa profunda (TVP)*, una afección en la que se forma un coágulo de sangre en las venas profundas del cuerpo. Por estas razones, no se recomienda el reposo en cama de rutina ni la hospitalización para mujeres con embarazos múltiples.

Parto

El momento y la forma en que nacen sus bebés depende de ciertos factores, entre ellos

- la posición de cada bebé
- el peso de cada bebé
- su salud
- la salud de los bebés
- la ubicación de su placenta

Después de aproximadamente 38 semanas de embarazo, la placenta no funciona tan eficientemente en mujeres que gestan gemelos en comparación con mujeres que gestan un bebé. También hay un riesgo ligeramente mayor de **mortinato**. Pero el parto pretérmino de los bebés puede aumentar el riesgo de problemas de salud para ellos. Por lo tanto, usted y su ginecoobstetra deberían discutir el mejor momento para el parto de sus bebés.

La probabilidad de necesitar un **parto por cesárea** es mayor cuando está embarazada de gemelos que cuando está embarazada de un bebé. Pero tiene una buena oportunidad de tener una normal parto vaginal si

- el gemelo que se presenta primero (el más cercano al cuello uterino) está en posición de cabeza abajo
- la placenta está en una posición normal
- no hay otras complicaciones
- está embarazada de al menos 32 semanas

Si gesta tres o más bebés, se recomienda un parto por cesárea porque es más seguro para los bebés (Véase el Capítulo 17, "Parto por cesárea y nacimiento vaginal después de un parto por cesárea"). Si usted es capaz de dar a luz vaginalmente, esté preparada para un trabajo de parto largo. La etapa de puje puede tomar más tiempo con los gemelos.

Preparación

Tener más de un bebé puede ser emocionante y abrumador. Es importante que usted y su pareja estén lo más preparados posible para cuidar a más de un bebé. Puede ser útil hablar con otros padres que tienen múltiples bebés. Tener ayuda y apoyo hará que la vida con los bebés múltiples sea mucho más llevadera.

Aunque es imposible estar preparada para todo, muchas familias de bebés múltiples se enfrentan a los siguientes retos.

- Altos costos de atención de la salud—Debido a que muchos bebés a menudo nacen con problemas de salud, pueden necesitar atención de salud especializada a corto y largo plazo. Comuníquese con su compañía de seguros de salud para saber qué tipos de cuidados serán cubiertos bajo su plan.
- Amamantar—Amamantar a cualquier bebé toma práctica, y lo mismo ocurre con los bebés múltiples. Las enfermeras, los **consultores certificados de lactancia** y su ginecoobstetra pueden ayudarle a comenzar a resolver cualquier problema que pueda tener.

La leche materna tiene la cantidad correcta de todos los nutrientes que los bebés necesitan y se adapta a medida que cambian las necesidades de sus bebés. Cuando amamante, su suministro de leche aumentará a la cantidad correcta. Si sus bebés son pretérminos, puede extraer y almacenar la leche hasta que sean lo suficientemente fuertes como para alimentarse de su seno. Véase el Capítulo 20, "Alimentar a su bebé", para obtener información sobre la lactancia materna de bebés múltiples.

- Ayuda adicional—Necesitará algunas manos adicionales para ayudar a cuidar a sus bebés. Alinee a sus voluntarios mucho antes de su fecha de parto. Además, asegúrese de que al menos algunos de sus ayudantes se queden en el largo recorrido. Lo más probable es que necesite ayuda durante varias semanas o meses, dependiendo de cuántos bebés tenga.

- Estrés y cansancio—Cuidar de los bebés múltiples es estresante. Los bebés pretérminos necesitan alimentación más pequeña y frecuente, y el sueño puede ser escaso para los padres. Planifique períodos de descanso diarios y regulares para usted mismo. Es muy probable que uno de los padres tenga que quedarse en casa para cuidar a múltiples bebés.

- *Depresión posparto*—La "tristeza posparto" es muy común después del embarazo. Entre 2 y 3 días después del nacimiento de su bebé, algunas mujeres comienzan a sentirse deprimidas, ansiosas y molestas. Estos sentimientos generalmente desaparecen después de una semana o dos. Si no lo hacen, o si empeoran, puede ser un signo de una afección más grave llamada depresión posparto. Tener múltiples bebés puede aumentar su riesgo de esta afección. Si usted tiene sentimientos intensos de tristeza, ansiedad o desesperanza que le impiden hacer sus tareas diarias o disfrutar de sus bebés, dígale a su ginecoobstetra de inmediato. Véase el Capítulo 19, "Sus cuidados posparto", para obtener información sobre la depresión posparto.

Puede ayudar el tomar una clase de preparación para el parto para los padres que esperan más de un bebé. Planee tomar la clase entre el cuarto y el sexto mes de embarazo, cuando le sea más cómodo. Pídale a su ginecoobstetra que le ayude a encontrar una clase.

RECURSOS

Desafíos de ser padre de múltiples bebés
www.reproductivefacts.org/news-and-publications/patient-fact-sheets-and-booklets/
documents/fact-sheets-and-info-booklets/challenges-of-parenting-multiples/
Información de la Sociedad Americana de Medicina Reproductiva que aborda los
problemas sociales, económicos y psicológicos del embarazo múltiple.

¿Qué hacen los subespecialistas en medicina materno-fetal?
www.smfm.org/whatwedo
Página web que explica el papel de un especialista en MMF en los cuidados del embarazo.

Raising Multiples (Criando a bebés multiples)
www.raisingmultiples.org
Organización nacional sin fines de lucro que proporciona información y apoyo a los padres
de bebés múltiples. El sitio web que cubre todos los aspectos de tener bebés múltiples —
no solo gemelos.

Su embarazo y el nacimiento de su bebé
www.acog.org/MyPregnancy
Sitio web del Colegio Americano de Obstetras y Ginecólogos (ACOG) con información
sobre el embarazo, el trabajo de parto, el parto y los cuidados posparto. Incluye la
información más reciente de los expertos en atención de la salud de la mujer, preguntas
respondidas por los ginecoobstetras del ACOG, historias de embarazos de mujeres reales
y un directorio de la A a la Z de temas de salud que cubren el embarazo y más allá.

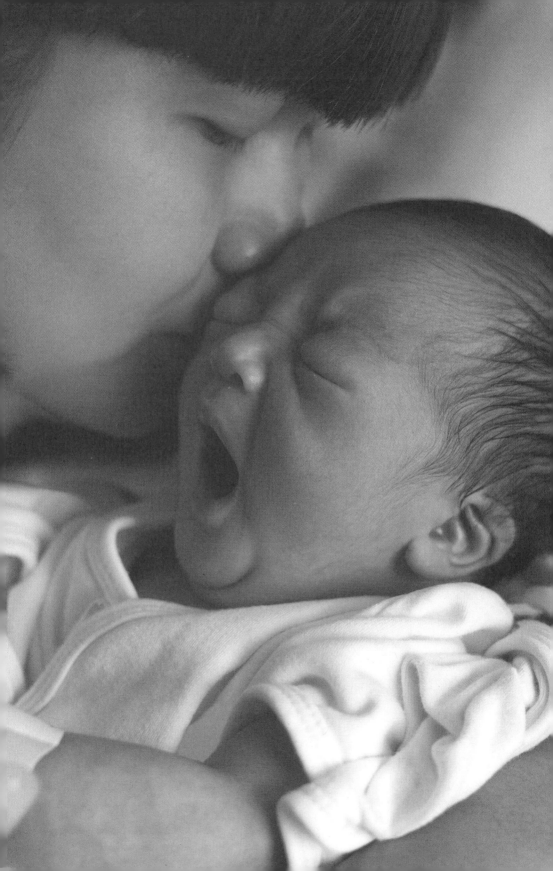

PARTE 6

Problemas médicos durante el embarazo

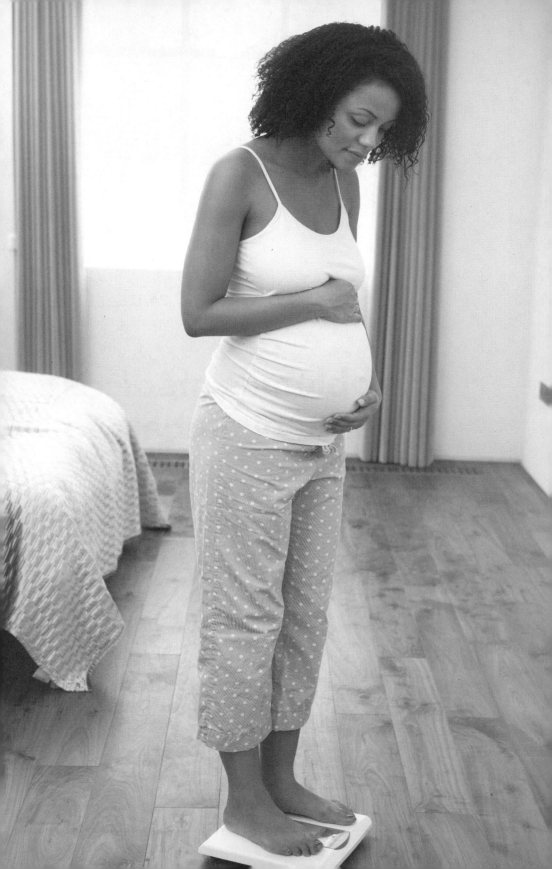

CAPÍTULO 29

Peso durante el embarazo

Obesidad y trastornos de la conducta alimentaria

A menudo, las mujeres son juzgadas por su peso. La sociedad proyecta una imagen del peso "ideal" de una mujer que no coincide con la realidad. Para las mujeres cuyos cuerpos no encajan en el ideal, este estigma puede ser perjudicial para su salud. Independientemente de su peso, usted tiene derecho a recibir atención respetuosa, sin prejuiciosos y de alta calidad de todos sus profesionales de atención médica. Pero tener peso bajo o ser obesa puede suponer un riesgo para usted y su embarazo. Así que usted y su *ginecólogo obstetra (ginecoobstetra)* deberían hablar sobre estos riesgos y cómo pueden ser minimizados.

La mayor parte de lo que necesita saber sobre el embarazo, el trabajo de parto y el parto se discute en las secciones "Embarazo mes a mes", "Preparación para el trabajo de parto y el parto" y "Cuidados posparto" de este libro. Este capítulo se centra en las cosas que pueden ser diferentes acerca de su embarazo si usted es obesa o tiene un trastorno de la conducta alimentaria.

Por qué su peso es importante

Cuando usted come más alimentos ricos en **nutrientes** durante el embarazo, aumenta su consumo de **calorías**. También está proporcionando lo que su bebé necesita para desarrollarse. Al principio del embarazo, es posible que tenga algo de pérdida de peso si no puede comer o beber debido a náuseas y vómitos. Posteriormente en el embarazo, demasiado aumento de peso puede tener efectos negativos.

Lidiar con comentarios sobre su peso

A veces, las personas, incluidos los miembros de la familia, comentan sobre el peso de una mujer embarazada. Puede que tengan buenas intenciones, pero estos comentarios pueden hacer que se sienta mal o insegura de si ha ganado o no la cantidad adecuada de peso para su bebé.

Para hacer frente a los comentarios, recuerde que su embarazo y su peso son sus preocupaciones privadas. Además, recuerde que otras personas no saben qué tan grande o pequeña debería ser usted, cuánto peso ha ganado o perdido, o cuál debe ser su peso para la etapa actual de su embarazo. Una respuesta oportuna, como "Gracias por su preocupación" o "Mi médico cree que estoy bien", puede hacerle saber a su interlocutor que sus comentarios están prohibidos.

Para las mujeres que comienzan el embarazo con sobrepeso u obesidad, y para las mujeres con un trastorno de la conducta alimentaria, estos comentarios pueden ser especialmente difíciles. Es posible que desee trabajar en libretos para lidiar con los comentarios no deseados para que los tenga cuando los necesite. Su ginecoobstetra o un familiar o amigo de confianza pueden ayudarle con esto.

Recuerde que cuando usted es pesada durante el embarazo, esto incluye el peso de

- el bebé
- la *placenta*
- *líquido amniótico*
- líquido que se retiene, generalmente como hinchazón en las piernas

Así que mirar su estómago y medir su peso real son solo evaluaciones generales. Lo más importante es si usted puede comer suficientes alimentos saludables para nutrirla a usted y a su bebé, y si esa nutrición está ayudando al bebé a crecer con el tiempo.

En su primera consulta de *cuidados prenatales*, usted y su ginecoobstetra deberían hablar sobre su peso actual y los cambios recientes. La Academia Nacional de Medicina ha publicado pautas para el aumento de peso durante el embarazo. Estos rangos de aumento de peso se basan en investigaciones exhaustivas y se asocian con los mejores resultados posibles para las mujeres embarazadas y sus bebés (véase la Tabla 29-1, "Recomendaciones de aumento de peso para el embarazo").

Los expertos recomiendan un aumento inicial de peso de 0.9 a 1.8 kg (2 a 4 libras) en el primer *trimestre*. En el segundo y tercer trimestres, las mujeres

TABLA 29-1 **Recomendaciones para aumentar de peso durante el embarazo**

Índice de masa corporal (IMC) antes del embarazo	Tasa de aumento de peso en el segundo y tercer trimestres*, kg (libras) por semana	Aumento de peso total recomendado con un solo bebé, kg (libras)	Aumento de peso recomendado con gemelos, kg (libras)
Menos de 18.5 (bajo peso)	0.5 a 0.6 kg (1.0 a 1.3 libras)	13 a 18 kg (28 a 40 libras)	Desconocido
18.5 a 24.9 (peso normal)	0.4 a 0.5 kg (0.8 a 1.0 libras)	11 a 16 kg (25 a 35 libras)	17 a 24.5 kg (37 a 54 libras)
25.0 a 29.9 (sobrepeso)	0.2 a 0.3 kg (0.5 a 0.7 libras)	7 a 11 kg (15 a 25 libras)	14 a 23 kg (31 a 50 libras)
30.0 y más (obeso)	0.2 a 0.3 kg (0.4 a 0.6 libras)	5 a 9 kg (11 a 20 libras)	11 a 19 kg (25 a 42 libras)

*Asume un aumento de peso en el primer trimestre entre 1.1 y 4.4 libras

Fuente: Institute of Medicine and National Research Council. 2009. *Weight Gain During Pregnancy: Reexamining the Guidelines.* Washington, DC: The National Academies Press.

con sobrepeso deberían ganar un poco más de 0.2 kg (0.5 libra) por semana, en promedio. Las mujeres obesas deberían ganar un poco menos de 0.2 kg (0.5 libra) cada semana. Las mujeres con insuficiencia ponderal deben apuntar a ganar aproximadamente una libra por semana, en promedio, en el segundo y tercer trimestres.

Usted y su ginecoobstetra deberían hablar sobre su aumento de peso en cada consulta prenatal. También puede hablar de falta de apetito, náuseas y vómitos u otras preocupaciones digestivas. El crecimiento de su bebé también debería ser comprobado. Si su bebé no está creciendo bien, su ginecoobstetra puede recomendar cambios en su dieta o plan de ejercicios que pueden ser útiles.

Una buena nutrición es clave para un embarazo saludable. Una dieta saludable depende de los alimentos que comes y del tamaño de las porciones. Si necesita ayuda para planificar una dieta saludable, o si su aumento de peso no es suficiente o demasiado, su ginecoobstetra puede recomendar asesoramiento nutricional. Véase el Capítulo 22, "Nutrición durante el embarazo", para obtener una guía para comer saludable durante el embarazo.

La *obesidad* y los trastornos de la conducta alimentaria pueden afectar el embarazo. Si usted tiene cualquiera de estas afecciones, aprenda sobre los riesgos que plantean. Usted y su ginecoobstetra pueden trabajar juntos para controlar su embarazo y evitar algunos de estos riesgos.

Obesidad y embarazo

La obesidad es uno de los problemas de salud de más rápido crecimiento del país. El número de personas con obesidad en los Estados Unidos ha aumentado constantemente en los últimos 25 años. Hoy en día, alrededor de 1 de cada 4 mujeres embarazadas en los Estados Unidos se consideran obesas. La obesidad puede tener efectos graves en la salud de una mujer embarazada y en la salud de su bebé.

Si usted es obesa y ya está embarazada, ciertas cosas pueden ayudar a reducir el riesgo de problemas para usted y su bebé. Estas incluyen

- consultas de cuidados prenatales con un ginecoobstetra
- comer saludable (véase el Capítulo 22, "Nutrición durante el embarazo")
- ejercicio regular

Si está planeando un embarazo, la mejor manera de prevenir problemas es perder peso antes de quedar embarazada. Por supuesto, esto no siempre es fácil. Es importante trabajar con su ginecoobstetra en un plan de cuidados que sea adecuado para usted.

Definición de obesidad

El *índice de masa corporal (IMC)* es un número calculado a partir de la altura y el peso. El IMC se usa para determinar si una persona tiene bajo peso, un peso normal, sobrepeso u obesidad. Se le considera obeso si su IMC antes del embarazo es de 30 o más. Use la "Tabla de índice de masa corporal" en la parte posterior de este libro para ver su IMC pregestacional. También puede encontrar una calculadora de IMC en línea en www.nhlbi.nih.gov/health/educational/lose_wt/BMI/bmicalc.htm.

Hay cuatro categorías de peso que se basan en el IMC:

1. Bajo peso—IMC inferior a 18.5
2. Peso normal—IMC de 18.5 a 24.9
3. Sobrepeso—IMC de 25 a 29.9
4. Obesidad—IMC de 30 o superior

Dentro de la categoría general de obesidad, hay tres subcategorías que también se basan en el IMC:

- Categoría de obesidad I—IMC de 30 a 34.9
- Categoría de obesidad II—IMC de 35 a 39.9
- Categoría de obesidad III—IMC de 40 o superior

Riesgos para usted

El embarazo conlleva algo de riesgo para todas las mujeres, independientemente de su peso. Pero las mujeres obesas tienen más probabilidades de tener ciertos problemas de salud durante el embarazo. Cuanto mayor sea su obesidad, más probable será que una mujer tenga uno o más de estos problemas durante el embarazo, el parto o el período **posparto**.

* **Hipertensión gestacional**—La **presión arterial alta** que comienza durante la segunda mitad del embarazo se llama hipertensión gestacional. Puede llevar a **complicaciones** graves (véase el Capítulo 30, "Hipertensión y preeclampsia").

* **Preeclampsia**—La preeclampsia es una forma grave de hipertensión gestacional que suele ocurrir en la segunda mitad del embarazo, o poco después del parto (véase el Capítulo 30, "Hipertensión y preeclampsia"). Esta afección puede provocar que los **riñones** y el hígado de la mujer fallen. En casos raros, pueden ocurrir convulsiones, infarto de miocardio y **eventos vasculares cerebrales**. Otros riesgos incluyen problemas con la **placenta** y problemas de crecimiento para el bebé. En casos extremadamente graves, la preeclampsia puede causar la muerte de la mujer, su bebé o ambos.

* **Diabetes gestacional**—Los niveles altos de **glucosa** (azúcar en la sangre) durante el embarazo aumentan el riesgo de tener un bebé muy grande. Esto también aumenta la probabilidad de un **nacimiento por cesárea**. Las mujeres que han tenido diabetes gestacional tienen un mayor riesgo de **diabetes mellitus** en el futuro. De igual manera sus niños (véase el Capítulo 31, "Diabetes durante el embarazo").

* **Apnea obstructiva del sueño**—El apnea del sueño es una afección en la que una persona deja de respirar durante períodos cortos durante el sueño. Durante el embarazo, el apnea del sueño puede causar cansancio y aumentar el riesgo de presión arterial alta, preeclampsia, **eclampsia** y problemas cardíacos y pulmonares.

La obesidad también puede interferir con ciertas pruebas. Por ejemplo, las cantidades mayores de grasa corporal pueden dificultar que un ginecoobstetra obstetra mida la **altura del fondo uterino**. Esta medición puede ayudar a determinar el tamaño del bebé. Los **ultrasonidos** pueden usarse para seguir el crecimiento del bebé si medir el útero es difícil.

Riesgos para el bebé

Las mujeres obesas tienen un mayor riesgo de tener un bebé grande **(macrosomía)**. Esto puede aumentar el riesgo de que el bebé se lesione durante el parto. Por ejemplo, el hombro del bebé se puede atascar después de que la cabeza sea extraída **(distocia de hombros)**. La macrosomía también aumenta la posibilidad de que se necesite un **parto por cesárea** (véase la sección "Riesgos para el nacimiento de su bebé" en la página siguiente).

Los bebés nacidos de mujeres obesas también tienen un riesgo ligeramente mayor de varios problemas, incluyendo

- defectos cardíacos
- **defectos del tubo neural (DTN)**
- **mortinato**, aunque el riesgo general es bajo

El parto **pretérmino** es otro riesgo de obesidad, especialmente cuando la mujer también tiene afecciones médicas como diabetes o presión arterial alta. Los bebés nacidos pretérminos tienen un mayor riesgo de

- problemas respiratorios
- problemas alimentarios
- dificultades de desarrollo y aprendizaje más adelante en la vida

Riesgos para el nacimiento de su bebé

La obesidad aumenta los riesgos de complicaciones durante el trabajo de parto y el parto. Esto puede reducir las probabilidades de un parto vaginal exitoso. Puede ser más difícil vigilar al bebé durante el trabajo de parto. Por estas razones, la obesidad aumenta la posibilidad de que se necesite un parto por cesárea.

Si se necesita un parto por cesárea, puede ser más riesgoso para una mujer obesa que para una mujer más delgada, y el tiempo que se tarda en realizar la cirugía puede ser más largo. Las complicaciones pueden incluir

- problemas con la **anestesia** utilizada para el procedimiento
- sangrado excesivo durante la cirugía
- cicatrización deficiente de heridas
- infección

La cirugía y la obesidad también aumentan el riesgo de que se formen coágulos sanguíneos en las venas de las piernas (**trombosis venosa profunda [TVP]**).

Ejercicio

El ejercicio es importante para todas las mujeres embarazadas. Las mujeres obesas deberían comenzar con períodos cortos de ejercicio de baja intensidad y aumentar gradualmente a medida que puedan. Caminar es una forma excelente de hacer ejercicio. Un buen plan es trabajar hasta 20 a 30 minutos por día la mayoría de los días o todos los días de la semana. Usted también debería hacer algunos ejercicios de fortalecimiento. Hable con su ginecoobstetra sobre lo que es mejor para usted. Véase el Capítulo 23, "Ejercicio durante el embarazo".

Pruebas para la diabetes gestacional

Su ginecoobstetra puede realizarle la prueba para la diabetes gestacional durante los primeros 3 meses de su embarazo. Las mujeres que tienen sobrepeso y obesidad tienen un mayor riesgo de sufrir esta complicación. También se le puede hacer la prueba de nuevo en los últimos meses de su embarazo.

Trabajo de parto y parto

Dependiendo de su salud y de la salud y tamaño de su bebé, su ginecoobstetra puede sugerir un parto por cesárea planificado (véase el Capítulo 17, "Parto por cesárea y nacimiento vaginal después de un parto por cesárea"). Usted y su ginecoobstetra deberían hablar sobre los riesgos y beneficios de este procedimiento mucho antes de su fecha de parto para que pueda tomar una decisión informada.

Las mujeres obesas pueden necesitar atención adicional antes, durante y después del nacimiento por cesárea para disminuir el riesgo de ciertos problemas, como coágulos de sangre. Por ejemplo, se le puede administrar un medicamento para prevenir coágulos de sangre o medias o botas especiales para usar antes, durante y después de la cirugía. Todas las mujeres embarazadas reciben **antibióticos** para prevenir la infección durante un parto por cesárea, pero las mujeres obesas pueden recibir una dosis más alta. Incluso con antibióticos, las mujeres obesas tienen un mayor riesgo de infección, incluida la infección de la herida.

Si se sospecha que tiene apnea del sueño, su ginecoobstetra puede hacer que consulte a un **anestesiólogo** antes del parto. Él o ella puede vigilarle de cerca para identificar los problemas respiratorios después del parto, particularmente si el parto por cesárea es necesario.

Perder peso después del embarazo

Muchas mujeres encuentran difícil perder el peso que aumentan durante el embarazo. Si tiene sobrepeso u obesidad y planea otro embarazo en el futuro, hable con su ginecoobstetra sobre la pérdida de peso. Es importante alcanzar un peso más saludable entre los embarazos. Perder el exceso de peso antes de quedar embarazada de nuevo es especialmente importante si usted tuvo complicaciones en su último embarazo.

Perder peso no es fácil. En general, implica consumir más calorías de las que consume. Usted puede hacer esto haciendo ejercicio con regularidad y comiendo porciones más pequeñas. Incluso si usted no pierde mucho peso, hacer estos cambios puede reducir su riesgo de problemas médicos graves, como la diabetes y la presión arterial alta. Su ginecoobstetra puede derivarlo a un dietista o a nutricionista quien puede ayudarle a planificar comidas y bocadillos saludables.

El ejercicio debería ser una parte importante de su plan de pérdida de peso. La mayoría de las personas que han perdido peso y no lo han vuelto a subir, reciben de 60 a 90 minutos de actividad de intensidad moderada la mayoría de los días de la semana. Las actividades de intensidad moderada incluyen ciclismo, caminatas a gran ritmo y trabajo de jardinería.

Usted no tiene que hacer esta cantidad de una vez. Por ejemplo, puede hacer ejercicio de 20 a 30 minutos tres veces al día. Si no tiene acceso a alimentos saludables o a un lugar seguro para hacer ejercicio, hable con su ginecoobstetra sobre las opciones que podrían funcionar para usted.

Su ginecoobstetra puede sugerir medicamentos para ayudar con la pérdida de peso si ha intentado perder peso a través de cambios en la dieta y el ejercicio y todavía tiene

- un IMC mayor de 30, o
- un IMC de por lo menos 27 con ciertas afecciones médicas, como diabetes o cardiopatía

Los medicamentos para bajar de peso no deberían tomarse durante el embarazo.

Si la dieta y el ejercicio o los medicamentos no funcionan, la *cirugía bariátrica* puede ser una opción para las personas que son muy obesas (un IMC de 40 o más) o son moderadamente obesas (un IMC entre 35 y 39) y tienen problemas de salud importantes causados por la obesidad, como la diabetes o las cardiopatías.

Riesgos futuros para la salud

Si usted tuvo diabetes gestacional, debería hacerse la prueba para detectarla 4 a 12 semanas después de dar a luz. Si su nivel de azúcar en la sangre es normal, tendrá que hacerse una prueba de diabetes cada 1 a 3 años. Mantener un peso saludable, comer una dieta equilibrada y mantenerse activa después del embarazo puede reducir su riesgo de padecer diabetes en el futuro.

Embarazo después de la cirugía de pérdida de peso

La cirugía bariátrica puede ayudar a algunas personas con pérdida de peso cuando la dieta y el ejercicio por sí solos no son suficientes. Después de la cirugía bariátrica, muchas personas pierden mucho peso. La pérdida de peso puede restaurar la *ovulación* normal en las mujeres y aumentar la probabilidad de quedar embarazada. La cirugía bariátrica se puede dividir en dos tipos:

- La cirugía restrictiva reduce la cantidad de alimentos que el estómago puede contener. La pérdida de peso con cirugía restrictiva tiende a ser lenta y constante.

- La cirugía malabsortiva cambia la forma en que los alimentos se absorben a través de los intestinos. La pérdida de peso con la cirugía malabsortiva puede ser más rápida. Las personas que han tenido una cirugía malabsortiva pueden perder más peso en general.

Al igual que cualquier cirugía, cada tipo de cirugía para bajar de peso tiene diferentes riesgos, beneficios y tasas de éxito, que usted debe hablar con su cirujano. Si usted tuvo o planea someterse a una cirugía para bajar de peso, tenga en cuenta lo siguiente y hable con su ginecoobstetra:

- Debería esperar de 12 a 24 meses después de la cirugía antes de tratar de quedar embarazada. Este es el momento en que tendrá la pérdida de peso más rápida.

- Si usted ha tenido problemas de fertilidad, estos pueden resolverse por su cuenta a medida que usted pierde peso. Es importante saber sobre esta posibilidad. El aumento de la fertilidad puede llevar a un embarazo no planificado si usted tiene una pareja masculina y no está usando anticonceptivos.

- Algunos tipos de cirugía para bajar de peso pueden afectar la forma en que el cuerpo absorbe los medicamentos que se toman por vía oral, incluyendo las píldoras anticonceptivas. Es posible que necesite cambiar a otra forma de anticonceptivos hasta que esté lista para el embarazo.

La mayoría de las mujeres que se han sometido a una cirugía para bajar de peso en el pasado les va bien durante el embarazo. Sin embargo, es posible que tenga que prestar atención a algunas cuestiones especiales:

- Es posible que tenga que ser supervisada para detectar deficiencias de vitaminas, especialmente si ha tenido una cirugía malabsortiva. Si se encuentran deficiencias, es posible que necesite tomar cantidades adicionales de hierro, vitamina B_{12}, ácido fólico, vitamina D y calcio. Es posible que no haya suficiente cantidad de estas vitaminas y minerales en su vitamina prenatal. Es mejor obtener estas vitaminas como suplementos separados. No tome vitaminas prenatales adicionales. Las dosis adicionales de las otras vitaminas en los suplementos, como la vitamina A, pueden ser perjudiciales (véase el Capítulo 22, "Nutrición durante el embarazo").

- Se puede recomendar asesoramiento nutricional para asegurarse de que está recibiendo suficientes **nutrientes** y para ayudarla a hacer frente a las demandas nutricionales del embarazo.

- Es posible que su ginecoobstetra le recomiende que visite a su cirujano bariátrico para una evaluación después de quedar embarazada. Si ha tenido cirugía de banda gástrica (un tipo de cirugía restrictiva), es posible que sea necesario realizar ajustes en la banda durante el embarazo. El cirujano que realizó la cirugía bariátrica puede ayudarle a vigilarla si tiene algún problema.

- Si ha tenido una cirugía malabsortiva, es posible que no pueda tolerar la prueba que se usa comúnmente para detectar la diabetes gestacional, lo que implica beber una mezcla azucarada. Es posible que necesite someterse a un tipo diferente de prueba para detectar la diabetes gestacional.

Trastornos de la conducta alimentaria y embarazo

Cada año en los Estados Unidos, 10 millones de mujeres luchan con los trastornos de la conducta alimentaria. Algunas mujeres con trastornos de la conducta alimentaria pueden tener una mejoría temporal en sus síntomas cuando quedan embarazadas. Para otras mujeres, los trastornos de la conducta alimentaria que estaban bajo control antes del embarazo pueden volver a comenzar durante el embarazo. Y a veces un trastorno de la conducta alimentaria puede comenzar durante el embarazo.

Como cualquier problema de salud, un trastorno de la conducta alimentaria puede causar problemas para usted y su bebé. Es importante ser sincera con su ginecoobstetra y hacerle saber si usted está preocupada por sus hábitos alimentarios o de ejercicio, peso o imagen corporal por cualquier razón. No tenga miedo de pedir ayuda. Con el apoyo adecuado, muchas mujeres con trastornos de la conducta alimentaria pueden tener bebés sanos.

Cómo los trastornos de la conducta alimentaria pueden afectarla

- La restricción calórica puede afectar la memoria, la concentración y las habilidades mentales.

- El vómito o el uso excesivo de laxantes pueden causar deshidratación e interferir con el equilibrio electrolítico del cuerpo, incluyendo los niveles de sodio, calcio y potasio. Esto puede causar convulsiones, problemas del ritmo cardíaco o insuficiencia renal.

- Con el tiempo, los trastornos alimenticios pueden dañar todas las partes del cuerpo, incluyendo el corazón, los huesos, los músculos, el sistema digestivo y el cerebro.

- Las mujeres con trastornos de la conducta alimentaria que tienen bajo peso a menudo tienen problemas para quedar embarazadas. Con el tratamiento y el aumento de peso, la fertilidad a menudo vuelve también.

Cómo los trastornos de la conducta alimentaria pueden afectar a su bebé

Tener un trastorno de la conducta alimentaria puede afectar su embarazo de muchas maneras. Ganar una cantidad saludable de peso y obtener suficientes nutrientes son importantes para un embarazo saludable. Si usted no toma suficientes nutrientes o aumenta suficiente peso mientras está embarazada, puede causar problemas tanto para usted como para su bebé, incluyendo

- crecimiento lento del bebé
- *bajo peso al nacer*
- parto pretérmino
- *aborto espontáneo*
- diabetes gestacional
- preeclampsia
- problemas durante el trabajo de parto
- dificultad con la lactancia materna
- *depresión*

Si toma *laxantes*, diuréticos o medicamentos para purgar sus comidas, también pueden dañar a su bebé. Estas sustancias absorben los nutrientes y los líquidos antes de que su cuerpo pueda absorberlos y pasarlos a su bebé.

Tipos de trastornos de la conducta alimentaria

Hay muchos tipos diferentes de trastornos de la conducta alimentaria. A menudo tienen diferentes señales de advertencia y resultan en diferentes problemas de salud.

Anorexia nerviosa. Una persona con *anorexia nerviosa* realiza dieta hasta un extremo porque se siente con sobrepeso incluso cuando no lo está. La mayoría de las mujeres con anorexia nerviosa tienen un intenso miedo a tener sobrepeso. Quieren ser tan delgadas que pueden pasar hambre—a veces hasta la muerte. Pueden hacer dieta sin parar, negarse a comer excepto en pequeñas porciones o querer comer a solas. También pueden hacer ejercicio en exceso.

Las personas con anorexia nerviosa pasan por muchos cambios físicos:

- Pueden perder mucho peso y aún así pensar que tienen sobrepeso.

- Pueden tener el vello fino que crece en su rostro y brazos.
- Pueden perder el cabello de su cabeza.
- Su piel puede estar seca, pálida y amarillenta.

Las mujeres con anorexia nerviosa pueden dejar de tener *períodos menstruales*. También pueden tener problemas de fertilidad.

Bulimia nerviosa. Las personas con **bulimia nerviosa** tienen atracones. Esto significa que comen grandes cantidades de alimentos en poco tiempo. Pueden sentir que no pueden controlar lo que comen o cuánto comen durante un atracón. Luego purgan el exceso de comida forzándose a vomitar. O hacen cosas para compensar el exceso de comida, incluyendo tomar laxantes, ayunar o hacer demasiado ejercicio.

Las personas con bulimia pasan por muchos cambios físicos:

- Pueden tener un dolor de garganta constante.
- Pueden tener glándulas salivales inflamadas en el cuello y la mandíbula.
- Pueden tener esmalte dental desgastado y dientes que se descomponen por el ácido estomacal.
- Pueden tener reflujo ácido y problemas intestinales.
- Pueden tener deshidratación y un desequilibrio de los minerales necesarios para ser saludables.

Trastorno por atracón. El trastorno por atracón es el trastorno de la conducta alimentaria más frecuente en los Estados Unidos. Las personas con este trastorno comen mucha comida en poco tiempo. Pueden comer cuando no tienen hambre y hasta el punto de que se sienten incómodos. Pueden sentir que no pueden controlar lo que comen o cuánto comen. Entonces pueden sentirse disgustados, deprimidos o culpables después de comer en exceso. Las personas con trastorno por atracón generalmente no se purgan de la forma en que lo hacen las personas con bulimia.

Trastornos de la conducta alimentaria. Otros trastornos de la conducta alimentaria incluyen los siguientes:

- El trastorno evitativo/restrictivo de la ingesta de alimentos (ARFID, avoidant/restrictive food intake disorder) es una restricción extrema de los alimentos que no está relacionada con problemas de la imagen corporal o los temores de aumento de peso. Las personas con este trastorno pueden comer solo un pequeño número de alimentos o solo alimentos con ciertas texturas. Pueden tener miedo de ahogarse o de vomitar. Si usted tiene este problema, hágaselo saber a su ginecoobstetra para que pueda ser evaluada, idealmente antes del embarazo.

• La *pica* es un fuerte impulso por comer artículos no alimentarios, como arcilla, tiza, cáscara de pintura o almidón de lavandería. Comer artículos no alimentarios puede ser perjudicial. También puede evitar que usted obtenga los nutrientes que necesita. La pica a menudo comienza durante el embarazo. Puede ser un signo de que usted carece de uno o más nutrientes, como el hierro o el zinc. Es posible que tenga que hacerse una prueba para detectar *anemia* y otros problemas de salud. La pica a menudo desaparece si el problema subyacente es tratado. Es posible que su ginecoobstetra no esté al tanto de este problema si no comparte su deseo de comer artículos no alimentarios.

• El trastorno de rumiación implica regurgitar regularmente los alimentos (devolverlos desde el estómago). La persona puede entonces volver a masticar o tragar el alimento, o puede escupirlo. Esto no es causado por otra afección médica, como un problema estomacal. No sucede como parte de otro trastorno de la conducta alimentaria.

Factores de riesgo y señales de advertencia

Las personas que tienden a ser perfeccionistas u obsesivas pueden tener más probabilidades de desarrollar un trastorno de la conducta alimentaria. Tener un pariente cercano con un trastorno de la conducta alimentaria u otra afección de salud mental también puede ser un factor de riesgo.

Los diferentes trastornos de la conducta alimentaria tienen señales de advertencia diferentes, pero cualquiera de las siguientes puede significar que hay un problema:

• Sentirse preocupado por el peso, la comida, las calorías o la dieta

• Sentir vergüenza o culpa por sus hábitos alimenticios

• Distorsión de la imagen corporal—una visión poco realista del aspecto de su cuerpo

• Dieta sin parar (incluso cuando usted tiene un peso normal o está con bajo peso)

• Evitar las comidas para perder peso

• Rehusarse a comer excepto en porciones pequeñas

• Querer comer sola

• Comer hasta que se sienta incómoda o enferma

• Inducirse el vómito

- Uso de píldoras de dieta, laxantes o diuréticos para controlar su peso
- Ejercitar compulsiva o excesivamente

Si tiene preguntas sobre sus señales de advertencia, hable con su ginecoobstetra. También debería hacerle saber si está preocupada por sus hábitos de alimentación o ejercicio, peso o imagen corporal.

Obtener ayuda

Si usted tiene un trastorno de la conducta alimentaria o cree que podría tener uno, dígale a su ginecoobstetra de inmediato. Cuanto antes pueda resolver el problema, mejor. La buena noticia es que muchas mujeres con trastornos de la conducta alimentaria pueden tener bebés sanos.

Si lo necesita, es posible que su ginecoobstetra lo derive a un profesional de atención médica especial que le ayude a tratar su trastorno. La terapia individual y grupal también pueden ayudar. También puede necesitar medicamentos.

Recuerde que aumentar la cantidad correcta de peso es crucial para tener un bebé saludable. Pídale a su ginecoobstetra que la derive a un nutricionista con experiencia en trastornos de la conducta alimentaria. Pueden ayudarle a planificar una alimentación y un aumento de peso saludables durante el embarazo. También puede seguir consultando a un nutricionista después de dar a luz.

Algunas de las actividades asociadas con el embarazo—como ser pesada o inscribirse en una clase de ejercicio prenatal—pueden ser difíciles para usted si tiene un trastorno de la conducta alimentaria. Discuta estos problemas con su ginecoobstetra para que pueda encontrar maneras de abordarlos. Por ejemplo, usted puede preferir no saber su peso a menos que haya un problema.

Si tiene antecedentes de trastornos de la conducta alimentaria

El embarazo plantea problemas de imagen corporal para casi todas las mujeres. Para una mujer con un trastorno de la conducta alimentaria pasado, estos problemas pueden desencadenar el regreso del trastorno.

Si usted tiene antecedentes de un trastorno de la conducta alimentaria, dígale a su ginecoobstetra al principio del embarazo. Juntos, pueden monitorear sus sentimientos y estar alerta a cualquier signo de que el trastorno ha regresado. Puede ser una buena idea continuar con el asesoramiento o buscar a un orientador cuando quede embarazada.

Recuperarse de un trastorno de la conducta alimentaria no siempre es fácil, especialmente en un mundo muy consciente del cuerpo. Si necesita más apoyo, no tenga miedo en pedirlo.

RECURSOS

Asociación Nacional de Trastornos de la Alimentación

www.nationaleatingdisorders.org/pregnancy-and-eating-disorders

Ofrece una visión general de los riesgos que presentan los trastornos de la alimentación durante el embarazo. Mantiene una extensa lista de recursos para encontrar ayuda y apoyo.

Tener sobrepeso durante el embarazo

www.marchofdimes.com/pregnancy/overweight-and-obesity-during-pregnancy.aspx

Página web de March of Dimes que proporciona información y consejos sobre el manejo de la obesidad antes, durante y después del embarazo.

Su embarazo y el nacimiento de su bebé

www.acog.org/MyPregnancy

Sitio web del Colegio Americano de Obstetras y Ginecólogos (ACOG) con información sobre el embarazo, el trabajo de parto, el parto y los cuidados posparto. Incluye la información más reciente de los expertos en atención de la salud de la mujer, preguntas respondidas por los ginecoobstetras del ACOG, historias de embarazos de mujeres reales y un directorio de la A a la Z de temas de salud que cubren el embarazo y más allá.

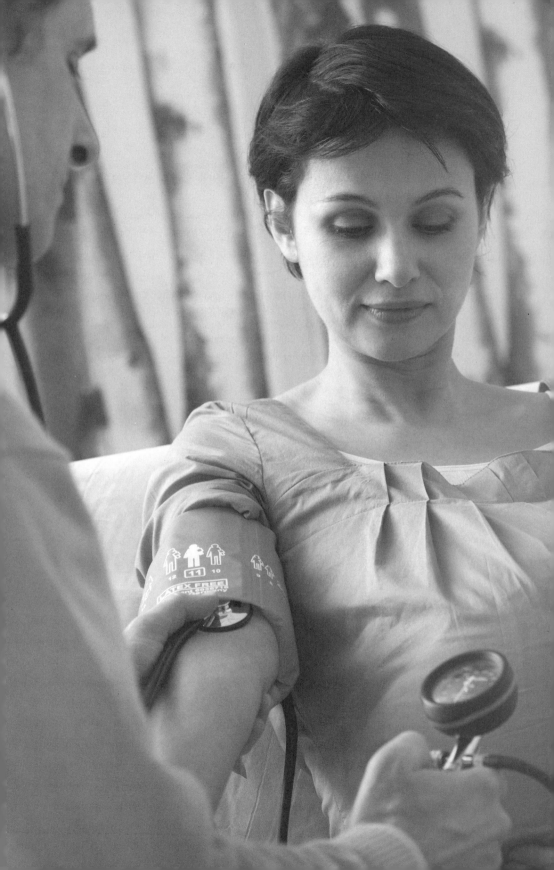

30

Hipertensión y preeclampsia

La **hipertensión** puede causar problemas de salud en cualquier momento de la vida. La hipertensión (también llamada **presión arterial alta**) es una "enfermedad silenciosa" porque generalmente no causa síntomas. Durante el embarazo, la presión arterial alta grave o no controlada puede causar problemas para usted y su bebé.

Algunas mujeres tienen hipertensión antes de quedar embarazadas. Otras la desarrollan por primera vez durante el embarazo. Un trastorno grave de la presión arterial alta llamado **preeclampsia** también puede ocurrir durante el embarazo o poco después del parto.

No importa cuando la presión arterial alta comienza, por lo general sucede sin ningún signo o síntoma. Esta es una de las razones por las que es tan importante ver a su **ginecólogo obstetra (ginecoobstetra)** al planificar un embarazo y durante el embarazo. Su presión arterial se debería examinar en cada consulta de cuidados prenatales.

La presión arterial a menudo aumenta en las semanas después del nacimiento de su bebé a medida que su cuerpo se adapta. Esto significa que también tendrá que vigilar los signos de preeclampsia durante 7 a 10 días después de dar a luz. Véase el cuadro "Signos y síntomas de la preeclampsia".

Presión arterial

La presión arterial es la fuerza de la sangre que empuja contra las paredes de los vasos sanguíneos llamados **arterias**. Las arterias llevan sangre del corazón a los pulmones, donde recoge **oxígeno** y luego se mueve a los órganos y tejidos. Los órganos y tejidos utilizan el oxígeno para impulsar sus

Signos y síntomas de preeclampsia

Si usted tiene cualquiera de los siguientes síntomas, especialmente si se desarrollan en la segunda mitad del embarazo, contacte a su ginecoobstetra de inmediato:

- Hinchazón del rostro o las manos
- Dolor de cabeza que no desaparece
- Ver manchas o cambios en la vista
- Dolor en la parte superior del abdomen o el hombro
- Náuseas y vómitos (en la segunda mitad del embarazo)
- Aumento repentino de peso
- Dificultad para respirar

actividades. Los vasos sanguíneos llamados **venas** devuelven la sangre al corazón.

Para medir su presión arterial, un manguito con un globo dentro se envuelve alrededor del brazo. El aire se bombea al globo. Su lectura de presión se toma mientras el aire se libera lentamente del manguito.

Una lectura de la presión arterial tiene dos números separados por una barra: 110/80 mm Hg. Usted puede escuchar esto llamado "110 sobre 80". El primer número es la presión contra las paredes arteriales cuando el corazón se contrae. Esto se llama **presión arterial sistólica**. El segundo número es la presión contra las paredes arteriales cuando el corazón se relaja entre contracciones. Esto se llama **presión arterial diastólica** (véase el cuadro "Su lectura de la presión arterial"). La presión arterial se expresa en "milímetros de mercurio" (mm Hg) porque los medidores de presión arterial originales utilizaban una columna de mercurio para medir la presión.

Su ginecoobstetra debería revisar su presión arterial en cada consulta de **cuidados prenatales**. La presión arterial cambia a menudo durante el día. Puede disminuir cuando esté descansando. Puede subir

- si está emocionada
- cuando hace ejercicio
- después de beber cafeína
- después de consumir tabaco
- con ciertos medicamentos de venta libre

Su lectura de la presión arterial

110 =	sistólica =	fuerza de la sangre en las arterias cuando el corazón se contrae
80 =	diastólica =	fuerza de la sangre en las arterias cuando el corazón se relaja

Algunas personas tienen lo que se conoce como "hipertensión de bata blanca". Esto significa que su presión arterial es más alta cuando están en el consultorio de un profesional de atención médica que cuando están en casa. Se llama "de bata blanca" porque ver la bata blanca de un médico desencadena un aumento de la presión arterial.

Los cambios a corto plazo en la presión arterial son normales. Debido a las subidas y bajadas normales en la presión arterial, si usted tiene una lectura alta, otra lectura se puede tomar un poco más tarde para confirmar el resultado. En algunos casos, es posible que también tenga que controlar su presión arterial en casa.

Hipertensión

Hipertensión significa uno de los siguientes:

- La presión arterial sistólica (número superior) es alta.
- La presión arterial diastólica (número inferior) es alta.
- Ambas son altas.

El cuadro "Medir la presión arterial" muestra las categorías de presión arterial definidas por el Colegio Americano de Cardiología y la Asociación Médica Americana. Una lectura de presión arterial inferior a 120/80 mm Hg se considera normal.

Medir la presión arterial

La tabla siguiente muestra diferentes lecturas de la presión arterial y cómo se clasifican para adultos de 18 años o más. Encuentre sus lecturas de presión sistólica y diastólica para ver si su presión arterial es normal.

Normal: Menos de 120/80 mm Hg.

Elevada: Sistólica entre 120 y 129 y diastólica menos de 80 mm Hg

Hipertensión estadio 1: Sistólica entre 130 y 139
o diastólica entre 80 y 89 mm Hg

Hipertensión estadio 2: Sistólica 140 o superior
o diastólica 90 mm Hg o superior

Crisis hipertensiva: Sistólica sobre 180 o diastólica sobre 120 mm Hg

Abreviatura: mm Hg, milímetros de mercurio.
Fuente: New ACC/AHA High Blood Pressure Guidelines Lower Definition of Hypertension. American College of Cardiology. Noviembre de 2017

La hipertensión durante el embarazo se clasifica como hipertensión crónica o **hipertensión gestacional**. Estas afecciones se definen de esta manera:

* La hipertensión crónica está presente antes del embarazo o se diagnostica al principio del embarazo.

* La hipertensión gestacional se produce durante el embarazo, por lo general en la segunda mitad del embarazo y, con mayor frecuencia, cerca del final del embarazo

Hipertensión crónica

La hipertensión crónica es la presión arterial alta que estaba presente antes de que una mujer se embarazara o que sucede antes de las 20 semanas de embarazo. Si estaba tomando medicamentos para la presión arterial antes de quedar embarazada—incluso si su presión arterial es normal actualmente— usted tiene el diagnóstico de hipertensión crónica.

Riesgos

Cuando una mujer está embarazada, su cuerpo produce más sangre para apoyar el crecimiento del bebé. Si la presión arterial aumenta durante el embarazo, puede poner estrés adicional en su corazón y **riñones**. Esto puede llevar a enfermedad del corazón, enfermedad del riñón y **evento vascular cerebral**.

La presión arterial alta también puede reducir el flujo sanguíneo a la **placenta**. Como resultado, el bebé puede obtener menos **nutrientes** y menos oxígeno de lo que necesita para crecer. Esto puede llevar a una afección llamada **restricción del crecimiento fetal**, donde el bebé no crece normalmente.

Otros riesgos de hipertensión crónica durante el embarazo incluyen los siguientes:

* Hipertensión gestacional, incluyendo preeclampsia—Esta afección es más probable que ocurra en mujeres con hipertensión crónica que en mujeres con presión arterial normal.

* **Parto pretérmino**—Si la placenta no está recibiendo suficientes nutrientes y oxígeno para el bebé, el parto temprano puede ser mejor para el bebé que permitir que el embarazo continúe. El parto temprano también puede ser necesario para prevenir más problemas de salud para la mujer.

* **Desprendimiento prematuro de placenta**—En esta afección, la placenta se despega de la pared del útero demasiado pronto. Esta es una emergencia médica que requiere tratamiento inmediato (véase el Capítulo 37, "Problemas de placenta").

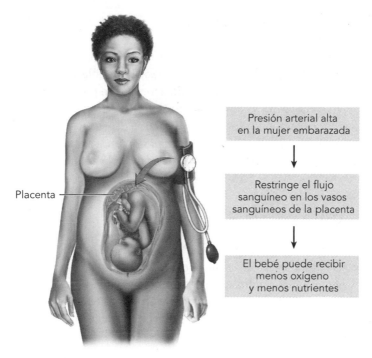

Placenta

Presión arterial alta
en la mujer embarazada

↓

Restringe el flujo
sanguíneo en los vasos
sanguíneos de la placenta

↓

El bebé puede recibir
menos oxígeno
y menos nutrientes

Hipertensión. La hipertensión durante el embarazo puede disminuir la cantidad de oxígeno y nutrientes que el bebé recibe.

- *Parto por cesárea*—Las mujeres con presión arterial alta tienen más probabilidades de tener un parto por cesárea que las mujeres con presión arterial normal. Un nacimiento por cesárea puede ser necesario si el bebé es muy pequeño o si hay otros problemas que requieren evitar el trabajo de parto. El parto por cesárea conlleva riesgos para la mujer, como infección, lesión en los órganos internos y sangrado. También puede afectar la forma en que una mujer da a luz más tarde si decide tener más hijos (véase el Capítulo 17, "Parto por cesárea y nacimiento vaginal después de un parto por cesárea").

Tratamiento

El tratamiento depende de si la hipertensión crónica es leve o más grave. En la primera mitad del embarazo, la presión arterial normalmente baja a medida que su circulación sanguínea se adapta para suministrar al bebé oxígeno y nutrientes. Si su hipertensión es leve, su presión arterial puede permanecer de esa manera o incluso volver a la normalidad durante el embarazo. Si esto sucede, su ginecoobstetra puede disminuir su medicación o recomendarle que deje de tomar su medicación durante el embarazo. Si tiene hipertensión más grave o tiene problemas de salud relacionados a su hipertensión, es posible que necesite iniciar o continuar con la medicación para la presión arterial durante el embarazo.

Ya sea que su hipertensión sea leve o más severa, su presión arterial debería ser monitoreada durante el embarazo. Es posible que tenga que controlar su presión arterial en casa. Los **ultrasonidos** se pueden hacer durante el embarazo para seguir el crecimiento del bebé. Si se sospecha que hay problemas de crecimiento, podrían realizársele pruebas adicionales que controlen la salud del bebé. Esta prueba generalmente comienza en el tercer *trimestre* del embarazo. También es importante observar si hay signos de preeclampsia (véase elrecuadro "Signos y síntomas de preeclampsia" en este capítulo).

Si su condición permanece estable, el parto del bebé 1 a 3 semanas antes de su fecha esperada (aproximadamente 37 a 39 semanas de embarazo) generalmente se recomienda. Si usted o el bebé desarrollan *complicaciones*, puede ser necesario que el bebé nazca incluso antes.

Después del parto, tendrá que seguir controlando su presión arterial en casa durante 1 a 2 semanas. La presión arterial a menudo aumenta en las semanas después del parto. Es posible que necesite volver a tomar los medicamentos o podría tener que ajustar la dosis de su medicamento. Hable con su ginecoobstetra acerca de los medicamentos para la presión arterial que pueden tomarse con seguridad cuando está amamantando. No deje de tomar medicamentos sin hablar con su ginecoobstetra.

Hipertensión gestacional

Una mujer tiene hipertensión gestacional cuando sucede lo siguiente:

*   Tiene una presión arterial sistólica de 140 mm Hg o superior o una presión arterial diastólica de 90 mm Hg o superior.
*   La presión arterial alta ocurre por primera vez después de 20 semanas.
*   Tenía presión arterial normal antes del embarazo.

La mayoría de las mujeres con hipertensión gestacional sólo tienen un pequeño aumento en la presión arterial. Pero algunas mujeres desarrollan hipertensión grave (definida como presión arterial sistólica de 160 mm Hg o superior o presión arterial diastólica de 110 mm Hg o superior). Estas mujeres corren el riesgo de sufrir complicaciones muy graves. Todas las mujeres con hipertensión gestacional son controladas para detectar signos de preeclampsia y para asegurarse de que su presión arterial no se eleva demasiado.

Aunque la hipertensión gestacional suele desaparecer después del parto, puede aumentar el riesgo de desarrollar hipertensión en el futuro. Si usted tuvo hipertensión gestacional, tenga en cuenta este riesgo mientras toma decisiones sobre su salud. La alimentación saludable, la pérdida de peso y el ejercicio pueden ayudar a prevenir la presión arterial alta en el futuro.

Preeclampsia

La preeclampsia es un trastorno de presión arterial grave que puede afectar a todos los órganos del cuerpo de la mujer. Como la hipertensión gestacional, generalmente sucede después de las 20 semanas de embarazo, típicamente en el tercer trimestre. Cuando sucede antes de las 34 semanas de embarazo, se denomina preeclampsia de inicio temprano. También puede suceder después del parto.

No está claro por qué algunas mujeres desarrollan preeclampsia. Los médicos se refieren a riesgo alto y riesgo moderado de preeclampsia. Los factores de riesgo para las mujeres en riesgo alto incluyen los siguientes

- preeclampsia en un embarazo pasado
- gestar más de un bebé
- hipertensión crónica
- enfermedad renal
- *diabetes mellitus*
- afecciones autoinmunes, como *el lupus* (lupus eritematoso sistémico o LES)

Los factores de riesgo para las mujeres con riesgo moderado incluyen

- embarazada por primera vez
- *índice de masa corporal (IMC)* superior a 30
- antecedentes familiares de preeclampsia (madre o hermana)
- tener más de 35 años

Riesgos

La preeclampsia es una de las principales causas de muerte en todo el mundo para mujeres y bebés. La *eclampsia* es una complicación de la preeclampsia que causa convulsiones y *evento vascular cerebral*. Otra complicación de la preeclampsia es el *síndrome HELLP*. HELLP significa hemólisis (*h*emolysis), enzimas hepáticas elevadas (*e*levated *l*iver enzymes) y recuento plaquetario bajo (*l*ow *p*latelet count). En esta afección

- los glóbulos rojos están dañados o destruidos
- la sangre no se coagule bien
- el hígado puede sangrar internamente, causando dolor en el pecho o en el abdomen

El síndrome HELLP es una emergencia médica. Las mujeres pueden morir de HELLP o tener problemas de salud de por vida debido a la afección.

Cuando la preeclampsia sucede durante el embarazo, los bebés pueden necesitar ser dados a luz de inmediato, incluso si no se han desarrollado completamente. Los bebés pretérminos tienen un mayor riesgo de complicaciones graves, incluyendo:

- problemas respiratorios
- problemas para comer o mantenerse caliente
- problemas de visión o audición

Algunas complicaciones pretérmino duran toda la vida y requieren atención médica continua. Los bebés que nacen muy pretérminos también pueden morir.

La hipertensión y la preeclampsia también pueden ocurrir después de que el bebé nazca, incluso en mujeres que no tuvieron estas afecciones durante el embarazo. Tenga en cuenta los signos y síntomas de la preeclampsia en el período *posparto* (véase el cuadro "Signos y síntomas de la preeclampsia").

Tener preeclampsia una vez aumenta el riesgo de tenerla de nuevo en un embarazo futuro. Además, las mujeres que han tenido preeclampsia tienen un mayor riesgo de problemas de salud más adelante en la vida. Estos problemas pueden incluir

- presión arterial alta
- infarto de miocardio
- insuficiencia cardíaca
- evento vascular cerebral
- enfermedad arterial

Signos y síntomas

La preeclampsia puede desarrollarse silenciosamente sin que usted esté consciente de ello. Cuando los síntomas ocurren, se pueden confundir con los síntomas normales del embarazo (véase el cuadro "Signos y síntomas de la preeclampsia"). Una mujer tiene preeclampsia cuando tiene presión arterial alta y otros signos de que sus órganos no están funcionando normalmente. Uno de estos signos es la *proteinuria* (una cantidad anormal de proteína en la orina). Una mujer con preeclampsia cuya afección está empeorando desarrollará otros signos y síntomas conocidos como "características graves". Las características graves incluyen las siguientes

- bajo número de *plaquetas* en la sangre
- función renal o hepática anormal

- dolor en la parte superior del abdomen
- cambios en la visión
- líquido en los pulmones
- dolor de cabeza severo
- presión arterial de 160/110 mm Hg o más

Diagnóstico

Una lectura de presión arterial alta puede ser el primer signo de preeclampsia. Si su lectura de la presión arterial es alta, un chequeo repetido de la presión arterial se puede realizar en unos pocos minutos para confirmar los resultados. Debería realizarse un análisis de orina para verificar si hay proteínas. Si se le diagnostica de preeclampsia, se le pueden realizar pruebas para comprobar cómo funcionan su hígado y riñones y para medir el número de plaquetas en su sangre. También se le preguntará si tiene alguno de los síntomas de preeclampsia.

Tratamiento de la hipertensión gestacional y la preeclampsia

En base a los resultados de su prueba, usted y su ginecoobstetra deberían hablar sobre el tratamiento. El objetivo del tratamiento es

- limitar las complicaciones para usted
- dar a luz al bebé más saludable posible

Hipertensión gestacional o preeclampsia sin características graves

Si tiene hipertensión gestacional o preeclampsia sin características graves, puede ser tratada ya sea en un hospital o como un paciente ambulatorio. Esto significa que usted puede permanecer en casa con un control cercano por parte de su ginecoobstetra. Si usted es tratada en casa, el reposo en cama estricto generalmente no es necesario. Pero es posible que se le recomiende limitar la actividad física intensa.

Es posible que se le pida realizar un seguimiento de los movimientos de su bebé haciendo un recuento diario del ***número de patadas***. Es posible que también necesite medir su presión arterial en casa. Necesitará ver a su ginecoobstetra por lo menos una vez a la semana y a veces dos veces a la semana. En estas consultas, es posible que se le realicen pruebas que incluyen

- control de la presión arterial
- análisis de sangre para verificar la función hepática y renal y el recuento de plaquetas

- *prueba sin estrés* o *perfil biofísico* para comprobar el bienestar general del bebé
- ultrasonido para comprobar el crecimiento del bebé y medir la cantidad *de líquido amniótico*

Una vez que llegue a las 37 semanas de embarazo, se puede recomendar el parto. Puede ser necesario inducir el trabajo de parto (véase el Capítulo 14, "Inducción del trabajo de parto"). Si los resultados de la prueba muestran que el bebé no está bien, puede tener que dar a luz al bebé antes.

La preeclampsia no significa que usted no puede tener un parto vaginal. Pero si tiene problemas durante el trabajo de parto o si tiene problemas con el bebé, puede necesitar un *parto por cesárea* (véase el Capítulo 17, "Parto por cesárea y nacimiento vaginal después de un parto por cesárea").

Preeclampsia con características graves

Si usted tiene preeclampsia con características graves, usted puede ser tratada en el hospital. Si usted está embarazada de al menos 34 semanas, se puede recomendar que tenga a su bebé tan pronto como su condición sea estable. Si usted tiene menos de 34 semanas y su condición está estable, podría ser posible esperar para dar a luz a su bebé.

Retrasar el parto por solo unos días puede ser útil en algunos casos. Le da tiempo a usted y a su ginecoobstetra para prepararse para el parto:

- Usted puede ser trasladada a un hospital con una unidad especial de maternidad de alto riesgo y una *unidad de cuidados intensivos neonatales (UCIN)* de alto nivel. Estas unidades tienen médicos y enfermeras con capacitación avanzada en el cuidado de embarazos complicados y bebés pretérminos.
- Se le pueden administrar *corticosteroides* para ayudar a que los pulmones del bebé maduren.
- A usted se le pueden administrar medicamentos para ayudar a reducir su presión arterial y ayudar a prevenir convulsiones.

Si su condición o la del bebé empeoran, tendrá que dar a luz lo antes posible.

Prevención

Actualmente, no hay una prueba de detección precoz médica que pueda predecir con precisión si una mujer desarrollará preeclampsia durante el embarazo. Por ahora, la prevención implica identificar si usted tiene factores de riesgo para la preeclampsia, como diabetes o preeclampsia en un embarazo pasado, y tomar medidas para abordar estos factores.

Cuidados pregestacionales

Idealmente, debería visitar a su ginecoobstetra para una consulta de *cuidados pregestacionales* (véase el Capítulo 1, "Preparación para el embarazo"). En esta consulta, su ginecoobstetra puede evaluar

- si usted tiene hipertensión
- si su hipertensión crónica está bajo control
- si esta ha afectado su salud

Debido a que la hipertensión puede afectar el corazón y los riñones, se le pueden hacer pruebas para verificar el funcionamiento de estos órganos. La información de estas pruebas se utiliza para evaluar los riesgos del embarazo en su salud futura.

En esta consulta, usted y su ginecoobstetra también pueden discutir los pasos que usted puede tomar para hacer su embarazo más seguro. El objetivo es bajar su presión arterial y estar lo más saludable posible antes del embarazo:

- Si tiene sobrepeso, trate de perder peso con la dieta y el ejercicio. Evite tomar medicamentos para bajar de peso.
- Tome su medicamento para la presión arterial como se le recetó.
- Deje de fumar.
- Si usted tiene diabetes, trate de asegurarse de que esté bien controlada antes de quedar embarazada.

También debería aprender sobre los signos y síntomas de la preeclampsia para que pueda cuidarlos cuando esté embarazada. Si usted ha tenido preeclampsia antes, usted y su ginecoobstetra deberían hablar sobre los factores que pueden aumentar el riesgo de tenerla de nuevo y trabajar en un plan para reducir los riesgos, si es posible.

Aspirina

La aspirina en dosis bajas puede reducir el riesgo de preeclampsia en algunas mujeres. Hable con su ginecoobstetra sobre lo que una aspirina de baja dosis significa para usted. Su ginecoobstetra podría recomendarle tomar aspirina en dosis bajas si

- usted tiene un alto riesgo de desarrollar preeclampsia
- tiene dos o más factores de riesgo (véase la sección "Preeclampsia" en este capítulo)

Si su ginecoobstetra recomienda tomar aspirina en dosis bajas, el mejor momento para comenzar es entre las 12 y 16 semanas de embarazo. Deberían tomarse todos los días hasta el nacimiento del bebé. No comience a tomar aspirina por su cuenta sin hablar con su ginecoobstetra.

RECURSOS

Fundación de preeclampsia

www.preeclampsia.org

Organización nacional dedicada a la educación, defensa e investigación de la preeclampsia.

Presión arterial alta en el embarazo

https://medlineplus.gov/highbloodpressureinpregnancy.html

Información de la Biblioteca Nacional de Medicina de los EE. UU. sobre el diagnóstico y el manejo de la presión arterial alta durante el embarazo.

Su embarazo y el nacimiento de su bebé

www.acog.org/MyPregnancy

Sitio web del Colegio Americano de Obstetras y Ginecólogos (ACOG) con información sobre el embarazo, el trabajo de parto, el parto y los cuidados posparto. Incluye la información más reciente de los expertos en atención de la salud de la mujer, preguntas respondidas por los ginecoobstetras del ACOG, historias de embarazos de mujeres reales y un directorio de la A a la Z de temas de salud que cubren el embarazo y más allá.

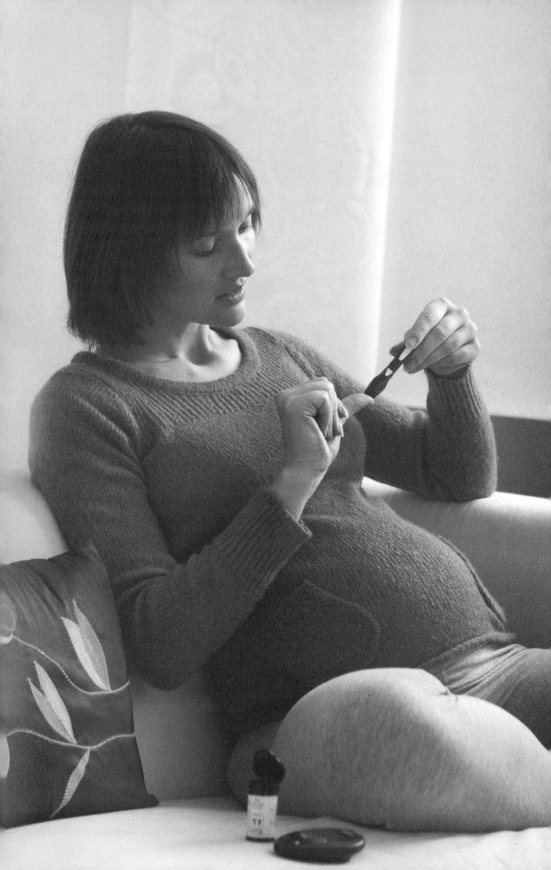

Diabetes durante el embarazo

La *glucosa* (azúcar en la sangre) es el combustible del cuerpo. La *insulina* es una *hormona* que ayuda a las células a absorber el azúcar en la sangre. El azúcar en la sangre es necesaria para impulsar las actividades del cuerpo.

Cuando una persona tiene *diabetes mellitus*, el cuerpo no produce suficiente insulina o las células del cuerpo no responden a la insulina como deberían. Esto significa que el azúcar en la sangre no puede entrar en las células del cuerpo. En cambio, el azúcar en la sangre permanece en la sangre. Como consecuencia, la cantidad de azúcar en la sangre puede llegar a ser demasiado alta. Con el tiempo, los niveles altos de azúcar en la sangre pueden dañar el corazón, los ojos, los *riñones* y otros órganos.

Hay tres tipos de diabetes:

- En la diabetes tipo 1 el cuerpo produce poca o ninguna insulina por sí solo.

- En la diabetes tipo 2 el cuerpo produce suficiente insulina, pero las células del cuerpo son resistentes a la insulina. Esto significa que se necesita más de la cantidad normal de insulina para controlar el nivel de azúcar en la sangre.

- La *diabetes gestacional* es la diabetes que se diagnostica durante el embarazo.

La diabetes es común durante el embarazo. En 2009, alrededor de 7 de cada 100 mujeres embarazadas tenían alguna forma de diabetes, por lo general diabetes gestacional. Los tres tipos de diabetes necesitan ser manejados cuidadosamente, especialmente durante el embarazo. Esto incluye

- mantener el azúcar en la sangre en el rango normal, ni demasiado alto ni demasiado bajo
- hacerse pruebas regularmente para comprobar el bienestar de la mujer y el bebé

Diabetes mellitus gestacional

Algunas mujeres se enferman por primera vez durante el embarazo. Esto se llama diabetes gestacional. Las mujeres con diabetes gestacional necesitan atención especial durante y después del embarazo.

Durante el embarazo, los niveles más altos de hormonas del embarazo pueden interferir con la insulina. Por lo general, el cuerpo puede producir más insulina durante el embarazo para mantener los niveles de azúcar en la sangre normales. Sin embargo, en algunas mujeres, el cuerpo no puede producir suficiente insulina durante el embarazo, y los niveles de azúcar en la sangre van subiendo. Esto lleva a la diabetes gestacional.

La diabetes gestacional desaparece después del nacimiento de su bebé, pero las mujeres que han tenido esta afección tienen un mayor riesgo de desarrollar diabetes más adelante en la vida. Algunas mujeres que desarrollan diabetes gestacional pueden haber tenido diabetes leve antes del embarazo y no lo saben. Para estas mujeres, la diabetes no desaparece después del embarazo y puede ser una afección de por vida (véase "Diabetes mellitus pregestacional" en este capítulo). Estas mujeres necesitarán continuar con el tratamiento de la diabetes después de dar a luz.

Factores de riesgo

Varios factores de riesgo están relacionados con la diabetes gestacional. También puede suceder en mujeres que no tienen factores de riesgo. Sin embargo, es más probable en las mujeres que

- tienen sobrepeso u obesidad
- son físicamente inactivas
- tuvieron diabetes gestacional en un embarazo anterior
- tuvieron un bebé muy grande en un embarazo anterior
- tienen *presión arterial alta*
- tienen antecedentes de cardiopatía
- tienen *síndrome del ovario poliquístico (SOPQ)*

Cómo puede afectarle la diabetes gestacional

Cuando una mujer tiene diabetes gestacional, su cuerpo le pasa al bebé más azúcar de lo que necesita. Con demasiada azúcar, el bebé puede ganar mucho peso. Esta afección se llama *macrosomía*. Un bebé grande puede llevar a *complicaciones* para la mujer, incluyendo

- dificultades en el trabajo de parto
- *nacimiento por cesárea*
- *hemorragia posparto* (véase la sección "Hemorragia posparto" en el Capítulo 39, "Problemas durante el trabajo de parto y el parto")
- desgarros graves en la *vagina* o el *perineo* con un parto vaginal
- *distocia de hombros* (véase la sección "Distocia de hombros" en el Capítulo 39, "Problemas durante el trabajo de parto y el parto")

La presión arterial alta y la *preeclampsia* también son más frecuentes en mujeres con diabetes gestacional.

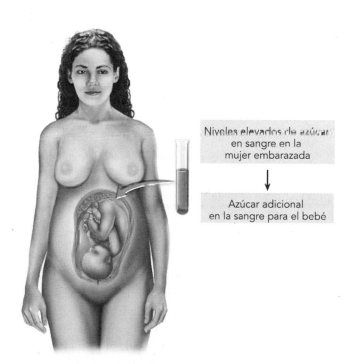

Niveles elevados de azúcar en sangre en la mujer embarazada

↓

Azúcar adicional en la sangre para el bebé

Diabetes durante el embarazo. Durante el embarazo, los niveles altos de azúcar en la sangre pueden hacer que el bebé reciba demasiado azúcar en la sangre. Como consecuencia, el bebé podría crecer demasiado.

Cómo puede afectar la diabetes gestacional a su bebé

Los bebés nacidos de mujeres con diabetes gestacional pueden tener lo siguiente:

- Problemas para respirar
- *Ictericia*
- Bajo nivel de azúcar en la sangre al nacer. Esto requiere una estancia en la *unidad de cuidados intensivos neonatales (UCIN)* para un goteo de glucosa que se disminuya gradualmente.

Es más probable que los bebés grandes experimenten un traumatismo al nacer, incluyendo daño en los hombros, durante el parto vaginal. Los bebés grandes pueden necesitar atención especial en la UCIN. También hay un mayor riesgo de *mortinato* con la diabetes gestacional.

Las mujeres que han tenido diabetes gestacional corren un mayor riesgo de tener diabetes en el futuro, al igual que sus niños. Para estas mujeres se recomienda realizar pruebas regulares de diabetes después del embarazo. Sus niños también necesitarán ser monitoreado en busca de riesgos de diabetes (véase la sección "Cuidados después del embarazo" más adelante en este capítulo).

Pruebas para la diabetes gestacional

Todas las mujeres embarazadas deberían ser examinadas para detectar la diabetes gestacional. Su *ginecólogo obstetra (ginecoobstetra)* debería preguntar acerca de su historial médico, determinar si usted tiene factores de riesgo y evaluar sus niveles de azúcar en la sangre.

- Si usted tiene ciertos factores de riesgo, su nivel de azúcar en la sangre se puede medir al principio del embarazo.
- Si esta prueba inicial es negativa, se le volverá a hacer la prueba entre las 24 y las 28 semanas de embarazo.
- Si usted no tiene factores de riesgo, su nivel de azúcar en la sangre se puede medir entre las 24 y 28 semanas de embarazo.

La prueba de detección precoz más utilizada es la prueba de tolerancia a la glucosa de 1 hora. Para hacer realizar esta prueba, primero bebe una bebida azucarada. Se toma una muestra de sangre 1 hora después. Si el nivel de azúcar en la sangre es alto, volverá otro día para una prueba de glucosa diagnóstica. Una vez más, usted beberá una bebida azucarada, pero después su azúcar en la sangre será medida cada hora durante unas horas.

Su ginecoobstetra también puede ordenar una prueba de sangre para hemoglobina A_{1C}. Esta prueba da una estimación de cómo su nivel de azúcar en la sangre ha sido controlado durante las últimas 4 a 6 semanas. Su A_{1c} no debería ser superior al 6 por ciento.

Control de la diabetes gestacional

El tratamiento de la diabetes gestacional puede reducir en gran medida el riesgo de complicaciones para usted y su bebé. El tratamiento puede reducir el riesgo de

- macrosomía
- lesiones al nacer
- nacimiento por cesárea

El riesgo de preeclampsia y otros trastornos de la presión arterial alta también es menor si sus niveles de azúcar en la sangre están bajo control.

El tratamiento implica varias cosas. Si se le diagnostica diabetes gestacional, necesitará consultas de *cuidados prenatales* más frecuentes para vigilar su salud y la de su bebé. Usted tendrá que mantener su azúcar en la sangre bajo control. Esto requerirá

- comer alimentos saludables
- hacer ejercicio con frecuencia
- análisis diario de los niveles de azúcar en la sangre
- tomar medicamentos, si es necesario

Es posible que su ginecoobstetra le recomiende que vea a un educador en diabetes o a un dietista. Un educador en diabetes es un profesional de atención médica que enseña a las personas cómo vivir con diabetes. Un dietista es un experto en nutrición y planificación de comidas.

Más tarde en el embarazo, se pueden hacer pruebas especiales del crecimiento y bienestar del bebé. Es más probable que se le realicen estas pruebas si

- su diabetes gestacional no está bien controlada
- necesita tomar medicamentos
- usted desarrolla problemas

Seguimiento de los niveles de azúcar en sangre

Se le puede pedir que use un medidor de glucosa para evaluar sus niveles de azúcar en la sangre. Este dispositivo mide el azúcar en la sangre de una pequeña gota de sangre. Anote los niveles de azúcar en la sangre y lleve su registro con usted a cada consulta prenatal. Los registros de azúcar en la sangre también se pueden mantener en línea, almacenar en las aplicaciones del teléfono y enviar por correo electrónico a su ginecoobstetra. Su registro de azúcar en la sangre le ayudará a su ginecoobstetra a cuidar mejor de usted durante su embarazo.

Alimentación saludable

Una dieta saludable es una parte clave de cualquier embarazo (véase el Capítulo 22, "Nutrición durante el embarazo"). Su bebé depende de la comida que usted come para su crecimiento y **nutrientes**. Cuando las mujeres tienen diabetes gestacional, hacer elecciones saludables de alimentos es aún más importante para evitar que el azúcar en la sangre aumente demasiado. Un dietista puede ayudarle a planificar comidas saludables que controlen su nivel de azúcar en la sangre.

Coma comidas regularmente durante todo el día. Es posible que también necesite comer pequeños bocadillos, especialmente por la noche. Comer regularmente ayuda a evitar las caídas y los picos en los niveles de azúcar en la sangre. A menudo, se recomiendan tres comidas y dos o tres bocadillos al día.

Los carbohidratos son una parte importante de una dieta saludable. Hay dos tipos: 1) carbohidratos simples y 2) carbohidratos complejos. Los carbohidratos simples proporcionan un impulso rápido de energía porque se digieren rápidamente. Los carbohidratos simples se encuentran en

- frutas
- miel
- jarabe de arce
- bebidas azucaradas
- alimentos con azúcar añadida

Los carbohidratos complejos incluyen fibra y almidones dietéticos. Su cuerpo tarda más tiempo en procesarlos, por lo que los carbohidratos complejos proporcionan una energía más duradera que los carbohidratos simples. Los carbohidratos complejos se encuentran en

- pan y pasta de trigo integral
- arroz integral
- algunas frutas
- verduras feculentas, como papas y maíz

Si usted tiene diabetes gestacional, los carbohidratos complejos son una mejor opción que los carbohidratos simples. Los carbohidratos deberían constituir hasta 40 a 50 por ciento de sus calorías totales. Las proteínas (15 a 30 por ciento) y las grasas (20 a 35 por ciento) deberían constituir el resto.

Es importante aumentar una cantidad saludable de peso durante el embarazo. Hable con su ginecoobstetra acerca de cuánto aumento de peso es mejor para usted durante su embarazo. Para una mujer con diabetes gestacional, puede ser más difícil mantener los niveles de azúcar en la sangre bajo control si usted

- aumenta demasiado peso
- aumenta de peso demasiado rápido

Ejercicio

El ejercicio ayuda a mantener los niveles de azúcar en la sangre en el rango normal. Usted y su ginecoobstetra pueden decidir cuánto y qué tipo de ejercicio es mejor para usted. En general, se recomiendan 30 minutos de ejercicio aeróbico de intensidad moderada por lo menos 5 días a la semana (o un mínimo de 150 minutos a la semana). Caminar rápido es un gran ejercicio para todas las mujeres embarazadas. Además del ejercicio aeróbico semanal, tomar una caminata corta después de cada comida puede ayudar a controlar el azúcar en la sangre.

Medicamentos

La diabetes gestacional a menudo se puede controlar con dieta y ejercicio. Sin embargo, si la dieta y el ejercicio no son suficientes, también se pueden necesitar medicamentos para controlar los niveles de azúcar en la sangre. La insulina es el medicamento recomendado durante el embarazo para ayudar a las mujeres a controlar su azúcar en la sangre. La insulina no pasa la **placenta**, por lo que no afecta al bebé. Su ginecoobstetra o educador en diabetes le enseñará cómo ponerse inyecciones de insulina con una pequeña aguja. En algunos casos, su ginecoobstetra puede recetar un medicamento diferente para tomar por vía oral.

Si toma medicamentos, siga controlando sus niveles de azúcar en la sangre. Su ginecoobstetra debería revisar su registro de azúcar en la sangre para asegurarse de que el medicamento está funcionando, así que recuerde llevar su registro de azúcar en la sangre a cada cita. Debido a que su cuerpo se vuelve más resistente a la insulina a medida que avanza el embarazo, es posible que se necesiten cambios en sus medicamentos. Esto puede ayudar a mantener su nivel de azúcar en la sangre en el rango normal

Pruebas especiales

Cuando una mujer tiene diabetes gestacional, puede necesitar pruebas especiales para verificar el bienestar del bebé. Estas pruebas pueden ayudar a su ginecoobstetra a encontrar posibles problemas y tomar medidas para controlarlos. Estas pruebas pueden incluir las siguientes:

- *Número de patadas*—Este es un registro de la frecuencia con la que siente que el bebé se mueve. Un bebé sano tiende a moverse la misma cantidad de veces cada día. Es posible que se le pida que realice un seguimiento de este movimiento en las últimas etapas del embarazo. Debería ponerse en contacto con su ginecoobstetra si siente una diferencia en la actividad de su bebé.

- *Prueba sin estrés*—Esta prueba mide los cambios en la frecuencia cardíaca del bebé cuando éste se mueve. El término "sin estrés" significa que no se hace nada para poner estrés en el bebé. Se coloca un cinturón con un sensor alrededor de su abdomen. El sensor capta la frecuencia cardíaca del bebé y la envía a una máquina que la registra.

- *Perfil biofísico (PBF)*—Este examen incluye el monitoreo de la frecuencia cardíaca del bebé (de la misma manera que se hace en una prueba sin estrés) y un *ultrasonido*. El PBF comprueba la frecuencia cardíaca del bebé y calcula la cantidad de *líquido amniótico*. También se revisa la respiración, el movimiento y el tono muscular del bebé. Un PBF modificado solo comprueba la frecuencia cardíaca y el nivel de líquido amniótico. Consulte el Capítulo 34, "Ultrasonidos y otras pruebas para vigilar el bienestar fetal", para obtener detalles de estas pruebas.

Trabajo de parto y parto

La mayoría de las mujeres con diabetes gestacional controlada pueden completar un embarazo a término. Sin embargo, si hay complicaciones con su salud o la salud de su bebé, el trabajo de parto puede ser inducido (iniciado por medicamentos u otros medios) antes de la fecha de parto.

Aunque la mayoría de las mujeres con diabetes gestacional pueden tener un parto vaginal, es más probable que tengan un parto por cesárea. Si su ginecoobstetra piensa que su bebé es demasiado grande para un parto vaginal seguro, usted puede discutir un parto por cesárea programado.

Cuidado después del embarazo

La diabetes gestacional aumenta enormemente el riesgo de desarrollar diabetes en el próximo embarazo y en el futuro cuando ya no está embarazada. Un tercio de las mujeres que tenían diabetes gestacional tendrán diabetes o una forma más leve de azúcar elevada en la sangre poco después de dar a luz. Entre el 15 y el 70 por ciento de las mujeres con diabetes gestacional desarrollarán diabetes más tarde en la vida. Si usted tuvo diabetes gestacional, debería hacerse la prueba para detectarla 4 a 12 semanas después de dar a luz. Si su nivel de azúcar en la sangre es normal, tendrá que hacerse una prueba de diabetes cada 1 a 3 años.

La diabetes gestacional también aumenta el riesgo de futuras enfermedades cardíacas. Si usted tuvo diabetes gestacional en un embarazo anterior, hágaselo saber a su médico para que la salud de su corazón pueda ser monitoreada. Hay varias maneras de mantener la salud del corazón, incluyendo

- comer una dieta saludable
- limitar el alcohol
- mantener un peso saludable
- no fumar
- hacer ejercicio diario

Una dieta saludable para el corazón

- fomenta el consumo de verduras, frutas, frijoles y productos lácteos bajos en grasa
- incluye pescado y aves de corral
- limita la carne roja, el sodio y los alimentos y bebidas azucarados

Los niños de mujeres que tenían diabetes gestacional pueden estar en riesgo de tener sobrepeso u obesidad durante la infancia. Estos niños también tienen un mayor riesgo de desarrollar diabetes. Dígale al médico de su bebé que usted tuvo diabetes gestacional, para que su bebé pueda ser monitoreado. A medida que su bebé crece, sus niveles de azúcar en la sangre se deben revisar durante toda la infancia.

Diabetes mellitus pregestacional

La diabetes tipo 1 o tipo 2 antes del embarazo se denomina *diabetes mellitus pregestacional*. Algunas mujeres a las que se le diagnostica por primera vez con diabetes durante el embarazo pueden haber tenido diabetes leve ya y no haberlo sabido. Esto también se considera diabetes mellitus pregestacional.

Si usted tiene diabetes y está planeando quedar embarazada, consulte a su ginecoobstetra para una consulta de *cuidados pregestacionales*. Su diabetes debería estar tan bien controlada como sea posible antes de quedar embarazada. La alta concentración de azúcar en la sangre al principio del embarazo aumenta el riesgo de problemas para su bebé.

Los cambios hormonales durante el embarazo hacen que su cuerpo sea más resistente a la insulina durante el segundo y tercer trimestre. Para las mujeres con diabetes, esto a menudo significa que el azúcar en la sangre no está tan bien controlada como antes del embarazo. Como consecuencia, su tratamiento para la diabetes puede cambiar. El monitoreo cuidadoso y las consultas regulares con su ginecoobstetra son importantes.

Riesgos para su embarazo

Las mujeres con diabetes mal controlada antes del embarazo están en riesgo de varias complicaciones durante el embarazo, incluyendo las siguientes:

- *Defectos congénitos*—Los niveles altos de azúcar en la sangre al principio del embarazo aumentan el riesgo de defectos congénitos, que suelen implicar el corazón, el cerebro y el esqueleto del bebé.

- *Aborto espontáneo* y *mortinato*—Tanto el aborto espontáneo como el mortinato son más frecuentes en mujeres embarazadas con diabetes mal controlada.

- *Hidramnios*—Esta es una afección en la que hay demasiado *líquido amniótico* en el *saco amniótico* que rodea al bebé. La afección puede llevar al trabajo de parto y parto pretérminos.

- Preeclampsia—Consulte el Capítulo 30, "Hipertensión y preeclampsia".

- Macrosomía—Una afección en la cual el bebé crece más de lo esperado, a menudo pesa más de 8 libras y 13 onzas. La macrosomía puede aumentar el riesgo de problemas durante el parto y la necesidad de un nacimiento por cesárea.

- *Síndrome de dificultad respiratoria (SDR)*—Este síndrome puede hacer que sea más difícil para el bebé respirar después del nacimiento. El riesgo de SDR es mayor en bebés cuyas madres tienen diabetes.

Recuerde, el riesgo de desarrollar estas complicaciones es menor si sus niveles de azúcar en la sangre están bien controlados antes y durante el embarazo.

Cuidados pregestacionales

Si usted tiene diabetes y quiere quedar embarazada, visite a su ginecoobstetra para una consulta pregestacional. Durante esta, usted y su ginecoobstetra deberían hablar sobre:

- Tratar cualquier problema médico que pueda tener debido a su diabetes, como presión arterial alta, cardiopatía, *enfermedad renal* y problemas oculares.

- Perder peso, si es necesario, a través de una dieta saludable y ejercicio.

- Tomar una vitamina prenatal con *ácido fólico* todos los días para ayudar a prevenir los *defectos del tubo neural (DTN)*. Su vitamina prenatal debería tener al menos 400 microgramos (µg) de ácido fólico. La etiqueta puede mostrar esta cantidad como 667 µg de equivalentes de folato en la dieta (EFD).

Si está viendo a algún profesional de atención médica con experiencia en diabetes, debería seguir haciéndolo mientras está embarazada.

Control de su diabetes durante el embarazo

Controlar su diabetes mientras está embarazada es una necesidad. Usted puede controlar su azúcar en la sangre con una combinación de comer bien, hacer ejercicio y tomar medicamentos según lo indicado por su ginecoobstetra.

Las mujeres con diabetes necesitan ver a sus ginecoobstetras con más frecuencia que otras mujeres embarazadas. Su ginecoobstetra debería programar visitas prenatales frecuentes para verificar su nivel de azúcar en la sangre y hacer otras pruebas.

Seguimiento de los niveles de azúcar en sangre

Es posible que su ginecoobstetra le recomiende que controle su nivel de azúcar en la sangre varias veces al día para asegurarse de que está en el rango normal. Mantenga un registro que enumere sus niveles de azúcar en la sangre con la hora del día. Comparta este registro con su ginecoobstetra en cada consulta prenatal. Si aún no lo está haciendo, su ginecoobstetra también puede sugerir que se mantenga un seguimiento de

- su conteo de carbohidratos
- cuánto se ejercita
- cuándo toma insulina u otro medicamento

Esta información le ayudará a usted y a su ginecoobstetra a ajustar su tratamiento a medida que sus necesidades cambien durante el embarazo.

Algunas personas con diabetes usan un "sistema de monitoreo continuo de glucosa" que mide constantemente su azúcar en la sangre. Algunos utilizan un sistema de bucle cerrado, que toma la información de un monitor continuo de glucosa y lo utiliza para ajustar una bomba de insulina. Esta tecnología es todavía bastante nueva, pero algunos estudios de mujeres embarazadas han mostrado resultados prometedores.

Se puede usar una prueba de hemoglobina A_{1C} para hacer un seguimiento de su progreso. Su A_{1C} no debería ser superior al 6 por ciento. Durante el embarazo es posible que necesite hacerse pruebas de sangre de A_{1C} con más frecuencia de lo habitual.

Manejo de niveles altos y bajos de azúcar en sangre

Incluso con un control cuidadoso, las mujeres con diabetes tienen más probabilidades de tener niveles bajos de azúcar en la sangre cuando están embarazadas. Esto se llama hipoglucemia. La hipoglucemia puede ocurrir si usted

- no come suficiente comida
- se pierde una comida
- no come a la hora correcta del día
- hace demasiado ejercicio
- se siente enferma o estresada

A finales del primer trimestre, su cuerpo puede volverse más sensible a la insulina por un corto período de tiempo. Esto también puede aumentar el riesgo de hipoglucemia, especialmente si tiene náuseas y vómitos por la mañana. Los signos y síntomas de la hipoglucemia incluyen

- mareos
- sensación de temblor
- hambre repentina
- sudoración
- debilidad

Si cree que tiene síntomas de hipoglucemia, revise su nivel de azúcar en la sangre de inmediato. Si está por debajo de 60 mg/dL, coma o beba algo, como un vaso de leche, unas cuantas galletas o tabletas especiales de glucosa. Espere 15 minutos y vuelva a analizar el nivel de azúcar en la sangre. Asegúrese de que los miembros de su familia sepan qué hacer también.

Si usted tiene valores bajos repetidos de azúcar en la sangre, su ginecoobstetra puede recetarle una pluma de glucagón. Este dispositivo le permite inyectarse con glucagón, una sustancia que hace que el azúcar en la sangre sea liberada en el torrente sanguíneo.

Su nivel de azúcar en la sangre también puede elevarse demasiado a pesar del tratamiento

- no toma su medicamento a las horas recomendadas
- come más comida de lo normal o come en momentos irregulares
- está enferma
- está menos activa de lo normal

También puede suceder si hay un problema con su bomba de insulina. Si tiene preguntas niveles elevados repetidos de azúcar en la sangre, hable con su ginecoobstetra. Es posible que necesite cambiar su dieta, rutina de ejercicio o medicamentos.

Cuando el nivel de azúcar en la sangre es muy alto, el cuerpo puede producir sustancias llamadas cetonas. Las cetonas pueden ser nocivas para usted y su bebé. La ponen en riesgo de una afección potencialmente mortal llamada cetoacidosis diabética (CAD). Si su nivel de azúcar en la sangre es superior a 200 mg/dL en cualquier momento, llame a su ginecoobstetra de inmediato. También debería llamar si lo tiene

- dolor abdominal
- náuseas
- vómitos
- problemas para pensar claramente

Es una buena idea usar un brazalete o collar médico que le diga a los socorristas y a los profesionales de atención médica que usted tiene diabetes.

Alimentación saludable

Comer una dieta bien equilibrada y saludable es una parte crítica de cualquier embarazo (véase el Capítulo 22, "Nutrición durante el embarazo"). En las mujeres con diabetes, la dieta es aún más importante. No comer correctamente puede hacer que sus niveles de azúcar en la sangre sean demasiado altos o bajos.

Los expertos siguen investigando el mejor equilibrio alimentario para las mujeres con diabetes durante el embarazo. Por lo general, se recomienda que usted obtenga

- del 40 al 50 por ciento de sus calorías de carbohidratos complejos y con alto contenido de fibra
- del 15 al 30 por ciento de las calorías de las proteínas
- del 20 al 35 por ciento de las calorías de la grasa (principalmente grasas insaturadas)

Contar cuidadosamente los carbohidratos en cada comida también puede ser útil. En la mayoría de los casos, su plan de comidas puede incluir comer varias comidas pequeñas y bocadillos durante todo el día y antes de acostarse. Es posible que su ginecoobstetra le recomiende que vea a un dietista o a un educador en diabetes para ayudarla con la planificación de sus comidas.

Ejercicio

Otra parte clave de un embarazo saludable es el ejercicio (véase el Capítulo 23, "Ejercicio durante el embarazo"). El ejercicio ayuda a mantener su nivel de azúcar en la sangre en el rango normal y tiene muchos otros beneficios, incluyendo

- potenciar su energía
- ayudarla a dormir
- reducir los dolores de espalda, el estreñimiento y la hinchazón

El ejercicio ayuda a mantener los niveles de azúcar en la sangre en el rango normal. Usted y su ginecoobstetra pueden decidir cuánto y qué tipo de ejercicio es mejor para usted. En general, se recomiendan 30 minutos de ejercicio aeróbico de intensidad moderada por lo menos 5 días a la semana (o un mínimo de 150 minutos a la semana). Caminar rápido es un gran ejercicio para todas las mujeres embarazadas. Además del ejercicio aeróbico semanal, tomar una caminata corta después de cada comida puede ayudar a controlar el azúcar en la sangre.

Medicamentos

Si usted tomó insulina antes del embarazo para controlar su diabetes, su dosis de insulina puede aumentar mientras está embarazada. Si usted usó una bomba de insulina antes de quedar embarazada, es posible que pueda continuar usando la bomba. Algunas mujeres necesitan cambiar a inyecciones de insulina durante el embarazo. La insulina es segura de usar durante el embarazo porque no cruza la *placenta*.

Su ginecoobstetra debe revisar su registro de azúcar en la sangre en cada consulta para asegurarse de que su medicamento está funcionando. Debido a que su cuerpo se vuelve más resistente a la insulina a medida que avanza el embarazo, es posible que se necesiten cambios en sus medicamentos para ayudar a mantener su nivel de azúcar en la sangre en el rango normal.

Su ginecoobstetra también podría recomendarle tomar aspirina en dosis bajas para ayudar a prevenir la preeclampsia. Hable con su ginecoobstetra sobre lo que una aspirina de baja dosis significa para usted. Idealmente, esto debería comenzar entre las 12 y 16 semanas de embarazo y continuar hasta que el bebé nazca. No comience a tomar aspirina por su cuenta sin hablar con su ginecoobstetra.

Pruebas especiales

A medida que su embarazo continúa, su ginecoobstetra podría ordenar pruebas especiales para verificar el bienestar del bebé. Estas pruebas pueden ayudar a su ginecoobstetra a encontrar posibles problemas. Las pruebas pueden incluir

- número de patadas
- prueba sin estrés
- perfil biofísico (PBF)
- prueba de tolerancia a las contracciones

Estas pruebas se analizan en el Capítulo 34, "Ultrasonidos y otras pruebas para vigilar el bienestar fetal". El crecimiento de su bebé y el nivel de líquido amniótico alrededor del bebé también pueden ser seguidos durante su embarazo con ultrasonidos.

Trabajo de parto y parto

Por lo tanto, usted y su ginecoobstetra deberían comentar el mejor momento de su parto. Usted puede entrar en trabajo de parto naturalmente. Si surgen problemas con el embarazo, el trabajo de parto puede ser inducido (iniciado por medicamentos u otros medios) antes de la fecha de parto (véase el Capítulo 14, "Inducción del trabajo de parto"). Si el bebé es muy grande, mas de 4.5 kg (9 libras, 15 onzas), usted y su ginecoobstetra deberían discutir los riesgos y beneficios de un nacimiento por cesárea.

Si hay riesgo de parto pretérmino, a veces se administran **corticosteroides** para ayudar a que los pulmones del bebé maduren. Los corticosteroides pueden aumentar la necesidad de insulina, por lo que, si se le administra este medicamento, su azúcar en la sangre será monitoreado de cerca.

Mientras usted está en el trabajo de parto, su nivel de azúcar en la sangre será monitoreado, típicamente cada hora al principio. Si es necesario, usted puede recibir insulina a través de una *vía intravenosa (IV)*. Si usa una bomba de insulina, podría usarla durante el trabajo de parto. Las mujeres que usan bombas de insulina necesitarán trabajar con su equipo médico durante el trabajo de parto para monitorear los niveles de azúcar en la sangre y ajustar la configuración de la bomba.

Cuidados después del embarazo

Los expertos recomiendan firmemente la lactancia materna para las mujeres con diabetes. La lactancia materna le da al bebé la mejor nutrición para mantenerse saludable y también es buena para la mujer. Ayuda a las nuevas madres a bajar el peso adicional que ganaron durante el embarazo (véase el Capítulo 20, "Alimentar a su bebé"). Recibir insulina no afecta a la leche materna.

Si usted amamanta, necesitará comer calorías adicionales cada día. Hable con su ginecoobstetra sobre la cantidad y tipos de alimentos que pueden darle estas calorías adicionales. Comer bocadillos pequeños antes de amamantar puede reducir el riesgo de hipoglucemia. Su ginecoobstetra también puede sugerir que usted vea a un especialista en *lactancia*.

Debería vigilar sus niveles de azúcar en la sangre después del parto. Esto ayudará a determinar qué medicamento debería usar y cuánto necesitará. La mayoría de las mujeres que tomaron insulina antes del embarazo pueden regresar a su dosis de insulina antes del embarazo poco después del nacimiento.

RECURSOS

Diabetes gestacional
www.diabetes.org/diabetes/gestational-diabetes
Página web de la Asociación Americana de Diabetes que se centra en la diabetes gestacional. La información también está disponible por teléfono en 800-DIABETES (800-342-2383).

El embarazo si usted tiene diabetes
www.niddk.nih.gov/health-information/diabetes/diabetes-pregnancy
Información pregestacional para mujeres con diabetes preexistente del Instituto Nacional de Diabetes y Enfermedades Digestivas y Renales.

Su embarazo y el nacimiento de su bebé
www.acog.org/MyPregnancy
Sitio web del Colegio Americano de Obstetras y Ginecólogos (ACOG) con información sobre el embarazo, el trabajo de parto, el parto y los cuidados posparto. Incluye la información más reciente de los expertos en atención de la salud de la mujer, preguntas respondidas por los ginecoobstetras del ACOG, historias de embarazos de mujeres reales y un directorio de la A a la Z de temas de salud que cubren el embarazo y más allá.

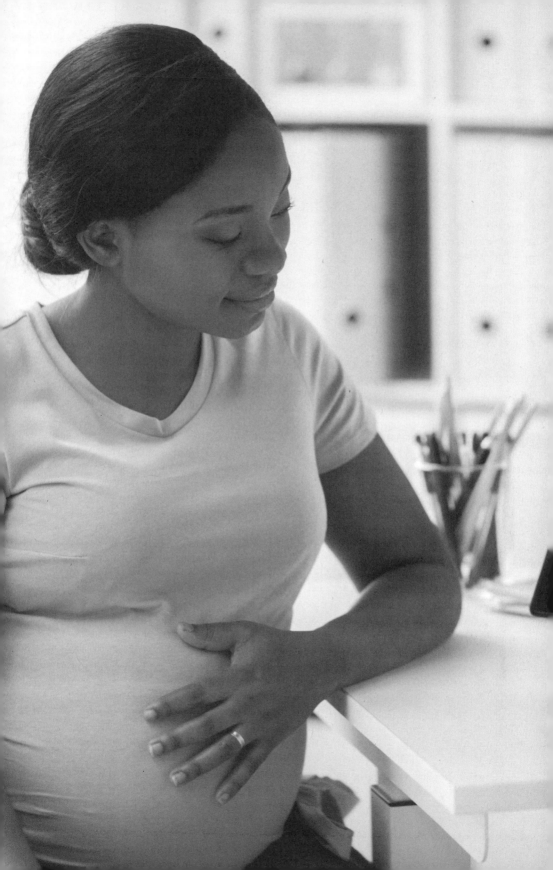

CAPÍTULO 32

Otras afecciones crónicas

El embarazo impone muchas exigencias al cuerpo de una mujer. Para las mujeres con afecciones médicas (a menudo llamadas afecciones crónicas), el embarazo puede cambiar la forma en que se maneja su afección. Las mujeres con ciertas afecciones médicas pueden necesitar una monitorización más cercana durante el embarazo. Esta monitorización puede ayudar a prevenir problemas tanto para la mujer como para su bebé.

En este capítulo se tratan las siguientes afecciones:

- Asma
- *Trastornos autoinmunes*, incluyendo *esclerosis múltiple (EM), artritis reumatoide (AR)* y *lupus* (lupus eritematoso sistémico o LES)
- Trastornos hemorrágicos y trastornos de la coagulación de la sangre
- Trastornos digestivos, como la enfermedad celíaca, la *enfermedad inflamatoria intestinal (EII)* y el *síndrome del intestino irritable (SII)*
- *Epilepsia* y otros *trastornos convulsivos*
- Cardiopatía
- *Enfermedad renal*
- Enfermedad mental
- Discapacidades físicas
- Enfermedad tiroidea

Otros problemas de salud comunes que pueden afectar el embarazo son la *presión arterial alta* (discutida en el Capítulo 30, "Hipertensión y preeclampsia") y la *diabetes mellitus* (discutida en el Capítulo 31, "Diabetes durante el embarazo").

Si tiene un problema médico, es posible que necesite hacerse pruebas adicionales. Es posible que vea a su **ginecólogo obstetra (ginecoobstetra)** con más frecuencia. Es posible que sea capaz de monitorear su afección desde casa. En algunos casos, es posible que necesite permanecer en un hospital durante parte de su embarazo.

A menudo, un equipo formado por profesionales de atención médica trabajarán juntos para cuidar de usted y su bebé. Si usted ya está viendo a un especialista para tratar su afección médica, este debería continuar cuidando de usted. Es posible que su ginecoobstetra le recomiende que vea a **un especialista en medicina materno-fetal (MMF)**, un médico que tiene capacitación especializada en la atención de mujeres embarazadas con problemas médicos.

El tratamiento para una afección crónica a menudo incluye tomar medicamentos. Usted y sus profesionales de atención médica deberían hablar sobre los riesgos y beneficios de su medicamento. Es posible que necesite cambiar a un medicamento diferente o a una dosis diferente.

Asma

El asma es una afección frecuente. Para muchas mujeres, los síntomas del asma permanecen iguales o incluso mejoran durante el embarazo. Sin embargo, para aproximadamente 1 de cada 3 mujeres con asma, sus síntomas empeoran durante el embarazo.

Durante un episodio de asma, hay menos **oxígeno** en la sangre. En una mujer embarazada, esto también significa que el bebé recibe menos oxígeno a través de la **placenta**. Los síntomas de asma que son graves y no controlados pueden aumentar el riesgo de ciertos problemas del embarazo, incluyendo

* **preeclampsia**
* problemas de crecimiento para el bebé
* **nacimiento por cesárea**
* parto **pretérmino**

Controlar los síntomas del asma durante el embarazo es importante. Es más seguro usar medicamentos para el asma que tener síntomas de asma mientras está embarazada.

Si tiene antecedentes de asma, su profesional de atención médica debería evaluar su afección. Puede ordenar pruebas de la función pulmonar (véase la Tabla 32–1, "Gravedad y control del asma"). Si usted ha estado embarazada antes, su médico debería preguntar sobre cómo su asma afectó sus embarazos pasados. Esto puede dar algunas pistas sobre cómo su asma afectará su embarazo actual. Con esta información, usted y su profesional de atención

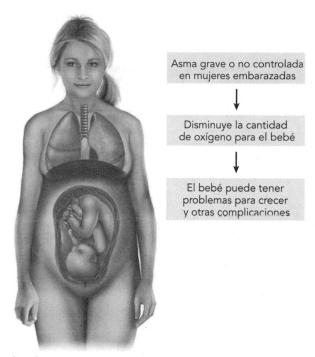

Asma grave o no controlada
en mujeres embarazadas

↓

Disminuye la cantidad
de oxígeno para el bebé

↓

El bebé puede tener
problemas para crecer
y otras complicaciones

Asma durante el embarazo. Si tiene episodios graves de asma durante el embarazo, el bebé puede recibir menos oxígeno.

médica deberían discutir un plan de tratamiento para que usted lo siga durante el embarazo. Los planes de tratamiento para el asma incluyen

- consultar a su profesional de atención médica para que le realice pruebas para controlar su función pulmonar
- monitorear su función pulmonar y respiración en casa
- evitar o controlar los desencadenantes del asma
- tomar medicamentos recetados por su médico, incluyendo un medicamento de rescate en caso de emergencia

Si su asma es leve y tiene solo episodios ocasionales, es posible que no necesite medicamentos durante el embarazo. Sin embargo, si usted comienza a tener episodios con más frecuencia y sus síntomas son más graves, los medicamentos pueden ser necesarios. Todas las personas son diferentes, por lo que usted y su profesional de atención médica pueden necesitar probar diferentes medicamentos para encontrar lo que mejor funciona para usted. Si tiene un inhalador, es importante saber cómo y cuándo usarlo. Consulte con su médico o farmacéutico si no está segura. Además, nunca salga de casa sin su inhalador.

TABLA 32–1 **Gravedad y control del asma**

Control del asma	Con qué frecuencia tiene síntomas	Con qué frecuencia se despierta por la noche	Cuánto afecta a la actividad normal	VEF$_1$ o flujo máximo
Intermitente (bien controlada)	2 días a la semana o menos	2 veces al mes o menos	No lo hace	Más del 80 por ciento
Persistente leve (no bien controlada)	Más de 2 días a la semana, pero no todos los días	Más de 2 veces al mes	Limitación menor	Más del 80 por ciento
Persistente moderada (no bien controlada)	Todos los días	Más de una vez por semana	Alguna limitación	60 a 80 por ciento
Persistente grave (muy mal controlada)	Durante todo el día	4 veces a la semana o más	Extremadamente limitada	Menos del 60 por ciento

VEF$_1$: Volumen espiratorio forzado en un segundo, una medida de la función respiratoria

El trabajo en estrecha colaboración con su ginecoobstetra para controlar su función pulmonar puede ofrecer una mejor imagen de cómo están funcionando sus medicamentos. Es posible que el crecimiento y el bienestar de su bebé se sigan más de cerca si

- tiene asma moderada o grave
- sus síntomas no están bien controlados
- acaba de tener un episodio de asma grave

La mayoría de los medicamentos para el asma son seguros para usar durante el embarazo. Los medicamentos inhalados, como el salbutamol y los **corticosteroides**, son seguros durante el embarazo.

Trastornos autoinmunes

Los trastornos autoinmunes se activan cuando el **sistema inmunitario** ataca los propios tejidos del cuerpo. No está claro qué causa que el sistema inmunitario ataque. Algunos trastornos autoinmunes comunes incluyen

- ciertos tipos de enfermedad tiroidea
- enfermedad inflamatoria intestinal (EII)
- lupus
- enfermedad celíaca
- esclerosis múltiple (EM)

* artritis reumatoide (AR)
* *síndrome antifosfolipídico (SAP)*

Para algunos trastornos autoinmunes, el embarazo puede aumentar los síntomas y llevar a ciertas **complicaciones**. Para otros, el embarazo hace que los síntomas sean menos graves. Si usted tiene un trastorno autoinmune, usted y sus profesionales de atención médica deberían trabajar en equipo para controlar su afección. Esto puede aumentar su probabilidad de tener un embarazo saludable.

Esclerosis múltiple

La esclerosis múltiple (EM) es una enfermedad que afecta al sistema nervioso central (el cerebro y la médula espinal). Los síntomas de la enfermedad son diferentes para cada persona, pero en su mayoría incluyen

* cansancio extremo
* problemas de visión
* pérdida de equilibrio y control muscular
* rigidez

Una persona puede tener exacerbaciones cuando los síntomas empeoran. Esto se llama recaída. O una persona puede tener períodos sin síntomas. Esto se llama remisión.

Muchas mujeres con EM tienen embarazos saludables. El embarazo no empeora la enfermedad. De hecho, algunas mujeres informan que sus síntomas mejoran cuando están embarazadas. Si tiene EM, el mejor tratamiento es comer alimentos saludables, hacer ejercicio, descansar y seguir un programa de **cuidados prenatales**.

La mayoría de los medicamentos para la EM no deberían usarse durante el embarazo, ya sea porque son dañinos o porque no se conoce su seguridad. Hable con su ginecoobstetra sobre si debe dejar de tomar su medicamento y cuándo.

El riesgo de sufrir una exacerbación aumenta en las semanas posteriores al embarazo. La recaída en el período **posparto** no parece cambiar el curso de la enfermedad ni empeorar su pronóstico. La lactancia materna no parece afectar el riesgo de recaída.

Artritis reumatoide

La artritis reumatoide (AR) causa dolor e hinchazón en las articulaciones. También puede causar rigidez en la mañana y una sensación general de fatiga y malestar. La AR puede aparecer y luego disminuir por un tiempo, o puede empeorar y dañar las articulaciones. Algunas mujeres con AR tienen menos síntomas durante el embarazo.

La AR a menudo se trata con medicamentos antiinflamatorios, que pueden causar complicaciones en mujeres embarazadas. Hable con su ginecoobstetra acerca de qué medicamentos para aliviar el dolor puede usar. Hay algunos medicamentos que usted no debería tomar durante el embarazo y la lactancia materna. Estos medicamentos incluyen metotrexato y ciclofosfamida.

Posteriormente en el embarazo, sus articulaciones pueden relajarse. Informe a su ginecoobstetra si experimenta algún dolor nuevo en el cuello o en la parte posterior de la cabeza.

Lupus

El lupus (también llamado lupus eritematoso sistémico o LES) es un trastorno autoinmune que afecta varias partes del cuerpo, incluyendo

- piel
- articulaciones
- vasos sanguíneos
- órganos como los *riñones* o el cerebro

Tener lupus aumenta el riesgo de complicaciones del embarazo, incluyendo

- *aborto espontáneo*
- *mortinato*
- preeclampsia
- parto pretérmino
- problemas de crecimiento para el bebé

Algunas mujeres con lupus tienen más probabilidades de desarrollar coágulos sanguíneos *(trombosis venosa profunda [TVP])* que las mujeres que no tienen la enfermedad. Los bebés nacidos de mujeres con lupus pueden tener síntomas de la enfermedad. Estos bebés también pueden tener un mayor riesgo de tener ciertos problemas cardíacos.

Hoy en día, más de la mitad de las mujeres con lupus tienen embarazos sin complicaciones. Una manera de aumentar la probabilidad de un embarazo saludable es asegurarse de que su lupus esté bajo control durante al menos 6 meses antes de tratar de quedar embarazada. Sin embargo, el embarazo de una mujer con lupus se considera de alto riesgo. Si usted tiene lupus, debe ser atendida por un especialista en medicina materno-fetal (MMF) o un ginecoobstetra que tenga experiencia en el tratamiento del lupus durante el embarazo. Usted y su especialista pueden hablar sobre los siguiente:

- Es posible que necesite ver a su especialista con frecuencia. Muchos de los problemas que pueden ocurrir durante el embarazo se pueden tratar más fácilmente si se detectan temprano.

- Es posible que necesite pruebas más tarde durante el embarazo para ver cómo está creciendo el bebé y para controlar su afección.

- Es posible que necesite continuar tomando medicamentos para controlar su afección durante el embarazo.

- Su especialista debería revisar sus medicamentos para ver si son lo suficientemente seguros como para usarlos durante el embarazo. En algunos casos, es posible que necesite tomar un medicamento diferente o ajustar la dosis.

Síntomas de un coágulo de sangre

Una trombosis venosa profunda (TVP) o embolia pulmonar (EP) pueden poner en peligro la vida. Los signos y síntomas de TVP en un brazo o pierna incluyen

- calor o sensibilidad
- dolor o hinchazón repentina
- enrojecimiento de la piel
- dolor constante en una pierna mientras está de pie o caminando

Si tiene síntomas de TVP, llame a su ginecoobstetra de inmediato o vaya a la sala de emergencias.

Los signos y síntomas de la EP incluyen

- tos súbita, que puede ser con sangre
- dificultad súbita para respirar
- dolor en las costillas al respirar
- dolor agudo en el pecho bajo el seno o en un lado
- ardor, dolor o sensación de pesadez en el pecho
- respiración rápida
- frecuencia cardíaca acelerada

Si usted tiene síntomas de una EP, vaya a la sala de emergencias inmediatamente.

Trastornos de la coagulación y hemorrágicos

Las personas con un trastorno de coagulación de la sangre (*trombofilia*) tienden a formar coágulos de sangre con demasiada facilidad. Las personas con trastornos hemorrágicos no forman coágulos de sangre con la suficiente facilidad. Ambos tipos de afecciones pueden ser peligrosas durante el embarazo. Los coágulos de sangre pueden poner en peligro la vida. Los trastornos hemorrágicos pueden llevar a aborto espontáneo y **hemorragia posparto**.

Durante el embarazo y durante 4 a 6 semanas después del parto, el riesgo de formar coágulos de sangre es mucho mayor para todas las mujeres. Un lugar común donde se desarrollan coágulos de sangre es en las venas profundas de la parte inferior de la pierna. Si un pedazo de coágulo se rompe y se mueve a través de los vasos sanguíneos a los pulmones, puede ser muy grave. Esta afección, llamada embolia pulmonar, puede ser mortal. Los coágulos de sangre también se pueden formar en órganos como

- los riñones, que conduce a la enfermedad renal
- los ojos, lo que conduce a problemas de visión
- el cerebro, que conduce a un *evento vascular cerebral*

El riesgo de infarto de miocardio también puede aumentar con coágulos de sangre.

Trombofilia hereditaria

La coagulación es un proceso normal que ayuda a detener el sangrado, como por ejemplo de un corte en la piel. Sin embargo, las personas con una trombofilia tienden a formar coágulos de sangre con demasiada facilidad.

La coagulación de la sangre es sorprendentemente compleja. Para funcionar correctamente, la sangre necesita las cantidades correctas de ciertas proteínas (llamadas factores de coagulación de la sangre, o simplemente factores). Tener demasiado o demasiado poco de un factor puede causar trombofilias. Muchas de estas enfermedades son causadas por **mutaciones** en los genes. Esto significa que se pueden heredar (pasar de padres a hijos). Las afecciones hereditarias que pueden causar trombofilia incluyen

- *factor V Leiden*
- mutación de protrombina G20210A
- deficiencia de antitrombina
- deficiencia de proteína C
- deficiencia de proteína S

Los médicos también se refieren a si una persona tiene una o dos copias defectuosas de un gen:

- *Heterocigótico* significa que una persona tiene una copia defectuosa y una copia normal de un gen.
- *Homocigótico* significa que una persona tiene dos copias defectuosas de un gen.

La gravedad de una enfermedad o la tasa de complicaciones está relacionada con si usted es heterocigótico u homocigótico. Las pautas existentes varían en cuanto al nivel de riesgo de las trombofilias:

- Las trombofilias de bajo riesgo tienen una pequeña probabilidad de causar un coágulo de sangre. Incluyen el factor V Leiden heterocigótico y la mutación de protrombina G20210A heterocigótica.
- Las trombofilias de alto riesgo conllevan un mayor riesgo de causar un coágulo de sangre. Incluyen deficiencia de antitrombina, factor V Leiden homocigótico, mutación de protrombina G20210A homocigótica, y la combinación de doble heterocigótico factor V Leiden y la mutación de protrombina G20210A.

Algunas otras trombofilias pueden considerarse de alto riesgo o de bajo riesgo, dependiendo de su historial personal o familiar.

La mayoría de las mujeres que tienen una trombofilia tienen embarazos saludables. Sin embargo, puede haber una asociación entre las trombofilias y algunas complicaciones del embarazo, incluyendo

- aborto espontáneo
- *desprendimiento prematuro de placenta*
- mortinato

El riesgo de estas complicaciones durante el embarazo o en el período posparto puede depender de

- el tipo de trombofilia que tiene
- si alguna vez ha tenido un coágulo de sangre
- si usted tiene un pariente cercano que ha tenido un coágulo de sangre
- si usted es heterocigótica u homocigótica
- si está tomando medicamentos que prevén los coágulos de sangre

Su ginecoobstetra debería revisar su historia y riesgo. Esta revisión le ayudará a decidir si usted debe recibir tratamiento durante el embarazo y, si es así, el tipo de medicamento y dosis. Un especialista que trata los trastornos de la sangre puede estar involucrado en su cuidado.

Las mujeres con trombofilias de bajo riesgo pueden necesitar una super-visión cuidadosa durante el embarazo. Las mujeres con trombofilias de alto riesgo, antecedentes personales o familiares de coágulos sanguíneos, o ambos, pueden necesitar tomar medicamentos durante el embarazo.

También hay riesgo de coágulos de sangre en el período posparto. El tratamiento con medicamentos puede ser necesario durante al menos 6 sem-anas después de tener a su bebé. Los medicamentos warfarina y heparina pueden ser utilizados por las mujeres que están amamantando.

Debería hablar con su ginecoobstetra si tiene

- antecedentes de coágulos de sangre, incluso si nunca se le ha diagnosticado una trombofilia

- un padre o hermano con antecedentes de coágulos de sangre o trombofilia

- antecedentes de múltiples abortos espontáneos

Es mejor tener esta conversación con su ginecoobstetra antes de quedar embarazada. Si tiene síntomas de TVP, llame a su ginecoobstetra de inmediato o vaya a la sala de emergencias. Si usted tiene síntomas de una embolia pulmonar, vaya a la sala de emergencias inmediatamente (véase el recuadro "Síntomas de un coágulo de sangre").

Síndrome antifosfolipídico

El síndrome antifosfolipídico (SAP) es un trastorno autoinmune. La SAP se desarrolla cuando el sistema inmunitario crea por error **anticuerpos** que hacen que la sangre tenga más probabilidades de coagularse. Durante el embarazo, el SAP puede tener efectos graves sobre usted y su bebé, incluyendo

- aborto espontáneo

- preeclampsia

- problemas con el crecimiento del bebé

- parto pretérmino

Si tiene SAP y está embarazada, debería tener cuidado especial durante todo el embarazo:

- A partir del tercer trimestre, es posible que le hagan pruebas para verificar la salud del bebé. También se le pueden realizar una serie de *ultrasonidos* para seguir el crecimiento del bebé.

- Dependiendo de sus antecedentes de coágulos de sangre, es posible que usted tome un medicamento llamado heparina. A veces también se recomienda tomar aspirina en dosis bajas. La heparina y la aspirina en dosis bajas ayudan a detener la coagulación de la sangre.

- También es posible que necesite continuar tomando medicamentos durante al menos 6 semanas después del parto, ya que también hay un riesgo de coágulos de sangre en el período posparto.

Enfermedad de Von Willebrand

La enfermedad de Von Willebrand es el trastorno hemorrágico hereditario más frecuente que afecta a aproximadamente 1 de cada 100 mujeres. Es causada por una deficiencia en el factor de Von Willebrand (vWF), una proteína que ayuda a la sangre a coagularse. La enfermedad de Von Willebrand se transmite de padre a hijo. El síntoma más frecuente en las mujeres es el sangrado menstrual abundante. Otros síntomas pueden incluir sangrado

- de la nariz
- de las encías
- después de haber extraído un diente
- de cortes menores
- después de una cirugía
- en el sistema digestivo
- en las articulaciones

La enfermedad de Von Willebrand puede afectar el embarazo, el trabajo de parto y el parto. La enfermedad aumenta el riesgo de aborto espontáneo y hemorragia posparto. Durante el trabajo de parto y el parto, los *anestesiólogos* tienen especial cuidado cuando dan un *bloqueo epidural* o un *bloqueo espinal*. La aguja utilizada para estos tipos de anestesia puede causar sangrado, moretones e hinchazón. Esto puede llevar a la compresión de la médula espinal y a daños en los nervios. Por estas razones, el anestesiólogo puede recomendar otro tipo de control del dolor.

Debido a que la enfermedad de Von Willebrand es un trastorno hereditario, existe la posibilidad de que el bebé también pueda tener la enfermedad. Por esta razón, los *partos vaginales instrumentados* deberían evitarse debido al riesgo potencial de sangrado en el cerebro del bebé. Además, durante el trabajo de parto se puede controlar la frecuencia cardíaca de su bebé. En la mayoría de los casos, esto se hace con sensores colocados en la piel de la mujer. A veces, la vigilancia se realiza con un pequeño dispositivo que se coloca en el cuero cabelludo del bebé. Sin embargo si usted tiene la enfermedad de Von Willebrand, no debería colocar un sensor en el cuero cabelludo del bebé.

Los niveles de vWF y otras proteínas de coagulación de la sangre deberían medirse durante el embarazo, especialmente a medida que el parto se acerca. Su ginecoobstetra puede hablar con un **hematólogo** (especialista en sangre) para planificar el parto más seguro para usted.

Trastornos digestivos

Si usted tiene un trastorno que afecta la forma en que su cuerpo digiere los alimentos, trabaje en estrecha colaboración con su ginecoobstetra durante todo el embarazo. Usted tendrá que asegurarse de que usted y su bebé estén recibiendo suficiente de las vitaminas y **nutrientes** que ambos necesitan.

Enfermedad celíaca

El gluten es una proteína que se encuentra en el trigo, el centeno y la cebada. Las personas con enfermedad celíaca no pueden tolerar el gluten. Cuando se come gluten, el sistema inmunitario reacciona dañando el revestimiento del intestino delgado. Con este daño, los nutrientes no pueden ser absorbidos adecuadamente.

Los síntomas de la enfermedad celíaca varían. Algunas personas no tienen síntomas. Otros pueden tener

- diarrea
- estreñimiento
- cansancio
- dolor abdominal
- hinchazón

Si la enfermedad celíaca no se controla, puede causar graves problemas de salud. Incluso puede afectar su capacidad para quedar embarazada. Algunos estudios han encontrado vínculos entre la enfermedad celíaca que no se controla y un mayor riesgo de aborto espontáneo repetido.

Las mujeres con enfermedad celíaca pueden tener embarazos saludables. La clave es mantener una dieta sin gluten antes, durante y después del embarazo. Revise su dieta sin gluten con su ginecoobstetra y un dietista para asegurarse de que le da a usted y al bebé suficientes nutrientes durante el embarazo.

Es posible que tenga que ajustar su dieta si no está aumentando de peso lo suficiente o si desarrolla complicaciones, como **anemia**. También puede necesitar añadir más vitamina D o calcio a su dieta, después de la consulta con su equipo de cuidados. Algunos suplementos vitamínicos contienen gluten, así busque una marca sin gluten. Consulte el Capítulo 22, "Nutrición durante el embarazo", para obtener más información sobre la alimentación saludable durante el embarazo.

Enfermedad intestinal inflamatoria

La enfermedad inflamatoria intestinal (EII) es un grupo de enfermedades que causan inflamación de los intestinos. Los investigadores creen que la EII es un trastorno autoinmune causado por el sistema inmunitario que ataca a las *bacterias* normales del sistema digestivo. Hay dos tipos de EII: 1) enfermedad de Crohn y 2) colitis ulcerosa. Causan síntomas similares, incluyendo

- diarrea
- heces sanguinolentas
- dolor abdominal
- fiebre
- sangrado del *recto*

Si usted tiene EII, puede ser difícil obtener los nutrientes que necesita de los alimentos que come. Es posible que su cuerpo no pueda absorber suficientes proteínas, vitaminas o *calorías*. También puede tener daño intestinal.

Antes de quedar embarazada, consulte a su ginecoobstetra para hablar sobre su afección y cómo la manejará durante su embarazo. Hable sobre los medicamentos que está tomando y si debe seguir usando los mismos medicamentos mientras está embarazada. Hablar con un nutricionista o dietista también puede ser útil.

Síndrome del intestino irritable

El síndrome del intestino irritable (SII) es un trastorno que causa síntomas digestivos. Para algunas personas, los síntomas son leves. Para otras, pueden ser graves. No está claro qué causa el SII. Los síntomas pueden incluir

- cólicos
- gas
- hinchazón
- alternancia entre diarrea y estreñimiento

Varias cosas pueden desencadenar síntomas, incluyendo

- estrés
- comer comidas grandes

- viajes
- ciertos medicamentos o alimentos

Cuando esté embarazada, tenga en cuenta los desencadenantes de los síntomas del SII y trate de evitarlos.

No hay cura para SII, pero se puede manejar para reducir los síntomas. Su ginecoobstetra o un dietista pueden sugerir cambios en su dieta, como comer más fibra o comer comidas más pequeñas con más frecuencia, para ayudar a controlar sus síntomas. Algunos medicamentos también pueden ayudar.

Epilepsia y otros trastornos convulsivos

Los trastornos convulsivos (incluida la epilepsia) pueden causar varios problemas durante el embarazo:

- Mayor riesgo de defectos congénitos, más frecuentemente *labio leporino, paladar hendido, defectos del tubo neural (DTN)* y defectos cardíacos. El aumento del riesgo de defectos congénitos puede estar relacionado con el trastorno en sí o con los efectos de los medicamentos para controlar el trastorno.
- Lesión y complicaciones resultantes de las convulsiones. Las complicaciones de las convulsiones incluyen lesiones por caídas, disminución del oxígeno al bebé durante una convulsión y parto pretérmino.
- Aumento de la frecuencia de convulsiones durante el embarazo, que ocurre en aproximadamente 1 de cada 3 mujeres embarazadas con epilepsia.

Con atención médica antes y durante el embarazo, muchos de estos efectos pueden evitarse.

Prepararse para el embarazo es vital si usted tiene un trastorno convulsivo. El uso de medicamentos para las convulsiones puede reducir los niveles de *ácido fólico* en el cuerpo. Los niveles bajos de ácido fólico antes del embarazo y durante el principio del embarazo pueden aumentar el riesgo de tener un bebé con un DTN.

Tomar ácido fólico adicional antes y durante las primeras semanas del embarazo puede disminuir este riesgo. Hable con su ginecoobstetra sobre tomar ácido fólico adicional, típicamente 4 miligramos cada día y continuar hasta el primer trimestre del embarazo. Esta cantidad es 10 veces más alta que la cantidad recomendada para las mujeres que no toman medicamentos para las convulsiones. Para obtener la cantidad adicional, debería tomar un suplemento de ácido fólico aparte además de una vitamina prenatal.

Otra manera importante de prepararse para el embarazo es revisar sus medicamentos con su profesional de atención médica. Durante el embarazo, es posible que deba cambiar el tipo, la cantidad o el número de medicamentos que toma. Idealmente, cualquier cambio en la medicación debería hacerse antes del embarazo. Esto le permite a usted y a su profesional de atención médica ver cómo le afectan los cambios en el medicamento sin poner al bebé en riesgo. Los cambios que se realizan dependen de su situación:

- Si usted no ha tenido una convulsión en al menos 2 años, puede ser posible que usted reduzca (deje gradualmente) el medicamento.

- Se puede cambiar el tipo de medicamento. Algunos medicamentos se consideran más seguros para el bebé que otros.

- Se puede recomendar que tome solo un medicamento para controlar las convulsiones. Tomar solo un medicamento puede reducir el riesgo de defectos de nacimiento. También puede haber menos efectos secundarios que si usted toma más de un medicamento.

Durante el embarazo, usted necesitará consultas más frecuentes con el profesional de atención médica que maneja su trastorno convulsivo. Los análisis de sangre se pueden hacer regularmente para asegurarse de que los niveles de medicamentos son constantes. Los niveles demasiado altos pueden provocar efectos secundarios. Los niveles que son demasiado bajos pueden llevar a convulsiones. Tenga en cuenta que después del parto, sus medicamentos pueden necesitar ser ajustados de nuevo.

Tener un trastorno convulsivo puede no afectar la forma en que tendrá a su bebé. Las mujeres con un trastorno convulsivo pueden dar a luz vaginalmente a menos que ocurra un problema durante el trabajo de parto o el parto. Si ocurre un problema del trabajo de parto, puede ser necesario un parto por cesárea.

Cardiopatía

Si tiene antecedentes de cardiopatía, soplo cardíaco o fiebre reumática, hable con su médico antes de intentar quedar embarazada. El riesgo de problemas durante el embarazo depende de

- el tipo de cardiopatía que tiene
- la gravedad de su cardiopatía

Una mujer que tiene cardiopatía *congénita* (lo que significa que estaba presente al nacer) tiene un mayor riesgo de tener un bebé con algún tipo de defecto cardíaco. Es posible que se necesiten pruebas después del nacimiento para determinar si su bebé tiene un defecto cardíaco.

El embarazo causa cambios importantes en el sistema circulatorio. Su volumen de sangre (la cantidad de sangre en su cuerpo) aumenta de 40 a 50 por ciento tan pronto como en las semanas 10 a 12 de su embarazo. Este aumento de la cantidad de sangre hace que el corazón trabaje más duro durante el embarazo. Su corazón puede seguir trabajando más duro durante semanas o meses después del parto.

Antes de quedar embarazada, consulte a su *cardiólogo* o a un especialista en medicina materno-fetal (MMF) para hablar sobre cómo su afección puede afectar su corazón durante el embarazo. Es muy importante tener esta conversación antes de tratar de quedar embarazada. En algunos casos, es posible que no se recomiende el embarazo. En otros casos, el embarazo puede intentarse si ve a sus profesionales de atención médica con frecuencia y sigue sus instrucciones. Es posible que necesite ver a un cardiólogo (médico del corazón).

Si tiene una cardiopatía y necesita tomar medicamentos durante su embarazo, puede que le cambien a medicamentos que se consideran más seguros. Es posible que necesite pruebas durante el embarazo para determinar qué tan bien está funcionando su corazón. También se le puede monitorear la preeclampsia. Si usted está en riesgo de preeclampsia, su ginecoobstetra puede recomendar dosis bajas diarias de aspirina a partir de 12 a 28 semanas y continuar hasta el parto.

Usted y su equipo de cuidados del embarazo deberían discutir cómo y dónde debería dar a luz. Usted debería dar a luz a su bebé en un hospital que pueda manejar las complicaciones. Además, es importante ver a sus profesionales de atención médica regularmente después de dar a luz, porque los efectos del embarazo en su cuerpo pueden durar semanas o meses. Hable con su ginecoobstetra y cardiólogo sobre cuándo debe someterse a exámenes cardíacos después de dar a luz. Discuta cualquier riesgo para su salud futura, especialmente si usted tuvo preeclampsia o diabetes gestacional durante el embarazo.

Enfermedad renal

Sus riñones trabajan casi un 50 por ciento más durante el embarazo. Los riñones deben filtrar los desechos de su cuerpo y del cuerpo del bebé. Este aumento de trabajo significa que los riñones necesitan trabajar eficientemente durante el embarazo. Si los riñones no funcionan bien, existe un mayor riesgo de problemas graves, incluyendo

- aborto espontáneo
- hipertensión (presión arterial alta)

- preeclampsia
- parto pretérmino
- insuficiencia renal

El embarazo también puede empeorar cualquier daño existente de sus riñones. Esto puede afectar mucho la duración y la calidad de su vida.

La enfermedad renal puede ser leve, intermedia o grave. Si tiene una enfermedad renal leve, es posible que tenga un embarazo saludable. Consulte a un especialista en medicina materno-fetal (MMF) o a un especialista en riñón para los **cuidados pregestacionales**. Estos especialistas pueden evaluar su afección y explicar cualquier riesgo para la salud del embarazo. También pueden revisar sus medicamentos y sugerir diferentes medicamentos, si es necesario. A lo largo del embarazo, sus profesionales de atención médica deberían vigilar su función renal. También puede hacerse pruebas para comprobar la salud del bebé más tarde durante el embarazo.

Si tiene una enfermedad renal intermedia o grave, puede tener dificultades para quedar embarazada o permanecer embarazada. Si el embarazo ocurre, usted puede estar en mayor riesgo de

- complicaciones graves del embarazo para usted y el bebé
- necesidad de ser hospitalizada
- parto pretérmino
- daño renal a largo plazo

Enfermedad mental

Millones de mujeres en los Estados Unidos están afectadas por enfermedades mentales. Algunas enfermedades mentales comunes incluyen

- adicción y trastornos por consumo de sustancias
- trastornos de ansiedad (incluyendo trastorno de pánico, trastorno obsesivo-compulsivo y fobias)
- trastorno bipolar
- depresión
- trastornos de la conducta alimentaria (incluyendo *anorexia nerviosa*, trastorno por atracón y *bulimia nerviosa*)
- trastornos de personalidad
- esquizofrenia

La mayoría de las mujeres con una enfermedad mental pueden tener embarazos exitosos, pero estas afecciones pueden afectar el embarazo. Si usted tiene una enfermedad mental o tuvo una en el pasado, dígale a su ginecoobstetra. Estar embarazada puede hacer que algunas enfermedades mentales empeoren. En algunos casos, el embarazo puede hacer que una enfermedad mental vuelva (llamada recurrencia). Esto puede ser el resultado de cambios hormonales o estrés.

Si una enfermedad mental no se trata, es posible que no pueda cuidarse adecuadamente. Por ejemplo, podría tener problemas para comer bien o para descansar lo suficiente. Es posible que tenga menos probabilidades de recibir cuidados prenatales regulares. También puede estar en mayor riesgo de *depresión posparto*.

Su ginecoobstetra debe saber sobre cualquier medicamento que esté tomando para controlar su enfermedad mental. Algunos medicamentos son seguros durante el embarazo, pero otros pueden dañar al bebé durante el embarazo (véase la sección "Medicamentos" en el Capítulo 24, "Reducción de riesgos de defectos congénitos"). Si está tomando medicamentos ahora, hable con su ginecoobstetra y su profesional de la salud mental sobre si debería dejar de tomar el medicamento o continuar con él mientras está embarazada. Esta decisión debe basarse en varios factores, como

- si usted tiene síntomas actualmente
- si la enfermedad ha regresado
- la gravedad de su enfermedad

Usted y sus profesionales de atención médica tendrán que decidir si el beneficio de usar un medicamento para controlar su afección de salud mental supera cualquier riesgo posible. Si su medicamento se interrumpe, las terapias alternativas, como la psicoterapia, pueden ser una opción.

Las mujeres con afecciones de salud mental antes del embarazo corren el riesgo de ser hospitalizadas por una enfermedad psiquiátrica en los meses posteriores al parto. Estas mujeres también tienen más probabilidades de tener depresión posparto.

Las primeras semanas después de la llegada de un recién nacido son estresantes para cualquier nueva madre. Durante las primeras semanas, la ayuda y el apoyo son importantes para ayudarle a adaptarse a la crianza de los hijos (véase el Capítulo 19, "Sus cuidados posparto").

Discapacidades físicas

Si tiene una discapacidad física, consulte a su ginecoobstetra antes de intentar quedar embarazada. La atención médica previa al embarazo puede reducir la posibilidad de que usted tenga complicaciones médicas durante el

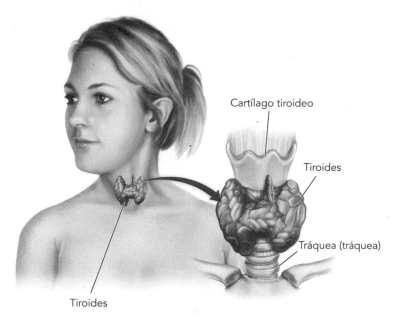

Tiroides. La tiroides está ubicada en el cuello. Esta glándula libera la hormona tiroidea. La hormona tiroidea desempeña muchas funciones en el cuerpo, incluyendo el mantenimiento de la frecuencia cardíaca y la regulación de la temperatura corporal.

embarazo. Si su discapacidad es una afección hereditaria, es posible que desee recibir orientación genética (véase el Capítulo 33, "Trastornos genéticos, detección precoz y pruebas").

También se puede necesitar atención especial después de que comience el embarazo. Sus profesionales de atención médica pueden sugerir terapia ocupacional o física para ayudarla a lidiar con el estrés que el embarazo pone en el cuerpo. Antes de que el bebé llegue, es posible que necesite tener un equipo especial instalado en casa para ayudarle a cuidar al bebé. Después de llegar a casa, puede necesitar ayuda adicional mientras cuida de sí y de su bebé.

Enfermedad tiroidea

Ciertos trastornos hacen que la *tiroides* del cuerpo libere demasiada o muy poca *hormona tiroidea*. *Hipertiroidismo* significa que la tiroides está demasiado activa. *Hipotiroidismo* significa que la tiroides no es tan activa como debería ser. Cualquiera de estas afecciones puede causarle daño a usted o a su bebé durante el embarazo.

Con el tratamiento, la mayoría de las mujeres embarazadas con enfermedad tiroidea pueden tener bebés sanos. La probabilidad de problemas durante el embarazo es mayor cuando la enfermedad tiroidea no está bajo control.

El hipertiroidismo no tratado se ha asociado con las siguientes complicaciones:

Para el bebé
- parto pretérmino
- ***bajo peso al nacer***
- posible muerte

Para la mujer
- trabajo de parto pretérmino
- mortinato
- insuficiencia cardíaca
- preeclampsia

Estas complicaciones pueden significar que usted necesita dar a luz al bebé temprano. El parto pretérmino puede aumentar el riesgo de problemas de salud graves para el bebé.

Cuando las mujeres tienen hipertiroidismo, los medicamentos mantienen el nivel de hormona tiroidea en el rango normal durante el embarazo. El propiltiouracilo puede usarse en el primer trimestre. El metimazol puede usarse durante el resto del embarazo. La dosis más baja posible de la medicación se utiliza para minimizar la exposición del bebé a la medicación.

El hipotiroidismo no tratado se ha asociado con las siguientes complicaciones:

Para el bebé
- parto pretérmino
- bajo peso al nacer
- posible muerte

Para la mujer
- aborto espontáneo
- ***hipertensión gestacional***

Si usted tiene hipotiroidismo, lo más probable es que le receten levotiroxina. Este medicamento ayuda a aumentar el nivel de hormona tiroidea en su cuerpo. Tanto para el hipertiroidismo como para el hipotiroidismo, usted debería hacerse exámenes de sangre regulares para verificar su función tiroidea durante su embarazo.

Algunas mujeres que no tienen problemas tiroideos durante el embarazo pueden desarrollar una afección tiroidea después del nacimiento de su bebé. Esto se llama tiroiditis posparto. A menudo es un problema a corto plazo y los niveles hormonales vuelven rápidamente a la normalidad. Sin embargo, a veces esta afección puede llevar a hipotiroidismo a largo plazo, que requiere tratamiento.

La prueba de la función de la tiroides no es una parte rutinaria de los cuidados prenatales. Sin embargo, si tiene antecedentes o síntomas de enfermedad tiroidea, hable con su ginecoobstetra. Él o ella decidirá cómo evaluar y manejar mejor su embarazo.

RECURSOS

Alianza Nacional contra los Coágulos Sanguíneos
www.stoptheclot.org

Alianza Nacional sobre Enfermedades Mentales
www.nami.org

Asociación Americana del Corazón
www.heart.org

Asociación Psiquiátrica Americana
www.psychiatry.org

Colegio Americano de Alergia, Asma e Inmunología
https://acaai.org/allergies/who-has-allergies-and-why/pregnancy-and-allergies

Fundación de Lupus de América
www.lupus.org/resources/planning-a-pregnancy-when-you-have-lupus

Fundación Nacional del Riñón
www.kidney.org/atoz/content/pregnancy.cfm

Fundación Nacional para la Conciencia Celíaca
www.beyondceliac.org

Fundación para Crohn's y colitis
www.ccfa.org

Fundación para la artritis
www.arthritis.org

Fundación para la epilepsia
www.epilepsy.com/living-epilepsy/women/epilepsy-and-pregnancy

Instituto Nacional de la Diabetes y las Enfermedades Digestivas y Renales (información sobre el síndrome del intestino irritable)
www.niddk.nih.gov/health-information/digestive-diseases/irritable-bowel-syndrome

Instituto Nacional de la Diabetes y las Enfermedades Digestivas y Renales (información sobre la enfermedad tiroidea)
www.niddk.nih.gov/health-information/endocrine-diseases/pregnancy-thyroid-disease

Sociedad Nacional de Esclerosis Múltiple
www.nationalmssociety.org/Living-well-with-MS/Family-and-Relationships/pregnancy

Su embarazo y el nacimiento de su bebé
www.acog.org/MyPregnancy
Sitio web del Colegio Americano de Obstetras y Ginecólogos (ACOG) con información sobre el embarazo, el trabajo de parto, el parto y los cuidados posparto. Incluye la información más reciente de los expertos en atención de la salud de la mujer, preguntas respondidas por los ginecoobstetras del ACOG, historias de embarazos de mujeres reales y un directorio de la A a la Z de temas de salud que cubren el embarazo y más allá.

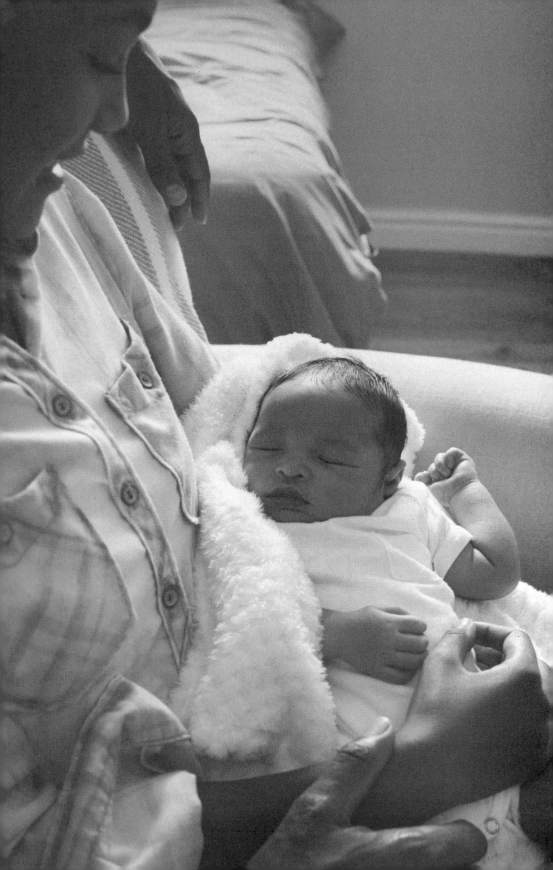

PARTE 7

Pruebas

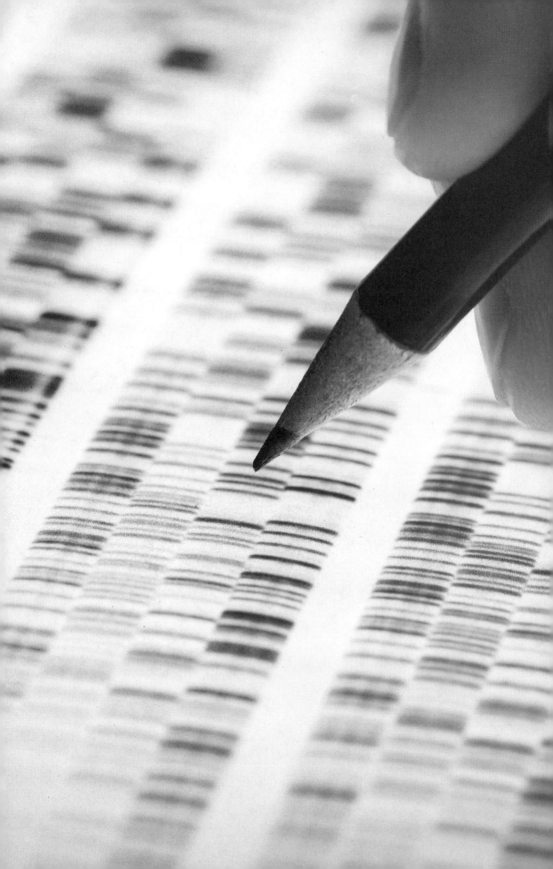

Trastornos genéticos, detección precoz y pruebas

Cada año alrededor de 3 de cada 100 bebés en los Estados Unidos nacen con un **defecto congénito** importante. Un defecto congénito es un problema físico o funcional que está presente al nacer. Algunos defectos congénitos se identifican poco después del nacimiento. Otros pueden no ser notados hasta que el niño es mayor.

Muchos defectos congénitos son causados por problemas con los **cromosomas** o **genes** de una persona. Estos tipos de trastornos se denominan **trastornos genéticos**. Los trastornos genéticos pueden variar de leves a graves. Un ejemplo de un trastorno genético leve es el daltonismo. Algunos ejemplos de trastornos genéticos más graves son algunas formas de **hemofilia** y la **enfermedad de Tay-Sachs**.

Algunos trastornos genéticos no son dañinos y no se necesita ningún tratamiento especial. Para muchos trastornos genéticos, el tratamiento médico y la atención especializada pueden mejorar en gran medida la calidad de vida de un niño. Sin embargo, para algunos trastornos genéticos, no hay un tratamiento efectivo. Véase la Tabla 33-1, "Trastornos genéticos frecuentes", para una lista de trastornos que se presentan con frecuencia.

Pruebas de detección precoz y diagnóstico

Hay pruebas para evaluar el riesgo de tener un niño con ciertos trastornos. Estas **pruebas de detección precoz** se pueden hacer antes de quedar embarazada o durante el embarazo. Otras pruebas pueden determinar con seguridad si hay problemas específicos con el bebé. Estas pruebas se denominan **pruebas diagnósticas**. Tanto la detección precoz como las pruebas de diagnóstico son ofrecidas a todas las mujeres embarazadas. No necesita

TABLA 33-1 **Trastornos genéticos frecuentes**

Trastorno	Lo que significa	Más a menudo afectados
Trastornos dominantes		
Neurofibromatosis	Trastorno que causa el crecimiento de tumores en el sistema nervioso	Personas con antecedentes familiares del trastorno
Polidactilia aislada	Tener dedos de las manos o de los pies adicionales	Personas con antecedentes familiares del trastorno y personas de ascendencia africana. A menudo sucede sin factores de riesgo.
Trastornos recesivos		
Talasemia	Causa anemia. Hay diferentes tipos de este trastorno y algunos son más graves que otros.	Gente de ascendencia mediterránea (especialmente griega o italiana), de Oriente Medio, africana y asiática
Enfermedad de células falciformes	Trastorno sanguíneo en el que los glóbulos rojos pueden tener forma de media luna ("hoz") en lugar de la forma normal de dona. Debido a su forma extraña, estas células quedan atrapadas en los vasos sanguíneos. Esto evita que el oxígeno llegue a los órganos y tejidos, lo que provoca episodios de dolor intenso y daño a los órganos.	Gente de ascendencia africana, mediterránea (especialmente griega e italiana), turca, árabe, iraní meridional y asiática
Enfermedad de Tay-Sachs	Enfermedad en la que se acumulan cantidades nocivas de una sustancia grasa llamada gangliósido *GM2* en las células nerviosas del cerebro. Causa grave discapacidad intelectual, ceguera y convulsiones. Los síntomas se presentan por primera vez a los 6 meses de edad.	Gente de Europa oriental o central judía, francocanadiense, y ascendencia cajún
Fibrosis quística	Causa problemas de digestión y respiración. Los síntomas aparecen en la infancia—a veces justo después del nacimiento. Algunas personas tienen síntomas más leves que otras. Con el tiempo, los problemas tienden a empeorar y ser más difíciles de tratar.	Gente de ascendencia del norte de Europa

continúa

TABLA 33-1 **Trastornos genéticos frecuentes,** *continúa*

Trastorno	Lo que significa	Más a menudo afectados
Trastornos ligados al cromosoma X		
Distrofia muscular de Duchenne	Causa debilidad muscular progresiva, pérdida de tejido muscular y desarrollo óseo anormal. Los problemas musculares causan problemas de movimiento, especialmente al caminar y problemas respiratorios. Los defectos cardíacos generalmente están presentes. La mayoría de las personas afectadas no viven más allá de los 30 años.	Varones
Daltonismo	Afección en la que una persona no puede ver ciertos colores	Varones
Hemofilia	Trastorno causado por la falta de una sustancia en la sangre que le ayuda a coagularse. Las personas afectadas corren el riesgo de sufrir una hemorragia grave si se lesionan.	Varones

tener una cierta edad o tener una historia familiar de un trastorno para que le realicen estas pruebas.

Las detección precoz y las pruebas son una opción personal. Algunas personas prefieren no saber si están en riesgo o si su niño tendrá un trastorno. Otros quieren saber de antemano. Saber de antemano le da tiempo para aprender sobre el trastorno en particular. También le da tiempo para organizar cualquier cuidado especial que su nino pueda necesitar si usted decide quedar embarazada o continuar un embarazo.

Para un número muy pequeño de trastornos, puede ser posible tratar la afección durante el embarazo (con cirugía fetal, por ejemplo). También puede tener la opción de terminar el embarazo. Su *ginecólogo obstetra (ginecoobstetra)* o un *orientador genético* pueden discutir las opciones de pruebas y lo que los resultados pueden significar para usted.

Con cualquier tipo de prueba, los resultados *falsos positivos* y *falsos negativos* son una posibilidad. Su ginecoobstetra puede darle información sobre las tasas de resultados falsos positivos y falsos negativos.

Genes y cromosomas

Los genes son las instrucciones codificadas que dirigen cada proceso en su cuerpo. Los genes también proporcionan los "planos" para sus rasgos físicos. Un gen es un segmento corto del *ADN*. El ADN consiste en dos hebras de diferentes tipos de bloques de construcción. El orden en que estos bloques de

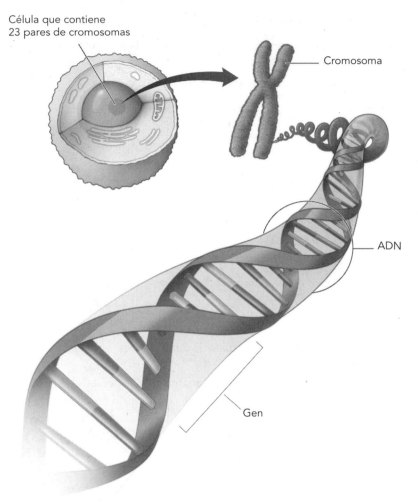

Célula que contiene
23 pares de cromosomas

Cromosoma

ADN

Gen

Cromosomas y genes. Los cromosomas son las estructuras dentro de las células que llevan los genes de una persona. Cada persona tiene 22 pares de autosomas y un par de cromosomas sexuales. Un solo gen es un segmento de una molécula grande llamada ADN.

construcción aparecen a lo largo de las hebras del ADN es el código genético. El código genético indica a las células cómo desarrollarse y funcionar.

Los genes se localizan en los cromosomas, que vienen en pares (normalmente uno de cada padre). La mayoría de las células tienen 23 pares de cromosomas, lo que hace un total de 46 cromosomas. Los pares de cromosomas 1 a 22 se llaman **autosomas**. El 23.o par de cromosomas es el de los **cromosomas sexuales**, que se llaman X e Y.

Los genes se heredan, lo que significa que se transmiten de padres a hijos. Los **espermatozoides** y las células de los **óvulos** tienen cada uno un solo conjunto de 23 cromosomas—la mitad de lo que contienen otras células. Durante la *fecundación*, cuando el óvulo y el espermatozoide se unen, los dos conjuntos de cromosomas se unen. La célula que se forma contiene el conjunto completo de 23 pares de cromosomas. De esta manera, la mitad de los genes de un bebé provienen de la madre y la otra mitad del padre.

El sexo de un bebé está determinado por los cromosomas sexuales. El óvulo siempre tiene un *cromosoma X*, pero el espermatozoide puede tener un cromosoma X o un *cromosoma Y*. Una combinación de XX conduce a una mujer y XY conduce a un varón.

Trastornos hereditarios

Algunos trastornos genéticos son causados por un cambio en un gen. Este cambio se llama *mutación*. La mayoría de las mutaciones son inofensivas. Sin embargo, algunas mutaciones pueden causar enfermedades o afectar la apariencia o la función física de un niño.

Las mutaciones se pueden transmitir de los padres a sus hijos o pueden aparecer por primera vez en un niño. Si un padre tiene una mutación, hay un 50 por ciento de probabilidades (1 en 2) de que su niño tenga la mutación. Cuando un niño tiene una mutación, la probabilidad de desarrollar una enfermedad o discapacidad depende de si la mutación es dominante o recesiva.

Trastornos autosómicos dominantes

Con un *trastorno autosómico dominante*, solo un gen mutado heredado de cualquiera de los padres puede causar el trastorno. Un trastorno se llama autosómico dominante cuando la mutación se

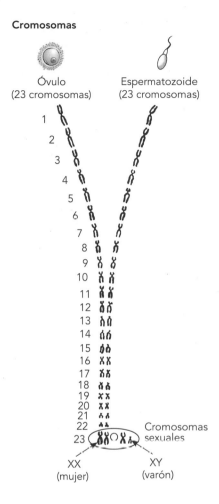

Cromosomas

Óvulo
(23 cromosomas)

Espermatozoide
(23 cromosomas)

Cromosomas sexuales

XX
(mujer)

XY
(varón)

Cómo se heredan los genes. Los cromosomas llevan todos los genes de una persona. Los óvulos y espermatozoides tienen 23 cromosomas cada uno —la mitad que otras células. Después de la fecundación, cuando un óvulo y un espermatozoide se unen, un bebé obtiene la mitad de sus genes de la madre y la otra mitad del padre. El sexo de un bebé está determinado por los cromosomas sexuales que tiene. El óvulo siempre tiene un cromosoma X, pero el espermatozoide puede tener un cromosoma X o un cromosoma Y. Una combinación de XX da como resultado una bebé mujer y XY da como resultado un bebé varón.

sitúa en cualquiera de los 44 autosomas (los cromosomas que no son los cromosomas sexuales). Si uno de los padres tiene una copia del gen mutado que causa una afección autosómica dominante, cada niño de la pareja tiene un 50 por ciento de probabilidades (1 en 2) de heredar el trastorno.

Trastornos autosómicos recesivos

Con un *trastorno autosómico recesivo*, se necesitan dos genes mutados (uno heredado de cada padre) para causar el trastorno. Una persona que solo tiene una copia de un gen mutado para un trastorno recesivo se conoce como *portador* del trastorno. Los portadores a menudo no saben que tienen un gen recesivo, porque por lo general no tienen ningún síntoma del trastorno. Sin embargo, son capaces de transmitir el gen mutado a sus niños.

* Si solo uno de los padres es portador, hay un 50 por ciento de probabilidades (1 en 2) de que el niño también sea portador del trastorno.

* Si ambos padres son portadores, hay un 25 por ciento de probabilidades (1 en 4) de que el niño obtenga el gen mutado de cada padre y tendrá el trastorno. Hay un 50 por ciento de probabilidades (1 en 2) de que el niño sea portador del trastorno—al igual que los padres portadores. Hay un 25 por ciento de probabilidades (1 en 4) de que el niño no tenga el trastorno y no sea portador.

Los siguientes son ejemplos de trastornos autosómicos recesivos:

* Fibrosis quística—Este trastorno causa problemas graves con la respiración y la digestión y puede llevar a la muerte temprana.

* Enfermedad de células falciformes—Trastorno sanguíneo en el que los glóbulos rojos pueden tener forma de media luna ("hoz") en lugar de la forma normal de dona. Debido a su forma extraña, estas células quedan atrapadas en los vasos sanguíneos. Esto evita que el *oxígeno* llegue a los órganos y tejidos, lo que provoca episodios de dolor intenso y daño a los órganos.

* *Atrofia muscular espinal (AME)*—Este trastorno causa desgaste muscular y debilidad intensa. Es la principal causa genética dé muerte en bebés.

* Enfermedad de Tay-Sachs—este trastorno causa ceguera, convulsiones y muerte, a menudo a los 5 años.

Trastornos relacionados con el sexo

Los trastornos causados por genes en los cromosomas sexuales (el cromosoma X o Y) se denominan *trastornos relacionados con el sexo*. A menudo (pero no siempre), estos trastornos son causados por un gen en el cromosoma X, en cuyo caso se llaman *trastornos ligados con el cromosoma X*.

Muchos trastornos ligados con el cromosoma X son recesivos. Las niñas generalmente no se ven afectadas si heredan una copia mutada del gen, porque su otro cromosoma X tiene un gen normal. Este gen normal "anula" el gen mutado. Sin embargo, debido a que los niños solo tienen un cromosoma X, se verán afectados por el trastorno si heredan una copia mutada del gen.

- Si un hombre tiene un trastorno ligado al cromosoma X, su cromosoma X tiene la copia mutada del gen. Esto significa que pasará el gen mutado a todas sus hijas, que serán portadoras (si el gen es recesivo) o desarrollarán la enfermedad (si el gen es dominante). Pasará el cromosoma Y a sus hijos, por lo que no tendrán el trastorno.

- Si una mujer es portadora de un trastorno ligado con el cromosoma X, tiene una copia normal y una copia mutada del gen. Esto significa que todos sus niños tienen un 50 por ciento de probabilidades (1 en 2) de heredar el gen mutado. A su vez, esto significa que sus hijos tienen un 50 por ciento de probabilidades de desarrollar el trastorno. Sus hijas tienen un 50 por ciento de probabilidades de ser portadoras (si el gen es recesivo) o de desarrollar la enfermedad (si el gen es dominante). Algunos ejemplos de trastornos recesivos ligados con el cromosoma X incluyen daltonismo, distrofia muscular de Duchenne y hemofilia.

El *síndrome del cromosoma X frágil* es un ejemplo de un trastorno dominante ligado al cromosoma X, lo que significa que las niñas que heredan una copia del gen mutado también pueden desarrollar la afección. Las niñas con síndrome del cromosoma X frágil generalmente se ven menos afectadas que los niños.

Trastornos multifactoriales

Los trastornos multifactoriales son causados por diferentes factores que trabajan juntos. Algunos factores son genéticos y otros son ambientales. Estos trastornos pueden tener lugar en familias, pero la forma en que se heredan no se comprende completamente. Por ejemplo, muchas personas nacen con genes que les dan una mayor probabilidad de desarrollar cáncer o *diabetes mellitus*, pero nunca desarrollan estas enfermedades. Esto puede deberse a que se necesita un factor ambiental para desencadenar la enfermedad. Estos factores pueden incluir la exposición a una sustancia química que causa cáncer, fumar, una dieta alta en grasas o tener sobrepeso. Otros ejemplos de trastornos incluyen

- *defectos del tubo neural (DTN)*
- defectos cardíacos
- paladar hendido

Tipos de trastornos genéticos

Trastorno autosómico dominante

Si uno de los padres tiene un trastorno de un gen dominante, cada niño tiene un 50 por ciento de probabilidades (1 de cada 2) de heredar el trastorno.

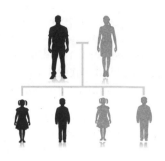

Trastorno autosómico recesivor

Si ambos padres portan el gen recesivo para un trastorno, entonces para cada niño hay un 25 por ciento de probabilidades (1 en 4) de que el niño tenga el trastorno, un 50 por ciento de probabilidades (1 en 2) de que el niño sea portador, y una probabilidad del 25 por ciento (1 en 4) de que el niño no obtenga el gen en absoluto.

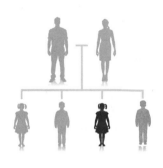

Trastorno ligado con el cromosoma X

Si una mujer es portadora de un trastorno ligado con el cromosoma X y tiene un hijo, existe un 50 por ciento de probabilidades (1 en 2) de que tenga el trastorno. Si tiene una hija, hay un 50 por ciento de probabilidades (1 en 2) de que la hija también será portadora. Si el padre tiene un trastorno ligado con el cromosoma X, todas las hijas serán portadoras y ninguno de los hijos se verá afectado.

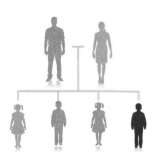

 Persona afectada   Portador   Persona no afectada

Los investigadores han podido identificar factores ambientales que desencadenan algunos de estos trastornos. Por ejemplo, los DTN son un grupo de trastornos que pueden ocurrir cuando la columna vertebral del bebé no se forma correctamente. Los DTN se han relacionado con mujeres que no reciben suficiente ***ácido fólico*** en las semanas previas al embarazo y durante el inicio del embarazo.

Por esta razón, todas las mujeres en edad de procrear deben tomar un suplemento vitamínico con 400 microgramos (μg) de ácido fólico diariamente para ayudar a prevenir los DTN si se produce un embarazo (véase la sección "Tomar ácido fólico" en el Capítulo 1, "Preparación para el embarazo"). Si la etiqueta de la vitamina enumera los equivalentes de folato en la dieta (EFD) en su lugar, debe tener 667 µg de EFD. Sin embargo, para la mayoría de los trastornos multifactoriales, no se conocen las causas.

Trastornos cromosómicos

Algunos trastornos genéticos son causados por tener demasiados o muy pocos cromosomas. Tener un número anormal de cromosomas se llama *aneuploidía*. Hasta 1 de cada 5 óvulos fertilizados pueden tener aneuploidía. En la mayoría de los casos, los óvulos fertilizados con aneuploidía no se implantan en el *útero* causan *abortos espontáneos* al principio del embarazo.

Otro tipo de trastorno genético es causado por problemas con la estructura de los cromosomas. A veces se les llama "trastornos cromosómicos estructurales".

Aneuploidía

La mayoría de los niños con aneuploidía tienen defectos físicos y discapacidades intelectuales.

- La aneuploidía más frecuente es una *trisomía* en la que hay un cromosoma adicional. Ejemplos de trisomías incluyen el *síndrome de Patau (trisomía 13)*, el *síndrome de Edwards (trisomía 18)* y el *síndrome de Down (trisomía 21)*.

- La aneuploidía también puede implicar copias adicionales de los cromosomas X o Y. Esto significa que en lugar de tener una combinación XX o XY, un bebé puede tener una combinación XXX, XXY o XYY. Las personas con estas combinaciones pueden tener problemas de fertilidad, pero de lo contrario pueden no verse seriamente afectadas.

- Una *monosomía* es una afección en la que falta un cromosoma. Las monosomías son mucho más raras que las trisomías. Un ejemplo de una monosomía es el *síndrome de Turner*, en el que un bebé tiene un solo cromosoma X en lugar de XX o XY. Los bebés con síndrome de Turner desarrollan *genitales* femeninos, pero generalmente son infértiles. El síndrome también puede causar un cuello alado, una altura corta y problemas cardíacos.

La aneuploidía suele ocurrir porque el óvulo o el espermatozoide tienen un número anormal de cromosomas. Estos errores suelen ocurrir por casualidad cuando el óvulo o el espermatozoide se unen. Sin embargo, la posibilidad de que estos errores ocurran aumenta con la edad. La probabilidad de aneuploidía aumenta con la edad. Por ejemplo, el riesgo de tener un bebé con síndrome de Down se calcula según la edad de la mujer cuando nace el bebé:

- 1 en 1,480 a los 20 años
- 1 en 940 a los 30 años
- 1 en 353 a los 35 años
- 1 en 85 a los 40 años
- 1 en 35 a los 45 años

El síndrome de Down es la trisomía más frecuente en los Estados Unidos. Sucede en alrededor de 1 de cada 700 nacimientos. Hay unos 6,000 casos nuevos cada año. Alrededor de 4 de cada 5 bebés con síndrome de Down nacen de mujeres menores de 35 años, simplemente porque las mujeres más jóvenes tienen mucho más bebés que las mujeres mayores.

Trastornos cromosómicos estructurales

Algunos trastornos cromosómicos estructurales son causados por cromosomas anormales en los óvulos o espermatozoides. Otros ocurren durante el desarrollo prenatal o incluso más tarde en la vida. Hay varios tipos de trastornos cromosómicos estructurales:

- La duplicación significa que se repite una parte de un cromosoma.
- La deleción significa que falta una parte de un cromosoma. Las eliminaciones suelen causar problemas más graves que las duplicaciones.
- La translocación significa que un fragmento de un cromosoma se rompe y se reubica en otro cromosoma. Esto no siempre causa una enfermedad o discapacidad física. En algunos casos, el material genético no se pierde, por lo que no hay efectos médicos. En otros casos, se pierde material genético. Esto puede llevar a abortos repetidos.

Evaluación de su riesgo

Las pruebas de detección precoz y diagnóstico de trastornos genéticos están disponibles para todas las mujeres durante el embarazo, independientemente de si tienen factores de riesgo. En el pasado, si una mujer tenía 35 años o más en el momento del parto, se la consideraba automáticamente en alto riesgo de tener un hijo con síndrome de Down y se le ofrecía pruebas de diagnóstico. Sin embargo, una mujer de cualquier edad puede dar a luz a un niño con síndrome de Down u otra trisomía. Por esta razón, la edad de una mujer ya no se utiliza para determinar si se le debería ofrecer exámenes de detección precoz o pruebas de diagnóstico. Recuerde que es su elección si desea someterse a pruebas genéticas.

Para ayudar a guiar la decisión sobre las pruebas, su ginecoobstetra puede hacerle ciertas preguntas sobre su salud y sus antecedentes familiares (véase

Factores de riesgo para los trastornos genéticos

Antes de hablar con su ginecoobstetra sobre la detección prenatal y las pruebas de diagnóstico, revise sus factores de riesgo para los trastornos genéticos. También puede hablar con los miembros de su familia sobre enfermedades o afecciones que se presentan en su familia.

- ¿Cuál es su edad?
- ¿Cuál es la edad del padre del bebé?
- Si usted o el padre del bebé son de ascendencia mediterránea o asiática, ¿tiene talasemia alguno de ustedes o cualquiera de sus familias?
- ¿Hay antecedentes familiares de defectos del tubo neural (DTN)?
- ¿Ha tenido usted o el padre del bebé un niño con un DTN?
- ¿Hay antecedentes familiares de cardiopatías congénitas?
- ¿Hay antecedentes familiares de síndrome de Down?
- ¿Ha tenido usted o el padre del bebé un niño con síndrome de Down?
- Si usted o el padre del bebé son de ascendencia judía de Europa oriental o central, canadiense francés o cajún, ¿hay antecedentes familiares de la enfermedad de Tay-Sachs?
- Si usted o su pareja son de ascendencia judía del este o del centro de Europa, ¿hay antecedentes familiares de la enfermedad de Canavan o de cualquier otro trastorno genético?
- ¿Hay antecedentes familiares de enfermedad de células falciformes o rasgo drepanocítico?
- ¿Hay antecedentes familiares de hemofilia?
- ¿Hay antecedentes familiares de distrofia muscular?
- ¿Hay antecedentes familiares de enfermedad de Huntington?
- ¿Alguien de su familia o de la familia del padre del bebé tiene fibrosis quística?
- ¿Alguien de su familia o de la familia del padre del bebé tiene una discapacidad intelectual? ¿O han tenido menopausia temprana o temblores a una edad temprana?
- Si es así, ¿se le hizo la prueba a esa persona para detectar el síndrome del cromosoma X frágil?
- ¿Tiene usted, el padre del bebé, cualquier persona de su familia o cualquiera de sus niños otras enfermedades genéticas, trastornos cromosómicos o defectos congénitos?
- ¿Tiene un trastorno metabólico como diabetes mellitus o fenilcetonuria?
- ¿Tiene antecedentes de problemas de embarazo (aborto espontáneo o *mortinato*)?

el cuadro "Factores de riesgo para los trastornos genéticos"). Estas preguntas están diseñadas para averiguar si usted tiene factores de riesgo que pueden aumentar su probabilidad de tener un bebé con un trastorno genético. Los factores de riesgo que pueden aumentar la probabilidad de tener un los niños con un trastorno genético incluyen

- edad mayor en el padre o la madre
- un trastorno genético en uno o ambos padres
- un niño anterior con un trastorno genético
- antecedentes familiares de un trastorno genético
- uno o ambos padres pertenecientes a un grupo étnico con una alta tasa de portadores de ciertos trastornos genéticos

Incluso si usted tiene factores de riesgo, esto no significa que su bebé tendrá un trastorno. De hecho, la mayoría de los bebés con defectos congénitos nacen de parejas sin factores de riesgo conocidos. Un ginecoobstetra o un orientador genético pueden estudiar sus antecedentes de salud familiar y hacer recomendaciones sobre qué pruebas son más apropiadas para usted. Un ginecoobstetra u orientador también puede:

- interpretar los resultados de la prueba
- proporcionar orientación sobre sus opciones
- hablar de cualquier preocupación que pueda tener

Tipos de pruebas para trastornos genéticos

Hay muchos tipos de pruebas disponibles para ayudar a abordar las preocupaciones acerca de los trastornos genéticos:

- *Prueba del portador*—La prueba del portador puede mostrar si usted o su pareja llevan un gen para un trastorno que podría transmitirse a sus niños. Consiste en una simple prueba de sangre o un hisopado del interior de la mejilla, y se puede hacer antes o durante el embarazo. A veces, las personas son examinadas en función de su riesgo de ser portadoras de una determinada afección genética. Este examen a menudo se basa en la raza, el origen étnico o los antecedentes familiares. Sin embargo, también hay paneles de detección precoz que pueden detectar 100 o más trastornos genéticos, independientemente de su origen étnico (véase la sección "Prueba del portador" para obtener más información sobre el *cribado de portadores ampliado*).

- Pruebas de detección precoz prenatales—Las pruebas de sangre de la mujer embarazada y los hallazgos de los *ultrasonidos* pueden detectar el síndrome de Down y otras trisomías. Estas pruebas también pueden detectar DTN y algunos defectos del abdomen, el corazón y las características faciales. Las pruebas no indican si el bebé tiene realmente estos trastornos. Solo evalúan el riesgo de que el bebé tenga los trastornos. Las pruebas de detección precoz para los defectos congénitos son ofrecidas a todas las mujeres embarazadas. Es su elección si quiere que se las realicen.

TABLA 33–2 Comparación de pruebas de detección precoz y pruebas diagnósticas

	Pruebas de detección precoz	Pruebas diagnósticas
Tipos de resultados	Las pruebas de detección precoz le dan la probabilidad de que su bebé nazca con o sin un trastorno. Los resultados de las pruebas de detección precoz prenatales a menudo se dan como un número como 1 en 800, lo que significa que hay una probabilidad de 1 en 800 de que su bebé tenga un defecto. Estos resultados pueden describirse más detalladamente como de "alto riesgo" ("detección positiva") o de "bajo riesgo" ("detección negativa").	Las pruebas de diagnóstico le indican si el bebé tiene o no un trastorno cromosómico o un *trastorno hereditario* específico.
Precisión	Si decide hacerse pruebas de detección precoz, existe la posibilidad de resultados falsos positivos y falsos negativos.	Con pruebas de diagnóstico, los resultados falsos positivos y falsos negativos son raros.
Tiempo	Las pruebas de detección precoz para defectos congénitos se pueden realizar en el primer o segundo trimestre, pero la precisión de los resultados es mayor cuando se combinan los resultados del primer y segundo trimestre.	Las pruebas diagnósticas también se realizan en el primer trimestre (entre las 10 y 13 semanas de embarazo para MVC) y en el segundo trimestre (entre las 15 y 20 semanas de embarazo y más allá para la amniocentesis).
Riesgos	Los riesgos de hacerse una prueba de detección precoz, que implica tomar una muestra de sangre de la mujer y hacer un ultrasonido, son la posible ansiedad después de un resultado de prueba falso positivo y la posible falsa tranquilidad cuando se produce un resultado de prueba falso negativo.	Las pruebas diagnósticas son invasivas. Se debe tomar una muestra del líquido amniótico o parte de la placenta con una aguja. Esto puede plantear algunos riesgos para el embarazo, aunque las complicaciones son poco frecuentes.
Costo	Consulte con su plan de seguro médico para asegurarse de que las pruebas que usted y su ginecoobstetra u orientador genético elijan estén cubiertas. Algunos planes de seguro cubren las pruebas de diagnóstico solo si usted tiene factores de riesgo para tener un bebé con un trastorno genético o si tiene un resultado positivo en las pruebas de detección precoz.	

- Pruebas diagnósticas—las pruebas diagnósticas prenatales pueden decirle, con la mayor certeza posible, si el bebé tiene una aneuploidía o una afección genética específica. Estos exámenes generalmente se realizan en células del bebé o de la *placenta*. Las células se recolectan mediante *amniocentesis* o *muestreo de vellosidades coriónicas (MVC)*. En raras ocasiones, se puede realizar un *muestreo de sangre fetal* o una muestreo de tejido fetal. Las células se pueden analizar de diferentes formas: Las pruebas diagnósticas están disponibles para todas las mujeres embarazadas, incluso para aquellas que no tienen factores de riesgo.

Decidir si hacerse exámenes

Es su elección si se va a realizar exámenes prenatales y pruebas de diagnóstico. Un primer paso para tomar su decisión es conocer los datos médicos sobre los diferentes tipos de pruebas (véase la Tabla 33–2, "Comparación de pruebas de detección precoz y pruebas diagnósticas"). Su ginecoobstetra o un orientador genético pueden discutir las opciones de pruebas y recomendar que pruebas pueden ser las mejores para su situación. Usted debería entender

- las ventajas, desventajas y limitaciones de cada prueba
- los riesgos de cada prueba
- el significado y tasas de resultados falsos positivos o falsos negativos
- el tiempo de cada prueba
- el costo y si está cubierto por su seguro de salud

Un resultado de prueba que muestra que hay un problema cuando uno no existe se llama un resultado falso positivo. Un resultado falso positivo puede causar ansiedad y puede llevar a pruebas o tratamiento innecesarios. Un resultado de la prueba que muestra que no hay un problema cuando existe se denomina resultado falso negativo. Un resultado falso negativo puede significar que usted no recibe la orientación o preparación recomendada para tener un niño que tiene una afección médica o discapacidad. Estos dos errores, aunque raros, son más frecuentes con las pruebas de detección precoz que con las pruebas diagnósticas.

Una vez que conozca los hechos médicos, también debe considerar cómo utilizará la información de estas pruebas. Su respuesta a los resultados de las pruebas puede depender de sus creencias personales, antecedentes de salud y los trastornos específicos para los que se realiza pruebas. Es posible que su decisión sobre los resultados de las pruebas no esté clara de inmediato o que cambie a medida que pasa por el proceso de pruebas.

Los orientadores, los trabajadores sociales y los líderes de fe pueden proporcionar apoyo. También hay redes de apoyo para padres, como la Sociedad Nacional del Síndrome de Down, March of Dimes y la Fundación para la Asistencia de Pacientes con Fibrosis Quística (véase la sección "Recursos" al final de este capítulo).

Algunas personas quieren saber de antemano si su embarazo se ve afectado por un trastorno genético. Saberles da la oportunidad de aprender sobre el trastorno y planear el cuidado médico que el niño puede necesitar.

Algunas personas pueden decidir terminar el embarazo en ciertas situaciones. El momento de las pruebas es importante por esta razón. Tener resultados anteriores de las pruebas de diagnóstico permite tiempo para obtener más información de un ginecoobstetra u orientador genético. Además, si usted quiere terminar el embarazo, puede ser más seguro y fácil durante el primer trimestre en lugar de más tarde en el embarazo.

Pero es importante que la decisión de terminar un embarazo no se tome solo con una prueba de detección precoz, porque muchos embarazos en riesgo no se verán afectados. Si usted tiene una prueba de detección precoz positiva y está considerando terminar su embarazo, se recomienda que se realice una prueba diagnóstica primero.

Otras personas no quieren saber esta información antes de que nazca el niño. En este caso, usted puede decidir no someterse a ninguna prueba de

TABLA 33-3 **Pruebas del portador recomendadas para personas de diferentes tipos de origen***

Antecedentes y etnicidad	Cribado recomendado
Todos los orígenes	Fibrosis quística Atrofia muscular espinal (AME)
Ascendencia africana	Alfa-talasemia Enfermedad de células falciformes
Ascendencia judía de Europa oriental o central	Enfermedad de Tay-Sachs
Ascendencia canadiense francesa o cajún	Enfermedad de Tay-Sachs
Ascendencia hispana	Beta-talasemia
Ascendencia mediterránea (incluyendo árabe, griega, iraní meridional, italiana o turca)	Alfa-talasemia Beta-talasemia Enfermedad de células falciformes
Ascendencia del sudeste asiático	Alfa-talasemia Enfermedad de células falciformes
Ascendencia de la India occidental	Beta-talasemia

*Las pruebas disponibles y a quienes se les debería ofrecer cambia con frecuencia como resultado de nuevas investigaciones.

detección o diagnóstico. No hay una elección correcta o incorrecta. Todas las decisiones son suyas.

Si decide hacerse una o más pruebas, debería reunirse con su ginecoobstetra u orientador genético después de la prueba. Él o ella puede explicarle los resultados y ayudarle a tomar las mejores decisiones para usted y su familia si usted tiene un resultado positivo.

Prueba del portador

La prueba del portador detecta si una persona porta un gen para muchos, pero no todos, los trastornos recesivos. Si usted es portadora, significa que puede pasar el gen a sus niños. Para esta prueba, se envía una muestra de sangre, saliva o células del interior de su mejilla a un laboratorio para su estudio. A todas las mujeres que están embarazadas o que están pensando en quedar embarazadas se les ofrecen la prueba del portador para

- fibrosis quística
- *hemoglobinopatías*
- atrofia muscular espinal (AME)

Se pueden recomendar exámenes adicionales basados en ciertos factores. Existen dos enfoques generales para la prueba del portador: 1) prueba del portador dirigida y 2) cribado de portadores ampliado.

La prueba del portador dirigida implica la detección precoz de ciertos trastornos en función de su origen étnico o antecedentes familiares. Tradicionalmente, se ha recomendado la prueba del portador para las personas que pertenecen a un grupo étnico o raza que tiene una alta tasa de portadores de un trastorno genético específico (véase la Tabla 33–3, "Pruebas del portador recomendadas para personas de diferentes tipos de origen"). También se puede recomendar la prueba del portador para un trastorno específico si tiene antecedentes familiares de ese trastorno. La detección selectiva es muy precisa.

Ahora es posible realizar un cribado de portadores ampliado para detectar una amplia variedad de trastornos. Tiene un alto grado de precisión y por lo general no es caro. Las empresas que ofrecen un cribado de portadores ampliado crean sus propias listas de trastornos que ellos evalúan. Esta lista se denomina panel de cribado. Algunos paneles prueban más de 100 trastornos diferentes. Los paneles de cribado suelen centrarse en los trastornos graves que afectan la calidad de vida de una persona desde una edad temprana. Si está interesada en este tipo de prueba de detección precoz, hable con su ginecoobstetra u orientador genético.

Una vez que usted sepa su estado de portadora para un trastorno, no necesita una nueva prueba en un embarazo futuro para ese trastorno. Si se dispone de nuevas pruebas del portador para un trastorno para el que no se le ha hecho la prueba y para el que puede estar en riesgo, es posible que desee hablar con su ginecoobstetra sobre la prueba del portador para el trastorno.

Resultados y qué hacer a continuación

Supongamos que ha elegido la prueba del portador para un trastorno específico:

- Si el resultado de la prueba es negativo, lo que significa que usted no tiene el gen para el trastorno, no es necesario realizar más pruebas.
- Si el resultado de la prueba es positivo, lo que significa que usted tiene el gen, el siguiente paso probable que su pareja se la realice.
- Si el resultado de la prueba de su pareja también es positivo, un orientador genético o su ginecoobstetra le ayudarán a entender su riesgo de tener un niño con el trastorno.

Su ginecoobstetra u orientador genético pueden explicar las limitaciones de las pruebas de detección precoz que usted decide realizarse. Un resultado negativo de la prueba de detección precoz no significa necesariamente que usted no tenga ningún gen para el trastorno que se está evaluando. Por ejemplo, con la fibrosis quística, la prueba estándar busca solo un número limitado de cambios genéticos. Hay otros cambios genéticos menos comunes que también pueden causar fibrosis quística. Por lo tanto, un resultado negativo de la prueba del portador no descarta completamente el riesgo de que una persona sea un portador.

Tiempo

La prueba del portador se puede hacer antes del embarazo o durante las primeras semanas de su embarazo. Si la detección precoz se hace antes de quedar embarazada, puede usar los resultados para decidir si desea quedar embarazada. Si se realiza después de quedar embarazada y obtiene un resultado positivo para ser portadora de un trastorno, es posible realizar pruebas de diagnóstico para ver si el bebé tiene el trastorno o es portador del trastorno.

Si usted o su pareja son portadores

Ser portador de un trastorno generalmente no afecta su propia salud. Tampoco significa que todos tus niños se verán afectados. Su ginecoobstetra o orientador genético puede calcular las posibilidades de que un niño tenga el trastorno o de que un niño sea portador. Cuando tenga esta información, puede pensar en varias opciones:

- Si usted se realiza una prueba del portador antes del embarazo, puede tratar de quedar embarazada con la opción de considerar una prueba

TABLA 33–4 **Tipos de pruebas de detección precoz**

Prueba de detección precoz	Tipo de prueba	¿Qué detecta?	Índice de detección del síndrome de Down
Exámenes de detección precoz en el primer trimestre (10 a 13 semanas de embarazo)			
Detección precoz combinada	Análisis de sangre para dos proteínas en la sangre de la mujer embarazada además de un ultrasonido	• Síndrome de Down (trisomía 21) • Síndrome de Edwards (trisomía 18)	82 a 87 por ciento
Pruebas de detección precoz en el primer trimestre (10 semanas de embarazo o más tarde)			
Prueba de **ADN libre circulante**	Análisis de sangre que evalúa el ADN fetal. Este ADN circula en la sangre de la mujer embarazada.	• Síndrome de Down • Síndrome de Edwards • Síndrome de Patau (trisomía 13) • Anormalidades del cromosoma sexual	99 por ciento
Pruebas de detección precoz en el segundo trimestre (15 a 22 semanas de embarazo)			
Examen cuádruple	Análisis de sangre para cuatro proteínas en la sangre de la mujer embarazada	• Síndrome de Down • Síndrome de Edwards • Defectos del tubo neural (DTN)	81 por ciento
Alfafetoproteína sérica materna (MSAFP, por sus siglas en inglés)	Análisis de sangre para una proteína en la sangre de la mujer embarazada	• DTN	
Pruebas de detección combinadas en el primer y segundo trimestre (de 10 a 13 semanas, después de 15 a 22 semanas)			
Detección precoz integrada	Análisis de sangre y un ultrasonido en el primer trimestre, seguido por una examen cuádruple en el segundo trimestre	• Síndrome de Down • Síndrome de Edwards • DTN • Síndrome de Patau	96 por ciento
Secuencial contingente	Resultado de la prueba de detección precoz combinada en el primer trimestre: • Positivo: prueba diagnóstica ofrecida • Negativo: no hay más pruebas • Intermedio: se ofrece una prueba de detección precoz en el segundo trimestre	• Síndrome de Down • Síndrome de Edwards • DTN • Síndrome de Patau	88 a 94 por ciento

de diagnóstico prenatal. Usted puede optar por utilizar la *fecundación in vitro (FIV)* con óvulos o espermatozoides de donantes para lograr el embarazo. Con esta opción se pueden utilizar *pruebas genéticas previas a la implantación*. También puede optar por quedar embarazada.

- Si ya está embarazada, puede que desee hacerse una prueba de diagnóstico, si está disponible, para ver si el embarazo se ve afectado por el trastorno.

Usted también puede considerar decirles a otros miembros de la familia si usted o su pareja son portadores. Pueden estar en riesgo de ser los portadores también. Sin embargo, usted no está obligada a compartir esta información. Su ginecoobstetra u orientador genético puede darle consejos sobre la mejor manera de hacerlo. Decirles a otros no puede hacerse sin su consentimiento.

Pruebas de detección precoz prenatales

Hay una variedad de pruebas disponibles para detectar aneuploidía y defectos del tubo neural (DTN) en su embarazo. Las pruebas de detección precoz se pueden realizar en el primer o segundo trimestre (véase la Tabla 33-4, "Tipos de pruebas de detección precoz"). Los resultados de estas pruebas también se pueden combinar de varias maneras. La combinación de resultados puede dar una mejor imagen que simplemente mirar los resultados individuales. Los tipos de pruebas de detección que se le pueden ofrecer depende de

- qué pruebas están disponibles en su área
- qué tan avanzado está su embarazo
- la evaluación de su ginecoobstetra de las pruebas que mejor se adaptan a sus necesidades

Detección precoz durante el primer trimestre

El examen de detección precoz en el primer trimestre consiste en un análisis de sangre combinado con un ultrasonido. Este examen se realiza entre las 10 y 13 semanas de embarazo para evaluar el riesgo de síndrome de Down y otras aneuploidías. El análisis de sangre mide los niveles de al menos dos proteínas diferentes en la sangre de la mujer embarazada. Se utiliza un ultrasonido, llamado *ecografía de translucencia nucal*, para medir el grosor en la parte posterior del cuello del bebé. Un aumento en el grosor de este espacio puede ser un signo de síndrome de Down u otros problemas.

Pruebas de ADN libre circulante

Hay disponible otra prueba de detección precoz, llamada prueba de ADN libre circulante. Este análisis de sangre se basa en el hecho de que una pequeña cantidad de ADN de la placenta circula en la sangre de una mujer embarazada. El ADN de la placenta en una muestra de sangre de la mujer puede ser examinado para detectar

- Síndrome de Down
- Síndrome de Edwards
- Síndrome de Patau
- anormalidades del cromosoma sexual

La prueba de ADN libre circulante puede realizarse a partir de las 10 semanas de embarazo. Toma aproximadamente 1 semana para obtener los resultados. Un resultado positivo de la prueba de ADN libre circulante debe ser seguido por una prueba diagnóstica con amniocentesis o MVC.

Las pruebas de ADN libre circulante generalmente no se recomiendan para las mujeres que gestan más de dos bebés. Además, las pruebas de ADN libre circulante no detectan DTN.

Detección precoz durante el segundo trimestre

En el segundo trimestre, se puede realizar una prueba llamada "examen cuádruple" para detectar la presencia de cuatro proteínas diferentes en la sangre de la mujer embarazada. Esta prueba se realiza para

- Síndrome de Down
- Síndrome de Edwards
- DTN

El examen cuádruple puede ser realizado entre las semanas 15 y 22 del embarazo, pero los expertos creen que el momento ideal para esta es entre las semanas 16 y 18. La etapa del embarazo al momento de la prueba es importante porque los niveles de las sustancias medidas cambian a lo largo del embarazo.

Se recomienda un ultrasonido estándar para todas las mujeres entre 18 y 22 semanas. Este examen puede proporcionar información sobre si ciertas estructuras se están desarrollando normalmente, incluyendo el corazón, el abdomen, el rostro, la cabeza y la columna vertebral del bebé. Puede identificar defectos físicos importantes, incluyendo DTN.

Otro análisis de sangre también detecta la presencia de DTN. Mide los niveles de una sustancia llamada **alfafetoproteína (AFP)** en su sangre. Esta prueba normalmente se realiza entre las 15 y 18 semanas, a veces en combinación con otras pruebas. La detección precoz también tiene varias limitaciones y es menos precisa para detectar DTN que los ultrasonidos.

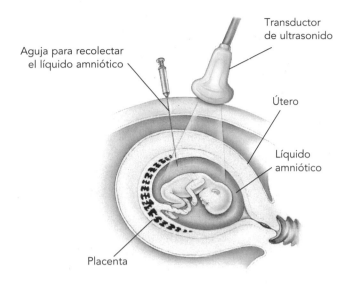

Transductor
de ultrasonido

Aguja para recolectar
el líquido amniótico

Útero

Líquido
amniótico

Placenta

Amniocentesis. En este procedimiento, se extrae una pequeña muestra de líquido amniótico con una aguja para estudiarla.

Detección precoz integrada y secuencial

Los resultados de las pruebas del primer y segundo trimestre se pueden usar juntos para detectar el síndrome de Down, el síndrome de Edwards y los DTN. Las pruebas se pueden realizar de las siguientes maneras:

• Detección precoz integrada—Los resultados de las pruebas del primer trimestre y del segundo trimestre se analizan juntos. Los resultados se dan solo después de que se hayan completado las pruebas de detección precoz del primer y segundo trimestres. La detección precoz integrada es muy precisa y tiene una baja tasa de resultados falsos positivos.

• Detección precoz secuencial—Los resultados de las pruebas de detección precoz del primer trimestre se utilizan para determinar otras pruebas. Si los resultados muestran que usted está en alto riesgo, puede optar por una prueba diagnóstica. Si los resultados muestran que usted tiene un riesgo bajo o intermedio, puede optar por hacerse la prueba de detección precoz en el segundo trimestre o no. En comparación con la detección precoz integrada, la probabilidad de un resultado falso positivo con la detección precoz secuencial es ligeramente mayor y la precisión es casi la misma.

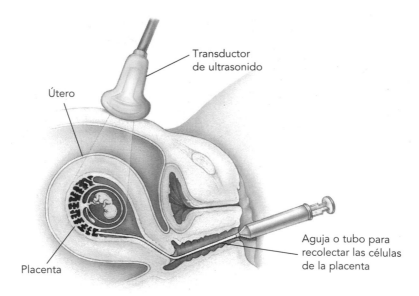

Muestreo de vellosidades coriónicas. En este procedimiento, se extrae una pequeña muestra de células (vellosidades coriónicas) de la placenta para ser estudiadas.

Si los resultados de la prueba de detección precoz muestran un riesgo mayor

En la mayoría de los casos, los resultados de la prueba de detección precoz son normales. Si los resultados de una prueba de detección precoz plantean preocupaciones acerca de su embarazo, tendrá que pensar en la información y decidir cómo proceder. Su ginecoobstetra u orientador genético puede ayudarle a guiarle a través de sus opciones. Puede haber más evaluación, como pruebas de diagnóstico, para el trastorno en cuestión y se puede hacer para proporcionar más información.

La probabilidad de que usted tenga un resultado positivo de la prueba diagnóstica después de un resultado positivo de la prueba de detección precoz es baja. Si está pensando en hacerse una prueba diagnóstica, tendrá que equilibrar el pequeño riesgo de *complicaciones* del embarazo que están asociadas con una prueba diagnóstica contra el riesgo de tener un niño con el trastorno. Su ginecoobstetra u orientador genético puede explicarle estos riesgos en detalle. El objetivo es ayudarle a tomar una decisión informada.

Pruebas diagnósticas

Se utilizan diferentes métodos para recolectar células del bebé para realizar pruebas de diagnóstico. La prueba más frecuente es la amniocentesis, seguida por el muestreo de vellosidades coriónicas (MVC). Una vez que las células se muestrean, pueden ser estudiadas de diferentes maneras.

Amniocentesis

La amniocentesis generalmente se realiza entre las 15 y 20 semanas de embarazo, pero se puede hacer en cualquier momento posterior durante el embarazo. Para realizar la amniocentesis, una delgada aguja se guía a través del abdomen y el útero de la mujer. Se extrae una pequeña muestra de líquido amniótico. El líquido amniótico contiene células del bebé. Estas células se envían a un laboratorio, donde se cultivan en un medio de cultivo especial. Esto toma alrededor de 10 a 12 días.

Cuando las células están listas, se analizan para determinar si el bebé tiene ciertos trastornos, como el síndrome de Down o trastornos genéticos específicos (véase "Cómo se analizan las células" más adelante en este capítulo). El líquido amniótico también se puede analizar para detectar DTN. Las complicaciones de la amniocentesis pueden incluir

- cólicos
- sangrado vaginal
- infección
- escape de líquido amniótico

Hay una probabilidad muy pequeña de aborto espontáneo (1 en 900 procedimientos).

Muestreo de vellosidades coriónicas

El muestreo de vellosidades coriónicas (MVC) se realiza antes que la amniocentesis, generalmente entre 10 y 13 semanas de embarazo. Este marco anterior de tiempo le da más tiempo para pensar en sus opciones y tomar decisiones. Sin embargo, el MVC no se hace tan comúnmente como la amniocentesis y puede no estar disponible en todos los hospitales o centros.

Para realizar el MVC, se toma una pequeña muestra de tejido de la placenta. El tejido contiene células con la misma composición genética que el bebé. La muestra puede obtenerse de dos maneras. Un tubo pequeño puede ser guiado a través de la *vagina* y el *cuello uterino* de la mujer, o una aguja fina puede ser guiada a través del abdomen y la pared del útero. La muestra se envía a un laboratorio. Las células se cultivan en un medio de cultivo que tarda entre 7 y 14 días. Luego se analizan las células.

Las complicaciones del MVC pueden incluir

- sangrado vaginal
- escape de líquido amniótico
- infección

El riesgo de aborto espontáneo con el MVC es 1 de cada 455 procedimientos.

El MVC no puede usarse para diagnosticar DTN antes del nacimiento. Si se le realiza un MVC, es posible que también quiera hacerse un análisis de sangre para la alfafetoproteína, un ultrasonido detallado o ambos para detectar DTN.

Pruebas genéticas previas a la implantación

Esta prueba se puede ofrecer a una pareja que está usando FIV para lograr el embarazo y que está en mayor riesgo de tener un bebé con un trastorno. Antes de que un *embrión* sea transferido al útero de una mujer, se prueba para ver si tiene un trastorno genético específico y conocido para el cual la pareja está en riesgo.

Cómo se analizan las células

En las pruebas de diagnóstico prenatal se utilizan diferentes tecnologías. Cada una de ellas se utiliza para detectar diferentes tipos de cambios genéticos. Su ginecoobstetra u orientador genético pueden recomendar la prueba que sea más apropiada para usted.

Los cromosomas faltantes, adicionales o dañados pueden detectarse tomando una fotografía de los cromosomas del bebé y ordenándolos de los más pequeños a los más grandes. Esto se llama *cariotipo*. Un cariotipo puede mostrar si

- el número de cromosomas es anormal
- la forma de uno o más cromosomas es anormal
- un cromosoma está roto

Una técnica llamada *hibridación fluorescente in situ (FISH)* puede usarse para detectar las aneuploidías más frecuentes, que involucran los cromosomas 13, 18, 21, y los cromosomas X e Y. Los resultados están disponibles más rápidamente que con el cariotipificación tradicional porque las células no necesitan ser cultivadas en un laboratorio. Un resultado positivo de la prueba se confirma con un cariotipo.

El *análisis genético por microarreglos* (CMA, chromosomal microarray analysis) es una técnica que puede observar los cromosomas con mayor detalle. El CMA está diseñado para detectar partes adicionales o faltantes de cromosomas (duplicaciones o deleciones) que pueden estar asociadas con varios trastornos genéticos. El CMA se puede hacer en muestras de amniocentesis o MVC o en muestras tomadas después de que algo anormal se ha visto en un ultrasonido. A veces se encuentra una anomalía, pero no está claro si afectará el embarazo. Esto se llama una "variante de significado desconocido". Usted y su ginecoobstetra u orientador genético debería discutir los resultados que muestran una variante de significado desconocido.

También se pueden realizar pruebas para encontrar mutaciones genéticas específicas. Las pruebas para detectar mutaciones genéticas deben ser específicamente solicitadas. Tenga en cuenta que no hay una sola prueba que pueda encontrar cada posible mutación genética.

Si su embarazo tiene un trastorno

Si las pruebas de diagnóstico muestran que su embarazo está afectado por un trastorno, tendrá que pensar en sus opciones. Usted puede optar por continuar el embarazo o puede terminar el embarazo. Su salud, valores, creencias y situación pueden jugar un papel en la decisión.

Si decide continuar el embarazo, aprenda todo lo que pueda sobre la afección y lo que significará para la salud de su niño. Algunas afecciones no son graves ni ponen en peligro la vida y pueden requerir sólo una atención médica especial mínima. Con otros trastornos, es útil prepararse para cuidar a un niño con necesidades especiales. Es posible que su ginecoobstetra o el personal del hospital le ayuden a encontrar este cuidado especial.

También puede buscar grupos de apoyo para usted y su pareja. Pregunte si el hospital en el que está planeando dar a luz tiene *pediatras* que pueden proporcionar la mejor atención posible a su bebé. Si no es así, hable con su ginecoobstetra acerca de transferir su atención a un hospital con pediatras que puedan manejar la afección de salud de su bebé.

Educarse a sí misma sobre la afección de su niño es crucial. Busque recursos en su área que le puedan poner en contacto con padres de niños con trastornos similares (véase la sección "Recursos" más abajo).

RECURSOS

Asociación Americana de Anemia de Células Falciformes

www.sicklecelldisease.org
Organización nacional de educación, sensibilización e investigación sobre la enfermedad de células falciformes.

Centro de Aprendizaje de la Ciencia Genética

http://learn.genetics.utah.edu
Sitio web que ofrece información básica sobre genética a través de videos, animaciones y otros materiales de aprendizaje.

Centro Nacional de Defectos Congénitos y Discapacidades del Desarrollo

www.cdc.gov/ncbddd
Proporciona información sobre defectos congénitos, discapacidades del desarrollo y trastornos sanguíneos hereditarios.

Fundación Nacional de Tay-Sachs y enfermedades afines

www.ntsad.org
Proporciona servicios, investigación y educación para Tay-Sachs, Canavan y otras enfermedades relacionadas.

Fundación para la Asistencia de Pacientes con Fibrosis Quística

www.cff.org
Organización nacional dedicada a la investigación sobre la fibrosis quística y la defensa de las personas afectadas por este trastorno.

Genómica y medicina

http://genome.gov/27527652
Información del Instituto Nacional de Investigación del Genoma Humano que cubre muchos aspectos de la genética y cómo se relaciona con las personas individuales y sus familias.

March of Dimes

www.marchofdimes.org
Sitio web completo que ofrece información sobre una amplia variedad de defectos congénitos, incluyendo sus causas, diagnóstico y tratamiento. También explica la investigación en curso que se está realizando para mejorar las perspectivas de los niños y adultos nacidos con ciertos trastornos.

Referencia genética completa

https://ghr.nlm.nih.gov
Información completa y fácil de leer sobre genes, cromosomas y condiciones de salud genética de la Biblioteca Nacional de Medicina de los EE. UU.

Sociedad Nacional del Síndrome de Down

www.ndss.org
Sociedad nacional que aboga por las personas con síndrome de Down. Proporciona información para padres nuevos y futuros sobre las necesidades de atención médica para niños con síndrome de Down. Ofrece apoyo a las personas con síndrome de Down y sus familias.

Su embarazo y el nacimiento de su bebé

www.acog.org/MyPregnancy
Sitio web del Colegio Americano de Obstetras y Ginecólogos (ACOG) con información sobre el embarazo, el trabajo de parto, el parto y los cuidados posparto. Incluye la información más reciente de los expertos en atención de la salud de la mujer, preguntas respondidas por los ginecoobstetras del ACOG, historias de embarazos de mujeres reales y un directorio de la A a la Z de temas de salud que cubren el embarazo y más allá.

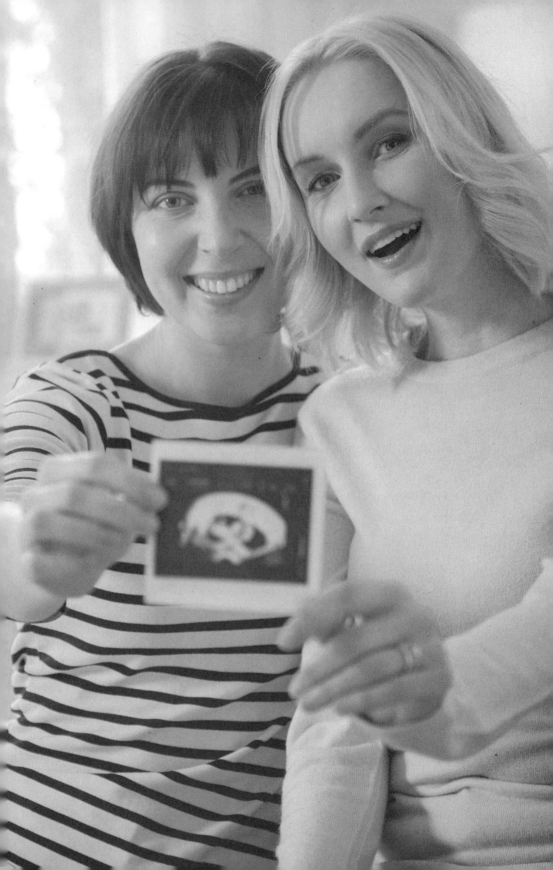

CAPÍTULO 34

Ultrasonidos y otras pruebas para vigilar el bienestar fetal

Se pueden hacer varios tipos de pruebas para verificar el bienestar del bebé durante el embarazo. La prueba más frecuente es un **ultrasonido**. También hay pruebas especiales que pueden ayudar a asegurarle a usted y a su **ginecólogo obstetra (ginecoobstetra)** que todo va bien. Se pueden hacer pruebas especiales si

- se presenta un problema durante el embarazo
- tiene un embarazo de alto riesgo
- has pasado la fecha de parto

Ultrasonidos

La mayoría de las mujeres tienen al menos un ultrasonido durante el embarazo. El ultrasonido es energía en forma de ondas sonoras. Estas ondas crean imágenes del bebé que se pueden ver en un monitor de vídeo.

Algunas mujeres se hacen un ultrasonido en el primer **trimestre** del embarazo.

Las razones comunes para un ultrasonido del primer trimestre incluyen

- confirmar el embarazo
- estimación de la **edad gestacional**
- saber si hay más de un bebé
- detección de signos de ciertos problemas **cromosómicos** u otros problemas en el bebé

Si usted no se realiza un ultrasonido en el primer trimestre, es probable que tenga lo que se llama un ultrasonido estándar entre las 18 y 22 semanas de embarazo. Este examen puede proporcionar información importante sobre su embarazo, incluyendo

- la edad gestacional estimada
- la posición de la *placenta*
- la cantidad de *líquido amniótico* alrededor del bebé
- la posición, movimiento y actividad cardíaca del bebé
- el peso estimado del bebé
- si ciertas partes del bebé se desarrollan normalmente (corazón, abdomen, rostro, cabeza y columna vertebral)
- el sexo del bebé

Se pueden realizar otros tipos de ultrasonidos si se sospecha que hay problemas. Se puede hacer un ultrasonido limitado para verificar un problema específico, como sangrado vaginal o dolor pélvico. Si se sospecha de un problema con el crecimiento de su bebé, se pueden hacer varios ultrasonidos con el tiempo para verificar cómo está creciendo el bebé. A veces se usa el ultrasonido para evaluar el *cuello uterino* si hay signos y síntomas de parto *pretérmino*. El ultrasonido también puede usarse para ayudar a guiar el *muestreo de vellosidades coriónicas (MVC)* y la prueba de *amniocentesis*.

Se puede recomendar un ultrasonido especializado basado en

- su historial médico familiar
- un resultado de una prueba de laboratorio
- los resultados de un ultrasonido estándar o limitado

Los exámenes especializados pueden utilizar tecnología adicional. Por ejemplo, una *ecografía Doppler* (discutida más adelante en este capítulo) puede evaluar el flujo sanguíneo a través de un vaso sanguíneo. Se puede utilizar un ultrasonido tridimensional (3D) para mostrar la anatomía del bebé con más detalle.

Cómo se realiza

Su ginecoobstetra o un técnico utilizarán un dispositivo llamado *transductor* para su ultrasonido. Hay dos tipos de transductores: 1) uno que se mueve sobre el abdomen (para un *ultrasonido transabdominal*) y 2) uno que se inserta en la *vagina* (para un *ultrasonido transvaginal*).

Para un ultrasonido transabdominal, usted se acostará en la espalda con el vientre expuesto. Se colocará un gel en su vientre para mejorar el contacto entre el transductor y la piel. El transductor entonces se mueve sobre su vientre y registra las ondas de sonido a medida que rebotan de su bebé. Estas ondas sonoras crean imágenes que se muestran en una pantalla.

Para un ultrasonido transvaginal, se inserta un transductor vaginal en la vagina para ayudar a ver los órganos pélvicos y el bebé. Funciona de la misma manera que un ultrasonido transabdominal, usando ondas sonoras para crear imágenes.

Lo que los resultados pueden significar

El ultrasonido no puede detectar todos los problemas. Es posible tener un ultrasonido "normal" pero aún tener un bebé con un *defecto congénito* u otro problema de salud. Si algo no parece normal en un ultrasonido, usted puede realizarse otras pruebas para obtener más información.

Hay un tipo de negocio que crea retratos del bebé usando la tecnología del ultrasonido. Es posible que haya visto un negocio como este en un centro comercial. Estos negocios no son instalaciones médicas. Es posible que los empleados no estén capacitados para interpretar las imágenes de ultrasonido por usted. Si desea una imagen de su bebé, puede solicitar una durante un ultrasonido estándar realizado por su ginecoobstetra. No se recomienda realizar un ultrasonido sin una razón médica—como crear fotos de "recuerdo". Un ultrasonido es una herramienta médica que debería usarse solamente cuando hay una razón médica válida.

Pruebas para vigilar el bienestar fetal

Se pueden usar pruebas especiales para verificar el bienestar del bebé durante el embarazo. Las pruebas pueden ayudar a asegurarle a usted y a su ginecoobstetra que todo va bien. Si los resultados de la prueba muestran un problema, se pueden hacer más pruebas. Su ginecoobstetra debería considerar cuidadosamente varios factores al decidir cómo manejar su embarazo después de un resultado anormal de la prueba, incluyendo

- su salud
- la edad gestacional del bebé
- la salud del bebé

Cada situación es diferente. No hay una única manera de proceder.

Por qué se podrían realizar las pruebas

Las pruebas especiales se realizan con mayor frecuencia cuando hay un riesgo más alto de *complicaciones* durante el embarazo o de *mortinato*. Las pruebas también se pueden hacer si una mujer tuvo una afección de salud antes del embarazo (llamada enfermedad preexistente) que conlleva un riesgo para el bebé. Las enfermedades preexistentes que pueden requerir pruebas especiales durante el embarazo incluyen

* *diabetes mellitus*
* *hipertensión (presión arterial alta)*
* *lupus* (lupus eritematoso sistémico o LES)
* *enfermedad renal*
* ciertos trastornos de la sangre
* *hipertiroidismo* que no está bien controlado
* ciertos tipos de cardiopatía

Preguntas frecuentes

¿Son seguras estas pruebas?

La mayoría de estas pruebas no son invasivas, lo que significa que ningún equipo médico tiene que ingresar en su cuerpo. Las pruebas plantean muy pocos riesgos para usted y el bebé. A veces, se puede realizar un ultrasonido colocando la sonda ecográfica en la vagina, pero la sonda no ingresa en el útero. Este procedimiento es seguro cuando lo realiza un técnico capacitado o un ginecoobstetra.

¿Le dolerán las pruebas?

Para la mayoría de las mujeres, estas pruebas no son dolorosas. Algunas mujeres pueden sentir un ligero malestar por la inserción de la sonda de ultrasonido vaginal, por permanecer en ciertas posiciones durante un tiempo, o por las contracciones que se producen durante una prueba de tolerancia a las contracciones.

¿En qué orden se realizan?

No hay un orden establecido para las pruebas. De la misma manera, no se ha demostrado que ninguna prueba sea mejor que otra. Su ginecoobstetra seguirá el mejor orden para su situación.

¿Por qué habría que repetir la misma prueba?

Las pruebas para determinar el bienestar del bebé se pueden realizar una vez o a intervalos regulares, dependiendo de la razón de la prueba. Si sus resultados no son claros o muestran un problema potencial, las pruebas se repiten con más frecuencia para asegurarse de que el bebé sigue teniendo un buen desarrollo durante el resto del embarazo. Las pruebas repetidas también pueden ayudar a mostrar a su ginecoobstetra si los primeros resultados fueron precisos.

También pueden surgir problemas durante el embarazo. Algunas afecciones relacionadas con el embarazo pueden indicar la necesidad de pruebas especiales. Estos problemas incluyen

- **hipertensión gestacional**
- **preeclampsia**
- **diabetes gestacional**
- demasiado o muy poco **líquido amniótico**
- problemas de crecimiento para el bebé
- **sensibilización Rh**
- **embarazo múltiple** (si hay complicaciones)
- disminución del movimiento fetal (hay un cambio en cuánto se mueve el bebé)
- embarazo a **término tardío** o **postérmino**

Estas pruebas no pueden encontrar todas las complicaciones que podrían ocurrir durante el embarazo. Algunas cosas pueden suceder repentinamente, como problemas de **placenta** o problemas con el **cordón umbilical**. Las pruebas discutidas en este capítulo no pueden usarse para predecir estos eventos.

Cuando las pruebas están disponibles

Por lo general, las pruebas especiales se realizan a las 32 semanas del embarazo o más tarde. Las pruebas se pueden iniciar antes de las 32 semanas si hay problemas graves o si hay más de un factor de riesgo para los problemas. La frecuencia con la que se realizan los exámenes puede depender de

- la afección que requirió la prueba
- si la afección permanece estable
- los resultados de la prueba

Si la afección que provocó la prueba se resuelve y el resultado de la prueba es normal, es posible que no sea necesario realizar más pruebas.

Algunas pruebas se repiten cada semana. En ciertas situaciones, las pruebas se pueden hacer dos veces a la semana. Puede ser necesario realizar pruebas dos veces a la semana

- para mujeres con diabetes
- en un embarazo postérmino
- cuando hay problemas de crecimiento para el bebé

Interpretación de los resultados de las pruebas

Ninguna prueba es 100 por ciento exacta. Un resultado de prueba que muestra que hay un problema cuando uno no existe se llama un resultado *falso positivo*. Un resultado falso positivo puede llevar a intervenciones innecesarias, incluyendo el parto temprano. Por esta razón, si usted tiene un resultado positivo de una de estas pruebas, usted puede realizarse más pruebas para averiguar si un problema realmente existe.

Un resultado de la prueba que muestra que no hay problema cuando existe se denomina resultado *falso negativo*. Un resultado falso negativo de una de estas pruebas significa que existe un problema, pero no fue encontrado por la prueba. La tasa de resultados falsos negativos con estas pruebas es baja. Esto significa que si usted se realiza una prueba especial y el resultado es negativo, las probabilidades son buenas de que el bebé permanezca estable hasta que se haga la siguiente prueba.

Tipos de pruebas especiales

Las pruebas utilizadas para vigilar el bienestar del bebé incluyen

- *número de patadas*
- *prueba sin estrés*
- *perfil biofísico*
- *perfil biofísico modificado*
- *prueba de tolerancia a las contracciones*
- ecografía Doppler

Número de patadas

El número de patadas (también llamado "recuento de movimientos fetales") se puede realizar en casa. No necesita equipo especial.

Por qué se realiza. El número de patadas puede recomendarse si ha sentido que el bebé se mueve con menos frecuencia de lo que cree que es normal. Sentir la misma cantidad de movimiento de un día a otro puede ser una señal de que el bebé está bien.

Cómo se realiza. Para hacer esta prueba, usted hace un seguimiento de cuánto tiempo se tarda en sentir 10 movimientos. Elija un momento en el que el bebé generalmente esté activo. A menudo, un buen momento es después de haber comido. Cada bebé tiene su propio nivel de actividad y la mayoría tiene ciclos de sueño de 20 a 40 minutos.

Una vez que haya sentido 10 movimientos, puede dejar de contar para ese día. Si su ginecoobstetra ha recomendado el número de patadas, repita la prueba todos los días.

Lo que los resultados pueden significar. Llame a su ginecoobstetra si el bebé tarda más de 2 horas en hacer 10 movimientos. Si no siente suficiente movimiento, no significa necesariamente que haya un problema. Podría significar simplemente que el bebé está durmiendo. Por lo general, pueden ser necesarias más pruebas para obtener más información.

Prueba sin estrés

La prueba sin estrés mide cómo la frecuencia cardíaca del bebé responde al movimiento del bebé durante un período de tiempo. El término "sin estrés" significa que no se somete al bebé a ningún estrés durante el examen.

Por qué se realiza. El corazón del bebé normalmente late más rápido cuando se mueve. Esto se llama *aceleración*. Durante una prueba sin estrés, se registra la frecuencia cardíaca del bebé. Su ginecoobstetra anota el número de aceleraciones que ocurrieron durante el período de prueba.

Cómo se realiza. Esta prueba se puede realizar en el consultorio de su ginecoobstetra o en un hospital. La prueba se realiza mientras usted se inclina hacia atrás o se inclina hacia abajo. Por lo general toma por lo menos 20 minutos, pero puede tomar más tiempo. Se coloca un cinturón con un sensor alrededor de su vientre. El sensor mide la frecuencia cardíaca del bebé, registrada por una máquina. Un segundo cinturón con un sensor se aplica típicamente para vigilar las contracciones y para ver cómo la frecuencia cardíaca del bebé responde a las contracciones.

Lo que los resultados pueden significar. ISi se producen dos o más aceleraciones en 20 minutos, el resultado se considera reactivo o "tranquilizador". Un resultado reactivo significa que el bebé está estable por ahora. Los resultados reactivos son ligeramente diferentes si la edad gestacional es inferior a 32 semanas. A veces, el bebé puede estar dormido y no se moverá dos veces en 20 minutos. Si esto sucede, la prueba puede durar 40 minutos o más. En algunos casos, el sonido colocado cerca del vientre de la mujer puede alentar al bebé a moverse.

Un resultado no reactivo es aquel en el que no se produjeron suficientes aceleraciones en 40 minutos. Esto puede significar varias cosas:

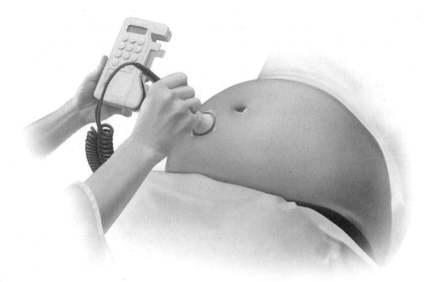

Escuchar la frecuencia cardíaca del bebé. Posteriormente en el embarazo, su ginecoobstetra puede usar un dispositivo Doppler manual presionado contra su vientre para escuchar la frecuencia cardíaca del bebé. Esto no es lo mismo que un ultrasonido.

- Puede significar que el bebé estaba dormido durante el examen.
- Puede significar que el bebé está bien, pero es demasiado joven para que la prueba sea precisa.
- Puede suceder si la mujer ha tomado ciertos medicamentos.

Pero un resultado no reactivo también puede significar que el bebé no está recibiendo suficiente *oxígeno* o que el sistema nervioso del bebé no está funcionando correctamente. Si hay un resultado no reactivo, se pueden hacer más pruebas para obtener más información. En algunos casos, el parto puede ser necesario.

Perfil biofísico

El perfil biofísico (PBF) combina dos pruebas: 1) una prueba sin estrés y 2) un ultrasonido. En conjunto, estas pruebas evalúan el bienestar del bebé en cinco áreas.

Por qué se realiza. Un PBF se puede realizar cuando los resultados de otras pruebas no son tranquilizadores. El PBF evalúa las cinco áreas siguientes:

1. Frecuencia cardíaca del bebé (prueba sin estrés)
2. Movimientos respiratorios
3. Movimientos corporales

4. Tono muscular

5. Cantidad de líquido amniótico

Cada una de las cinco áreas tiene una puntuación de 0 o 2 puntos, para un posible total de 10 puntos.

Cómo se realiza. Un PBF monitorea la frecuencia cardíaca del bebé (prueba sin estrés) y verifica el movimiento del bebé y la cantidad de líquido amniótico (ultrasonido).

Lo que los resultados pueden significar. Una puntuación de 8 a 10 es tranquilizadora. Si hay una puntuación de al menos 8 con el ultrasonido, la prueba sin estrés puede no ser necesaria. Una puntuación de 6 es "equívoca" (ni tranquilizadora ni no tranquilizadora). Si tiene una puntuación equívoca, dependiendo de lo avanzada que esté en su embarazo, puede tener otro PBF en las próximas 12 a 24 horas, o su ginecoobstetra puede recomendar el parto. Una puntuación de 4 o menos significa que más pruebas son necesarias. A veces, significa que el bebé debería ser dado a luz temprano o inmediatamente.

No importa cuál sea el puntaje, si no hay suficiente líquido amniótico, se deberían hacer más pruebas. En algunos casos, el parto puede ser necesario.

Perfil biofísico modificado

Un PBF modificado vigila la frecuencia cardíaca del bebé (prueba sin estrés) y la cantidad de líquido amniótico (ultrasonido). Un PBF modificado ayuda a su ginecoobstetra a evaluar si el bebé está recibiendo suficiente oxígeno y qué tan bien está funcionando la placenta.

Por qué se realiza. Esta prueba se hace por las mismas razones que se hace un PBF.

Cómo se realiza. La frecuencia cardíaca del bebé se controla de la misma manera que se hace para la prueba sin estrés. El ultrasonido se usa para medir la cantidad de líquido amniótico.

Lo que los resultados pueden significar. Si los resultados de la prueba sin estrés son no reactivos, podría significar que el bebé no está recibiendo suficiente oxígeno. Si el nivel de líquido amniótico es bajo, podría significar que hay un problema con el flujo de sangre en la placenta. Puede ser necesario realizar una prueba completa de PBF o una prueba de tolerancia a las contracciones para aclarar el resultado del PBF modificado.

Prueba de tolerancia a las contracciones

La prueba de tolerancia a las contracciones ayuda a su ginecoobstetra a observar cómo reacciona la frecuencia cardíaca del bebé cuando el útero se contrae.

Por qué se realiza. La prueba de tolerancia a las contracciones a veces se utiliza si otros resultados de la prueba son positivos o poco claros.

Cómo se realiza. En esta prueba, los cinturones con sensores que detectan la frecuencia cardíaca del bebé y las contracciones uterinas se colocan alrededor del abdomen. Para hacer que su útero se contraiga ligeramente, se le puede pedir que frote sus pezones a través de la ropa o se le puede administrar *oxitocina*. Su útero puede contraerse por sí solo, especialmente si la prueba se hace al final del embarazo.

Lo que los resultados pueden significar. Si la frecuencia cardíaca del bebé no disminuye después de una contracción, el resultado es "negativo", lo que proporciona la seguridad de que el bebé tiene un bajo riesgo de complicaciones por ahora. Una desaceleración de la frecuencia cardíaca después de la mayoría de las contracciones es un resultado "positivo", que es motivo de preocupación. Los resultados también pueden ser equívocos (los resultados no fueron claros) o insatisfactorios (no hubo suficientes contracciones para producir un resultado significativo). Si los resultados no son claros, es posible que se necesiten más pruebas. En algunas situaciones, es posible que el bebé deba ser dado a luz de inmediato.

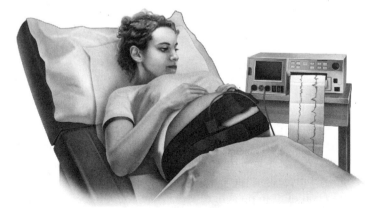

Prueba de tolerancia a las contracciones. Este examen ayuda a su ginecoobstetra a observar cómo reacciona la frecuencia cardíaca del bebé cuando el útero se contrae. Se coloca cinturones con sensores alrededor de su vientre. Los sensores detectan la frecuencia cardíaca del bebé y miden la fuerza de las contracciones.

Ecografía Doppler

Una ecografía Doppler se utiliza con otras pruebas cuando el bebé muestra signos de no crecer bien. Esto se llama **restricción del crecimiento fetal**.

Por qué se realiza. La ecografía Doppler se usa para verificar el flujo sanguíneo en la arteria umbilical, un vaso sanguíneo localizado en el cordón umbilical. La ecografía Doppler también se puede usar para buscar signos de **anemia** en el bebé. Esto se hace midiendo el flujo sanguíneo a través de un vaso sanguíneo en el cerebro del bebé.

Cómo se realiza. Una ecografía Doppler se hace de la misma manera que un ultrasonido transabdominal. Un transductor se coloca sobre su abdomen para proyectar ondas sonoras. Una imagen de la arteria que se está examinando se muestra en una pantalla de visualización.

Lo que los resultados pueden significar. Un resultado normal de la ecografía Doppler es aquel que muestra un flujo sanguíneo normal en la arteria umbilical. Si el examen muestra problemas con el flujo sanguíneo en la placenta, puede significar que se está entregando menos oxígeno al bebé. Si hay un problema con el flujo de sangre en la placenta, su ginecoobstetra puede recomendar el parto de su bebé, dependiendo de lo avanzada que esté en su embarazo. Si el examen muestra que el bebé puede tener anemia, su ginecoobstetra puede discutir con usted el posible tratamiento.

RECURSOS

Monitoreando a su bebé antes del parto

https://medlineplus.gov/ency/patientinstructions/000485.htm
Página web de la Biblioteca Nacional de Medicina de los EE. UU. Describe las pruebas especiales que se pueden hacer para evaluar el bienestar del bebé antes del parto.

Ultrasonido obstétrico

www.radiologyinfo.org/en/info.cfm?pg=obstetricus
Sitio web patrocinado por el Colegio Americano de Radiología y la Sociedad Radiológica de América del Norte. Ofrece una visión general de cómo se realiza un ultrasonido durante el embarazo, lo que puede decirle a usted y a su ginecoobstetra, y sus riesgos y beneficios.

Su embarazo y el nacimiento de su bebé

www.acog.org/MyPregnancy
Sitio web del Colegio Americano de Obstetras y Ginecólogos (ACOG) con información sobre el embarazo, el trabajo de parto, el parto y los cuidados posparto. Incluye la información más reciente de los expertos en atención de la salud de la mujer, preguntas respondidas por los ginecoobstetras del ACOG, historias de embarazos de mujeres reales y un directorio de la A a la Z de temas de salud que cubren el embarazo y más allá.

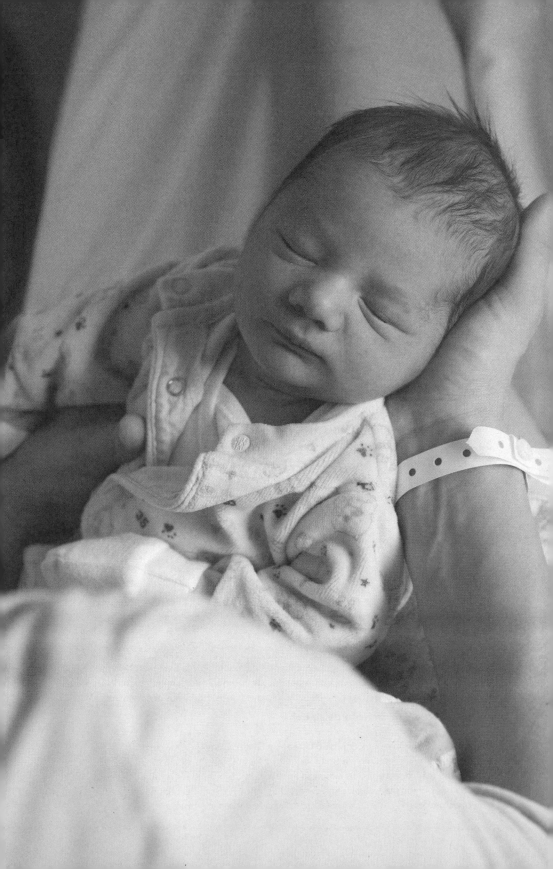

PARTE 8

Complicaciones durante el embarazo y el nacimiento de su bebé

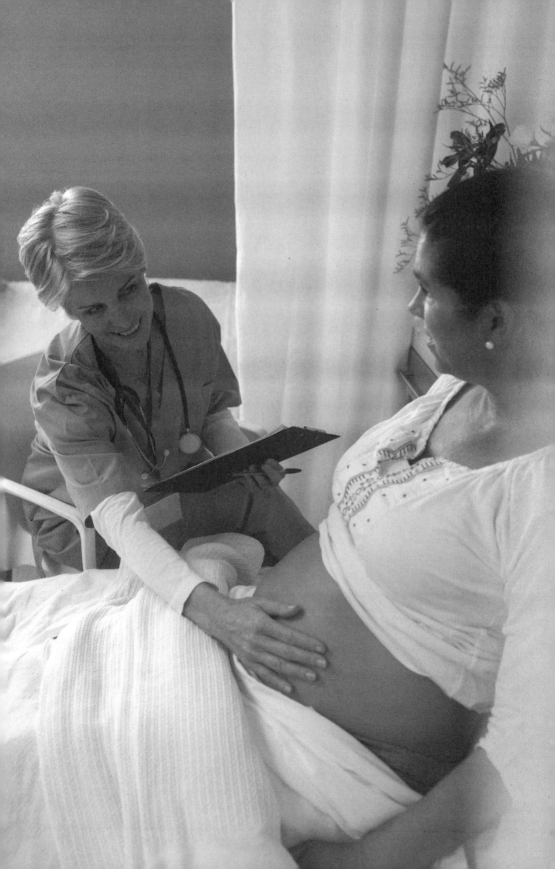

Cuando el trabajo de parto comienza demasiado pronto

Trabajo de parto pretérmino, rotura prematura de membranas y parto pretérmino

Un embarazo normal dura alrededor de 40 semanas cuando se mide desde el primer día de la *fecha de última menstruación (FUM)*. A veces el trabajo de parto comienza mientras el bebé sigue desarrollándose en el *útero*. Los *ginecólogos obstetra (ginecoobstetras)* utilizan varios términos para describir el trabajo de parto y el nacimiento tempranos:

- El trabajo de parto *pretérmino* es el que comienza antes de las 37 semanas de embarazo. Entrar en trabajo de parto pretérmino no significa automáticamente que una mujer tendrá un parto pretérmino. Sin embargo, el trabajo de parto pretérmino necesita atención médica de inmediato.

- La *rotura prematura de membranas (RPM)* ocurre cuando el *saco amniótico* se rompe antes de que el trabajo de parto haya comenzado. Cuando el saco se rompe antes de las 37 semanas de, se llama RPM pretérmino. La RPM y RPM pretérmino también necesitan atención médica inmediata.

- El parto pretérmino es el nacimiento de un bebé antes de las 37 semanas. Los bebés pretérminos pueden nacer con graves problemas de salud. Algunos problemas, como la *parálisis cerebral infantil*, pueden durar toda la vida. Otros problemas, como las discapacidades del aprendizaje, pueden aparecer más tarde en la infancia o incluso en la edad adulta.

¿Qué significan los términos?

Cuando los ginecoobstetras hablan de la duración del embarazo, se refieren a semanas y días. Hay diferentes maneras de explicar el pretérmino, lo que significa menos de 37 semanas de embarazo. Por ejemplo, puede escuchar estos términos:

- **Extremadamente pretérmino:** Menos de 28 semanas y 0 días de embarazo.
- **Pretérmino tardío:** El período desde las 34 semanas y 0 días hasta las 36 semanas y 6 días.

A medida que una mujer se acerca a su fecha de parto, los ginecoobstetras utilizan diferentes maneras de referirse al término, que incluyen:

- **Término temprano:** El período desde las 37 semanas y 0 días hasta las 38 semanas y 6 días.
- **Término completo:** El período desde las 39 semanas y 0 días hasta las 40 semanas y 6 días.
- **Término tardío:** El período desde las 41 semanas y 0 días hasta las 41 semanas y 6 días.
- **Postérmino:** El período igual o superior a 42 semanas

Recuerde que la duración de un embarazo se mide a partir de la fecha de última menstruación (FUM) o del primer *ultrasonido*.

Trabajo de parto pretérmino

Las contracciones del parto pretérmino conducen a cambios en el *cuello uterino*. Un ginecoobstetra puede identificar estos cambios durante una *exploración ginecológica*. Los cambios incluyen

- *borramiento del cuello uterino* (adelgazamiento del cuello uterino)
- *dilatación* (abertura del cuello uterino)

Para alrededor de 3 de cada 10 mujeres, el trabajo de parto pretérmino se detiene por sí solo. Si no se detiene, se pueden administrar tratamientos para tratar de retrasar el nacimiento. En algunos casos, estos tratamientos pueden reducir el riesgo de *complicaciones* si el bebé nace. Es importante

- saber si tiene factores de riesgo para el parto pretérmino
- reconocer los signos y síntomas del trabajo de parto pretérmino
- obtener atención temprana si tiene signos y síntomas

Factores de riesgo para el parto pretérmino

A pesar de lo que se sabe acerca de los factores de riesgo, los médicos todavía están aprendiendo acerca del trabajo de parto pretérmino y el parto pretérmino. Muchas mujeres que tienen partos pretérminos no tienen factores de riesgo conocidos. Algunos factores de riesgo incluyen los siguientes:

Historial médico

- Parto pretérmino pasado
- Cuello uterino corto (medido durante un ultrasonido transvaginal)
- Dilatación cervical temprana (medida durante una exploración ginecológica)
- Procedimientos anteriores en el cuello uterino, incluyendo *biopsia en cono*, *procedimiento de resección electroquirúrgica con asa (REQA)* o dilatación mecánica para el *aborto inducido*
- Lesión durante un parto anterior

Complicaciones del embarazo

- *Embarazo múltiple*
- Sangrado vaginal durante el embarazo
- Infecciones durante el embarazo

Factores de estilo de vida

- Bajo peso antes del embarazo (un *índice de masa corporal [IMC]* inferior a 19)
- Fumar durante el embarazo
- Consumo de sustancias durante el embarazo
- Menos de 18 meses entre embarazos

Otros factores

- Menor de 17 años o mayor de 35

Factores de riesgo

El trabajo de parto pretérmino puede sucederle a cualquiera sin previo aviso. Sin embargo, hay algunos factores que pueden aumentar el riesgo de trabajo de parto pretérmino, incluyendo

- parto pretérmino en un embarazo anterior
- afecciones ginecológicas o cirugías anteriores
- complicaciones actuales del embarazo, como ciertas infecciones
- factores de estilo de vida (véase el recuadro "Factores de riesgo para el parto pretérmino")

Las mujeres que han tenido un parto pretérmino en el pasado están en mayor riesgo. Las mujeres con un cuello uterino corto al principio del embarazo también tienen un riesgo más alto de tener un parto pretérmino.

Diagnóstico

Los signos y síntomas del trabajo de parto pretérmino se enumeran en el cuadro "Signos de advertencia del trabajo de parto pretérmino". Si tiene alguno de estos signos o síntomas, llame a su ginecoobstetra de inmediato o vaya al hospital.

Su ginecoobstetra debería monitorear sus contracciones y realizar una exploración ginecológica para ver si su cuello uterino ha comenzado a cambiar. Es posible que tenga que ser examinada varias veces durante el transcurso de unas horas. El trabajo de parto pretérmino se diagnostica cuando se detectan cambios en el cuello uterino después de que comienzan las contracciones.

Su ginecoobstetra también puede ordenar pruebas:

- Un ultrasonido estándar para estimar la *edad gestacional* si esto no se ha hecho antes, o para verificar el tamaño de su bebé
- Un *ultrasonido transvaginal* para medir la longitud del cuello uterino
- Un hisopado vaginal para comprobar la presencia de *fibronectina fetal*. Esta es una proteína que actúa como un pegamento, que ayuda al saco amniótico a permanecer conectado al interior del útero.

Tener un cuello uterino corto o una prueba de fibronectina fetal positiva significa que usted está en mayor riesgo de tener un parto pronto.

Signos de advertencia del trabajo de parto pretérmino

Llame a su ginecoobstetra de inmediato o vaya al hospital si nota cualquiera de los siguientes signos o síntomas:

- Cólicos abdominales leves, con o sin diarrea
- Cambio en el tipo de flujo vaginal—acuoso, sanguinolento o con moco
- Aumento en la cantidad de flujo
- Presión pélvica o abdominal inferior
- Dolor de espalda constante, bajo, sordo
- Contracciones regulares o frecuentes o estrechamiento uterino, a menudo indoloro
- Membranas rotas (se rompe la fuente con un chorro o un goteo)

Manejo

Su ginecoobstetra debería manejar el parto pretérmino basándose en lo que él o ella cree que es mejor para su salud y la del bebé. Una consideración importante es la edad gestacional. Si el bebé se beneficiaría de un retraso en el parto, se pueden administrar medicamentos para

- ayudar a los órganos del bebé a madurar más rápidamente
- reducir el riesgo de ciertas complicaciones
- intentar retrasar el parto durante un breve período de tiempo

Consulte la sección "Medicamentos antes del trabajo de parto pretérmino" en este capítulo para obtener detalles sobre los medicamentos que pueden usarse durante el trabajo de parto pretérmino. A veces, el trabajo de parto pretérmino está demasiado avanzado y no hay tiempo suficiente para administrar estos medicamentos.

Rotura prematura de membranas

Por lo general, el trabajo de parto comienza con contracciones y es seguido por la rotura de la fuente. Si la fuente se rompe antes de que comiencen las contracciones, se llama rotura prematura de membranas (RPM). Cuando esto sucede antes de las 37 semanas de embarazo, se denomina RPM pretérmino.

Factores de riesgo para la RPM

La RPM sucede en alrededor de 8 de cada 100 embarazos. Cuando ocurre a término, la RPM es causada por

- el debilitamiento normal del saco amniótico a medida que se acerca el nacimiento
- la fuerza de las contracciones uterinas

En casi todos los casos, el trabajo de parto comienza dentro de las 28 horas después de que se produce la RPM. Los riesgos de la RPM incluyen:

- infección en el útero. Cuanto más tiempo se retrase el trabajo de parto, mayor será el riesgo de infección.
- Presión sobre el ***cordón umbilical*** que puede impedir que los ***nutrientes*** y el ***oxígeno*** lleguen al bebé.

Factores de riesgo para la RPM pretérmino

La RPM pretérmino ocurre generalmente cuando hay debilitamiento temprano del saco amniótico. Esto puede ser causado por una infección u otros factores. La RPM pretérmino plantea riesgos más serios para el bebé. La RPM pretérmino lleva a cerca de 1 en 4 casos de parto pretérmino.

La mayoría de los casos de RPM pretérmino ocurren sin ningún factor de riesgo claro. Sin embargo, hay varios factores que aumentan la probabilidad de RPM pretérmino. Algunos de estos factores de riesgo incluyen

- parto pretérmino en un embarazo anterior
- infecciones de **vejiga** o **riñón**
- sangrado vaginal durante el segundo o tercer **trimestres**
- fumar
- bajo peso antes del embarazo (un índice de masa corporal [IMC] menor de 19)

Diagnóstico

El síntoma principal de la RPM es la fuga de líquido de su **vagina**. Llame a su ginecoobstetra o vaya al hospital si tiene cualquier escape de líquido. Su ginecoobstetra necesitará confirmar si su fuente se ha roto. A veces puede tener una secreción por otras razones, incluyendo fuga de **orina**, moco cervical, sangrado vaginal o una infección vaginal. Se puede hacer un examen físico y pruebas de laboratorio para determinar si hay líquido amniótico en su vagina.

Manejo

Una vez que se confirme la RPM, su ginecoobstetra debería evaluar

- la edad gestacional del bebé
- si el trabajo de parto ha comenzado
- si hay signos de que el cordón umbilical está siendo comprimido (comprimido)

Su ginecoobstetra también buscará infección o **desprendimiento prematuro de placenta**. Se harán pruebas, incluyendo

- exploración física
- ultrasonido
- control de sus contracciones y de la frecuencia cardíaca del bebé

Algunas o todas estas pruebas se pueden hacer dependiendo de qué tan avanzada esté en su embarazo. Juntando toda la información, su ginecoobstetra debería determinar

- si es seguro para usted y su bebé seguir a adelante con el parto
- si debiera tratar de retrasar el parto para darle a su bebé más tiempo para madurar

Si usted tiene afecciones que la ponen a usted o a la salud de su bebé en peligro inmediato, su bebé debería ser dado a luz, independientemente de la edad gestacional. Además, los preparativos para el parto tendrán que hacerse si se encuentra en las etapas avanzadas del trabajo de parto. Si usted tiene RPM pretérmino temprano en el embarazo, en algunos casos puede ser posible continuar el embarazo. Cuando esto es posible, puede darle a su bebé una mejor oportunidad de estar saludable cuando el parto suceda.

Si usted no está en trabajo de parto dentro de unas pocas horas después de que ocurra la RPM pretérmino y se toma una decisión que el parto es el mejor para usted o su bebé, su ginecoobstetra puede recomendar la inducción del trabajo de parto con *oxitocina* si

- la frecuencia cardíaca del bebé sugiere que tolerará el trabajo de parto
- su bebé está en la posición correcta para el parto
- no hay sangrado placentario significativo
- de lo contrario, se le considera que es una candidata para parto vaginal

Si el bebé no está en la posición correcta (*presentación de nalgas*, por ejemplo), es muy probable que tenga un *parto por cesárea* (véase el Capítulo 17, "Parto por cesárea y nacimiento vaginal después de un parto por cesárea"). En cualquier caso, es probable que reciba *antibióticos* para prevenir la infección.

Si su ginecoobstetra piensa que continuar con el embarazo podría mejorar la probabilidad de que su bebé esté bien después del nacimiento, es posible que reciba tratamientos para tratar de retrasar el parto y preparar al bebé para el parto. Estos tratamientos pueden incluir

- permanecer en el hospital para que pueda ser monitoreada
- recibir antibióticos para ayudar a prevenir la infección
- recibir *corticosteroides, sulfato de magnesio* o *tocolíticos* (véase la sección "Medicamentos antes del parto pretérmino" en este capítulo)

Si usted tiene RPM pretérmino antes de que su bebé pueda sobrevivir fuera del útero, su ginecoobstetra debería explicar

- los riesgos y beneficios de tratar de retrasar el parto
- los riesgos de tener un bebé muy pretérmino

Usted puede decidir tener al bebé de inmediato. O, si su condición es estable y no hay signos de infección, usted puede esperar y ver lo que sucede. Si puede esperar, puede irse a casa. Si la envían a casa, debe regresar al hospital si tiene

- fiebre
- dolor abdominal

- contracciones
- sangrado vaginal

Mientras esté en casa, debería tomar su temperatura diariamente para verificar si hay infección.

Una vez que su embarazo alcance de 22 a 23 semanas, su ginecoobstetra probablemente le recomendará que regrese al hospital. Estar en el hospital significa que su equipo de atención médica puede vigilar de cerca a usted y al bebé. También permite una evaluación y tratamiento rápidos si se presentan complicaciones. El tratamiento en este punto generalmente incluye intervenciones para preparar al bebé para el parto pretérmino (véase la sección "Medicamentos antes del parto pretérmino" en este capítulo).

Insuficiencia cervical

A veces el parto pretérmino ocurre porque el cuello uterino no es lo suficientemente fuerte como para mantenerse cerrado a medida que el embarazo crece. Esto se llama *insuficiencia cervical* o tener *insuficiencia cervicouterina*. La debilidad del cuello uterino es un factor de riesgo para el parto rápido, a menudo con solo contracciones leves o dilatación "silenciosa" del cuello uterino. Dilatación silenciosa significa que el cuello uterino comienza a abrirse sin dolor u otros signos. Esto es seguido por el saco amniótico que cae en el canal del parto.

Afortunadamente, la insuficiencia cervical es rara. Afecta solamente de 1 a 2 en 100 embarazos. No está claro por qué ocurre la insuficiencia cervical, pero los factores de riesgo pueden incluir traumatismo pasado en el cuello uterino. Este traumatismo puede ser causado por

- biopsia en cono o procedimiento de resección electroquirúrgica con asa (REQA)
- dilatación mecánica para el aborto inducido
- lesión durante un parto anterior

Diagnóstico

El diagnóstico de la insuficiencia cervical puede ser difícil, especialmente durante un primer embarazo. Dígale a su ginecoobstetra si tuvo una pérdida de embarazo en el segundo trimestre o si tuvo un procedimiento en el cuello uterino. La insuficiencia cervical se puede diagnosticar si usted tiene

- antecedentes de dilatación cervical indolora y partos en el segundo trimestre
- dilatación y derrame cervical antes de las 24 semanas de embarazo sin contracciones dolorosas, sangrado vaginal, rotura de fuente o infección

A veces la insuficiencia cervical se encuentra con un examen de ultrasonido transvaginal o durante una exploración ginecológica.

Evaluación

Si su ginecoobstetra sospecha insuficiencia cervical, él o ella pueden buscar otros problemas, incluyendo *desprendimiento prematuro de placenta*. Si usted está muy avanzada en su embarazo, usted puede ser monitoreada para vigilar las contracciones del trabajo de parto. Se puede tomar una muestra para verificar si hay infección. En algunos casos, la *amniocentesis* puede usarse para buscar una infección.

Manejo

Su ginecoobstetra debería determinar si el parto es necesario de inmediato o si es seguro retrasar el parto. Si el parto puede retrasarse, su ginecoobstetra puede recomendar la colocación de puntos alrededor del cuello uterino (*cerclaje*). Esto ayuda al cuello uterino a mantener el embarazo en el útero.

Parto pretérmino indicado

A veces, el parto pretérmino es mejor para la salud de la mujer y su bebé. Esto se llama un parto pretérmino indicado. El parto pretérmino indicado puede recomendarse cuando

* la mujer tiene *preeclampsia, diabetes mellitus* mal controlada o *presión arterial alta*
* hay problemas de embarazo, incluyendo *placenta previa*, desprendimiento placentario, y *oligohidramnios* (un nivel muy bajo de líquido amniótico)
* el bebé tiene problemas, incluyendo una grave *restricción del crecimiento fetal* o algunos *defectos congénitos*
* la mujer está embarazada de más de un bebé

Si usted tiene una o más de estas afecciones, usted y su ginecoobstetra pueden discutir los riesgos de continuar el embarazo versus los riesgos de un parto pretérmino para su bebé. El objetivo es darle a usted y a su bebé la mejor oportunidad de estar sanos.

Medicamentos antes del parto pretérmino

Ya sea que el parto pretérmino esté planificado u ocurra por sí solo, se pueden tomar medidas para mejorar la salud del bebé antes del nacimiento. Si su hospital no tiene los recursos para cuidar a los bebés pretérminos después del nacimiento, su ginecoobstetra puede recomendar el traslado a otro hospital con estos recursos. Cuando sea posible, es mejor dar a luz a un bebé pretérmino en un centro que pueda manejar su cuidado en lugar de trasladar al bebé después del nacimiento. Además, se pueden administrar medicamentos para preparar al bebé para el parto pretérmino.

Corticosteroides

Los corticosteroides son medicamentos que pueden ayudar a acelerar el desarrollo de los pulmones, el cerebro y los órganos digestivos del bebé. Se puede recomendar un solo ciclo de corticosteroides entre 24 y 34 semanas de embarazo para

- mujeres que están gestando un bebé que están en riesgo de parto dentro de 7 días
- las mujeres que están gestando más de un bebé, tienen membranas rotas y corren el riesgo de parto en 7 días

Puede tardar 2 días después de recibir corticosteroides para que la mayoría de los beneficios sucedan, pero algunos beneficios ocurren después de 12 a 24 horas.

Sulfato de magnesio

Cuando se administra antes del parto pretérmino, el sulfato de magnesio puede reducir el riesgo de parálisis cerebral infantil y problemas con el movimiento físico. Este medicamento se puede administrar si está embarazada de menos de 32 semanas y tiene riesgo de parto en las próximas 24 horas. El sulfato de magnesio puede causar efectos secundarios leves, incluyendo

- enrojecimiento
- sofocos
- visión borrosa
- debilidad

Tocolíticos

Los tocolíticos son medicamentos que se utilizan para retrasar el parto, a veces hasta por 48 horas. Si el parto se retrasa incluso unas pocas horas, puede dar más tiempo para administrar corticosteroides o sulfato de magnesio. Los tocolíticos también pueden permitir tiempo para el traslado a un hospital con atención especializada para bebés pretérminos.

Los tocolíticos pueden tener efectos secundarios, algunos de los cuales pueden ser graves. Normalmente no se administran cuando

- hay síntomas de parto pretérmino, pero no hay cambios en el cuello uterino
- el ginecoobstetra piensa que el parto sería mejor para la mujer o su bebé
- el trabajo de parto pretérmino se ha detenido
- se completa el tratamiento con corticosteroides o si los corticosteroides han sido previamente administrados

Cuando ocurre el parto pretérmino

En general, es poco probable que sobrevivan los bebés que nacen antes de las 23 semanas de embarazo. Las tasas de supervivencia aumentan con cada semana que el parto se retrasa. Más de 9 de cada 10 bebés sobreviven cuando son dados a luz en o después de las 28 semanas. Sin embargo, los bebés que sobreviven después del parto pretérmino pueden tener problemas de salud graves y discapacidades que pueden requerir atención de por vida.

Soporte respiratorio

Se puede necesitar una acción rápida para ayudar al bebé a respirar después del parto pretérmino. Su equipo de atención médica se preparará para esta posibilidad. Para los bebés que nacen muy temprano, esto puede implicar la inserción de un tubo de respiración y el uso de un dispositivo llamado *ventilador*. A veces lo único que se necesita es oxígeno adicional o presión continua para ayudar a mantener las vías respiratorias del bebé abiertas. Las vías respiratorias abiertas permiten que el oxígeno llegue más fácilmente a los pulmones y al torrente sanguíneo.

Terapia de reemplazo de surfactante

El *surfactante* es una sustancia que ayuda a que los sacos de aire de los pulmones se inflen. Los pulmones comienzan a producir surfactante alrededor de las 23 semanas de embarazo. Los bebés que tienen problemas respiratorios debido a pulmones inmaduros pueden recibir terapia de reemplazo de surfactante. Los bebés que necesitan esta terapia a menudo están muy enfermos y necesitan atención altamente especializada. Por esta razón, la terapia con surfactante se ofrece únicamente en hospitales donde el personal está especialmente capacitado.

Cuidados intensivos neonatales

Los bebés pretérminos generalmente necesitan permanecer en una **unidad de cuidados intensivos neonatales (UCIN)** durante semanas o incluso meses. Un equipo de atención médica se ocupa de los bebés pretérminos en la UCIN. El equipo puede incluir un **neonatólogo**, un médico que se especializa en el tratamiento de problemas en los recién nacidos.

Qué esperar después del parto pretérmino

Si es probable que dé a luz a un bebé pretérmino, su ginecoobstetra y el equipo de la UCIN le ayudarán a saber lo que puede esperar. La información proviene de estudios de bebés anteriores que han nacido pretérminos. Además, hay una calculadora en línea que le permite a usted y a su ginecoobstetra ver una serie de posibles resultados para los bebés nacidos antes de las 26 semanas de embarazo. La calculadora está en el sitio web del Instituto Nacional de Salud Infantil y Desarrollo Humano *Eunice Kennedy Shriver*. Consulte la sección "Recursos" al final de este capítulo.

Tan útil como la calculadora puede ser, recuerde que cada bebé es único y cada situación es diferente. Además, las tasas de supervivencia y complicaciones cambian con el tiempo y difieren de un estado a otro e incluso de un hospital a otro. Su equipo de atención médica puede proporcionarle información local y regional sobre los resultados si está disponible.

Es posible que tenga un plan de tratamiento antes de que nazca el bebé, pero usted y su equipo de atención médica pueden necesitar reconsiderar el plan basándose en los nuevos hallazgos al nacer y en la forma en que el bebé responde al tratamiento. Una vez que el bebé nace, el neonatólogo puede darle una mejor idea de lo que puede esperar. Haga preguntas si alguna información no está clara. También, pida apoyo a su familia y amigos mientras decide qué es lo mejor para su bebé.

Cuidar de un bebé pretérmino

Después del nacimiento, su equipo de atención médica tendrá una mejor idea de la salud del bebé. Incluso si su bebé está lo suficientemente sano como para superar los desafíos de nacer pretérmino, él o ella todavía necesitará atención especial durante la infancia. Busque un médico para su bebé que le guste y en el que confíe. Este médico vigilará de cerca cómo crece su bebé y observará si se desarrollan problemas con el tiempo.

También puede investigar cómo cuidar a un bebé pretérmino. Aprenda todo lo que pueda para que pueda darle a su bebé el mejor cuidado posible. Consulte la sección "Recursos" al final de este capítulo para obtener información sobre cómo cuidar a un pretérmino.

Prevención de otro parto pretérmino

Un factor de riesgo significativo para el parto pretérmino es un parto pretérmino pasado. Las mujeres con parto pretérmino en el pasado tienen entre 2 y 3 veces más probabilidades de tener un parto pretérmino en el futuro. Este riesgo aumenta con cada parto pretérmino. Sin embargo, algunas mujeres tendrán un parto pretérmino sin ningún factor de riesgo claro.

Si usted está en riesgo de parto pretérmino, hable con su ginecoobstetra sobre tratamientos que pueden ayudar a prevenirlo. Los tratamientos pueden incluir:

- Inyecciones de **progesterona**—Si ha tenido un parto pretérmino con un solo bebé y está embarazada de nuevo con un solo bebé, es posible que se le ofrezcan inyecciones de progesterona a partir de las 16 a las 24 semanas de embarazo. Esta **hormona** puede ayudar a prevenir otro parto prematuro. Estas vacunas generalmente se continúan semanalmente hasta las 36 semanas, a menos que el parto ocurra antes.

- Progesterona vaginal—Este tratamiento se puede administrar si no ha tenido un parto pretérmino antes, pero tiene un cuello uterino muy corto a las 24 semanas de embarazo o antes. La progesterona vaginal es un gel o supositorio que se coloca en la vagina todos los días hasta las 37 semanas de embarazo, a menos que el parto ocurra antes.

La hospitalización rutinaria y el reposo en cama no se recomiendan para las mujeres en riesgo de parto pretérmino. El reposo en cama puede aumentar el riesgo de coágulos de sangre, debilitamiento de los huesos y pérdida de fuerza muscular. Sin embargo, la hospitalización puede ser necesaria si se espera un parto rápido o si la mujer y su bebé necesitan ser vigilados de cerca.

Recuerde que no todas las mujeres con un factor de riesgo de trabajo de parto pretérmino o parto pretérmino darán a luz prematuramente. Los objetivos de la vigilancia y el tratamiento son reducir el riesgo de parto pretérmino y proteger la salud de usted y su bebé.

RECURSOS

Bebés pretérminos

https://medlineplus.gov/prematurebabies.html
Información de la Biblioteca Nacional de Medicina de los EE. UU. sobre la salud y el desarrollo a corto y largo plazo de los bebés pretérminos.

Herramienta de resultados de partos extremadamente pretérminos

www.nichd.nih.gov/research/supported/EPBO/use
La calculadora del Instituto Nacional de Salud Infantil y Desarrollo Humano *Eunice Kennedy Shriver*. La calculadora le permite a usted ver una serie de posibles resultados para los bebés nacidos antes de las 26 semanas de embarazo.

Parto pretérmino

www.cdc.gov/reproductivehealth/MaternalInfantHealth/PretermBirth.htm
Sitio web de los Centros para el Control y la Prevención de Enfermedades. Proporciona una visión general del parto pretérmino en los Estados Unidos y los signos de advertencia.

Trabajo de parto pretérmino y nacimiento

www.nichd.nih.gov/health/topics/preterm

La información del Instituto Nacional de Salud Infantil y Desarrollo Humano *Eunice Kennedy Shriver*. Esta organización nacional estudia los problemas de salud de los niños, proporciona información sobre el trabajo de parto pretérmino y el parto pretérmino, y detalla cómo los expertos están estudiando las maneras de predecir y prevenir estos problemas.

Su embarazo y el nacimiento de su bebé

www.acog.org/MyPregnancy

Sitio web del Colegio Americano de Obstetras y Ginecólogos (ACOG) con información sobre el embarazo, el trabajo de parto, el parto y los cuidados posparto. Incluye la información más reciente de los expertos en atención de la salud de la mujer, preguntas respondidas por los ginecoobstetras del ACOG, historias de embarazos de mujeres reales y un directorio de la A a la Z de temas de salud que cubren el embarazo y más allá.

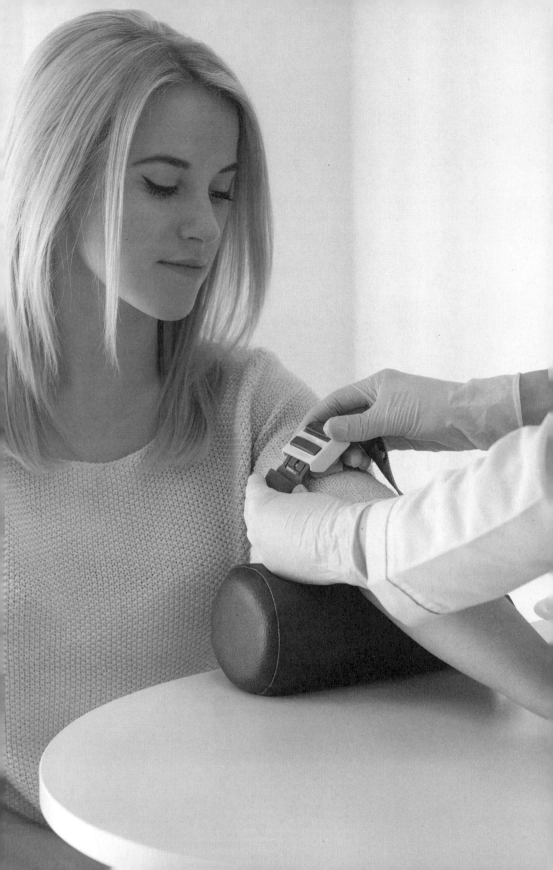

CAPÍTULO 36

Incompatibilidad de grupo sanguíneo

Hay cuatro tipos de grupos sanguíneos: A, B, AB y O. Los grupos sanguíneos están determinados por los tipos de *antígenos*—proteínas diminutas—en sus *células* sanguíneas:

- La sangre de tipo A solo tiene antígenos A.
- El tipo B solo tiene antígenos B.
- El tipo AB tiene antígenos A y B.
- El tipo O no tiene antígenos A ni B.

También hay un antígeno llamado *factor Rh*. Si su sangre tiene el factor Rh, usted es Rh positivo. Si su sangre no tiene el factor Rh, usted es Rh negativo.

Como parte de sus *cuidados prenatales* se le realizarán análisis de sangre para averiguar su grupo sanguíneo y si es Rh positivo o Rh negativo. Cuando el tipo de sangre de un bebé es diferente del de la mujer, se denomina incompatibilidad de grupo sanguíneo. La incompatibilidad de grupo sanguíneo puede llevar a *complicaciones* que generalmente son leves. Sin embargo, a veces las complicaciones pueden ser más graves. Con las pruebas y el tratamiento tempranos, la mayoría de las complicaciones pueden prevenirse.

Incompatibilidad ABO

Aunque sucede muy raramente, algunos tipos de sangre de mujeres embarazadas son incompatibles con los tipos de sangre de sus bebés. Cuando esto sucede, la mujer generalmente es tipo O y su bebé es tipo A o tipo B. Una mujer con sangre tipo O produce *anticuerpos* contra los antígenos que se encuentran en las células sanguíneas tipo A y tipo B. Si estos anticuerpos cruzan la *placenta*, pueden atacar los glóbulos rojos del bebé. Esto se conoce como incompatibilidad ABO. Los efectos de la incompatibilidad ABO pueden ocurrir durante cualquier embarazo, pero no empeoran con futuros embarazos.

Cómo afecta al bebé

Los bebés nacidos con incompatibilidad ABO pueden tener *anemia* leve y niveles altos de *bilirrubina* en la sangre. Cuando esto sucede, se llama *enfermedad hemolítica del recién nacido (EHRN)*. La bilirrubina es una sustancia que se forma cuando los glóbulos rojos viejos se descomponen. La *ictericia* (piel y ojos amarillentos) es un signo de niveles altos de bilirrubina. Demasiada bilirrubina puede ser perjudicial, especialmente para el sistema nervioso del bebé, y puede causar problemas de desarrollo. La anemia con incompatibilidad ABO generalmente es leve y rara vez causa problemas graves o a largo plazo en un recién nacido.

Tratamiento

No hay tratamiento preventivo que pueda administrarse durante el embarazo. La incompatibilidad ABO generalmente se diagnostica después de que el bebé nace, y generalmente es leve. Si su bebé tiene ictericia causada por EHRN, se medirá el nivel de bilirrubina en la sangre del bebé. Si la bilirrubina es alta, el tratamiento, como el uso de luces especiales, bajará el nivel. Si este tratamiento no disminuye el nivel de bilirrubina o si hay otros problemas, el bebé puede necesitar una *transfusión* de sangre.

Incompatibilidad Rh

Pueden ocurrir problemas más graves si usted es Rh negativo y el bebé es Rh positivo. Esto se llama incompatibilidad Rh. Los problemas con la incompatibilidad Rh generalmente no ocurren en un primer embarazo, pero pueden ocurrir en embarazos futuros.

Lo que el factor Rh significa para el embarazo

El factor Rh se hereda, lo que significa que se transmite de padre a hijo a través de *genes*. El bebé puede heredar el factor Rh del padre o de la madre. La mayoría de las personas son Rh positivo, lo que significa que han heredado el factor Rh de su madre o padre. Si un bebé no hereda el factor Rh de la madre o el padre, entonces él o ella es Rh negativo. Cuando una mujer es Rh negativo y su bebé es Rh positivo, se llama Rh incompatibilidad.

Durante el embarazo, una mujer y su bebé por lo general no comparten sangre. Sin embargo, a veces una pequeña cantidad de sangre del bebé puede mezclarse con la sangre de la mujer. Esto puede suceder durante el trabajo de parto y el parto. También puede ocurrir con

- la *amniocentesis* o *el muestreo de vellosidades coriónicas (MVC)*
- el sangrado durante el embarazo
- los intentos de dar vuelta manualmente a un bebé para que él .o ella esté de cabeza abajo para el nacimiento (sacar al bebé de una *presentación podálica*)
- el traumatismo en el abdomen durante el embarazo

Cuando la sangre de un bebé Rh positivo entra en el torrente sanguíneo de una mujer Rh negativo, su cuerpo reconocerá que la sangre Rh positivo no es de ella. Su cuerpo tratará de destruirlo produciendo anticuerpos anti-Rh. Estos anticuerpos pueden atravesar la placenta y atacar las células sanguíneas del bebé. Esto puede llevar a graves problemas de salud, incluso la muerte, para el bebé.

Los problemas de salud generalmente no ocurren durante el primer embarazo de una mujer Rh negativo con un bebé Rh positivo. Esto se debe a que su cuerpo no tiene la oportunidad de desarrollar muchos anticuerpos. Sin embargo, si posteriormente la mujer queda embarazada con un bebé Rh positivo, su cuerpo puede producir más anticuerpos y esto pone a un futuro bebé en riesgo.

Una mujer Rh negativo también puede producir anticuerpos después de un

- *aborto espontáneo*
- *embarazo ectópico*
- *aborto inducido*

Si una mujer Rh negativo queda embarazada después de uno de estos eventos y no ha recibido tratamiento, un futuro bebé puede estar en riesgo de problemas si es Rh positivo.

Cómo los anticuerpos Rh pueden causar problemas

Durante un embarazo, los anticuerpos Rh producidos en el cuerpo de una mujer pueden atravesar la placenta y atacar el factor Rh en las células sanguíneas del bebé. Esto puede causar un tipo de anemia llamada enfermedad hemolítica del recién nacido (EHRN). Este es el mismo tipo de anemia que se encuentra con la incompatibilidad ABO, pero la anemia puede ser peor cuando la incompatibilidad Rh es la causa.

Cuando hay anticuerpos Rh, los glóbulos rojos del bebé se destruyen más rápido de lo que el cuerpo puede reemplazarlos. Los glóbulos rojos

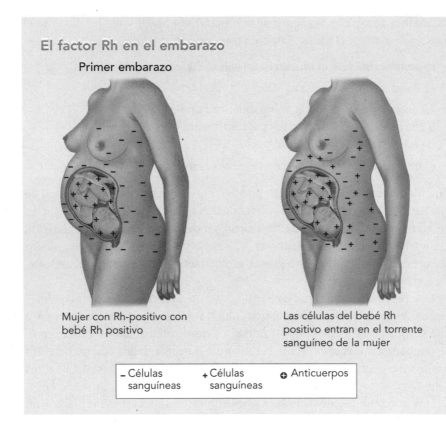

El factor Rh en el embarazo

Primer embarazo

Mujer con Rh-positivo con bebé Rh positivo

Las células del bebé Rh positivo entran en el torrente sanguíneo de la mujer

| − Células sanguíneas | + Células sanguíneas | ⊕ Anticuerpos |

transportan *oxígeno* a todas las partes del cuerpo. Sin suficientes glóbulos rojos, el bebé no recibirá suficiente oxígeno. En algunos casos, el bebé puede morir de EHRN antes o después del nacimiento. La ictericia en el recién nacido es otra complicación común de la incompatibilidad Rh.

Prevención de problemas de Rh durante el embarazo

Los problemas durante el embarazo causados por la incompatibilidad Rh pueden prevenirse. El objetivo del tratamiento es impedir que una mujer Rh negativo produzca anticuerpos Rh en primer lugar. Esto se hace averiguando si usted es Rh negativo al inicio del embarazo (o antes del embarazo) y, si es necesario, darle un medicamento para prevenir la formación de anticuerpos.

Análisis de sangre. AUn simple análisis de sangre puede averiguar su grupo sanguíneo y estado de Rh. Una muestra de sangre puede tomarse en el consultorio de su *ginecólogo obstetra (ginecoobstetra)*. Esta muestra también puede ser extraída por un laboratorio externo.

Siguiente embarazo Rh positivo

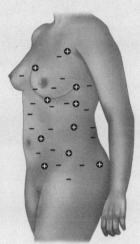

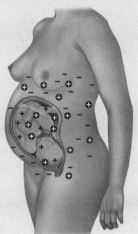

La mujer se sensibiliza —se forman anticuerpos para combatir las células sanguíneas Rh positivo

En el próximo embarazo con un bebé Rh positivo, los anticuerpos atacan las células sanguíneas del bebé

Otro análisis de sangre, llamado examen de anticuerpos, puede mostrar si una mujer Rh negativo ha producido anticuerpos contra la sangre Rh positivo. Si es así, esta prueba puede mostrar cuántos anticuerpos se han producido. Si usted es Rh negativo y existe la posibilidad de que su bebé sea Rh positivo, su ginecoobstetra puede solicitar esta prueba durante su primer *trimestre*. Es posible que le vuelvan a hacer esta prueba durante la semana 28 del embarazo. En algunos casos, se le puede hacer la prueba con más frecuencia.

Inmunoglobulina Rh. Cuando una mujer Rh negativo no ha fabricado anticuerpos, se puede administrar un medicamento llamado ***inmunoglobulina Rh (IgRh)***. Este medicamento también se conoce como RhoGAM. Evita que el cuerpo de la mujer produzca anticuerpos. Esto puede ayudar a prevenir la EHRN, la anemia y la ictericia en futuros embarazos.

Si usted está en esta situación, hable con su ginecoobstetra sobre si necesita IgRh y cuándo podría recibir este medicamento. No es útil si su cuerpo ya ha producido anticuerpos Rh.

Hay otras veces en que una mujer podría necesitar una dosis de IgRh. El medicamento también puede ser necesario después de

- un embarazo ectópico o un aborto espontáneo o aborto espontáneo en el primer trimestre
- procedimientos invasivos, como amniocentesis, MVC, muestreo de sangre o cirugía fetales

Además, puede que le den medicamentos si ha tenido

- sangrado durante el embarazo
- traumatismo en el abdomen durante el embarazo
- intentos de dar vuelta manualmente a un bebé de una presentación podálica

Tratamiento si se desarrollan anticuerpos

El tratamiento con IgRh no ayuda si una mujer Rh negativo ya ha fabricado anticuerpos. En este caso, el bienestar del bebé se examinará durante todo el embarazo, por lo general con *ultrasonidos*. Si los ultrasonidos muestran que el bebé tiene anemia severa, el parto temprano puede ser necesario. Otra opción puede ser dar una transfusión de sangre a través del *cordón umbilical* mientras el bebé todavía está en el *útero* de la mujer.

Si la anemia es leve, el bebé puede ser dado a luz en el momento normal. Después del parto, el bebé puede necesitar una transfusión de sangre para reemplazar las células sanguíneas.

Otras incompatibilidades

La incompatibilidad ABO y la incompatibilidad del factor Rh son las dos causas más frecuentes de EHRN. Sin embargo, hay algunas proteínas menos comunes en las células sanguíneas que pueden causar anticuerpos. Una prueba de detección precoz de anticuerpos en las primeras etapas del embarazo suele comprobar si existen estos anticuerpos menos comunes también.

Si usted tiene uno de los anticuerpos menos comunes, su ginecoobstetra debería avisarle. Muchos de estos anticuerpos actúan como incompatibilidad ABO y pueden no ser problemas importantes. Sin embargo, algunos pueden ser más como la incompatibilidad del factor Rh. Esto significa que pueden requerir un tratamiento más estrecho y similar al tratamiento del factor Rh.

RECURSOS

Enfermedad de Rh

www.marchofdimes.org/complications/rh-disease.aspx
Información de March of Dimes que describe la enfermedad de Rh, riesgos, pruebas, complicaciones, prevención y el tratamiento.

Enfermedad hemolítica del recién nacido

https://medlineplus.gov/ency/article/001298.htm
Página web de la Biblioteca Nacional de Medicina de los EE. UU. Describe la anemia hemolítica, por qué ocurre y cómo se trata.

Ictericia del recién nacido

www.marchofdimes.org/complications/newborn-jaundice.aspx
Información de March of Dimes que describe la ictericia del recién nacido, incluyendo signos y síntomas, posibles causas y tratamiento.

Incompatibilidad Rh

https://medlineplus.gov/rhincompatibility.html
Página web de la Biblioteca Nacional de Medicina de EE. UU. que define la incompatibilidad Rh y discute cómo se previene y trata esta afección.

Su embarazo y el nacimiento de su bebé

www.acog.org/MyPregnancy
Sitio web del Colegio Americano de Obstetras y Ginecólogos (ACOG) con información sobre el embarazo, el trabajo de parto, el parto y los cuidados posparto. Incluye la información más reciente de los expertos en atención de la salud de la mujer, preguntas respondidas por los ginecoobstetras del ACOG, historias de embarazos de mujeres reales y un directorio de la A a la Z de temas de salud que cubren el embarazo y más allá.

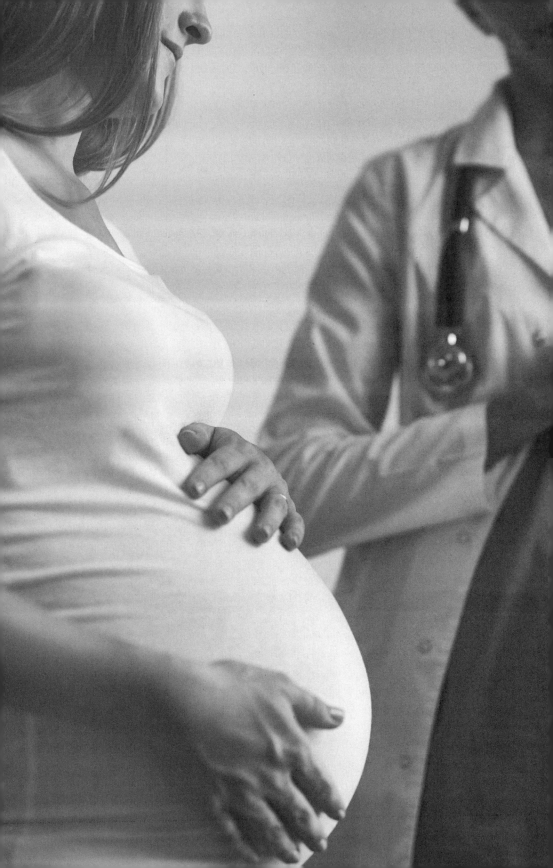

CAPÍTULO 37

Problemas de la placenta

La *placenta* es un órgano único que existe solo durante el embarazo. Suministra **nutrientes** y **oxígeno** al bebé. También extrae los productos de desecho del bebé.

En un embarazo normal, la placenta se adhiere en lo alto de la pared del *útero* lejos del *cuello uterino*. Permanece adherida hasta justo después de que nazca el bebé. Después del parto, las contracciones ayudan a que la placenta se aleje de la pared del útero y pase por el canal del parto. En la mayoría de los casos, la placenta se sale de la vagina con solo uno o dos pujes.

Ciertos problemas con la placenta pueden ocurrir durante el embarazo. Pueden causar **complicaciones** graves si no se encuentran temprano. Aprenda los signos y síntomas de estos problemas y dígale a su *ginecólogo obstetra (ginecoobstetra)* de inmediato si cree que hay un problema.

Placenta previa

Con la *placenta previa*, la placenta se encuentra baja en el útero y cubre parte de la apertura interna del cuello uterino (llamado el *orificio interno*). Esto puede bloquear la salida del bebé del útero. La placenta previa ocurre en 1 en 200 embarazos. La afección es más probable en las mujeres que

- han tenido más de un niño
- tuvieron un *nacimiento por cesárea* previo
- han tenido cirugía en el útero

- están gestando gemelos o trillizos

El tabaquismo y el consumo de cocaína durante el embarazo también pueden aumentar el riesgo de placenta previa.

Si la placenta previa no es diagnosticada y manejada, puede llevar a complicaciones serias, incluyendo **hemorragia** (sangrado intenso) e infección en la mujer. Si hay sangrado abundante, puede ser necesario realizar **transfusiones** de sangre. En algunos casos, se puede necesitar una **histerectomía** de emergencia (extirpación del útero) para detener el sangrado.

La placenta previa también presenta riesgos para el bebé. El parto **pretérmino** puede ser necesario. Esto significa que hay un riesgo más alto de que el bebé tenga problemas de nacer pretérmino, incluyendo

- problemas **neurológicos**
- problemas del **sistema respiratorio**
- discapacidades a largo plazo

Afortunadamente, la mayoría de los casos de placenta previa se diagnostican mucho antes de que comience el trabajo de parto, por lo que se pueden tomar medidas para reducir estos riesgos.

Tipos

La placenta previa se describe de diferentes maneras, dependiendo de la ubicación de la placenta y de la cantidad del orificio interno que está cubierto:

- Completa—la placenta cubre completamente el orificio interno.
- Parcial—La placenta cubre parcialmente el orificio interno.
- Marginal—La placenta alcanza el orificio interno, pero no lo cubre.

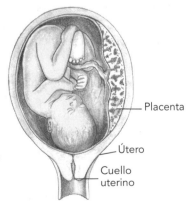

Placenta

Útero

Cuello uterino

Posición normal de la placenta. La placenta normalmente se adhiere en lo alto de la pared uterina, lejos del cuello uterino.

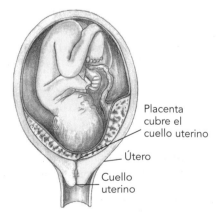

Placenta cubre el cuello uterino

Útero

Cuello uterino

Placenta previa. La placenta se encuentra baja en el útero y bloquea parcial o completamente el cuello uterino.

Una placenta de inserción baja es aquella que se implanta en la parte inferior del útero, pero no alcanza el orificio interno.

Signos y síntomas

A menudo no hay signos ni síntomas de placenta previa. El sangrado vaginal indoloro es el signo principal de la placenta previa. No todas las mujeres con placenta previa tendrán sangrado. Sin embargo, para aquellas que lo tienen, el sangrado generalmente ocurre cerca del final del segundo *trimestre* o al principio del tercer trimestre. Al principio, el sangrado puede ser ligero y puede detenerse por sí solo. Posteriormente, puede comenzar un sangrado más severo. Llame a su ginecoobstetra de inmediato si tiene cualquier sangrado en su segundo o tercer trimestres, especialmente si sabe que tiene placenta previa.

Diagnóstico

La mayoría de los casos de placenta previa se diagnostican durante un **ultrasonido** de rutina en el primer o segundo trimestres, antes de que ocurra cualquier sangrado. Si se le diagnostica placenta previa antes de las 21 semanas de embarazo, se le puede supervisar con ultrasonidos periódicos.

Tratamiento

La mayoría de los casos de placenta previa parcial y placenta previa de inserción baja se resuelven por sí solos antes de las 32 a 35 semanas de embarazo. Si esto sucede, el trabajo de parto y parto pueden proceder normalmente.

Si la placenta previa no remite por sí sola, puede ser necesario un tratamiento. El objetivo principal es dar al bebé más tiempo para crecer y desarrollarse. Si usted tiene episodios de sangrado, es posible que necesite permanecer en el hospital, donde su condición y la del bebé se pueden vigilar de cerca. Se debería realizar un examen ecográfico para comprobar la ubicación de la placenta. Se le pueden administrar **corticosteroides** para ayudar a que se desarrollen los pulmones y otros órganos del bebé en caso de un parto pretérmino. Es posible que necesite transfusiones de sangre.

Si el sangrado se detiene solo y usted está embarazada de menos de 34 semanas, puede ser posible monitorear su condición en forma ambulatoria, lo que significa que no tiene que quedarse en el hospital. Sin embargo, tendrá que ver a su ginecoobstetra con frecuencia y llamarlo de inmediato si tiene cualquier sangrado vaginal. También necesita poder llegar a un hospital rápidamente en caso de emergencia.

Si usted no tiene otras complicaciones y el bebé está bien, se puede recomendar un **parto por cesárea** a las 36 a 37 semanas de embarazo. El parto puede ser necesario antes de las 36 semanas de embarazo si

• usted tiene otras afecciones médicas

• hay complicaciones con el bebé

• hay otros problemas con la placenta

Su ginecoobstetra puede derivarla a un *neonatólogo*, quien puede decirle qué esperar cuando un bebé nace pretérmino.

Desprendimiento prematuro de placenta

El *desprendimiento prematuro de placenta* ocurre cuando la placenta se separa de la pared del útero demasiado temprano, es decir, antes o durante el parto. Esto puede causar sangrado vaginal y dolor intenso en el abdomen. El desprendimiento prematuro de placenta es peligroso para la mujer y su bebé. El bebé puede recibir menos oxígeno y la mujer puede perder una gran cantidad de sangre. Se necesita un tratamiento rápido.

Solo el 1 por ciento de las mujeres embarazadas tienen este problema. Generalmente ocurre en las últimas 12 semanas antes del nacimiento. El desprendimiento prematuro de placenta ocurre con más frecuencia en mujeres que tienen *presión arterial alta*, fuman o consumen drogas ilegales durante el embarazo. También es más probable en las mujeres que

• ya han tenido niños

• tienen más de 35 años

• han tenido desprendimiento prematuro de placenta antes

• tienen *enfermedad de células falciformes*

Tipos

El desprendimiento prematuro de placenta se describe de diferentes maneras, dependiendo de la extensión del desprendimiento y dónde se encuentra la separación:

• Completo—La placenta entera se separa de la pared del útero.

• Parcial—Parte de la placenta se separara de la pared del útero.

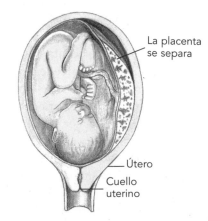

La placenta se separa

Útero

Cuello uterino

Desprendimiento prematuro de placenta. La placenta se separa de la pared del útero.

Signos y síntomas

Los signos y síntomas más comunes son sangrado vaginal y dolor abdominal o de espalda. Si el desprendimiento es parcial, puede haber solo sangrado. Algunas mujeres no tienen mucho sangrado con el desprendimiento prematuro de placenta porque la sangre queda atrapada dentro del útero detrás de la placenta.

Diagnóstico

El diagnóstico se basa en una combinación de sus síntomas, un examen físico y un ultrasonido. No siempre es posible ver un desprendimiento con un ultrasonido.

Tratamiento

El tratamiento para el desprendimiento prematuro de placenta depende de su condición, la condición de su bebé y qué tan avanzada esté usted en su embarazo. Si ha perdido mucha sangre, es posible que necesite una transfusión de sangre. Después de que su condición se estabilice, su ginecoobstetra debería comprobar la frecuencia cardíaca del bebé. Es posible que tenga que permanecer en el hospital para que los médicos puedan controlar su condición.

Si el desprendimiento es pequeño, y está cerca de su fecha de parto, puede haber dos opciones: 1) *inducción del trabajo de parto* o 2) parto por cesárea. A veces el sangrado se detiene por sí solo. En este caso, usted debería ser monitoreada de cerca para asegurarse de que el desprendimiento no empeore.

Si su fecha de parto todavía está lejos (usted está entre las 24 y 34 semanas), se le pueden administrar corticosteroides para ayudar a que los pulmones del bebé maduren. Después de las 34 semanas, el bebé por lo general es dado de luz. Aunque existe el riesgo de que el bebé tenga problemas de salud relacionados con el parto pretérmino, puede ser más seguro dar a luz al bebé en algunos casos.

Placenta acreta

En un embarazo normal, la placenta se adhiere a la pared del útero. Después de que el bebé nace, se separa del útero y es alumbrada. Con la *placenta acreta*, la placenta (o parte de ella) se adhiere demasiado firmemente o demasiado profundamente en la pared del útero, y luego no se separa completamente después de que el bebé es dado a luz. Esto puede causar una pérdida de sangre grave y potencialmente mortal.

La placenta acreta se ha vuelto más frecuente en los últimos 40 años, posiblemente porque los factores de riesgo para esta afección también se han vuelto más comunes. Un factor de riesgo importante para la placenta acreta es una parto por cesárea pasado. Cuanto más partos por cesárea haya tenido una mujer, mayor será su riesgo. Otros factores de riesgo incluyen

- extirpación quirúrgica de los *fibromas* que están dentro de la pared del útero
- *ablación endometrial* realizada con calor
- *embolización de la arteria uterina*
- tener más de 35 años
- gestar más de un bebé
- placenta previa

Tipos

La placenta acreta se describe de diferentes maneras, dependiendo de la gravedad:

- Placenta acreta significa que la placenta está adherida demasiado firmemente a la pared del útero (*miometrio*), pero todavía está en la superficie.
- Cuando la placenta se extiende hacia el miometrio, se llama placenta increta.
- Cuando la placenta se extiende a través de toda la pared del útero, se llama placenta percreta. En algunos casos de placenta percreta, la placenta también se extiende hacia los órganos cercanos, como la *vejiga*.

Signos y síntomas

La placenta acreta puede causar sangrado durante el tercer trimestre. Sin embargo, puede que no haya señales claras de advertencia de esta afección.

Diagnóstico

Los ginecoobstetras tratan de diagnosticar la placenta acreta antes del parto para que estén preparados para el sangrado intenso y las complicaciones. Su ginecoobstetra debería estar más atento a esta afección si tiene factores de riesgo.

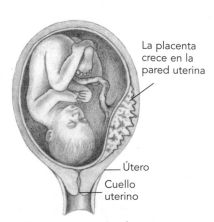

La placenta crece en la pared uterina

Útero

Cuello uterino

Placenta acreta. La placenta invade la pared del útero.

En el pasado, la placenta acreta a menudo no era diagnosticada hasta después de que el bebé fuese dado a luz. Esto todavía sucede a veces, pero un ultrasonido puede identificar la mayoría de los casos de placenta acreta mucho antes del parto. Su ginecoobstetra puede usar un ultrasonido, que puede mostrar si la placenta está creciendo dentro o a través de la pared del útero. Algunos ginecoobstetras ordenan una examen de imágenes llamado *resonancia magnética (RM)* para obtener más información. Los resultados de la RM también pueden ayudar cuando los resultados del ultrasonido no son claros.

Tratamiento

El tratamiento para la placenta acreta es un parto por cesárea planificado seguido de una histerectomía. Si se sospecha de placenta acreta, debería dar a luz en un hospital con instalaciones especiales y personal con experiencia en el manejo de esta afección.

El momento recomendado para el parto es antes de que comience el trabajo de parto y puede ser incluso desde las 34 semanas. Usted y su ginecoobstetra deberían tomar esta decisión juntos. El objetivo es un parto por cesárea planificado, pero un parto de emergencia puede ser necesario.

Las mujeres con placenta acreta están en riesgo de sangrado potencialmente mortal durante el parto. En algunos casos, se puede necesitar una histerectomía para salvar la vida de la mujer. La sangre para la transfusión debe ser ordenada para que esté cerca si es necesario. En algunos casos, puede ser posible evitar la histerectomía, pero hay riesgos significativos con este enfoque, incluyendo sangrado abundante. Es posible que necesite someterse a una histerectomía, en cualquier caso. Sin embargo, si quiere tener más niños, quizás quiera comentar esta opción con su ginecoobstetra. Juntos pueden comentar los riesgos en detalle.

RECURSOS

Desprendimiento prematuro de placenta

www.marchofdimes.org/complications/placental-abruption.aspx
Página de March of Dimes que ofrece una visión general del desprendimiento prematuro de placenta, incluyendo signos y síntomas, causas y tratamiento.

Placenta acreta, increta y percreta

www.marchofdimes.org/complications/placental-accreta-increta-and-percreta.aspx
Página de March of Dimes que ofrece información básica sobre estas complicaciones del embarazo.

Placenta previa

https://medlineplus.gov/ency/article/000900.htm
Página web de la Biblioteca Nacional de Medicina de los EE. UU. Cubre todos los aspectos de la placenta previa, incluyendo signos y síntomas, diagnóstico y tratamiento.

Su embarazo y el nacimiento de su bebé

www.acog.org/MyPregnancy
Sitio web del Colegio Americano de Obstetras y Ginecólogos (ACOG) con información sobre el embarazo, el trabajo de parto, el parto y los cuidados posparto. Incluye la información más reciente de los expertos en atención de la salud de la mujer, preguntas respondidas por los ginecoobstetras del ACOG, historias de embarazos de mujeres reales y un directorio de la A a la Z de temas de salud que cubren el embarazo y más allá.

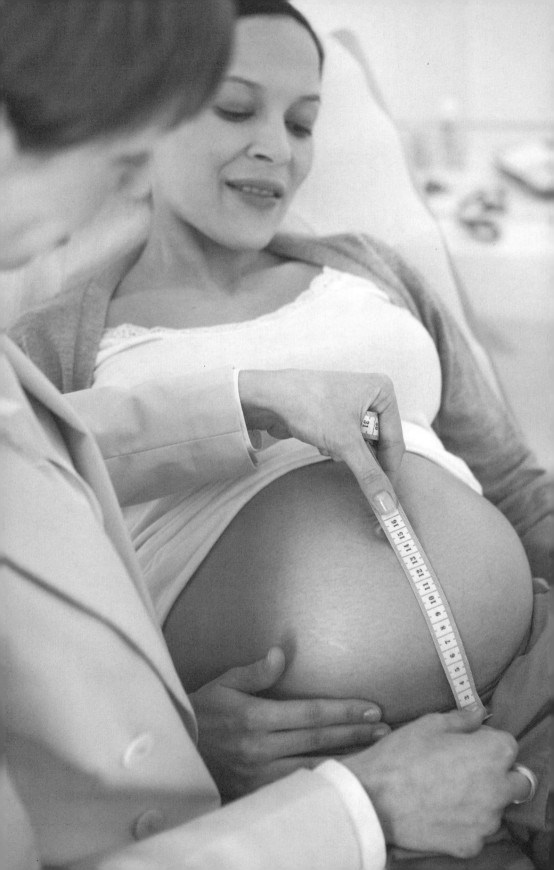

CAPÍTULO 38

Problemas de crecimiento

En algunos embarazos, el bebé no crece como se espera. Algunos bebés nacen más pequeños que el promedio. Otros nacen más grandes que el promedio. Cualquier situación puede causar problemas a la mujer y a su bebé.

Su *ginecólogo obstetra (ginecoobstetra)* debería controlar el crecimiento de su bebé a lo largo de su embarazo. Si se sospecha un problema de crecimiento, su ginecoobstetra puede tomar medidas para reducir las posibles *complicaciones*.

Restricción del crecimiento fetal

Cuando los bebés son más pequeños de lo esperado durante el embarazo, se consideran pequeños para la edad gestacional (PEG). Algunos bebés PEG están destinados a ser más pequeños de lo habitual. Sin embargo, otros bebés PEG han tenido dificultad para crecer en el *útero*. Esto se llama *restricción del crecimiento fetal*. La restricción del crecimiento fetal aumenta significativamente el riesgo de

- sufrimiento fetal durante el trabajo de parto y el parto
- problemas de salud para el bebé después del nacimiento
- problemas de salud más adelante en la vida para un número pequeño de bebés con crecimiento restringido

Causas

Las mujeres con problemas de salud crónicos tienen un riesgo mayor de tener un bebé con restricción de crecimiento. Estos problemas de salud incluyen

- *presión arterial alta*
- *enfermedad renal*
- *diabetes mellitus*
- ciertas enfermedades cardíacas y pulmonares
- *síndrome antifosfolipídico (SAP)*
- *hemoglobinopatías* (como la *enfermedad de células falciformes*)

Además de los propios problemas de salud, el uso de ciertos medicamentos para tratar algunas afecciones médicas puede aumentar el riesgo de restricción del crecimiento. Por ejemplo, los medicamentos para la presión arterial alta, la *epilepsia* y los coágulos de sangre pueden aumentar el riesgo.

Otros factores de riesgo para la restricción del crecimiento fetal incluyen

- embarazo con más de un bebé (*embarazo múltiple*)
- problemas con la *placenta*
- contraer ciertas infecciones durante el embarazo, como el *citomegalovirus (CMV)*, la *rubéola* (sarampión alemán) y la *varicela*
- nutrición deficiente durante el embarazo
- consumo de sustancias durante el embarazo, incluyendo tabaco, beber alcohol y consumir marihuana o drogas ilegales

En algunos casos, la restricción del crecimiento puede ser un signo de un problema con la salud del bebé. La restricción del crecimiento está asociada con ciertas afecciones, incluyendo

- anomalías cromosómicas, como el *síndrome de Patau (trisomía 13)* y *síndrome de Edwards (trisomía 18)*
- *gastrosquisis*, un defecto congénito que afecta la pared abdominal del bebé

Diagnóstico

Muchos de los exámenes que se realizan durante las consultas de *cuidados prenatales* están diseñadas para encontrar problemas de crecimiento lo antes posible:

- Medición de la *altura del fondo uterino*—A partir de las 24 semanas de embarazo, su ginecoobstetra debería medir la altura del fondo uterino en

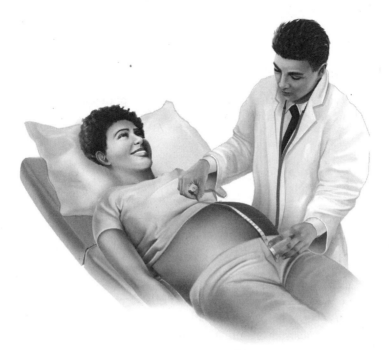

Medición de la altura del fondo uterino. La medición de la altura del fondo uterino puede ayudar a su ginecoobstetra a estimar el peso de su bebé y seguir el crecimiento.

cada consulta prenatal. La altura del fondo uterino es la distancia desde su hueso púbico hasta la parte superior de su útero. Registrar estas mediciones ayudará a su ginecoobstetra a realizar un seguimiento del crecimiento de su bebé.

* *Ultrasonido*—La mayoría de las mujeres se hacen un ultrasonido entre las 18 y las 22 semanas de embarazo. Durante este examen, se toman las mediciones del bebé y se utilizan para estimar el peso.

Si su ginecoobstetra sospecha problemas de crecimiento, o si usted tiene factores de riesgo para la restricción del crecimiento fetal, usted puede hacerse ultrasonidos cada 4 semanas más o menos. Los resultados de estos exámenes se utilizarán para hacer un seguimiento del crecimiento del bebé.

Si se sospecha de restricción del crecimiento fetal, se pueden realizar exámenes especiales de la salud del bebé semanalmente a medida que se acerca la fecha de parto. Estas pruebas pueden incluir

* *ecografía Doppler*
* *prueba sin estrés*

- *prueba de tolerancia a las contracciones*
- *perfil biofísico (PBF)*
- *perfil biofísico modificado*

Véase el Capítulo 34, "Ultrasonidos y otras pruebas para vigilar el bienestar fetal", para obtener detalles de estas pruebas.

Manejo

El manejo de la restricción del crecimiento fetal depende en parte de lo que la causa:

- Si se cree que una afección médica es la causa, su ginecoobstetra debe asegurarse de que recibe el tratamiento adecuado.

- Si se sospecha de un **trastorno genético**, es posible que se le hagan pruebas para determinar el tipo de trastorno.

Incluso si se encuentra una causa, hay poco que se puede hacer durante el embarazo para revertir la restricción del crecimiento fetal. Dejar de fumar, sin embargo, ha demostrado ser útil. Las mujeres que dejan de fumar antes de las 16 semanas de embarazo son las más propensas a mejorar el peso de sus bebés. Sin embargo, incluso dejar el tabaco hasta en el séptimo mes puede tener un efecto positivo en el peso del bebé.

El momento del parto depende de cómo lo esté yendo al bebé. Si los resultados de la prueba sugieren que al bebé le está yendo, es posible que pueda dar a luz a término. En algunos casos, el parto **pretérmino** o **parto temprano** puede ser necesario, especialmente si el bebé tiene problemas o ha dejado de crecer por completo. Si se recomienda el parto temprano, se pueden tomar las siguientes medidas:

- Se le pueden administrar medicamentos para ayudar a que los órganos del bebé maduren.

- Es posible que le administren medicamentos para reducir el riesgo de **parálisis cerebral infantil**.

- Usted puede ser trasladada a un hospital con una **unidad de cuidados intensivos neonatales (UCIN)** que ofrece atención especializada para bebés pretérminos.

Prevención

Usted puede mejorar sus posibilidades de tener un bebé de peso normal comiendo alimentos saludables durante el embarazo (véase el Capítulo 22, "Nutrición durante el embarazo"). Además, renuncie a cualquier hábito de

¿Qué significan los términos?

Cuando los ginecoobstetras hablan de la duración del embarazo, se refieren a semanas y días. Hay diferentes maneras de explicar el pretérmino, lo que significa menos de 37 semanas de embarazo. Por ejemplo, puede escuchar estos términos:

- **Extremadamente pretérmino:** Menos de 28 semanas y 0 días de embarazo.
- **Pretérmino tardío:** El período desde las 34 semanas y 0 días hasta las 36 semanas y 6 días.

A medida que una mujer se acerca a su fecha de parto, los ginecoobstetras utilizan diferentes maneras de referirse al término, que incluyen:

- **Término temprano:** El período desde las 37 semanas y 0 días hasta las 38 semanas y 6 días.
- **Término completo:** El período desde las 39 semanas y 0 días hasta las 40 semanas y 6 días.
- **Término tardío:** El período desde las 41 semanas y 0 días hasta las 41 semanas y 6 días.
- **Postérmino:** El período igual o superior a 42 semanas.

Recuerde que la duración de un embarazo se mide a partir de **fecha de última menstruación (FUM)** o del primer ultrasonido.

estilo de vida que pueda dañar a su bebé. No fume, beba alcohol, ni consuma marihuana o drogas ilegales mientras esté embarazada. Además, no use medicamentos de prescripción por una razón no médica. Si necesita ayuda para dejarlos, hable con su ginecoobstetra.

Macrosomía

Cuando un bebé crece más de lo esperado antes del nacimiento, la afección se llama *macrosomía*. Los bebés con macrosomía suelen pesar más de 4 kg o 4,000 gramos (8 libras y 13 onzas). Varios factores de riesgo están asociados con la macrosomía, incluyendo

- *diabetes gestacional*
- diabetes antes del embarazo
- macrosomía en un embarazo pasado
- tener sobrepeso antes del embarazo
- aumento excesivo de peso durante el embarazo

- haber tenido más de un niño
- tener un bebé varón

La diabetes puede llevar a macrosomía si su nivel de **glucosa** (azúcar en la sangre) es alto durante el embarazo. Cuando el azúcar en la sangre es demasiado alta, el bebé recibe demasiado azúcar en la sangre. Esto causa que el bebé crezca demasiado.

Diagnóstico

La macrosomía puede diagnosticarse con certeza solo después de que nazca el bebé. Antes del nacimiento, su ginecoobstetra puede hacer algunas pruebas para evaluar el tamaño de su bebé, incluyendo

- medición de la altura del fondo uterino
- ultrasonidos
- tocar el abdomen para medir el tamaño de un bebé

Complicaciones

La macrosomía puede causar complicaciones para la mujer y su bebé, incluyendo problemas con el trabajo de parto y el parto. Las mujeres que tienen bebés grandes tienen más probabilidades de tener un parto prolongado y de necesitar un **parto por cesárea**. Los bebés grandes son más propensos a necesitar atención especializada en la UCIN.

La macrosomía también es un riesgo para un problema serio del trabajo de parto llamado **distocia de hombros**. Este es un evento potencialmente mortal que ocurre cuando los hombros del bebé se atascan en la pelvis de la mujer después de que la cabeza sale de la **vagina**. La distocia de hombros se diagnostica cuando los hombros del bebé no salen con una suave presión hacia abajo sobre la cabeza del bebé.

No hay manera de predecir una distocia de hombros y no hay manera de prevenirla. La distocia de hombros es una emergencia de trabajo de parto y requiere maniobras inmediatas para ayudar a dar a luz al bebé.

Cuando se presenta la distocia de hombros, puede haber lesiones en el bebé. Las lesiones más comunes son a la clavícula, el brazo y un grupo de nervios llamado plexo braquial. La distocia de hombros puede hacer que estos nervios se estiren o compriman. El daño a estos nervios puede causar debilidad o parálisis en el brazo y el hombro. Esta lesión generalmente se resuelve por sí sola en el primer año de vida del bebé.

Además, durante una distocia de hombro, el **oxígeno** y la sangre no llega al bebé normalmente. En casos graves, esto puede causar daño cerebral permanente al bebé. Las mujeres que tienen partos complicados por distocia de hombros tienen un mayor riesgo de **hemorragia posparto** y desgarros del **perineo**.

Manejo

Si se sospecha de macrosomía, usted y su ginecoobstetra deben comentar los riesgos y beneficios del nacimiento vaginal y el **nacimiento por cesárea**. La sospecha de macrosomía por sí sola no siempre significa que se debería realizar un parto por cesárea. Esto se debe a que predecir la macrosomía puede ser difícil. Además, su ginecoobstetra debería sopesar la posibilidad de macrosomía contra los riesgos de parto por cesárea, que incluyen

- sangrado abundante
- infección
- lesión en el intestino o la **vejiga**
- problemas relacionados con la **anestesia** utilizada
- mayor tiempo de recuperación que el parto vaginal

El parto por cesárea también aumenta los riesgos en embarazos futuros, incluyendo

- problemas de la placenta
- ruptura del útero
- **histerectomía**

Sin embargo, el parto por cesárea puede ser considerado para las mujeres que no tienen diabetes si se estima que el bebé pesará alrededor de 5 kg (11 libras). Para las mujeres con diabetes, los ginecoobstetras pueden recomendar un parto por cesárea si se estima que el bebé pesará 4.5 kg (10 libras) más.

Prevención

Si usted tiene diabetes, es importante controlar su azúcar en la sangre y seguir los consejos de su ginecoobstetra para evitar la hiperglucemia (azúcar en la sangre alta). Véase el Capítulo 31, "Diabetes durante el embarazo", para obtener más información.

Para las mujeres sin diabetes, no hay intervenciones que hayan demostrado reducir el riesgo de macrosomía. Sin embargo, hay evidencia de que hacer ejercicio regular durante el embarazo puede reducir el riesgo.

RECURSOS

Macrosomía fetal

www.mayoclinic.org/diseases-conditions/fetal-macrosomia/symptoms-causes/syc-20372579
Información de la Clínica Mayo que explica la macrosomía y sus causas, diagnóstico y manejo.

Restricción del crecimiento intrauterino

https://medlineplus.gov/ency/article/001500.htm
Página web de la Biblioteca Nacional de Medicina de EE. UU. que discute la restricción del crecimiento fetal.

Su embarazo y el nacimiento de su bebé

www.acog.org/MyPregnancy
Sitio web del Colegio Americano de Obstetras y Ginecólogos (ACOG) con información sobre el embarazo, el trabajo de parto, el parto y los cuidados posparto. Incluye la información más reciente de los expertos en atención de la salud de la mujer, preguntas respondidas por los ginecoobstetras del ACOG, historias de embarazos de mujeres reales y un directorio de la A a la Z de temas de salud que cubren el embarazo y más allá.

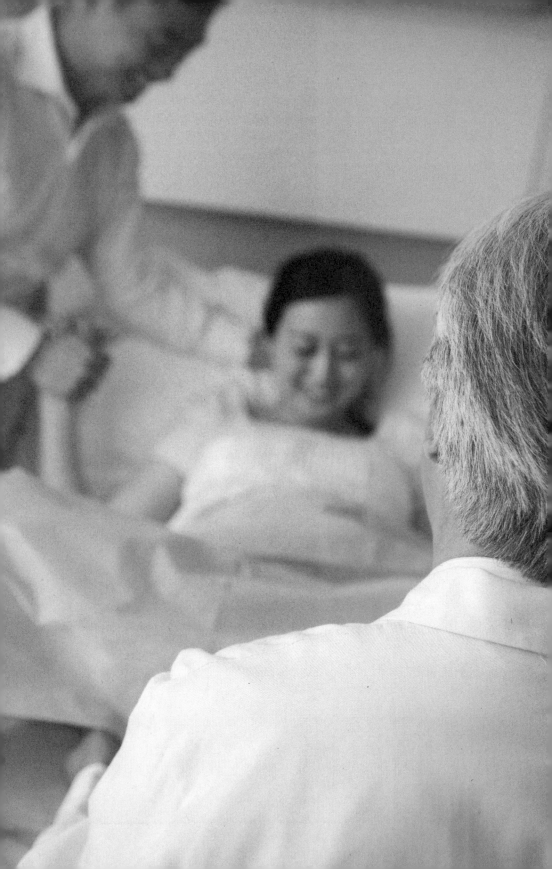

39

Problemas durante el trabajo de parto y el parto

La mayoría de las mujeres pasan por el trabajo de parto y el parto sin dificultad. Sin embargo, a veces ocurren problemas. Algunas mujeres tienen factores de riesgo que hacen que estos problemas sean más probables. En algunos casos, se pueden prever **complicaciones** y se pueden tomar medidas de antemano para disminuir los riesgos. Sin embargo, a veces ocurren cosas inesperadas incluso si todo ha ido bien durante el embarazo.

Cuando llegue al hospital o al centro de maternidad durante el parto, el equipo de atención médica la vigilará a usted y a su bebé para asegurarse de que todo va bien. El monitoreo durante el trabajo de parto y el parto e incluso después de dar a luz puede ayudar a detectar problemas temprano. En la mayoría de las situaciones, cuanto antes se encuentra y maneja un problema, mejor será el resultado.

Trabajo de parto anormal

Cuando el trabajo de parto no va como debería, se llama trabajo de parto anormal. También se puede escuchar el término "parto prolongado" o "inercia uterina" cuando el trabajo de parto progresa lentamente o se ha detenido. El trabajo de parto anormal es la principal razón para el **parto por cesárea**.

Causas

El trabajo de parto anormal podría deberse a lo siguiente:

- *Macrosomía*—Los bebés con macrosomía crecen más de lo esperado, a menudo pesando más de 4 kg o 4,000 gramos (8 libras y 13 onzas). Un bebé grande puede hacer que el parto vaginal sea más difícil. Si se sospecha de macrosomía, usted y su *ginecólogo obstetra (ginecoobstetra)* pueden hablar sobre el parto por cesárea.

- *Presentación anómala*—A veces los bebés se mueven a posiciones que dificultan el parto a través de la *vagina*. Un ejemplo es *presentación podálica*. Esto ocurre cuando los pies o las nalgas del bebé se posicionan para salir primeros de la vagina. Cuando los bebés están en posiciones que complican el trabajo de parto y el parto, usted y su ginecoobstetra deberían hablar sobre las opciones para lograr un parto seguro (véase el Capítulo 16, "Parto vaginal instrumentado y presentación podálica").

- Problemas con las contracciones—Algunas veces el *útero* no se contrae lo suficientemente fuerte o con la frecuencia suficiente. Cuando esto sucede, el trabajo de parto puede tomar más tiempo y puede necesitar ayuda.

- *Obesidad* materna—Tener demasiada grasa corporal puede bloquear el paso de un bebé a través de la pelvis. Además, ser obesa puede aumentar el riesgo de tener un bebé grande. Esto a su vez aumenta el riesgo de problemas del trabajo de parto. Véase el Capítulo 29, "Peso durante el embarazo: Obesidad y trastornos de la conducta alimentaria", para más información sobre cómo la obesidad afecta el embarazo.

Riesgos

Cuando ocurren problemas con el trabajo de parto, dar a luz al bebé tarda más tiempo. El riesgo principal con un trabajo de parto más largo es la *corioamnionitis*. Es una infección de las membranas que rodean al bebé en el útero. En la mayoría de los casos, se usan *antibióticos* para tratar la infección. Sin embargo, a veces la corioamnionitis puede llevar a complicaciones graves:

- Para la mujer, puede causar afecciones potencialmente mortales, como la *sepsis* o *endometritis* después del parto.

- Para el bebé, puede causar infección del recién nacido, problemas pulmonares y, en casos raros, discapacidades del desarrollo, *parálisis cerebral infantil* o *mortinato*.

Otro riesgo de trabajo de parto anormal es que puede llevar a un parto por cesárea. Un parto por cesárea es un procedimiento quirúrgico mayor. Como todas las cirugías, tiene riesgos. Estos riesgos incluyen, pero no se limitan a

- sangrado abundante
- infección
- lesión en el intestino, la *vejiga* u otros órganos
- problemas con la *anestesia*
- mayor tiempo de recuperación que el parto vaginal

El parto por cesárea también aumenta los riesgos en embarazos futuros, incluyendo

- problemas de la *placenta*
- ruptura del útero
- *histerectomía*

Evaluación

El trabajo de parto se divide en tres etapas (véase el Tabla 39–1, "Etapas del trabajo de parto"):

- Durante la primera etapa, el *cuello uterino* se adelgaza (borra) y se abre (dilata) a medida que el útero se contrae.
- En la segunda etapa, la mujer puja al bebé fuera de la vagina.
- En la tercera etapa, la *placenta* es alumbrada.

Los ginecoobstetras siguen de cerca el tiempo que toma cada etapa del parto para determinar si el parto está progresando normalmente.

Muchos factores pueden afectar la forma en que progresa el trabajo de parto. Por ejemplo, las madres primerizas suelen tener trabajos de parto más largos. Un *bloqueo epidural* es útil para el control del dolor, pero también puede causar un trabajo de parto más largo.

TABLA 39–1 **Etapas del trabajo de parto**

Etapa	Descripción
Etapa 1: Trabajo de parto temprano	Contracciones regulares; el cuello uterino se borra y se dilata hasta 4 a 6 centímetros (cm)
Etapa 1: Trabajo de parto activo	Las contracciones se hacen más fuertes y cercanas; el cuello uterino se dilata a 10 cm
Etapa 2	Puje y dar a luz al bebé
Etapa 3	Alumbramiento de la placenta

Manejo

Si su trabajo de parto va demasiado despacio o se ha detenido, hay varias opciones para ayudar a que su trabajo de parto regrese a la velocidad normal. Las decisiones se toman en función de los riesgos y beneficios de cada opción. A veces, la primera opción es simplemente ser paciente y ver si el trabajo de parto progresa por sí solo. Para la mayoría de los partos estancados, se recomienda una *estimulación del trabajo de parto*. La estimulación significa usar medicamentos para ayudar a que su útero se contraiga de la manera que debería para ayudar a dilatar su cuello uterino.

El medicamento utilizado para la estimulación del trabajo de parto se llama *oxitocina*. Esta es la versión sintética de la *hormona* oxitocina que su cuerpo ya fabrica. La oxitocina hace que el útero se contraiga. Se puede utilizar para iniciar el trabajo de parto o para acelerar el trabajo de parto que comenzó por sí solo. La oxitocina se administra por una *vía intravenosa (IV)* en el brazo. Cuando se administra la oxitocina, se monitoriza la frecuencia cardíaca del bebé.

En algunos casos, un ginecoobstetra puede romper su fuente. Si la fuente no se ha roto por sí sola, la ruptura del *saco amniótico* puede hacer que las contracciones sean más fuertes y frecuentes. Para romper el saco amniótico, un ginecoobstetra hace un agujero en el saco con un dispositivo especial. Este procedimiento se llama *amniotomía*.

En algunos casos, su ginecoobstetra puede recomendar un parto con la ayuda de *fórceps* o un *dispositivo de vacío*. Esto se denomina *parto vaginal instrumentado* (véase el Capítulo 16, "Parto vaginal instrumentado y presentación podálica"). También se puede recomendar un parto por cesárea en algunas situaciones.

Distocia de hombros

La *distocia de hombros* es un evento potencialmente mortal que ocurre cuando los hombros del bebé se atascan en la pelvis de la mujer después de que la cabeza sale de la *vagina*. La distocia de hombros se diagnostica cuando los hombros del bebé no salen con una suave presión hacia abajo sobre la cabeza del bebé. La distocia de hombros es una emergencia de trabajo de parto y requiere maniobras inmediatas para ayudar a dar a luz al bebé.

No hay manera de predecir una distocia de hombros y no hay manera de prevenirla. Sin embargo, hay algunos factores de riesgo conocidos, incluyendo

- *diabetes mellitus*
- un bebé grande (macrosomía)
- *obesidad* materna

- una primera o segunda etapa anormal del trabajo de parto
- distocia de hombros en un parto pasado

La mayoría de los casos de distocia de hombros ocurren sin ningún factor de riesgo y con bebés de tamaño normal.

Riesgos

Cuando se presenta la distocia de hombros, puede haber lesiones en el bebé. Las lesiones más comunes son a la clavícula, el brazo y un grupo de nervios llamado plexo braquial. La distocia de hombros puede hacer que estos nervios se estiren o compriman. El daño a estos nervios puede causar debilidad o parálisis en el brazo y el hombro. Esta lesión generalmente se resuelve por sí sola en el primer año de vida del bebé.

Además, durante una distocia de hombro, el *oxígeno* y la sangre no llega al bebé normalmente. En casos graves, esto puede causar daño cerebral permanente al bebé. Las mujeres que tienen partos complicados por distocia de hombros tienen un mayor riesgo de **hemorragia posparto** y desgarros del *perineo*.

Manejo

Cuando se reconoce la distocia de hombros, se le dirá que deje de pujar. Por lo general, una intervención llamada la maniobra de McRoberts se intenta primero. Dos enfermeras empujan las piernas de la mujer hacia arriba y a los lados de su abdomen, y el ginecoobstetra empuja su hueso púbico. Esta posición puede ayudar a desatascar los hombros del bebé. Su ginecoobstetra puede probar otras maniobras también.

Partos futuros

Si usted ha tenido esta complicación antes, usted y su ginecoobstetra deberían comentar la manera más segura de dar a luz a su próximo bebé. Usted puede comentar los riesgos y beneficios del parto vaginal versus **parto por cesárea**. Los factores que pueden afectar su decisión incluyen

- el peso estimado del bebé
- si su bebé anterior tuvo una lesión durante el parto
- si su azúcar en la sangre estaba bien controlada durante el embarazo (si usted tiene diabetes)

Compresión del cordón umbilical

Durante el trabajo de parto, el **cordón umbilical** puede comprimirse (apretarse) si se

- envuelve el cuello del bebé u otras partes del cuerpo
- se enreda o anuda
- queda atrapado entre el bebé y la pared del útero

La compresión del cordón umbilical puede reducir el flujo de sangre al bebé. Un cambio en la frecuencia cardíaca del bebé suele ser el primer signo de compresión del cordón umbilical. Cuando esto sucede, se pueden tomar medidas para prevenir complicaciones graves.

Factores de riesgo

La compresión del cordón umbilical es más probable que ocurra si el nivel de **líquido amniótico** es bajo (**oligohidramnios**) o después de que se haya roto su fuente. El líquido amniótico proporciona un espacio para que el cordón umbilical flote libremente. Después de que su fuente se rompe, este espacio se pierde. A veces las contracciones durante el trabajo de parto comprimen el cordón umbilical.

Signos y síntomas

La compresión del cordón umbilical generalmente causa una disminución en la frecuencia cardíaca del bebé llamada **desaceleración**. Este cambio en la frecuencia cardíaca se puede detectar con la **monitorización fetal electrónica** durante el trabajo de parto.

Manejo

Si se sospecha compresión del cordón, es posible que se le pida que cambie de posición. Esto puede aliviar la presión sobre el cordón. Otra opción puede ser la amnioinfusión, que vuelve a poner líquido en el útero. Esto se hace guiando suavemente un **catéter** flexible y suave a través del cuello uterino hasta el útero. Volver a colocar líquido en el útero puede restaurar el espacio para el cordón y puede reducir la compresión. El tubo se retira antes del parto. Si la frecuencia cardíaca del bebé no es normal después de probar estas cosas, puede ser necesario un parto por cesárea.

Prolapso del cordón umbilical

Aunque es raro, el cordón umbilical puede deslizarse fuera del útero y dentro de la vagina antes de que el bebé sea dado a luz. Esto se conoce como *prolapso del cordón umbilical*. Cuando esto sucede, el cordón se comprime y es posible que el bebé no reciba suficiente oxígeno. Puede causar daño cerebral al bebé o la muerte si no se maneja de inmediato.

Factores de riesgo

Ciertas afecciones del embarazo pueden aumentar el riesgo de prolapso del cordón umbilical:

• Rotura de membranas—Cuando la fuente se rompe, el cordón puede ser arrastrado por el flujo del líquido amniótico a medida que sale del útero. El riesgo es mayor si hay una cantidad mayor que la normal de líquido amniótico (*polihidramnios*).

• Posición del bebé—Si el bebé no está en posición de cabeza hacia abajo cuando se rompe la fuente, el riesgo de prolapso del cordón es mayor.

• *Bajo peso al nacer*—Bebés más pequeños de lo normal, incluyendo bebés *preterminós*, tienen un riesgo más alto de prolapso del cordón umbilical.

• Embarazo gemelar—El riesgo de prolapso del cordón umbilical es mayor para el segundo gemelo en nacer.

Signos y síntomas

El primer signo de prolapso del cordón umbilical a menudo es una caída repentina en la frecuencia cardíaca del bebé. Un ginecoobstetra puede ser capaz de sentir el cordón en la vagina.

Manejo

Se necesita el parto rápido del bebé si se diagnostica o se sospecha prolapso del cordón umbilical. Esto significa más a menudo un nacimiento por cesárea. Sin embargo, si su ginecoobstetra cree que un parto vaginal será más seguro y rápido, el bebé puede ser dado a luz a través de la vagina.

Mientras tanto, su ginecoobstetra puede tratar de reducir la presión sobre el cordón umbilical insertando una mano en la vagina y levantando la cabeza del bebé del cordón. Se le puede colocar en una posición genupectoral para aliviar aún más la presión sobre el cordón.

En la mayoría de los casos de prolapso del cordón umbilical, el parto se realiza sin problemas y el bebé está sano. El éxito depende en parte de cuánto tiempo se tarda en dar a luz al bebé después de encontrar el prolapso del cordón umbilical. Otros factores que determinan el resultado incluyen

- qué tan comprimido está el cordón
- cuánto tiempo estuvo comprimido el cordón
- el bienestar del bebé cuando el cordón se comprimió

Hemorragia posparto

Cuando una mujer sangra mucho después del parto, se llama *hemorragia posparto*. La pérdida de sangre grave puede causar complicaciones graves para la mujer. La hemorragia posparto también puede causar la muerte si no se trata de inmediato.

Causas

La hemorragia posparto puede ocurrir dentro de las primeras 24 horas del parto (llamada hemorragia "primaria" o temprana). También puede ocurrir entre 1 día y 12 semanas después del parto (llamada hemorragia "secundaria" o tardía).

- La mayoría de los casos de hemorragia posparto son causados por *atonía uterina*. La atonía uterina ocurre cuando los músculos del útero no se contraen normalmente. Sin contracciones normales, los vasos sanguíneos no se constriñen después del parto. Esto puede llevar a sangrado.
- Otra causa de hemorragia posparto es la *placenta acreta*. En esta afección, la placenta crece hacia dentro de la pared uterina y no puede separarse de ella. Esto puede causar hemorragia durante la tercera etapa del trabajo de parto cuando se intenta el alumbramiento de la placenta. La placenta acreta puede diagnosticarse durante el embarazo en la mayoría de los casos, y se pueden tomar medidas antes del trabajo de parto para ayudar a manejarla (véase el Capítulo 37, "Problemas de la placenta").
- La *rotura uterina* también puede causar hemorragia posparto. Esto puede suceder cuando una cicatriz cesariana se rasga durante un *ensayo de trabajo de parto después de una cesárea (TOLAC)*.

Otras causas de hemorragia posparto pueden incluir

- cortes o desgarros en el útero, el cuello uterino, la vagina o el perineo
- problemas de coagulación de la sangre
- tejido placentario retenido (cuando parte de la placenta permanece dentro del útero)

- inversión uterina, una afección rara en la que el útero se invagina después del parto

- embolia del líquido amniótico, una afección rara en la que el líquido amniótico entra en el torrente sanguíneo de la madre

- infección, como la **endometritis** (véase la sección "Endometritis" más adelante en este capítulo)

Signos y síntomas

El signo número uno de hemorragia posparto es sangrado abundante después del parto. Otros signos incluyen un latido cardíaco rápido y síntomas de presión arterial baja (vértigo y mareos).

Después de salir del hospital, es normal tener un poco de secreción sanguinolenta (**loquios**) durante unas semanas a medida que su cuerpo elimina la sangre y el tejido que recubrió su útero. Sin embargo, si su sangrado es abundante—usted está empapando dos paños por hora por más de una hora o dos—llame a su ginecoobstetra. Esto podría ser un signo de hemorragia posparto tardía.

Factores de riesgo

La hemorragia posparto suele ocurrir sin avisar a las mujeres que no tienen factores de riesgo. Sin embargo, algunas afecciones pueden aumentar el riesgo de pérdida de sangre pesada después del parto, incluso

- trabajo de parto prolongado
- trabajo de parto inducido
- trabajo de parto rápido
- hemorragia posparto en el pasado
- **preeclampsia**
- corioamnionitis
- útero más grande por tener un bebé grande, gemelos o polihidramnios
- **episiotomía**
- nacimiento por cesárea
- **fibroma**
- trastornos hemorrágicos como **hemofilia** o **enfermedad de Von Willebrand**
- tratamiento para un trastorno de coagulación de la sangre (**trombofilia**)

Manejo

Incluso si usted no tiene sangrado abundante, es rutinario para los ginecoobstetras dar oxitocina poco después del parto para prevenir la atonía uterina. Si se produce un sangrado abundante, el equipo de atención médica debería responder rápidamente para detener el sangrado.

Cuando la hemorragia posparto es causada por la atonía uterina, el ginecoobstetra puede masajear el útero con una mano en el abdomen y una mano en la vagina. Se pueden administrar oxitocina, *prostaglandinas* y otros medicamentos para hacer que el útero se contraiga y reducir el sangrado.

Si estos pasos no funcionan, el ginecoobstetra puede insertar un material de gasa o un dispositivo similar a un globo en el útero para detener el sangrado. La *embolización de la arteria uterina* es una técnica que se puede realizar sin una incisión (corte) abdominal. Consiste en insertar un dispositivo en una arteria para detener el sangrado. Este procedimiento se realiza en el departamento de radiología y solo si la mujer está estable.

Otros procedimientos para detener el sangrado posparto intenso requieren cirugía abdominal para que el ginecoobstetra pueda llegar al útero. Las arterias que van al útero pueden ser atadas para detener el flujo de sangre. O el útero se puede comprimir con suturas para detener el sangrado. Si estas técnicas no funcionan, puede ser necesaria una histerectomía de emergencia.

Dependiendo de la cantidad de sangre que se haya perdido, es posible que necesite una *transfusión* de sangre. Una vez que su condición sea estable, su ginecoobstetra puede recomendar que tome pastillas de hierro para reemplazar el hierro que se perdió durante el sangrado abundante. Tomar una vitamina prenatal junto con las pastillas de hierro puede ayudar a su cuerpo a recuperarse más rápido.

Endometritis

La endometritis es una infección del revestimiento del útero. Cuando ocurre después del nacimiento de su bebé, se llama *endometritis posparto*. La probabilidad de contraer endometritis es más alta después de un nacimiento por cesárea. Por esta razón, los antibióticos se administran antes de todos los partos por cesárea.

Factores de riesgo

Además del nacimiento por cesárea, hay otros factores de riesgo para la endometritis posparto. Estos factores de riesgo incluyen

- rotura de membranas más de 18 a 24 horas antes del parto
- trabajo de parto que dura mucho tiempo y que ha requerido muchas *exploraciones ginecológicas*

- tener fiebre durante el trabajo de parto

Signos y síntomas

La mayoría de los casos de endometritis se diagnostican en unos pocos días después del parto. La fiebre es un signo temprano. Otros síntomas incluyen

- abdomen sensible o doloroso
- agotamiento
- sentirse enferma

Recuerde que después del nacimiento de su bebé hay flujo vaginal llamado loquios. Esta secreción es normal, pero si los loquios tienen un mal olor, esto también podría ser un signo de infección. Si nota alguno de estos síntomas, llame a su ginecoobstetra.

Manejo

La endometritis posparto se trata con antibióticos. Usualmente toma de 1 a 2 días para que usted comience a sentirse mejor y para que su fiebre baje. Si usted no responde a los antibióticos, su ginecoobstetra puede buscar otras causas de su infección.

Si usted tiene endometritis posparto, su bebé será examinado para detectar una infección. Se pueden hacer análisis de sangre y se pueden administrar antibióticos al bebé.

RECURSOS

Cuidados posparto
www.marchofdimes.org/pregnancy/postpartum-care.aspx
Página web de March of Dimes sobre mantenerse saludable después de dar a luz, incluyendo signos de advertencia de hemorragia posparto y otros problemas de salud potenciales.

Problemas del nacimiento de su bebé
https://medlineplus.gov/childbirthproblems.html
Información de la Biblioteca Nacional de Medicina de los EE. UU. sobre las complicaciones que pueden ocurrir durante y después del trabajo de parto y el parto.

Su embarazo y el nacimiento de su bebé
www.acog.org/MyPregnancy
Sitio web del Colegio Americano de Obstetras y Ginecólogos (ACOG) con información sobre el embarazo, el trabajo de parto, el parto y los cuidados posparto. Incluye la información más reciente de los expertos en atención de la salud de la mujer, preguntas respondidas por los ginecoobstetras del ACOG, historias de embarazos de mujeres reales y un directorio de la A a la Z de temas de salud que cubren el embarazo y más allá.

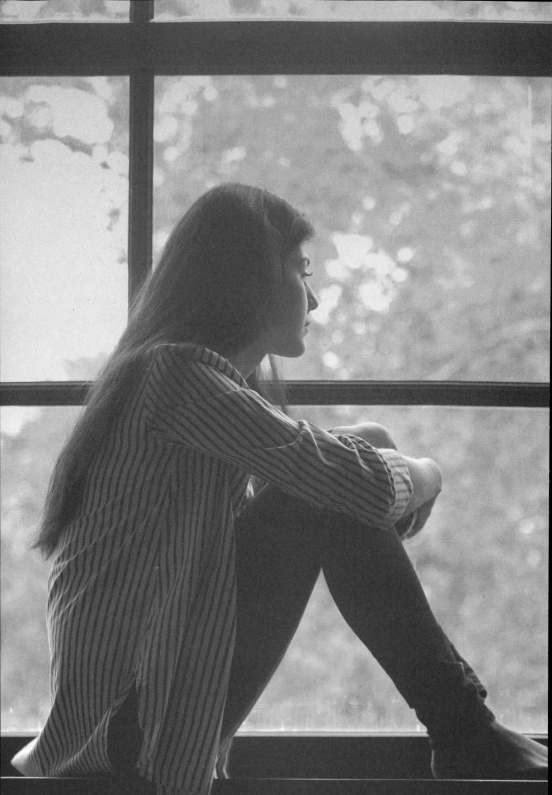

PARTE 9

Pérdida del embarazo

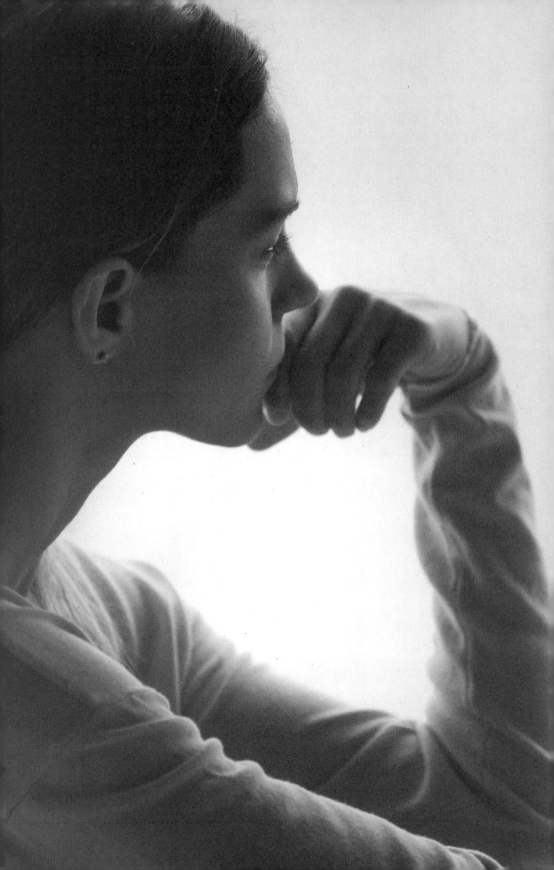

CAPÍTULO 40

Pérdida al comienzo del embarazo

Aborto espontáneo, embarazo ectópico y enfermedad trofoblástica gestacional

La mayoría de las mujeres tienen embarazos y bebés saludables. Sin embargo, a veces ocurren problemas que causan la pérdida de un embarazo. Perder un embarazo—independientemente de si es al comienzo o no—puede causar tristeza y dolor. Las mujeres necesitan sanar física y emocionalmente. Para la mayoría de las mujeres, la curación emocional tarda mucho más que la curación física. Las parejas también necesitan sanar cuando se pierde un embarazo.

Aborto espontáneo

El embarazo normal dura alrededor de 40 semanas. La pérdida de un embarazo antes de las 20 semanas completas se llama *aborto espontáneo*. El aborto espontáneo sucede en alrededor de 15 de cada 100 embarazos.

Causas

En casi todos los casos, el aborto espontáneo no es culpa de una mujer. Esto es importante para entender. El aborto espontáneo suele ser un evento aleatorio. Trabajo, ejercicio, estrés, argumentos, tener sexo, o haber usado píldoras *anticonceptivas* antes de quedar embarazada no causa aborto espontáneo. Pocos medicamentos pueden causar aborto espontáneo. Las náuseas del embarazo—las náuseas y los vómitos que son comunes al principio del embarazo—tampoco causan aborto espontáneo.

Algunas mujeres que han tenido un aborto espontáneo creen que fue causado por una caída reciente, un golpe, un susto o el estrés. En la mayoría de los casos, esto no es cierto. Puede ser simplemente que estas cosas ocurrieron casi al mismo tiempo y están frescas en la memoria.

Aproximadamente la mitad de los abortos espontáneos tempranos ocurren cuando el **embrión** no se desarrolla adecuadamente. Esto se debe a menudo a un número anormal de **cromosomas**. Los cromosomas se encuentran en cada **célula** del cuerpo y llevan los planos (**genes**) de cómo nos desarrollamos y funcionamos. Durante la **fecundación**, cuando el **óvulo** y el **espermatozoide** se unen, dos conjuntos de cromosomas se unen. Si un óvulo o espermatozoide tiene más o menos cromosomas de lo normal, el embrión también tendrá un número anormal. Esto puede llevar al aborto espontáneo.

La probabilidad de estos problemas aumenta a medida que la mujer envejece. Para las mujeres mayores de 40 años, alrededor de 1 de cada 3 embarazos terminan en aborto espontáneo. La mayoría terminan debido a una anomalía cromosómica. También hay cierta evidencia de que las anomalías cromosómicas en el embrión aumentan a medida que los hombres envejecen. Sin embargo, no está claro a qué edad empieza esto para los hombres.

Signos y síntomas

El sangrado es el signo más frecuente de aborto espontáneo. Llame a su **ginecólogo obstetra (ginecoobstetra)** si tiene signos o síntomas de aborto espontáneo, incluyendo

- manchado vaginal o sangrado con o sin dolor
- un flujo de líquido de su vagina, incluso si no tiene dolor o sangrado
- pasaje de tejido desde la vagina

Una pequeña cantidad de sangrado al principio del embarazo es frecuente y no significa necesariamente que usted tendrá un aborto espontáneo. Si su sangrado es abundante o sucede con dolor similar a los cólicos menstruales, póngase en contacto con su ginecoobstetra de inmediato.

Diagnóstico

Si usted tiene sangrado o cólicos, su ginecoobstetra puede hacer un **ultrasonido**. Este examen puede comprobar si el embarazo está creciendo normalmente. Si su embarazo está lo suficientemente avanzado, el ultrasonido puede detectar la actividad cardíaca. Encontrar actividad cardíaca es tranquilizador. Sugiere una probabilidad mucho mayor de que el embarazo continúe.

Si no se encuentra actividad cardíaca, puede ser demasiado pronto para detectarla. Sin embargo, en algunos casos, no encontrar actividad cardíaca significa que el embrión ha dejado de desarrollarse.

Su ginecoobstetra también puede hacer una **exploración ginecológica** para ver si su **cuello uterino** ha comenzado a dilatarse (abrir). La **dilatación** del cuello uterino significa que un aborto espontáneo puede ser más probable.

Si su ginecoobstetra piensa que su embarazo no está creciendo normalmente, él o ella puede sugerirle que descanse y evite las *relaciones sexuales*. Aunque no se ha demostrado que estas medidas prevengan el aborto espontáneo, pueden ayudar a reducir la incomodidad y la ansiedad.

Tratamiento

Rara vez es posible prevenir o detener un aborto espontáneo. Después de un aborto espontáneo, parte del tejido del embarazo se puede dejar en el útero. Esto se llama aborto espontáneo incompleto. Hay opciones para extraer este tejido. La elección depende de muchos factores, incluyendo el tamaño del embarazo.

Si usted no muestra ningún signo de una infección, su ginecoobstetra puede recomendar esperar y dejar que el tejido pase de forma natural. Esto usualmente toma hasta 2 semanas, pero puede tomar más tiempo en algunos casos. Otra opción es tomar medicamentos que ayuden a expulsar el tejido.

Con ambas opciones, usted tendrá sangrado, algunos de los cuales pueden ser intensos. También pueden ocurrir dolor, diarrea y náuseas. También puede eliminar tejidos. Con un aborto espontáneo temprano, el tejido puede parecer un coágulo de sangre mezclado con material gris-blanco o un saco lleno de líquido.

Si es necesario, su ginecoobstetra también puede sugerir uno de los siguientes procedimientos para extraer el tejido restante:

- La *aspiración con vacío* elimina el contenido del útero con un dispositivo de succión. El dispositivo se inserta a través del cuello uterino hasta el útero. Este procedimiento se puede realizar en el consultorio de su ginecoobstetra.

- Si el embarazo es grande o si usted está sangrando fuertemente, su ginecoobstetra puede recomendar un procedimiento llamado *dilatación y legrado (DyL)*. Una DyL generalmente se hace en el hospital. El cuello uterino se dilatará y se utiliza un instrumento para extraer el tejido restante del útero.

Los riesgos de estos procedimientos incluyen sangrado, infección y lesiones en los órganos internos. Antes de cualquier procedimiento, su ginecoobstetra debería explicar cómo se hace. También debería explicar los riesgos y beneficios.

Si su tipo de sangre es Rh negativo, usted puede recibir una inyección de *inmunoglobulina Rh*. Esto puede prevenir problemas con el *factor Rh* en un embarazo futuro. Véase el Capítulo 36, "Incompatibilidad de grupo sanguíneo".

Recuperación

Para ayudar a prevenir la infección, no debería poner nada en su vagina durante 1 a 2 semanas. Esto incluye no usar tampones, no tener relaciones sexuales y no tener sexo con **penetración** (usar dedos o juguetes sexuales). Usted debe ver a su ginecoobstetra para una visita de seguimiento unas semanas después de su aborto espontáneo. Dígale a su ginecoobstetra de inmediato si tiene

- sangrado abundante
- fiebre
- escalofríos
- dolor intenso

Intentar de nuevo

Usted puede **ovular** y quedar embarazada tan pronto como 2 semanas después de un aborto espontáneo temprano. Si no desea quedar embarazada de nuevo ahora, use anticonceptivos. Si quiere quedar embarazada, hable con su ginecoobstetra sobre el mejor momento para intentarlo de nuevo.

Tómese un tiempo para recuperarse antes de intentarlo de nuevo. La mayoría de las mujeres que tienen un aborto espontáneo continúan teniendo embarazos exitosos. Los abortos espontáneos repetidos son raros. Se pueden hacer pruebas para tratar de encontrar una causa si ha tenido dos o más abortos espontáneos. Incluso si no se encuentra ninguna causa, la mayoría de las mujeres tendrán embarazos exitosos después de abortos espontáneos repetidos.

Embarazo ectópico

En un embarazo típico, un óvulo fertilizado se mueve a través de la **trompa de Falopio** y se implanta en el revestimiento del útero, donde comienza a crecer. Cuando un óvulo fertilizado crece fuera del útero, se llama **embarazo ectópico**. Casi todos los embarazos ectópicos ocurren en una trompa de Falopio.

Debido a que está fuera del útero, un embarazo ectópico no puede convertirse en un bebé sano. Un embarazo ectópico no se puede mover al útero. A medida que el embarazo crece, puede hacer que la trompa de Falopio se rompa (estalle). Una ruptura puede causar hemorragia interna importante. Esto puede ser una emergencia potencialmente mortal que requiere cirugía inmediata. Si la trompa de Falopio no ha estallado, el embarazo ectópico a menudo se puede tratar con medicamentos.

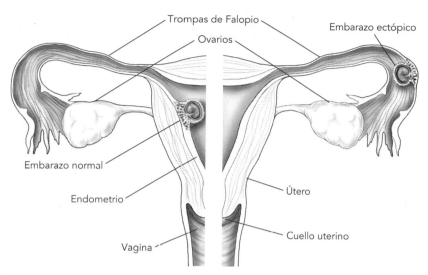

Trompas de Falopio

Ovarios

Embarazo ectópico

Embarazo normal

Endometrio

Útero

Vagina

Cuello uterino

Embarazo ectópico. En un embarazo típico (*izquierda*), el óvulo fertilizado crece en el útero. En un embarazo ectópico (*derecha*), el óvulo fertilizado crece en la trompa de Falopio. En casos raros, un embarazo ectópico puede crecer en otras partes del cuerpo, incluyendo el cuello uterino, un ovario u otro órgano en el abdomen.

Factores de riesgo

Cualquier mujer que tenga relaciones sexuales en edad fértil corre el riesgo de tener un embarazo ectópico. Sin embargo, las mujeres que han tenido ciertas afecciones o procedimientos están en mayor riesgo. Estas incluyen

- embarazo ectópico pasado
- cirugía de trompas de Falopio
- cirugía pélvica o abdominal pasada
- ciertas **infecciones de transmisión sexual (ITS)**
- **enfermedad pélvica inflamatoria**
- **endometriosis**

Algunas de estas afecciones crean tejido cicatricial en las trompas de Falopio. Esto puede evitar que un óvulo fertilizado llegue al útero.

Otros factores que pueden aumentar el riesgo de un embarazo ectópico en una mujer incluyen

- fumar cigarrillos
- tener más de 35 años
- antecedentes de infertilidad

Aproximadamente la mitad de las mujeres que tienen un embarazo ectópico no tienen factores de riesgo conocidos. Esto significa que las mujeres deberían estar alertas a los cambios en sus cuerpos, especialmente si tienen síntomas de un embarazo ectópico.

Signos y síntomas

Al principio, un embarazo ectópico puede sentirse como un embarazo típico con algunos de los mismos signos, como un retraso del período, senos sensibles o un malestar estomacal. Otros signos pueden incluir

- sangrado vaginal anormal
- dolor lumbar
- dolor leve en el abdomen o la pelvis
- calambres leves en un lado de la pelvis

En esta etapa, puede ser difícil saber si usted está experimentando un embarazo típico o un embarazo ectópico. Llame a su ginecoobstetra si tiene sangrado anormal y dolor pélvico.

A medida que crece un embarazo ectópico, se pueden presentar síntomas más graves, especialmente si se rompe una trompa de Falopio. Los síntomas pueden incluir

- dolor intenso y repentino en el abdomen o la pelvis
- dolor de hombro
- debilidad, mareos o desmayos

Una trompa de Falopio rota puede causar sangrado interno potencialmente mortal. Si usted tiene dolor repentino e intenso, dolor de hombro, o debilidad, vaya a una sala de emergencias.

Diagnóstico

Si usted no tiene los síntomas de una ruptura de trompa de Falopio, pero su ginecoobstetra sospecha que puede tener un embarazo ectópico, él o ella puede

- realizar una exploración ginecológica
- realizar un ultrasonido para ver dónde se está desarrollando el embarazo
- realizar pruebas a su sangre para una *hormona* del embarazo llamada *gonadotropina coriónica humana (hCG)*

La prueba de hCG puede repetirse para comprobar los niveles de nuevo. Si el nivel no aumenta como lo haría durante un embarazo típico, usted puede estar en riesgo de un embarazo ectópico o un aborto espontáneo.

Las pruebas para encontrar un embarazo ectópico pueden tomar tiempo. Es posible que los resultados no estén claros de inmediato. Pueden ser necesarias más pruebas. Si la trompa de Falopio no está en peligro de ruptura, la medicación puede ser una opción. Sin embargo, si su ginecoobstetra piensa que tiene una trompa de Falopio rota, tendrá que someterse a una cirugía de inmediato.

Tratamiento

Un embarazo ectópico no se puede mover al útero, por lo que siempre requiere tratamiento. Hay dos maneras de tratar un embarazo ectópico: 1) medicación y 2) cirugía. Si su ginecoobstetra piensa que usted tiene un embarazo ectópico, él o ella debería explicar los beneficios y riesgos del tratamiento basado en su

- condición médica
- resultados de pruebas
- planes para futuros embarazos

Se requieren varias semanas de atención de seguimiento con cada tratamiento.

Medicamentos

Si el embarazo no ha roto una trompa de Falopio, se pueden usar medicamentos para tratar el embarazo ectópico. El medicamento que se usa se llama metotrexato. Este medicamento impide que las células crezcan, lo que termina el embarazo. El embarazo entonces es absorbido por el cuerpo durante 4 a 6 semanas. Esto no requiere la extracción de la trompa de Falopio.

Hay muchos factores que afectan la decisión de usar metotrexato. Uno de los factores más importantes es su capacidad para realizar un seguimiento con análisis de sangre que compruebe sus niveles de hCG en la sangre. Si está amamantando, no podrá usar metotrexato. Las mujeres con ciertos problemas de salud tampoco pueden usar este medicamento.

Recibir metotrexato. El metotrexato a menudo se administra por inyección en una dosis. En algunos casos, puede administrarse en más de una dosis durante varios días. Su ginecoobstetra debería tomar una muestra de su sangre antes de la primera dosis. Se realizarán análisis de sangre para medir el nivel de hCG y las funciones de ciertos órganos. Si los niveles no han disminuido lo suficiente, se puede recomendar otra dosis de metotrexato. Usted tendrá un seguimiento cuidadoso con el tiempo hasta que la hCG ya no se encuentre en su sangre.

Efectos secundarios y riesgos. Recibir metotrexato puede tener algunos efectos secundarios. La mayoría de las mujeres tienen un poco de dolor abdominal. Otros efectos secundarios pueden incluir

- sangrado vaginal o manchado
- náuseas
- vómitos
- diarrea
- mareos

Es importante hacer un seguimiento con su ginecoobstetra hasta que su tratamiento con metotrexato esté completo. El riesgo de ruptura de una trompa de Falopio no desaparece hasta que el tratamiento termine. Busque atención inmediata si tiene síntomas de ruptura, incluyendo dolor abdominal repentino, dolor de hombro o debilidad.

Pautas. Durante el tratamiento con metotrexato debería evitar

- ejercicio intenso
- relaciones sexuales
- alcohol
- vitaminas y alimentos que contienen *ácido fólico*, incluyendo cereales fortificados, pan y pasta enriquecidos, cacahuetes, verduras de hoja verde oscuro, jugo de naranja y frijoles
- medicamentos de prescripción para el dolor y *antiinflamatorios no esteroideos (AINE)*, que pueden afectar la forma en que el metotrexato funciona en el cuerpo
- alimentos que producen gas, que pueden causar malestar y enmascarar el dolor de una posible ruptura de una trompa de Falopio
- exposición prolongada a la luz solar, ya que el metotrexato puede causar sensibilidad al sol

Hable con su ginecoobstetra acerca de cuándo es seguro volver a las actividades y alimentos normales. También puede hablar con su ginecoobstetra acerca de cuándo es seguro tratar de quedar embarazada de nuevo.

Cirugía

Si la trompa de Falopio no se ha roto pero se necesita cirugía, hay dos opciones:

1. El embarazo ectópico se puede remover de la trompa.
2. Se puede remover la trompa entera, junto con el embarazo.

La cirugía generalmente se realiza con **laparoscopia**. Este procedimiento utiliza una cámara delgada e iluminada que se inserta a través de pequeños cortes en el abdomen. Se realiza en un hospital con **anestesia general**. Si el embarazo ectópico ha roto una trompa, se necesita cirugía de emergencia.

Efectos secundarios y riesgos. Usted y su ginecoobstetra deberían hablar sobre los posibles efectos secundarios y riesgos de la cirugía para el embarazo ectópico. Los efectos secundarios pueden incluir dolor, fatiga, sangrado e infección.

Es importante que se remueva todo el embarazo ectópico. Si queda algún tejido, puede causar sangrado interno. Los análisis de sangre para la hCG pueden ser necesarios durante unas semanas después de la cirugía para asegurar que el embarazo se ha removido por completo.

Si usted ha tenido cirugía y una o ambas trompas de Falopio se han dejado en su lugar, hay una buena probabilidad de que pueda tener un embarazo normal en el futuro. Hable con su ginecoobstetra acerca de cuándo es seguro volver a intentarlo de nuevo.

Recuperación e intentar de nuevo

Si usted fue tratada con metotrexato o cirugía, puede sentirse cansada durante varias semanas mientras se recupera. Usted puede tener molestias abdominales o dolor. Si tiene dolor que no responde a los analgésicos de venta libre, hable con su ginecoobstetra.

Puede tomar tiempo para que el nivel de hCG en su cuerpo caiga después del tratamiento para un embarazo ectópico. Es posible que todavía se sienta embarazada durante un tiempo. Puede tomar algunos ciclos para que sus períodos vuelvan a la normalidad. Puede ser necesario repetir los análisis de sangre hasta que la hCG ya no se encuentre en su cuerpo.

Una vez que ha tenido un embarazo ectópico, está en mayor riesgo de tener otro. Durante futuros embarazos, esté alerta por los signos y síntomas de embarazo ectópico hasta que su ginecoobstetra confirme que el embarazo está creciendo en el lugar correcto.

Enfermedad trofoblástica gestacional

La **enfermedad trofoblástica gestacional (ETG)** es un grupo raro de trastornos en los que el tejido anormal crece en el útero durante el embarazo. La forma más frecuente de ETG se llama **mola hidatiforme** o **embarazo molar**. Una mola hidatiforme ocurre cuando un espermatozoide fertiliza un óvulo que no contiene ningún material genético. Esta afección no puede resultar en un embarazo exitoso. Hay dos tipos:

1. Una mola hidatiforme completa no contiene tejido fetal.
2. Una mola hidatiforme parcial contiene un poco de tejido fetal, pero no es capaz de crecer porque tiene material genético anormal.

Signos, síntomas y diagnóstico

La mayoría de los casos de ETG causan síntomas que indican un problema. El síntoma más frecuente es el sangrado vaginal durante el primer trimestre. Su ginecoobstetra también puede encontrar otros signos de embarazo molar, como un útero que es demasiado grande para la etapa del embarazo.

Si su ginecoobstetra sospecha un embarazo molar, él o ella puede ordenar una prueba de hCG. Un nivel anormalmente alto de hCG para la etapa del embarazo sugiere embarazo molar.

Su ginecoobstetra también puede ordenar ultrasonido. Si se encuentra un embarazo molar, se hará una serie de pruebas para verificar si hay otros problemas médicos que a veces ocurren junto con él. Estos problemas pueden incluir

- *presión arterial alta*
- *anemia*
- *hipertiroidismo*

Muchos de estos problemas desaparecen cuando se remueve el embarazo molar.

Tratamiento

Si usted tiene un embarazo molar, el tejido debe ser removido. Esto generalmente se hace con una DyL, similar al procedimiento que a veces se realiza para un aborto espontáneo (véase la sección "Aborto espontáneo" anteriormente en este capítulo). Casi todas las mujeres cuyos embarazos molares se remueven no necesitan ningún tratamiento adicional. Sin embargo, se necesita un seguimiento cuidadoso. Las pruebas programadas regularmente de los niveles de hCG se realizan durante al menos 6 meses y hasta 1 año.

Algunas veces, las células anormales permanecen después de que se haya removido un embarazo molar. Esto se llama ETG persistente. Está indicado por niveles de hCG que aumentan o permanecen iguales. Algunas formas de ETG persistente son *malignas* (cancerosas). En un pequeño número de mujeres, las células malignas viajan a otras partes del cuerpo. La ETG persistente se trata con medicamentos y a veces con **histerectomía** (extirpación del útero). El tratamiento es exitoso en la mayoría de los casos

Intentar de nuevo

Si usted ha tenido un embarazo molar, su ginecoobstetra puede recomendarle que espere de 6 meses a 1 año antes de intentar quedar embarazada de nuevo. Es seguro usar píldoras anticonceptivas durante este tiempo. Las posibilidades de tener otro embarazo molar son muy bajas.

Hacer frente a la pérdida

Después de la pérdida de un embarazo, usted necesita sanar física y emocionalmente. Para muchas mujeres, la curación emocional tarda más que la curación física. Los sentimientos de pérdida pueden ser intensos. Incluso si el embarazo terminó muy temprano, la sensación de vinculación entre una mujer y su embarazo puede ser fuerte. La pérdida de un embarazo—independientemente de que tan al principio fue—puede causar una profunda tristeza.

El duelo puede implicar una amplia gama de sentimientos. Puede encontrarse buscando la razón por la que su embarazo terminó. Puede culparse erróneamente. Puede tener dolores de cabeza, perder el apetito, sentirse cansada o tener problemas para concentrarse y dormir. Si desarrolla **depresión**, hable con su ginecoobstetra.

Sus sentimientos de dolor pueden diferir de los de su pareja. Usted es quien ha sentido los cambios físicos del embarazo. Su pareja también puede lamentarse, pero no expresar sentimientos de la misma manera que usted lo hace. Si cualquiera de ustedes tiene problemas para manejar los sentimientos que van junto con una pérdida de embarazo, hable con su ginecoobstetra. También puede ayudar a hablar con un orientador.

RECURSOS

Aborto espontáneo o recurrente

www.reproductivefacts.org/topics/topics-index/miscarriage-or-recurrent-pregnancy-loss/
Página web de la Sociedad Americana de Medicina Reproductiva. Ofrece una discusión experta sobre la pérdida recurrente del embarazo, incluyendo posibles causas e información sobre nuevas investigaciones. También explica cómo se puede evaluar el aborto recurrente y las posibilidades de tener éxito después del aborto recurrente.

Embarazo ectópico

https://medlineplus.gov/ectopicpregnancy.html
Página web de la Biblioteca Nacional de Medicina de los EE. UU. que analiza las causas, los factores de riesgo y el tratamiento del embarazo ectópico.

Mola hidatiforme

https://medlineplus.gov/ency/article/000909.htm

Página web de la Biblioteca Nacional de Medicina de EE. UU. que proporciona información sobre el embarazo molar.

SHARE: Pregnancy & Infant Loss Support (Apoyo para el Embarazo y la pérdida del bebé)

https://nationalshare.org

Organización que proporciona apoyo a las familias que han perdido a un bebé debido al aborto espontáneo, mortinato o la muerte del recién nacido.

Su embarazo y el nacimiento de su bebé

www.acog.org/MyPregnancy

Sitio web del Colegio Americano de Obstetras y Ginecólogos (ACOG) con información sobre el embarazo, el trabajo de parto, el parto y los cuidados posparto. Incluye la información más reciente de los expertos en atención de la salud de la mujer, preguntas respondidas por los ginecoobstetras del ACOG, historias de embarazos de mujeres reales y un directorio de la A a la Z de temas de salud que cubren el embarazo y más allá.

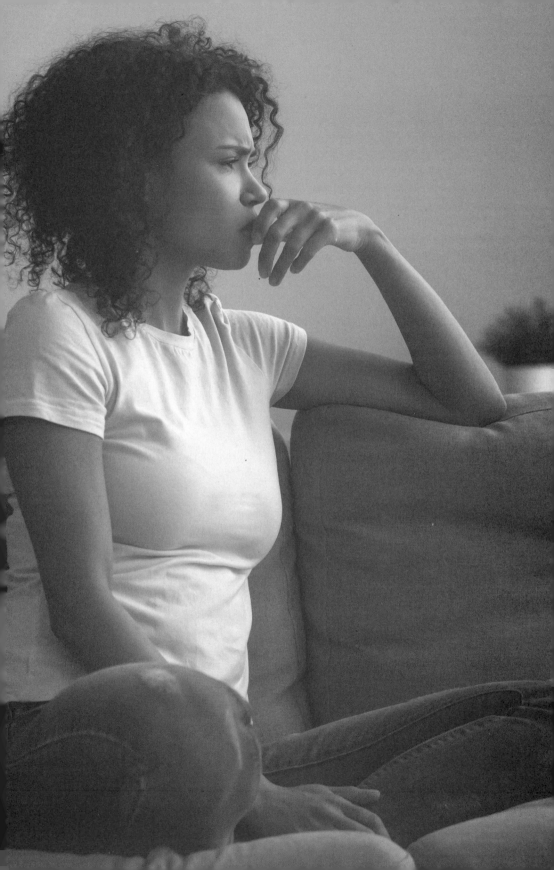

41

Pérdida al final del embarazo

Mortinato

Cuando un bebé muere en el *útero* después de 20 semanas de embarazo, se llama *mortinato*. Muchas mujeres que experimentan mortinatos tienen sentimientos intensos de tristeza y shock. A las mujeres les ayuda pasar el duelo por el tiempo que sea necesario y a tener el apoyo de una pareja y seres queridos. Puede ayudar a entender lo que salió mal, pero a veces no es posible encontrar una respuesta completa.

Cómo se diagnostica un mortinato

A veces la muerte intrauterina ocurre antes de que comience el trabajo de parto. Una mujer puede notar que el bebé ha dejado de moverse, o un *ginecólogo obstetra (ginecoobstetra)* puede no encontrar el latido del corazón del bebé en una consulta prenatal. La muerte intrauterina también puede ocurrir durante el trabajo de parto, pero esto es raro, especialmente cuando se utiliza la *monitorización fetal electrónica*. El monitoreo continuo del bebé durante el parto puede ayudar a encontrar problemas para que un ginecoobstetra pueda tomar medidas para ayudar al bebé.

Si hay preocupaciones acerca de su bebé, se puede hacer un *ultrasonido*. Si no se puede encontrar un latido cardíaco, significa que el bebé ha muerto en el útero. Su ginecoobstetra debería hablar con usted sobre las mejores opciones para el parto. En el segundo *trimestre*, se puede considerar un procedimiento llamado *dilatación y evacuación (DyE)*. Posteriormente en el segundo trimestre y en el tercer trimestre, la *inducción del trabajo de parto* también puede ser una opción para el parto después de la muerte intrauterina. La decisión depende de su salud y de la etapa de su embarazo.

¿Qué salió mal?

Tal vez la pregunta más difícil de responder es qué sucedió. Lamentablemente, se desconocen las razones de la mayoría de las muertes intrauterinas. La muerte puede ser causada por un *defecto congénito* o un *trastorno genético*. A veces un bebé tiene problemas para crecer en el útero. Los problemas de crecimiento pueden ocurrir cuando hay problemas con la *placenta* o la circulación de la mujer embarazada.

Algunas infecciones pueden causar enfermedades en una mujer embarazada y aumentar el riesgo de muerte fetal. Para algunas enfermedades, la vida de un bebé puede estar en riesgo incluso si la mujer tiene síntomas leves o no tiene ningún síntoma. Ejemplos de infecciones que pueden causar la muerte fetal incluyen

- *parvovirus*
- *citomegalovirus (CMV)*
- *sífilis*
- *listeria*
- *malaria*

Véase el Capítulo 25, "Protegerse de las infecciones", para más información sobre las infecciones y cómo protegerse durante el embarazo.

Los problemas con los *cromosomas* se encuentran en aproximadamente 1 de cada 10 mortinatos. Algunas afecciones médicas en la mujer pueden ser un factor en la muerte intrauterina, incluyendo

- *presión arterial alta*
- *enfermedad renal*
- *diabetes mellitus*
- *lupus* (lupus eritematoso sistémico o LES)
- *síndrome antifosfolipídico (SAP)*
- *colestasis intrahepática del embarazo*

Algunas *complicaciones* durante el trabajo de parto y el parto también pueden causar muerte intrauterina. Estos complicaciones pueden incluir

- problemas con la placenta o el *cordón umbilical*
- falta de *oxígeno* para el bebé
- infección

Es poco probable que estos problemas se produzcan si el trabajo de parto se supervisa de cerca. La muerte intrauterina casi nunca ocurre debido a algo que una mujer ha hecho o a un medicamento que ha tomado.

Pruebas y evaluaciones

Después de una muerte intrauterina, es normal querer encontrar una causa. Esto no siempre es posible, pero los resultados de los exámenes y pruebas se suelen reunir para tratar de encontrar la causa más probable o descartar una causa sospechosa. Un equipo de profesionales de atención médica puede estar involucrado, incluyendo su ginecoobstetra y otros con experiencia especial.

Un médico con experiencia en genética (*genetista*), un *pediatra* o un *neonatólogo* pueden examinar el cuerpo del bebé para buscar signos de una afección genética o síndrome. Un *patólogo* puede hacer pruebas para buscar defectos congénitos, desarrollo anormal de la placenta o infecciones. También se le puede referir a un *especialista en medicina materno-fetal (MMF)* para comentar cómo cuidar de un embarazo futuro.

Su ginecoobstetra debería tomar una historia de su embarazo y documentar los problemas o enfermedades que usted tuvo, si esto no se ha hecho ya. También se pueden tomar antecedentes familiares para buscar posibles *trastornos hereditarios*. Dependiendo de su historia familiar y médica, se pueden recomendar más pruebas de laboratorio para verificar si hay trastornos hereditarios. Se registrarán las mediciones y el peso del bebé. Se pueden tomar fotografías.

Cuando se busca una explicación para una muerte intrauterina, las pruebas más útiles son una evaluación de la placenta, una *autopsia* y pruebas genéticas. Durante una autopsia, se examinan los órganos del bebé para buscar defectos congénitos o anomalías. Se puede ofrecer una prueba genética llamada *análisis genético por microarreglos*. Para hacer este examen, se toma un pequeño pedazo de tejido de la placenta, el cordón umbilical o el muslo del bebé. El análisis genético por microarreglos puede proporcionar más información genética de la que se encuentra al observar los cromosomas del bebé.

Si usted no quiere una autopsia, otros exámenes y pruebas pueden estar disponibles. Estas incluyen

- un examen físico del bebé y de la placenta
- toma de muestras de tejido para su análisis
- *imágenes por resonancia magnética (RM)*
- rayos X

Con estas opciones, los órganos del bebé quedan intactos.

Aunque la razón exacta por la que su bebé murió puede no ser encontrada, una autopsia u otras pruebas pueden ayudar a contestar algunas preguntas sobre lo que sucedió. Esta información podría ser útil para usted y su ginecoobstetra en la planificación de futuros embarazos.

Duelo

La muerte de un bebé es un evento profundamente doloroso. El duelo es una respuesta normal y natural. Llore su pérdida por el tiempo que lo necesite (véase el cuadro "Honrando su pérdida"). Lo mejor es pasar por el proceso completo de duelo para ayudarla a sobrellevarlo y seguir adelante. Recuerde que todos llevan el duelo de una manera diferente. Es importante hablar con su pareja u otra persona en la que confíe sobre lo que siente.

Honrando su pérdida

El duelo por su pérdida llevará tiempo. Hay cosas que pueden hacer más fácil lidiar con el dolor:

- Decir adiós—Puede ser útil sostener a su bebé para decir adiós. El personal del hospital puede tomar fotografías de su bebé o darle recuerdos, como la gorra del bebé, una huella de la mano o del pie, un brazalete de identificación o una tarjeta de cuna. Si estas cosas no se ofrecen, pídalas.

- Exprésese—Hable de sus sentimientos con su pareja, familia y amigos. A menudo ayuda a escribir sus pensamientos en un diario o en cartas al bebé y a otros.

- Acérquese—Dígale a su familia y amigos lo que pueden hacer para ayudar, ya sea cocinar una comida, hacer tareas domésticas, hacer recados, o simplemente pasar tiempo con usted.

- Cuídese—Coma bien, trate de dormir lo suficiente y manténgase físicamente activa. Evite consumir alcohol o drogas para lidiar con el duelo.

- Elija un nombre—Nombrar al bebé le da a su niño una identidad. Un nombre le permite a usted, a sus amigos y a su familia referirse a un niño específico, no solo a "el bebé que perdió".

- Planear un funeral o servicio conmemorativo—Para muchos padres, es un gran consuelo tener a familiares y amigos que reconozcan la vida y la muerte de su bebé y expresen su dolor en un servicio especial. Puede que desee ponerse en contacto con una funeraria para su entierro o cremación.

Las etapas del duelo

El duelo puede implicar una amplia gama de sentimientos. Así como cada embarazo es único, las maneras de reaccionar a una muerte intrauterina también son únicas. La forma en que lleva su duelo puede verse afectada por

- sus creencias y costumbres religiosas
- su rol en la familia
- sus experiencias con la muerte
- lo que cree que otros esperan de usted

Su duelo puede durar semanas, meses o años. El proceso de duelo implica ciertas etapas que pueden superponerse y repetirse. Sin embargo, el proceso a menudo parece seguir un patrón que incluye

- shock, insensibilización e incredulidad
- buscar y anhelar
- ira o rabia
- *depresión* y soledad
- aceptación

Shock, insensibilización e incredulidad

Cuando se enfrentan a las noticias de la muerte de su bebé, los padres suelen pensar que no está sucediendo realmente o que no puede ser verdad. Es posible que tenga problemas para entender las noticias o no sienta nada. Usted puede negar que la pérdida ha ocurrido. Aunque usted y su pareja pueden estar juntos físicamente, cada uno puede sentir una sensación muy privada de estar solo o vacío.

Buscar y anhelar

Estos sentimientos tienden a solaparse con el shock inicial y se fortalecen con el tiempo. Usted puede buscar una razón para la muerte de su bebé. Es frecuente que durante esta etapa se sienta culpable. Usted puede pensar que de alguna manera causó la muerte de su bebé. Usted puede culparse por cosas que hizo o no hizo. Usted puede tener sueños sobre el bebé y anhelar lo que pudo haber sido.

Ira o rabia

"¿Qué hice para merecer esto?" y "¿Cómo me pudo pasar esto?" son preguntas comunes después de perder a un bebé. En esta etapa del duelo, usted puede sentirse enojada con su pareja, su equipo de atención médica, el personal del hospital o incluso otras mujeres cuyos bebés nacieron sanos. Esto es una parte normal del proceso de duelo.

Muchos padres se sienten enojados si no se puede determinar la causa de la muerte intrauterina. Es bueno aceptar su ira, expresarla e intentar sacarla de su sistema. Si usted o su pareja se sienten enojados uno con el otro, puede ser difícil para usted confortarse mutuamente. La ira se vuelve malsana si la dirige hacia usted misma.

Depresión y soledad

En esta etapa, la realidad le hace comprender que usted ha perdido a su bebé. Puede que se sienta cansada, triste e indefensa. Es posible que tenga problemas para volver a su rutina normal. El apoyo de amigos y familiares puede no ser tan intenso como lo fue en las primeras semanas de su pérdida. Lentamente, usted comenzará a ponerse de nuevo de pie y superar su pérdida.

Aceptación

En esta etapa final de duelo, usted llega a aceptar lo que ha sucedido. La muerte de su bebé ya no rige sus pensamientos. Comienza a tener energía renovada. Aunque nunca olvidará su pérdida, comenzará a pensar en su bebé con menos frecuencia y con menos dolor. Usted retoma su rutina diaria normal y su vida social. Usted hace planes para el futuro. Algunas familias encuentran que la celebración de un servicio conmemorativo o funeral proporciona consuelo y honra a su bebé.

A medida que llegue a aceptar la muerte de su bebé, es posible que se sienta culpable por haber superado lo peor de su dolor. Sin embargo, está bien aceptar lo que ha sucedido. Una parte normal de la vida es planear para el futuro. Seguir adelante no significa que olvidará a su bebé. Solo significa que está sanando y está lista para aceptar lo que la vida tiene que ofrecer a continuación.

Usted y su pareja

Su relación con su pareja puede verse afectada por el estrés de la pérdida de su niño. Es posible que tenga problemas para comunicar sus pensamientos y sentimientos entre ustedes. Puede que le resulte difícil volver a tener intimidad o hacer otras cosas juntas que solía disfrutar. Esto es normal. Traten de ser pacientes entre ustedes. Deje que su pareja sepa cuáles son sus necesidades y lo que está sintiendo. Tómese su tiempo para ser tierna, cariñosa y cercana. Haga un esfuerzo extra para ser abierta y honesta.

A lo largo del proceso de duelo, su pareja no puede responder de la misma manera que usted. Su pareja puede sentirse diferente de usted y puede ser capaz de seguir adelante antes de que usted esté lista. Es posible que su pareja no quiera hablar de la pérdida cuando usted lo haga. Cada persona debería atravesar el duelo a su manera. Trate de entender y responder a las necesidades de su pareja, así como a las suyas.

Buscar apoyo

Rodéese con su pareja, familia y amigos para que le apoyen durante los próximos meses. Sepan que no están solos. Pídale a su ginecoobstetra que la dirija a los sistemas de apoyo en su comunidad. Estos pueden incluir educadores del nacimiento de su bebé, grupos de autoayuda, trabajadores sociales y líderes religiosos (véase la sección "Recursos" en este capítulo).

Muchos padres en duelo encuentran útil involucrarse con grupos de padres que han pasado por la misma pérdida. Los miembros de tales grupos de apoyo respetan sus sentimientos, entienden sus tensiones y miedos, y tienen un buen sentido de la amabilidad que necesita.

El asesoramiento profesional también puede ayudar a aliviar el dolor, la culpa y la depresión. Hablar con un orientador puede ayudarle a entender y aceptar lo que ha sucedido. Puede que desee recibir orientación solo para usted, para usted y su pareja, o para toda su familia.

El futuro

El dolor de perder a su bebé puede nunca desaparecer completamente, pero no siempre será el foco principal en su vida y pensamientos. En algún momento, podrá hablar y pensar en el bebé más fácilmente y con menos dolor. Un día se encontrará haciendo más de las cosas que solía hacer, como disfrutar de sus actividades favoritas, renovar amistades y mirar hacia el futuro.

Otro embarazo

Con el tiempo, usted puede sentirse lista para comenzar a planear otro embarazo. Antes de pensar en quedar embarazada de nuevo, deje tiempo para que usted y su pareja superen sus sentimientos. Después de perder a un bebé, algunas parejas sienten la necesidad de tener otro bebé de inmediato. Piensan que llenará la sensación de vacío o les quitará el dolor. Un bebé nuevo no puede reemplazar al bebé que se perdió. Ese bebé necesita ser llorado antes de que usted pueda seguir adelante.

Si decide tener otro embarazo, tenga en cuenta que las posibilidades de perder a otro bebé son muy pequeñas en la mayoría de los casos. Si no se conoce la causa del mortinato y no tiene una afección médica, la probabilidad de que vuelva a ocurrir una muerte intrauterina es muy baja. Aún así, usted puede estar ansiosa y preocupada durante su próximo embarazo. Puede haber cosas que usted puede hacer para tener la mejor salud posible antes del embarazo, incluyendo

- pérdida de peso si usted tiene obesidad
- orientación genética si se sospecha un trastorno genético
- orientación pregestacional con su ginecoobstetra o un especialista en MMF
- pruebas y evaluaciones si usted tiene una afección médica

Algunas fechas pueden ser dolorosas cuando vuelven a repetirse. Estas pueden incluir la fecha de parto o la fecha en que perdió a su bebé. Estas fechas pueden traer tristeza por muchos años y pueden ser particularmente estresantes durante un embarazo futuro. A lo largo de su próximo embarazo, el apoyo emocional y la tranquilidad son vitales. Su ginecoobstetra puede recomendarle orientación o un grupo de apoyo si cree que esto sería útil para usted.

RECURSOS

CLIMB: Center for Loss in Multiple Birth (Centro para la pérdida en el parto múltiple)

www.climb-support.org

Ofrece apoyo a las familias que han experimentado pérdidas durante un embarazo múltiple o durante la infancia y la niñez.

The Compassionate Friends (Los amigos compasivos)

www.compassionatefriends.org

Ofrece apoyo a las familias que experimentan dolor después de la muerte de un niño de cualquier edad.

Now I Lay Me Down to Sleep (Ahora me acosté a dormir)

www.nowilaymedowntosleep.org

Organización que coordina a los fotógrafos voluntarios que tomarán retratos conmemorativos de los bebés que han muerto.

SHARE: Pregnancy & Infant Loss Support (Apoyo para el Embarazo y la pérdida del bebé)

https://nationalshare.org

Organización que proporciona apoyo a las familias que han perdido a un bebé debido al aborto espontáneo, mortinato o la muerte del recién nacido.

Su embarazo y el nacimiento de su bebé

www.acog.org/MyPregnancy

Sitio web del Colegio Americano de Obstetras y Ginecólogos (ACOG) con información sobre el embarazo, el trabajo de parto, el parto y los cuidados posparto. Incluye la información más reciente de los expertos en atención de la salud de la mujer, preguntas respondidas por los ginecoobstetras del ACOG, historias de embarazos de mujeres reales y un directorio de la A a la Z de temas de salud que cubren el embarazo y más allá.

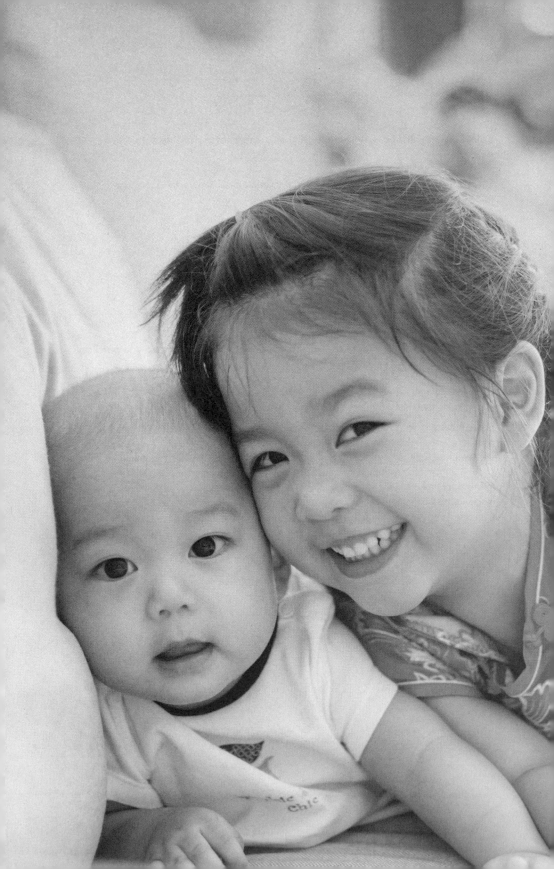

PARTE 10

Mirar hacia el futuro

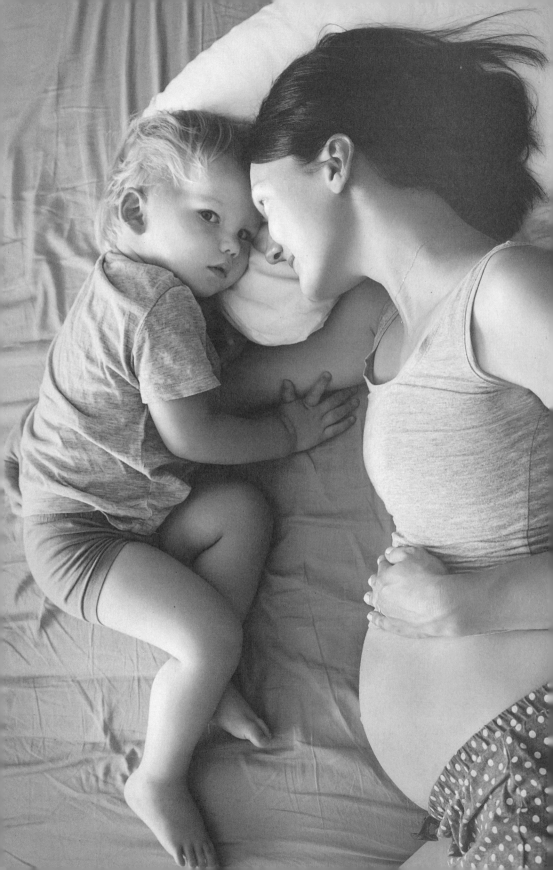

CAPÍTULO 42

Tener otro bebé

Qué esperar la próxima vez

Una vez que haya pasado por el embarazo y el nacimiento de su bebé, sabrá mucho sobre qué esperar si vuelve a quedar embarazada. Sin embargo, cada embarazo es diferente. Si usted está pensando en tener otro bebé o ya está embarazada, hay algunas cosas en las que pensar.

El momento para otro bebé

Algunos padres piensan que es importante tener niños con edades similares. Otros piensan que es importante que su primer niño esté cerca de la edad escolar antes de tener otro.

El momento de su próximo embarazo es su decisión. Solo usted puede decidir qué está lista para manejarlo—física, emocional y financieramente. Sin embargo, hay algunas preocupaciones de salud que usted debería tener en cuenta al decidir tener otro bebé. Usted puede programar un chequeo *pregestacional* con su *ginecólogo obstetra (ginecoobstetra)* para hablar de las siguientes preocupaciones.

¿Cuánto tiempo debería esperar?

Idealmente, los embarazos deberían tener un intervalo de al menos 18 meses. Esto ofrece los mejores resultados de salud para ambos, mamá y bebé. Puede haber un mayor riesgo de ciertas *complicaciones* cuando el tiempo entre embarazos es menor de 18 meses. Estos complicaciones pueden incluir

- *diabetes gestacional*
- parto *pretérmino*
- *bajo peso al nacer*

Hay algunas teorías sobre por qué estos problemas pueden ocurrir. Algunos expertos creen que tener niños demasiado juntos no le da a su cuerpo suficiente tiempo para acumular sus reservas de *folato* y hierro. Otras teorías sugieren que el cuerpo de una mujer necesita tiempo suficiente para sanarse antes de otro embarazo. Esto es especialmente importante después de un *nacimiento por cesárea*.

Si siente la necesidad de intentar otro embarazo antes de los 18 meses, hable con su ginecoobstetra sobre los riesgos y beneficios en su situación. Juntos deberían revisar su edad y su historial médico cuando hablen de cómo espaciar a sus niños.

También es útil esperar a que su *ciclo menstrual* vuelva a la normalidad. Tener períodos regulares le ayudará a detectar el embarazo más temprano. Esto también ayudará a su ginecoobstetra a estimar su fecha de parto.

¿Está su cuerpo listo?

Piense en si usted tiene la energía para ser madre de otro bebé. Es probable que esté más cansada que la primera vez. Hay algunas razones para esto:

- Usted será mayor de lo que fue durante su primer embarazo.
- Es posible que no haya tenido la oportunidad de volver a ponerse en forma después de dar a luz.
- Tendrá otro niño (o niños) que cuidar mientras esté embarazada.

Durante su consulta pregestacional, usted y su ginecoobstetra deberían hablar sobre cómo puede llegar a estar tan saludable como sea posible:

- Usted debería hablar de volver a su peso antes de su último embarazo. Aumentar demasiado peso entre los embarazos puede llevar a complicaciones. Estas complicaciones pueden incluir *presión arterial alta* y diabetes gestacional.
- También debería hablar sobre tomar una vitamina prenatal diaria con *ácido fólico* para ayudar a prevenir los *defectos del tubo neural (DTN)*. La vitamina debería tener al menos 400 microgramos (µg) de ácido fólico. La etiqueta puede mostrar esta cantidad como 667 µg de equivalentes de folato en la dieta (EFD).
- Debería hablar sobre sus *vacunaciones* para asegurarse de que están actualizadas (véase el Capítulo 25, "Protegerse de las infecciones").

A medida que planeas su próximo embarazo, siga los mismos hábitos saludables que siguió la primera vez. Revise el Capítulo 1, "Preparación para el embarazo".

Ya está embarazada

Aunque cada embarazo es diferente, hay algunas cosas que puede esperar. Los cambios que su cuerpo atraviesa no serán una sorpresa esta vez. Y es posible que no tenga la montaña rusa de emociones que tuvo con su último embarazo.

¿Cómo será diferente?

Algunas cosas sobre su próximo embarazo serán diferentes esta vez:

- Se notará antes—De hecho, es posible que tenga que empezar a usar ropa de maternidad antes de su cuarto mes. Eso se debe a que los músculos abdominales se estiraron en el último embarazo y es posible que no hayan recuperado la fuerza. Como resultado, estos músculos pueden no mantener el *útero* dentro o arriba tan bien como lo hicieron durante el último embarazo.

- Sentirá que el bebé se mueve más pronto—Puede sentir que se mueve un poco antes de lo que sintió que su primer bebé se movió. El bebé realmente no se mueve antes. Solo sabe lo que se siente esta vez.

- Notará las *contracciones de Braxton Hicks* antes—Las contracciones de Braxton Hicks pueden ocurrir durante el segundo *trimestre* en lugar del tercer trimestre, por ejemplo.

- Los cambios en los senos son diferentes—Es posible que sus senos no sean tan sensibles o crezcan tanto como antes. Si usted amamantó a su primer bebé, sus senos pueden empezar a gotear más temprano en el embarazo.

Posibles problemas

Aunque cada embarazo es diferente, es probable que tenga algunas de las mismas molestias que tuvo la primera vez. Saber esto puede ayudarle a prepararse para ellos. Por ejemplo, si usted tuvo estreñimiento o *hemorroides* la última vez, usted puede tratar de prevenir estos problemas temprano comiendo mucha fibra, bebiendo mucha agua, y haciendo ejercicio regularmente.

Si usted está sana y no tuvo problemas graves la última vez, su riesgo de complicaciones ahora es bajo. Sin embargo, si usted tiene ciertas afecciones médicas (llamadas "enfermedades preexistentes"), pueden causar problemas durante el embarazo. Estas afecciones incluyen presión arterial alta y*diabetes mellitus*. Su ginecoobstetra puede ayudarle a asegurarse de que estas afecciones estén bajo control.

Si usted tuvo alguna complicación grave durante o después de su último embarazo, puede estar en mayor riesgo de estos problemas de nuevo. Si usted tuvo una de las siguientes complicaciones, programe una visita con su ginecoobstetra tan pronto como usted sepa que está embarazada. Puede averiguar cómo reconocer los síntomas antes. También puede haber pasos que usted puede tomar para reducir sus riesgos:

- Parto pretérmino—Las mujeres que han tenido un parto pretérmino tienen dos o tres veces más probabilidades de tener otro. Es posible que su ginecoobstetra le diga que evite la actividad física intensa y que vigile los signos del parto pretérmino. A usted se le pueden ofrecer pruebas adicionales, como un **ultrasonido** para medir la longitud de su **cuello uterino**. Ciertos tratamientos pueden ser sugeridos dependiendo de su situación (véase el Capítulo 35, "Cuando el trabajo de parto comienza demasiado pronto: Trabajo de parto pretérmino, rotura prematura de membranas y parto pretérmino").

- **Rotura prematura de membranas (RPM)** en pretérmino—El RPM en pretérmino puede ocurrir incluso cuando no hay factores de riesgo conocidos. Sin embargo, el riesgo de que la RPM pretérmino suceda en otro embarazo es más alto si usted la ha tenido antes. Su ginecoobstetra puede recomendar ciertos tratamientos y monitorización si tiene antecedentes de RPM pretérmino (véase el Capítulo 35, "Cuando el trabajo de parto comienza demasiado pronto: Trabajo de parto pretérmino, rotura prematura de membranas y parto pretérmino").

- **Depresión posparto**—Hable con su ginecoobstetra sobre lo que puede hacer para reducir su riesgo de depresión posparto esta vez. Es posible que su ginecoobstetra le recomiende tomar un **antidepresivo** justo después de dar a luz para prevenir la depresión posparto. Si usted estaba tomando un antidepresivo antes del embarazo, su ginecoobstetra puede ayudarle a decidir si continuar tomando medicamentos durante su embarazo o no. Si continúa tomando medicamentos, se pueden hacer cambios en el tipo o la dosis. Para obtener más información, véase el Capítulo 19, "Sus cuidados posparto".

- Diabetes gestacional—Si usted tuvo diabetes gestacional en su primer embarazo, es más probable que la vuelva a tener. También hasta la mitad de las mujeres con diabetes gestacional desarrollan diabetes más tarde en la vida. Esto significa que usted debería hacerse la prueba de su nivel de **glucosa** (azúcar en la sangre) a partir de las 4 a 12 semanas después del parto y luego por lo menos una vez cada 1 a 3 años. Su ginecoobstetra puede comentar maneras de disminuir su riesgo de diabetes a través de la dieta, el ejercicio y posiblemente la medicación (véase el Capítulo 31, "Diabetes durante el embarazo").

- **Preeclampsia**—Si usted tuvo preeclampsia o **eclampsia** en un embarazo anterior, usted tiene un riesgo mayor de volver a tenerla. Usted debería ver a su ginecoobstetra en las primeras etapas del embarazo, e idealmente antes del embarazo, para comentarlo. Su ginecoobstetra puede evaluar si usted tiene otros factores de riesgo (como **obesidad**, presión arterial alta o diabetes tipo 2), hacer ciertas pruebas y aconsejarle sobre mantenerse saludable. También debería familiarizarse con los signos y síntomas de la preeclampsia y saber cómo contactar a su ginecoobstetra de inmediato si usted tiene cualquiera de ellos (véase el Capítulo 30, "Hipertensión y preeclampsia").

- **Restricción del crecimiento fetal**—Las mujeres que han dado a luz a un bebé más pequeño de lo normal tienen un mayor riesgo de tener un bebé más pequeño la próxima vez. Su ginecoobstetra puede ordenar una serie de ultrasonidos durante su segundo embarazo para monitorear el crecimiento de su bebé (véase el Capítulo 38, "Problemas de crecimiento").

Decirles a sus otros niños

¿Cuándo es el mejor momento para decirle a sus otros niños que está teniendo otro bebé? Usted conoce mejor a sus niños, así que es realmente su decisión cuándo decirles. Depende de la edad de sus niños y de cómo piensa que manejarán las noticias.

Algunos expertos sugieren que espere hasta algún momento después de su primer trimestre, cuando el riesgo de **aborto espontáneo** disminuye. Es posible que desee esperar hasta que después de un embarazo saludable se confirme escuchando la actividad cardíaca del bebé o mediante un ultrasonido. Con niños muy pequeños, puede ser bueno esperar hasta que empiece a mostrarse. Los niños pequeños pueden tener dificultades para imaginarse que está llevando a un bebé si su cuerpo todavía tiene el mismo aspecto. Puede ser más fácil de explicar una vez que usted tiene una barriguita de embarazada.

Siempre que comparta las noticias, recuerde a sus niños que los ama y que el nuevo bebé no cambiará eso. Involucre a sus niños en su embarazo tanto como pueda. La relación entre hermanos es una de las más largas e importantes de la vida. Estos consejos pueden ayudar a fomentar el vínculo desde el principio:

- Involucre a los niños en la elección del nombre del bebé.
- Informe a sus niños sobre el papel que pueden desempeñar para ayudarle con el nuevo bebé.

- Lean juntos libros sobre el embarazo y sobre ser un hermano o hermana mayor.
- Muestre a sus niños sus propias fotografías de bebé.
- Lleve a sus niños de compras y pídales que recojan los artículos para el nuevo bebé.

Es posible que desee instalar la habitación del bebé temprano. Si necesita sacar a sus niños de una cuna o a una habitación diferente, hágalo lo antes posible para que no se sientan desplazados por el nuevo bebé. Puede pedirles que la ayuden a decorar la habitación. Usted puede incluso sugerir que ellos escojan algunos de sus viejos juguetes para dar al bebé.

Recuerde que dar la bienvenida a otro bebé en la familia puede traer felicidad y ansiedad para sus otros niños. Haga todo lo posible para planificar la nueva llegada para ayudar a hacer la transición lo más fácil posible.

RECURSOS

Antes del embarazo: planificación para el embarazo
www.cdc.gov/preconception/planning.html
Información sobre el cuidado pregestacional de los Centros para el Control y la Prevención de Enfermedades que es relevante para todos los padres, ya sea que tengan su primer bebé o su segundo y más allá.

Nacimiento de un segundo hijo
https://kidshealth.org/en/parents/second-child.html
Consejos y recomendaciones de KidsHealth para preparar a sus niños para un nuevo bebé.

Su embarazo y el nacimiento de su bebé
www.acog.org/MyPregnancy
Sitio web del Colegio Americano de Obstetras y Ginecólogos (ACOG) con información sobre el embarazo, el trabajo de parto, el parto y los cuidados posparto. Incluye la información más reciente de los expertos en atención de la salud de la mujer, preguntas respondidas por los ginecoobstetras del ACOG, historias de embarazos de mujeres reales y un directorio de la A a la Z de temas de salud que cubren el embarazo y más allá.

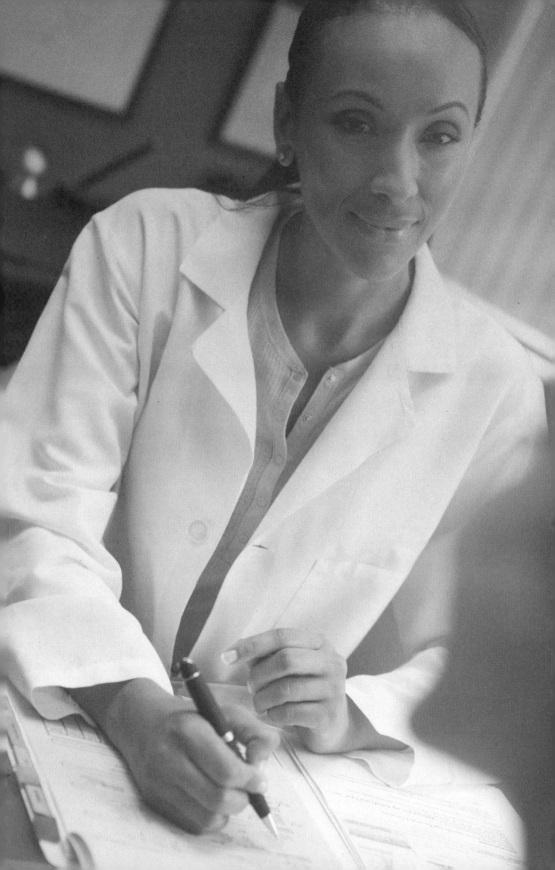

PARTE 11

Recursos
y herramientas

Términos que debería conocer

A

Ablación endometrial: Procedimiento quirúrgico menor en el que se destruye el endometrio para detener o reducir el sangrado menstrual.

Aborto espontáneo: Pérdida de un embarazo que se encuentra en el útero.

Aborto inducido: Intervención para terminar un embarazo y que su resultado no sea un recién nacido vivo.

Abuso sexual: Actos sexuales que son forzados sobre una persona por parte de otra.

Aceleración: Aumento en la frecuencia cardiaca del feto.

Ácido fólico: Vitamina que reduce el riesgo de ciertos defectos congénitos cuando se toma antes y durante el embarazo.

ADN: Material genético que se transmite de padres a hijos. El ADN se encuentra dentro de estructuras llamadas cromosomas.

ADN libre circulante: ADN de la placenta que se mueve libremente en la sangre de una mujer embarazada. El análisis de este ADN se puede hacer como una prueba de detección prenatal no invasiva.

Adyuvantes: Sustancias utilizadas en las vacunas que ayudan al cuerpo a crear una respuesta inmunitaria más fuerte a la vacuna.

Agentes de contraste: Sustancias que se inyectan en la vena o arteria durante ciertos procedimientos por rayos X. Los agentes de contraste hacen que sea más fácil ver las estructuras o los tejidos.

Alfafetoproteína (AFP): Proteína generada por un feto. La AFP se puede encontrar en el líquido amniótico y en la sangre de la mujer embarazada.

Altura del fondo uterino: Distancia desde el hueso púbico hasta la parte superior del útero. Cuando se mide durante todo el embarazo, la altura del fondo uterino ayuda a determinar el tamaño y la tasa de crecimiento del feto.

Amniocentesis: Procedimiento en el cual se toman el líquido amniótico y las células del útero para analizarlas. El procedimiento utiliza una aguja para extraer líquido y células del saco donde se encuentra el feto.

Amnionicidad: Número de membranas amnióticas (internas) que rodean a los fetos en un embarazo múltiple. Cuando varios fetos tienen un solo amnios, comparten un saco amniótico.

Amniotomía: Rotura intencionada del saco amniótico.

Analgesia: Alivio del dolor sin pérdida de la función muscular.

Analgesia regional: Uso de medicamentos para aliviar el dolor de una zona del cuerpo.

Analgésico: Medicamento utilizado para aliviar el dolor.

Análisis genético por microarreglos: Tecnología que examina todos los genes de una persona para buscar ciertos trastornos o anomalías genéticas. Esta tecnología de análisis genético puede encontrar cambios genéticos muy pequeños que podrían pasarse por alto en las pruebas rutinarias.

Anemia: Concentraciones anormalmente bajas de glóbulos rojos en el torrente sanguíneo. La mayoría de los casos son causados por la deficiencia (falta) de hierro.

Anencefalia: Anomalía que ocurre cuando la cabeza y el cerebro del feto no se desarrollan de manera normal.

Anestesia: Alivio del dolor mediante la pérdida de la sensación.

Anestesia general: Uso de medicamentos que crean un estado similar al sueño para prevenir el dolor durante una cirugía.

Anestesia local: Medicamentos que detienen el dolor en una parte del cuerpo.

Anestesia regional: Uso de medicamentos para bloquear la sensación de una zona del cuerpo.

Anestésico: Medicamento utilizado para prevenir el dolor.

Anestesiólogo: Médico experto en el alivio del dolor.

Aneuploidía: Tener un número anormal de cromosomas. Sus tipos incluyen la trisomía, en la que hay un cromosoma adicional, o la monosomía, en la que falta un cromosoma. La aneuploidía puede afectar a cualquier cromosoma, incluidos los cromosomas sexuales. El síndrome de Down (trisomía 21) es una aneuploidía frecuente. Otros son el síndrome de Patau (trisomía 13) y el síndrome de Edwards (trisomía 18).

Ano: Abertura del tubo digestivo a través del cual el cuerpo evacua.

Anorexia nerviosa: Trastorno alimentario que hace que una persona restrinja gravemente los alimentos para perder peso. Las personas con este trastorno temen aumentar de peso y tienen una imagen corporal distorsionada.

Antibióticos: Fármacos que tratan ciertos tipos de infecciones.

Anticoncepción de emergencia (AE): Métodos que se utilizan para prevenir el embarazo después de que la mujer ha tenido relaciones sexuales sin usar anticonceptivos, después de que el método ha fallado o después de una violación.

Anticoncepción reversible de acción prolongada (ARAP): Métodos anticonceptivos que son altamente eficaces en la prevención del embarazo y se pueden utilizar durante varios años. Estos incluyen el dispositivo intrauterino (DIU) y el implante anticonceptivo.

Anticonceptivos: Dispositivos o medicamentos utilizados para prevenir el embarazo.

Anticuerpos: Proteínas en la sangre que el cuerpo produce al reaccionar ante sustancias extrañas, como bacterias y virus.

Antidepresivos: Medicamentos que se usan para tratar la depresión.

Antígeno: Sustancia que puede desencadenar una respuesta inmunitaria y hacer que el cuerpo cree anticuerpos.

Antiinflamatorio no esteroideo (AINE): Fármaco que alivia el dolor al reducir la inflamación. Muchos tipos están disponibles sin receta, incluyendo el ibuprofeno y el naproxeno.

Apnea obstructiva del sueño: Trastorno grave del sueño que hace que la persona tenga breves pausas en la respiración durante el sueño.

Areola: Área de piel más oscura que se encuentra alrededor del pezón.

Arterias: Vasos sanguíneos que transportan la sangre rica en oxígeno desde el corazón hacia el resto del cuerpo.

Artritis reumatoide (AR): Enfermedad crónica que causa dolor, inflamación, enrojecimiento e irritación de las articulaciones y cambios en los músculos y los huesos. La afección puede hacerse más grave con el tiempo.

Aspiración con vacío: Eliminación del contenido del útero mediante un dispositivo de succión.

Atonía uterina: Alteración en la cual los músculos del útero no se contraen después del nacimiento del bebé y de la expulsión de la placenta. La afección es una causa frecuente de sangrado después del parto.

Atrofia muscular espinal (AME): Trastorno hereditario que causa la pérdida de los músculos y debilidad grave. La AME es la principal causa genética de muerte de los bebés.

Aura: Sensación o impresión que se experimenta justo antes de iniciar ciertos trastornos, como ataques de migraña o crisis epilépticas. Estas sensaciones pueden ser luces intermitentes, un olor particular, mareos o visualización de manchas.

Autopsia: Examen realizado al cadáver para conocer la causa de la muerte.

Autosomas: Cualquiera de los cromosomas que no pertenezcan a los cromosomas sexuales. En los seres humanos hay 22 pares de autosomas.

B

Bacterias: Microorganismos unicelulares que pueden causar infecciones en el cuerpo humano.

Bajo peso al nacer: Peso menor de 2,500 gramos (5 ½ libras) al nacer.

Bilirrubina: Sustancia amarilla que se forma cuando se descomponen los glóbulos rojos. Las concentraciones elevadas de bilirrubina en la sangre causan ictericia en los recién nacidos.

Biopsia en cono: Extirpación quirúrgica de cuñas en forma de cono del tejido cervical.

Blastocisto: Etapa de desarrollo embrionario que ocurre 4 a 5 días después de la fecundación.

Bloqueo combinado espinal-epidural (CEE): Forma de alivio del dolor. Los analgésicos se inyectan en el líquido cefalorraquídeo (bloqueo espinal) y se administran a través de un tubo delgado en un espacio de la base de la columna vertebral (bloqueo epidural).

Bloqueo epidural: Tipo de analgésico que se administra a través de un tubo colocado en el espacio de la base de la columna vertebral.

Bloqueo espinal: Tipo de anestesia o analgesia local en la cual se inyectan analgésicos en el líquido cefalorraquídeo.

Borramiento del cuello uterino: Adelgazamiento del cuello uterino.

Bulimia nerviosa: Trastorno de la alimentación en el que una persona come en exceso y luego se fuerza a vomitar o abusa de los laxantes.

C

Calcio: Mineral almacenado en los huesos, que les da dureza.

Caloría: Unidad de calor utilizada para expresar el valor de energía de los alimentos.

Calostro: Líquido que sale de los senos cuando se comienza a producir leche.

Cáncer de ovario: Cáncer que afecta a uno o ambos ovarios.

Cardiólogo: Médico que posee una capacitación especial en el diagnóstico y tratamiento de enfermedades del corazón y de los vasos sanguíneos.

Cariotipo: Imagen de los cromosomas de una persona, dispuestos por orden de tamaño.

Catéter: Tubo utilizado para drenar líquido desde el cuerpo o darle líquido al mismo.

Célula: Unidad más pequeña de una estructura corporal. Las células son los bloques de construcción de todas las partes del cuerpo.

Células madre: Células con la capacidad de convertirse en células especializadas.

Cerclaje: Procedimiento en el cual la abertura cervical se cierra con puntos de sutura para prevenir o retrasar un parto prematuro.

Chancro: Llaga causada por la sífilis que se encuentra en el lugar infectado.

Ciática: Dolor o entumecimiento en cualquier lugar a lo largo del nervio ciático. El dolor a menudo se siente desde la nalga hasta la parte posterior de la pierna.

Ciclo menstrual: Proceso mensual de cambios que se producen para preparar el cuerpo de la mujer para un posible embarazo. El ciclo menstrual se define como el primer día de sangrado menstrual de un ciclo hasta el primer día del sangrado menstrual del ciclo siguiente.

Cigoto: Célula única que se forma a partir de la unión del óvulo y el espermatozoide.

Circuncisión: Extirpación quirúrgica de un pliegue de la piel llamado prepucio que cubre el glande (cabeza) del pene.

Cirugía bariátrica: Procedimientos quirúrgicos que producen pérdida de peso. Estos procedimientos se utilizan para tratar la obesidad.

Cirugía programada: Intervención quirúrgica planificada, que no es de urgencia y es elegida por el paciente o por el profesional de la salud. El procedimiento se considera como beneficioso para el paciente, pero no es absolutamente necesario.

Citomegalovirus (CMV): Virus que puede transmitirse al feto si la mujer se infecta durante el embarazo. El CMV puede causar pérdida auditiva, discapacidad mental y problemas de visión en los recién nacidos.

Clamidia: Infección de transmisión sexual causada por bacterias. Esta infección puede conducir a enfermedad pélvica inflamatoria e infertilidad.

Colestasis intrahepática del embarazo: Afección hepática que se desarrolla durante el embarazo.

Colesterol: Sustancia natural que es un elemento fundamental para las células y las hormonas. Esta sustancia ayuda a transportar la grasa a través de los vasos sanguíneos para usarla o almacenarla en otras partes del cuerpo.

Complicaciones: Enfermedades o afecciones que ocurren como resultado de otra enfermedad o afección. Un ejemplo es la neumonía que ocurre como resultado de la gripe. También puede haber alguna complicación como resultado de una condición, como el embarazo. Un ejemplo de una complicación del embarazo es el trabajo de parto prematuro.

Conducto deferente: Uno de los dos tubos pequeños que transporta los espermatozoides de cada testículo hasta la glándula prostática.

Conductos galactóforos: Tubos pequeños que llevan la leche desde los lobulillos mamarios hasta el pezón.

Congénita: Afección que tiene la persona desde su nacimiento.

Conjuntivitis: Inflamación o infección del tejido que cubre el interior de los párpados y la superficie externa del ojo.

Consciencia de la fertilidad: Diversas maneras de rastrear el funcionamiento natural del cuerpo de la mujer y determinar cuándo es más probable que quede embarazada.

Consejeros certificados para la lactancia: Consejeros que han tomado un curso de capacitación referente a la educación de la lactancia materna.

Consultor certificado del Consejo Internacional de Lactancia (IBCLC): Profesional de la salud que se especializa en el manejo de los aspectos médicos de la lactancia materna. Los IBCLC están certificados por examinadores certificados del Consejo Internacional de Examinadores de Consultores de Lactancia.

Contracciones de Braxton Hicks: Falsos dolores de parto.

Cordón umbilical: Estructura similar a un cordón que contiene vasos sanguíneos. Conecta al feto con la placenta.

Corioamnionitis: Afección del embarazo que puede causar una fiebre inexplicable con sensibilidad uterina, recuento elevado de glóbulos blancos, frecuencia cardíaca aumentada en el feto y la madre y secreción vaginal maloliente.

Corion: Membrana externa que rodea al feto.

Corionicidad: Número de membranas coriónicas (externas) que rodean a los fetos en un embarazo múltiple.

Coronación: Una de las últimas fases del parto, cuando una gran parte del cuero cabelludo del feto es visible a través de la abertura vaginal.

Corticosteroides: Medicamentos administrados para la artritis u otras afecciones médicas. Estos fármacos también se administran para ayudar a madurar los pulmones fetales antes del nacimiento.

Cribado de portadores ampliado: Análisis de sangre para detectar un gran número de trastornos genéticos.

Cromosoma X: Uno de los dos cromosomas que determinan el sexo de una persona. Los óvulos solo portan el cromosoma X.

Cromosoma Y: Uno de los dos cromosomas que determinan el sexo de una persona. Los espermatozoides pueden portar un cromosoma Y o un cromosoma X.

Cromosomas: Estructuras que se encuentran dentro de todas las células del cuerpo. Contienen los genes que determinan la conformación física de una persona.

Cromosomas sexuales: Cromosomas que determinan el sexo de una persona. En los seres humanos, hay dos cromosomas sexuales, X e Y. Las mujeres tienen dos cromosomas X y los hombres tienen un cromosoma X y uno Y.

Cuello uterino: Extremo inferior y estrecho del útero en la parte superior de la vagina.

Cuidados pregestacionales: Atención médica que se da antes del embarazo para mejorar las posibilidades de una gestación saludable. Esta atención incluye exploración física; asesoramiento sobre nutrición, ejercicio y medicamentos; y el tratamiento de ciertas afecciones médicas.

Cuidados prenatales: Programa de atención de la mujer embarazada antes del nacimiento del bebé.

D

De término: Período del embarazo desde las 39 semanas y 0 días hasta las 40 semanas y 6 días.

Defecto del tubo neural (DTN): Defecto congénito que resulta de un problema en el desarrollo del cerebro, la médula espinal o sus recubrimientos.

Defectos congénitos: Problema físico que se presenta al nacer.

Depresión: Sentimientos de tristeza durante períodos de al menos 2 semanas.

Depresión posparto: Tipo de trastorno del estado de ánimo depresivo que se desarrolla durante el primer año después del nacimiento del niño. Este tipo de depresión puede afectar la capacidad de la mujer para cuidar de su hijo.

Desaceleración: Disminución en la frecuencia cardíaca del feto.

Desgarro perineal: Desgarro que ocurre en el área entre la vagina y el ano. El desgarro puede producirse en el momento del parto vaginal.

Deshidratación: Afección que ocurre cuando el cuerpo no tiene la cantidad de agua que necesita.

Desprendimiento prematuro de placenta: Condición en la cual la placenta ha comenzado a separarse del útero antes de que nazca el feto.

Diabetes gestacional: Diabetes que comienza durante el embarazo.

Diabetes mellitus: Afección en la que las concentraciones de glucosa en la sangre son demasiado altas.

Diabetes mellitus pregestacional: Diabetes que existía antes del embarazo.

Diamniótico-dicoriónico: Describe los embriones gemelos en los que cada gemelo tiene su propio saco gestacional rodeado por una capa de membranas (el amnios interno y el corion externo) y dos placentas separadas. Estos gemelos suelen ser fraternos (no idénticos, tienen diferente material genético), pero a veces pueden ser idénticos (tienen el mismo material genético).

Diamniótico-monocoriónico: Describe los embriones gemelos formados a partir del mismo óvulo en el que cada gemelo tiene su propio saco gestacional rodeado por su propia capa interna de membranas (amnios), pero una sola capa externa de membranas (corion) que rodea ambos sacos. Estos gemelos comparten una sola placenta y son idénticos (tienen el mismo material genético).

Dilatación: Ampliación de la abertura del cuello uterino

Dilatación y evacuación (DyE): Procedimiento que se puede usar después de las 12 semanas de embarazo. El cuello uterino se abre y el contenido del útero se elimina con instrumentos y un dispositivo de succión..

Dilatación y legrado (DyL): Procedimiento que abre el cuello uterino para que el tejido del útero se pueda extraer usando un instrumento llamado cureta.

Discordante: Gran diferencia en el tamaño de los fetos de un embarazo múltiple.

Dispositivo de vacío: Ventosa que se aplica a la cabeza del feto para ayudar con el nacimiento.

Dispositivo intrauterino (DIU): Pequeño dispositivo que se inserta y se deja dentro del útero para prevenir el embarazo.

Distocia de hombros: Situación que ocurre durante el trabajo de parto cuando uno o ambos hombros del feto se atascan dentro del cuerpo de la mujer después de que la cabeza del feto haya salido. Es posible que haya que llevar a cabo pasos adicionales para dar a luz al bebé.

Doula: Entrenador de partos que brinda apoyo emocional y físico continuo a una mujer durante el trabajo de parto y el parto.

E

Eclampsia: Convulsiones que ocurren durante o después del embarazo, y que están relacionadas con la presión arterial alta.

Ecografía de translucencia nucal: Prueba para detectar ciertos defectos congénitos, como el síndrome de Down, el síndrome de Edwards o defectos cardíacos. El examen utiliza el ultrasonido para medir el líquido en la parte posterior del cuello del feto.

Ecografía Doppler: Tipo de ultrasonido en el que las ondas sonoras pueden indicar la velocidad con la que se está moviendo un objeto. La ecografía Doppler se puede utilizar para encontrar los latidos del corazón de un feto o la velocidad con la que la sangre se mueve a través de una vena o arteria.

Edad gestacional: Tiempo de embarazo de la mujer, generalmente se reporta en semanas y días.

Ejercicios de Kegel: Ejercicios pélvicos musculares. Hacer estos ejercicios ayuda a controlar la vejiga y el intestino, así como la función sexual.

Embarazo ectópico: Embarazo en un lugar distinto del útero, generalmente en una de las trompas de Falopio.

Embarazo molar: Embarazo anormal que ocurre cuando un espermatozoide fecunda un óvulo que no contiene material genético alguno. Este tipo de embarazo puede ser precanceroso y debe tratarse. También se le llama mola hidatiforme.

Embarazo múltiple: Embarazo donde hay dos o más fetos.

Embolización de la arteria uterina: Procedimiento para bloquear los vasos sanguíneos que van al útero. Este procedimiento se usa para detener el sangrado después del parto. También se usa para detener otras causas del sangrado del útero.

Embrión: Etapa del desarrollo que comienza con la fecundación (unión de un óvulo y un espermatozoide) y dura hasta las 8 semanas.

Endometrio: Recubrimiento interno del útero.

Endometriosis: Afección en la cual el tejido del endometrio se encuentra fuera del útero, generalmente en los ovarios, las trompas de Falopio y otras estructuras pélvicas.

Endometritis: Infección del endometrio.

Endometritis posparto: Infección del revestimiento del útero después del parto.

Enfermedad cardiovascular: Enfermedad del corazón y de los vasos sanguíneos.

Enfermedad de Canavan: Trastorno hereditario que causa daño continuo a las células cerebrales.

Enfermedad de células falciformes: Trastorno hereditario en el cual los glóbulos rojos tienen forma de media luna. El trastorno causa anemia crónica y episodios de dolor.

Enfermedad de Tay-Sachs: Trastorno hereditario que causa discapacidad mental, ceguera, convulsiones y la muerte, generalmente a los 5 años.

Enfermedad de Von Willebrand: Trastorno en el cual la sangre no coagula bien.

Enfermedad hemolítica del recién nacido (EHRN): Tipo de anemia que puede afectar al feto o al recién nacido. La EHRN es causada por la descomposición de los glóbulos rojos del feto por medio de los anticuerpos en la sangre de la mujer.

Enfermedad inflamatoria intestinal (EII): Nombre de un grupo de enfermedades que causan la inflamación de los intestinos. Algunos ejemplos incluyen la enfermedad de Crohn y la colitis ulcerosa.

Enfermedad meningocócica: Inflamación de los recubrimientos del cerebro y de la médula espinal causada por una bacteria llamada meningococo.

Enfermedad neumocócica: Enfermedad causada por una infección bacteriana que puede afectar los pulmones, los oídos o el cerebro.

Enfermedad pélvica inflamatoria (EPI): Infección de la porción superior del aparato genital femenino.

Enfermedad renal: Término general para cualquier enfermedad que afecte la manera en la que funcionan los riñones.

Enfermedad trofoblástica gestacional (ETG): Trastorno poco frecuente del embarazo en el cual las células de la placenta crecen anormalmente.

Ensayo de trabajo de parto después de una cesárea (TOLAC): Trabajo de parto en una mujer que ha tenido un parto por cesárea anteriormente. El objetivo es lograr un parto vaginal.

Epilepsia: Grupo de trastornos en los que la actividad normal del cerebro repentinamente se vuelve anormal. Esto puede provocar convulsiones.

Episiotomía: Corte quirúrgico realizado en el área entre la vagina y el ano para ampliar la abertura vaginal para el parto.

Erección: Alargamiento y endurecimiento del pene.

Esclerosis múltiple (EM): Enfermedad del sistema nervioso que conduce a la pérdida del control muscular.

Escroto: Saco genital externo en el hombre que contiene los testículos.

Esfínter: Músculo que puede cerrar una abertura corporal, como el esfínter del ano.

Especialista en medicina materno-fetal (MMF): Ginecólogo obstetra con capacitación adicional en el cuidado de las mujeres con embarazos de alto riesgo. También se le llama perinatólogo.

Espermatozoide: Célula producida por los testículos masculinos que puede fecundar al óvulo femenino.

Espermicida: Producto químico (crema, gel, espuma) que inactiva los espermatozoides.

Espina bífida: Tipo de defecto del nacimiento que ocurre cuando la columna vertebral del feto no se cierra por completo durante el embarazo. Esto conduce a una médula espinal o membranas expuestas, lo cual causa parálisis o debilidad de las extremidades inferiores.

Esterilización posparto: Procedimiento permanente que impide que la mujer quede embarazada; se practica poco después del nacimiento del niño.

Esterilización: Método anticonceptivo permanente.

Estimulación del trabajo de parto: Pasos que se toman para estimular al útero para que tenga más contracciones que sean más largas y con mayor frecuencia. La aceleración del parto se realiza después de que el trabajo de parto ha comenzado por sí mismo, pero las contracciones se han ralentizado o detenido.

Estreptococos del grupo B (EGB): Tipo de bacteria que muchas personas tienen normalmente y que pueden transmitirse al feto en el momento del parto. Los EGB puede causar una infección grave en algunos recién nacidos. A las mujeres que tienen la bacteria se les administran antibióticos durante el parto para prevenir la infección del recién nacido.

Estrógeno: Hormona femenina producida en los ovarios.

Evento vascular cerebral: Interrupción repentina del flujo sanguíneo a todo el cerebro o parte de él, causada por el bloqueo o el estallido de un vaso sanguíneo del cerebro. El accidente cerebrovascular a menudo conduce a la pérdida de consciencia y la parálisis temporal o permanente.

Exploración ginecológica: Examen físico de los órganos pélvicos de la mujer.

Eyacular: La liberación del semen desde el pene en el momento del orgasmo.

F

Factor Rh: Proteína que se puede encontrar en la superficie de los glóbulos rojos.

Factor V de Leiden: Trastorno genético que puede aumentar la probabilidad de desarrollar coágulos de sangre.

Falso negativo: Resultado de una prueba que dice que no se tiene una afección cuando en realidad sí se tiene.

Falso positivo: Resultado de un prueba que dice que se tiene una afección cuando en realidad no se tiene.

Fecha de última menstruación (FUM): Fecha del primer día del última menstruación antes del embarazo. La FUM se utiliza para calcular la fecha del parto.

Fecha probable de parto (FPP): Fecha estimada en la que nacerá el bebé.

Fecundación: Proceso de varios pasos que une al óvulo y al espermatozoide.

Fecundación in vitro (FIV): Procedimiento en el cual un óvulo se extrae del ovario de la mujer, se fecunda en un laboratorio con el espermatozoide del hombre, y luego se transfiere al útero de la mujer para lograr un embarazo.

Feto: Etapa del desarrollo humano más allá de las 8 semanas completas después de la fecundación.

Fibromas: Crecimientos que se forman en el músculo del útero. Los fibromas generalmente no son cancerosos.

Fibronectina fetal: Proteína producida por las células fetales. Ayuda al saco amniótico a permanecer conectado al endometrio.

Fibrosis quística (FQ): Trastorno hereditario que causa problemas con la respiración y la digestión.

Folato: Forma de vitamina B que las mujeres necesitan antes y durante el embarazo. Cuando se encuentra en los multivitamínicos prenatales, se le llama ácido fólico.

Folículo: Estructura similar a un saco en la cual se desarrolla el óvulo dentro del ovario.

Fórceps: Instrumento que se coloca alrededor de la cabeza del feto para ayudar a sacarlo del canal de parto durante el parto.

G

Gastrosquisis: Defecto congénito en el que un agujero de la pared abdominal del feto permite que sobresalga el intestino. Este defecto se puede diagnosticar durante el embarazo con un ultrasonido y se trata con cirugía después del nacimiento.

Gemelos fraternos: Gemelos que se han desarrollado a partir de dos diferentes óvulos fecundados.

Gemelos idénticos: Gemelos que se han desarrollado a partir de un solo óvulo fecundado y que suelen ser genéticamente idénticos.

Genes: Segmentos de ADN que contienen las instrucciones para desarrollar los rasgos físicos de una persona y el control de los procesos del cuerpo. Los genes son la unidad básica de la herencia y se pueden transmitir de padres a hijos.

Genetista: Especialista en el estudio de los genes, la variación genética y la herencia.

Genitales: Órganos sexuales o reproductivos.

Ginecología: Rama de la medicina que implica el cuidado del aparato reproductivo femenino y de los senos.

Ginecólogo obstetra (ginecoobstetra): Médico especialista en la salud femenina.

Gingivitis: Inflamación de las encías.

Glucosa: Azúcar en la sangre que es la principal fuente de combustible del cuerpo.

Gonadotropina coriónica humana (hCG): Hormona producida durante el embarazo. La medición de esta hormona es la base de la mayoría de las pruebas de embarazo.

Gonorrea: Infección de transmisión sexual que puede conducir a enfermedad pélvica inflamatoria, infertilidad y artritis.

Granuloma gravídico: Crecimiento de las encías que puede ocurrir durante el embarazo.

H

Hematólogo: Médico especialista en el diagnóstico y tratamiento de enfermedades de la sangre.

Hemofilia: Trastorno causado por una mutación del cromosoma X. Las personas afectadas suelen ser hombres que carecen de una sustancia en la sangre que les ayude con la coagulación. Las personas que padecen de hemofilia corren el riesgo de tener sangrados graves incluso por lesiones menores.

Hemoglobinopatías: Cualquier trastorno hereditario que afecte el número o la forma de los glóbulos rojos del cuerpo. Algunos ejemplos incluyen la enfermedad de las células falciformes y las diferentes formas de talasemia.

Hemograma completo: Análisis de sangre que mide y describe diferentes tipos de células sanguíneas.

Hemorragia: Sangrado abundante.

Hemorragia posparto: Sangrado intenso que ocurre después del nacimiento del bebé y de la expulsión de la placenta.

Hemorroides: Vasos sanguíneos hinchados ubicados en el ano o alrededor de este.

Hepatitis: Infección del hígado que puede ser causada por varios tipos de virus.

Hepatitis A: Infección causada por un virus que puede propagarse por medio de alimentos o agua contaminados.

Hepatitis B: Infección causada por un virus que puede propagarse a través de la sangre, el semen o líquidos corporales infectados con el virus.

Hepatitis C: Infección causada por un virus que puede propagarse al compartir agujas utilizadas para inyectarse drogas.

Herpes genital: Infección de transmisión sexual (ITS) causada por un virus. El herpes causa llagas dolorosas y altamente infecciosas en o alrededor de la vulva y el pene.

Herpes zóster (culebrilla): Enfermedad causada por un despertar del virus de la varicela zóster en personas que han sufrido de varicela. El herpes zóster causa una erupción dolorosa y ampollas.

Heterocigótico: Término empleado para describir cuando la persona tiene una copia defectuosa y una copia normal de un gen.

Hibridación fluorescente in situ (FISH): Prueba de detección de problemas cromosómicos frecuentes. El examen se realiza utilizando una muestra de tejido obtenida por amniocentesis o una prueba de vellosidades coriónicas.

Hidramnios: Afección en la que hay una cantidad excesiva de líquido amniótico en el saco que rodea al feto.

Hiperémesis gravídica: Náuseas y vómitos intensos durante el embarazo que pueden conducir a la pérdida de peso y líquidos corporales.

Hipertensión: Presión arterial alta.

Hipertensión gestacional: Presión arterial alta que se diagnostica después de las 20 semanas de embarazo.

Hipertiroidismo: Afección en la que la glándula tiroides produce demasiada hormona tiroidea.

Hipófisis: Glándula situada cerca del cerebro que controla el crecimiento y otros cambios del cuerpo.

Histerectomía: Cirugía para extirpar el útero.

Histeroscopia: Procedimiento en el cual se inserta un sistema óptico iluminado en el útero a través del cuello uterino para ver el interior del útero o realizar una cirugía.

Homocigótico: Término empleado para describir cuando una persona tiene dos copias defectuosas de un gen.

Hormona: Sustancia que produce el cuerpo y que controla la función de las células u órganos.

Hormona folículo-estimulante (FSH): Hormona producida por la glándula hipófisis en el cerebro que ayuda a madurar el óvulo.

Hormona liberadora de gonadotropinas (GnRH): Hormona producida en el cerebro que le dice a la glándula hipófisis cuándo debe producir la hormona folículo-estimulante (FSH) y la hormona luteinizante (LH).

Hormona luteinizante (LH): Hormona que se produce en la glándula hipófisis y que ayuda a liberar un óvulo desde el ovario.

Hormona tiroidea: Hormona producida por la glándula tiroidea.

I

Ictericia: Acumulación de bilirrubina (sustancia amarillo-parduzca formada por la descomposición de los glóbulos rojos en la sangre) que hace que la piel tenga un aspecto amarillento.

Implantación: Etapa del embarazo cuando el blastocisto se adhiere a la pared del útero.

Implante anticonceptivo: Cilindro pequeño que se inserta debajo de la piel en el brazo. El implante libera una hormona para prevenir el embarazo.

Incontinencia anal: Pérdida involuntaria de heces sólidas o líquidas, moco o gases a través del ano. También se le llama incontinencia intestinal.

Incontinencia fecal: Pérdida involuntaria del control del contenido intestinal. Esta afección puede conducir a la pérdida de heces sólidas o líquidas, moco o gases. También se le llama incontinencia intestinal.

Incontinencia intestinal: Pérdida involuntaria del control del contenido intestinal. Esta afección puede conducir a la pérdida de heces sólidas o líquidas, moco o gases. También se le llama incontinencia fecal.

Incontinencia urinaria: Pérdida involuntaria de orina.

Índice de masa corporal (IMC): Relación que se calcula a partir de la altura y el peso. El IMC se usa para determinar si una persona tiene bajo peso, un peso normal, sobrepeso u obesidad.

Inducción del trabajo de parto: Uso de medicamentos o de otros métodos para comenzar el trabajo de parto.

Infección de transmisión sexual (ITS): Infección que se transmite a través del contacto sexual. Estas infecciones incluyen clamidia, gonorrea, virus del papiloma humano (VPH), herpes, sífilis y virus de inmunodeficiencia humana (VIH, la causa del síndrome de inmunodeficiencia adquirida [SIDA]).

Infección de vías urinarias (IVU): Infección en cualquier parte del sistema urinario, incluidos los riñones, la vejiga o la uretra.

Infección por levaduras: Infección causada por el crecimiento excesivo de un hongo. Los síntomas pueden incluir picazón, ardor e irritación de la vulva o de la vagina y una secreción blanca y espesa.

Infertilidad: Incapacidad de quedar embarazada después de 1 año de tener relaciones sexuales regulares sin usar anticonceptivos.

Influenza: Infección por el virus de la gripe que afecta con mayor frecuencia la boca, la garganta, la nariz y los pulmones. Los síntomas incluyen fiebre, cefalea, dolores musculares, tos, congestión nasal y fatiga extrema. Las complicaciones pueden ocurrir en los casos graves, incluida la neumonía y la bronquitis.

Inhibidores selectivos de la recaptación de serotonina (ISRS): Tipo de medicamento utilizado para tratar la depresión.

Inmune: Protegido contra enfermedades infecciosas.

Inmunoglobulina de la hepatitis B (HBIG): Sustancia que se administra para proporcionar protección temporal contra la infección por el virus de la hepatitis B.

Inmunoglobulina Rh (IgRh): Sustancia que se administra para prevenir la respuesta de los anticuerpos de una persona Rh negativa ante las células sanguíneas Rh positivas.

Insuficiencia cervical: Afección en la que el cuello uterino no puede mantener un embarazo dentro del útero durante el segundo trimestre.

Insuficiencia cervicouterina: Cuello uterino que comienza a dilatarse (abrirse) antes de lo que debería durante el embarazo sin que haya contracciones uterinas.

Insulina: Hormona que reduce las concentraciones de glucosa (azúcar) en la sangre.

Intolerancia a la lactosa: Ser incapaz de digerir la lactosa, un azúcar que se encuentra en muchos productos lácteos.

Isotretinoína: Medicamento de venta con receta que tiene vitamina A y que se utiliza para tratar el acné. El medicamento puede generar defectos congénitos graves y no debe tomarse durante el embarazo.

L

Labio leporino: Defecto congénito que causa una abertura o fractura del labio superior o del techo de la boca.

Labios: Pliegues de la piel a cada lado de la abertura de la vagina.

Lactancia materna exclusiva: Alimentar a un bebé solo con leche materna y ningún otro alimento o líquido, a menos que así lo indique el médico del bebé.

Lactancia: Producción de leche materna.

Lactosa: Azúcar que se encuentra en muchos productos lácteos.

Laminaria: Varillas delgadas elaboradas de material natural o sintético que se expanden al absorber agua. La laminaria se inserta en la abertura del cuello uterino para ensancharla.

Lanugo: Vello suave y lanoso que cubre el cuerpo del feto.

Laparoscopia: Procedimiento quirúrgico en el cual se inserta un sistema óptico delgado e iluminado llamado laparoscopio a través de una pequeña incisión (corte) que se realiza en el abdomen. El laparoscopio se utiliza para ver los órganos pélvicos. Se pueden usar otros instrumentos junto con este para realizar la cirugía.

Laparoscopio: Sistema óptico delgado e iluminado que se inserta a través de una pequeña incisión (corte) en el abdomen para visualizar los órganos internos o para realizar cirugías.

Laxantes: Productos que se usan para ayudar a vaciar los intestinos.

Ligamentos: Bandas de tejido que conectan los huesos o soportan los órganos internos grandes.

Línea negra: Línea que va desde el ombligo hasta el vello púbico que se oscurece durante el embarazo.

Líquido amniótico: Líquido del saco donde se encuentra el feto.

Listeria: Tipo de bacteria que causa enfermedades transmitidas por los alimentos.

Listeriosis: Tipo de enfermedad que puede provenir de las bacterias que se encuentran en la leche no pasteurizada, las salchichas, las carnes frías y los mariscos ahumados.

Lobulillos mamarios: Pequeñas estructuras de la mama que producen y almacenan leche cuando la mujer está amamantando.

Loquios: Secreción vaginal que ocurre después del parto.

Lupus: Trastorno autoinmunitario que afecta los tejidos conectivos del cuerpo. El trastorno puede causar artritis, enfermedad renal, cardiopatías, trastornos sanguíneos y complicaciones durante el embarazo. También se le llama lupus eritematoso sistémico o LES.

M

Macrosomía: Afección en la cual el feto crece más de lo esperado y con frecuencia pesa más de 4,000 gramos (8 libras y 13 onzas).

Maduración cervical: Cuando el cuello uterino se ablanda para prepararse para el parto.

Malaria o paludismo: Enfermedad causada por un parásito que se propaga por medio de las picaduras de mosquitos.

Maligno: Forma de describir las células anormales o tumores capaces de diseminarse hasta otras partes del cuerpo.

Mastitis: Infección del tejido mamario que puede ocurrir durante la lactancia.

Melanina: Pigmento oscuro que da el color a la piel y al cabello.

Melasma: Problema frecuente de la piel que causa manchas de color marrón grisáceo en el rostro. También se le llama la "paño del embarazo".

Meningitis: Inflamación del recubrimiento del cerebro o de la médula espinal.

Menopausia: Momento en el que se detienen permanentemente los períodos menstruales de la mujer. La menopausia se confirma después de 1 año sin que se hayan tenido períodos menstruales.

Menstruación: Desprendimiento mensual de sangre y tejido uterino que ocurre cuando una mujer no está embarazada.

Metabolismo: Procesos físicos y químicos del cuerpo que mantienen la vida.

Método de la amenorrea por lactancia (MAL): Método temporal de anticoncepción que se basa en la forma natural en que el cuerpo previene la ovulación mientras la mujer está amamantando.

Método sintotérmico: Método de consciencia de la fertilidad utilizado para predecir cuándo la mujer podría ser fértil. El método utiliza la temperatura corporal y otros signos y síntomas de la ovulación.

Métodos de barrera: Técnica de anticoncepción que impide que los espermatozoides entren en el útero, por ejemplo, los condones.

Metrorragia intermenstrual: Sangrado vaginal que ocurre entre los períodos regulares.

Microcefalia: Defecto congénito en el cual la cabeza y el cerebro del bebé son más pequeños de lo normal. Los bebés con microcefalia pueden sufrir convulsiones, retrasos en el desarrollo, discapacidad mental, problemas de visión y audición y alteraciones del equilibrio y el movimiento.

Miometrio: Capa muscular del útero.

Mola hidatiforme: Embarazo anormal que ocurre cuando un espermatozoide fecunda un óvulo que no contiene material genético alguno. Este tipo de embarazo puede ser precanceroso y debe tratarse. También se le llama embarazo molar.

Monitorización fetal electrónica: Prueba en la que los instrumentos se colocan en el abdomen de la mujer y se utilizan para registrar los latidos del corazón del feto y las contracciones del útero de la mujer.

Monoamniótico–monocoriónico: Describe a los gemelos formados a partir del mismo óvulo; ambos se encuentran en un saco, en lugar de dos sacos distintos. Estos gemelos comparten una sola placenta y son idénticos (tienen el mismo material genético).

Monosomía: Afección en la cual falta un cromosoma.

Mortinato: Nacimiento de un feto muerto.

Muestreo de sangre fetal: Procedimiento en el cual se toma una muestra de sangre del cordón umbilical del feto y se le hace una prueba.

Muestreo de vellosidades coriónicas (MVC): Procedimiento en el cual se toma una pequeña muestra de células de la placenta y se analiza.

Mutación: Cambio en un gen que se puede transmitir de padres a hijos.

N

Nacimiento por cesárea: Nacimiento del feto a través de una incisión (corte) hecha en el abdomen de la mujer para llegar al útero.

Nacimiento vaginal después de un parto por cesárea: Nacimiento vaginal en una mujer que ha tenido un parto por cesárea previamente.

Neonatólogo: Médico especializado en el diagnóstico y tratamiento de los trastornos que afectan a los recién nacidos.

Neumonía: Infección de los pulmones.

Neurológico: Relacionado con el sistema nervioso.

Número de patadas: Registro que se mantiene durante el embarazo tardío para saber el número de veces que el feto se mueve durante un período determinado.

Nutrientes: Sustancias nutritivas que se encuentran en los alimentos, como vitaminas y minerales.

O

Obesidad: Afección caracterizada por el exceso de grasa corporal.

Obstetricia: Rama de la medicina que implica la atención de las pacientes que están embarazadas o se encuentran en trabajo de parto.

Oligohidramnios: Pequeña cantidad de líquido que se encuentra alrededor del feto durante el embarazo.

Opiáceos: Medicamentos que disminuyen la capacidad de sentir dolor.

Orgasmo: Sentimientos de placer físico que pueden darse durante la actividad sexual.

Orientador genético: Profesional de la salud especialista en genética que puede proporcionar asesoramiento experto acerca de los trastornos genéticos y las pruebas prenatales.

Orificio interno: Abertura interna del cuello uterino hacia el útero.

Orina: Líquido que excreta el cuerpo y que se compone de desechos, agua y sal extraídos de la sangre.

Ovario: Órganos femeninos que contienen los óvulos necesarios para quedar embarazada; producen hormonas importantes, tales como estrógenos, progesterona y testosterona.

Ovulación: Momento cuando el ovario libera un óvulo.

Ovular: Acto que realiza el ovario cuando libera un óvulo.

Óvulo: La célula reproductiva femenina producida y liberada por los ovarios. También se conoce como ovocito.

Óxido nitroso: Gas inodoro que cuando se inhala le hace sentir relajado y tranquilo. También se le llama gas de la risa.

Oxígeno: Elemento que respiramos para mantenernos vivos.

Oxitocina: Hormona producida por el cuerpo que puede causar contracciones del útero y liberar la leche de los senos.

P

Paladar hendido: Defecto congénito que causa una abertura o fractura del paladar de la boca.

Parálisis cerebral infantil: Trastorno del sistema nervioso que afecta el movimiento, la postura y la coordinación. Este padecimiento está presente al nacer.

Parteros: Ginecólogos obstetras que trabajan para un hospital o grupo médico y cuyo trabajo consiste en atender a las mujeres durante su trabajo de parto y gestionan las emergencias durante el trabajo de parto y el parto.

Parto por cesárea: Nacimiento de un feto a través de una incisión (corte) hecha en el abdomen de la mujer para llegar al útero.

Parto programado: Parto que se realiza por una razón que no es médica.

Parto temprano: En el embarazo, este período va desde las 37 semanas y 0 días hasta las 38 semanas y 6 días.

Parto vaginal instrumentado: Uso de fórceps o un dispositivo de succión para ayudar a guiar la cabeza fetal hacia afuera del canal del parto.

Parvovirus: Virus que puede transmitirse al feto durante el embarazo y causarle daño.

Patógenos: Cualquier forma de vida pequeña que puede causar enfermedades.

Patólogo: Médico que examina los tejidos y las pruebas de laboratorio para diagnosticar enfermedades.

Pediatra: Médico que atiende bebés y niños.

Pene: Órgano sexual masculino.

Penetración: Acto de insertar el pene, dedo u otro objeto en la vagina o en el ano, o insertar un órgano sexual en la boca.

Pérdida ósea: Pérdida gradual de calcio y proteínas de los huesos, que los hace frágiles y más propensos a romperse.

Perfil biofísico (PBF): Prueba que utiliza ultrasonido para medir la respiración, el movimiento, el tono muscular y la frecuencia cardíaca del feto. La prueba también mide la cantidad de líquido del saco amniótico.

Perfil biofísico modificado: Versión diferente del perfil biofísico que se usa para comprobar el bienestar fetal. Este perfil incluye la verificación de la cantidad de líquido amniótico y la frecuencia cardíaca fetal.

Perineo: Área entre la vagina y el ano.

Período menstrual: Desprendimientos mensuales de sangre y tejido uterino.

Peritoneo: Membrana que recubre la cavidad abdominal y rodea los órganos internos.

Pica: Necesidad de comer cosas que no son alimentos.

Pie zambo: Defecto congénito en el que el pie está mal formado y retorcido, y se encuentra fuera de posición.

Pielonefritis: Infección renal causada por bacterias.

Placenta acreta: Afección en la cual una parte o la totalidad de la placenta se adhiere anormalmente al útero.

Placenta previa: Afección en la cual la placenta cubre la abertura del útero.

Placenta: Órgano que proporciona nutrientes y elimina los desechos del feto.

Plaquetas: Célula pequeña que se encuentra en la sangre y ayuda a detener el sangrado.

Polihidramnios: Gran cantidad de líquido que rodea al feto durante al embarazo.

Portador: Persona que no muestra los signos de un trastorno, pero que podría transmitir este gen a sus hijos.

Posparto: Relacionado con las semanas posteriores al nacimiento del niño.

Postérmino: En el embarazo, un período igual o superior a 42 semanas.

Preeclampsia: Trastorno que puede ocurrir durante el embarazo o después del parto en el cual se tiene presión arterial alta y otros signos de lesiones en los órganos. Estos signos incluyen cantidad anormal de proteína en la orina, número bajo de plaquetas, función renal o hepática anormal, dolor en la parte superior del abdomen, líquido en los pulmones, un fuerte dolor de cabeza o cambios en la visión.

Pregestacional: Antes del embarazo.

Prepucio: Capa de piel que cubre el extremo del pene.

Presentación: Término que describe la parte del feto que está más baja en la vagina durante el parto.

Presentación anómala: Cada vez que el feto no está en una posición con la cabeza hacia abajo.

Presentación cefálica: Posición de cabeza abajo del feto antes del nacimiento.

Presentación podálica: Posición en la que los pies o las nalgas del feto aparecen primero a la hora del parto.

Preservativo bucal: Una pieza delgada de látex o poliuretano usada entre la boca y la vagina o el ano durante el sexo oral. Usar un preservativo bucal puede reducir su riesgo de adquirir infecciones de transmisión sexual (ITS).

Presión arterial alta: Presión arterial por encima del nivel normal. También se le llama hipertensión.

Presión arterial diastólica: Fuerza que tiene la sangre en las arterias cuando el corazón está relajado. Es la cifra más baja al tomar la presión arterial.

Presión arterial sistólica: Fuerza que tiene la sangre de las arterias cuando el corazón se contrae. Es la cifra más alta cuando se toma la presión arterial.

Pretérmino: Menos de 37 semanas de embarazo.

Primeros movimientos fetales: Primera sensación de movimientos del feto que siente la mujer embarazada.

Procedimiento de resección electroquirúrgica con asa (REQA): Procedimiento que elimina el tejido anormal del cuello uterino utilizando un asa de alambre delgado y energía eléctrica.

Profilaxis preexposición (PrEP): Medicación diaria que se toma para ayudar a prevenir la infección por el virus de la inmunodeficiencia humana (VIH). Junto a otras medidas preventivas, como el uso de preservativos, la PrEP puede reducir el riesgo de contraer el VIH.

Progestágeno: Forma sintética de la progesterona que es similar a la hormona producida naturalmente por el cuerpo.

Progesterona: Hormona femenina que se produce en los ovarios y que prepara al endometrio para el embarazo.

Prolapso de órganos pélvicos (POP): Afección en la cual un órgano pélvico se cae. Esta alteración es causada por el debilitamiento de los músculos y tejidos que sostienen los órganos de la pelvis, incluyendo la vagina, el útero y la vejiga.

Prolapso del cordón umbilical: Problema que hace que el cordón umbilical salga de la vagina antes del parto. Esta es una situación de urgencia durante el parto.

Prostaglandinas: Productos químicos que son producidos por el cuerpo y tienen muchos efectos, incluido el provocar que los músculos del útero se contraigan, generalmente, causando cólicos.

Proteinuria: Presencia de una cantidad anormal de proteína en la orina.

Prueba de tolerancia a las contracciones: Prueba para medir la frecuencia cardíaca del feto durante las contracciones leves del útero de la mujer.

Prueba del portador: Prueba que se realiza a la persona que no presenta signos ni síntomas para averiguar si posee un gen de un trastorno genético.

Prueba sin estrés: Prueba en la cual los cambios en la frecuencia cardíaca fetal se registran mediante un monitor fetal electrónico.

Pruebas de detección precoz: Pruebas que buscan los posibles signos de una enfermedad en personas que no tienen signos o síntomas.

Pruebas diagnósticas: Pruebas que buscan la enfermedad o la causa de la enfermedad.

Pruebas genéticas previas a la implantación: Tipo de pruebas genéticas que se pueden hacer durante la fecundación in vitro. Las pruebas se realizan con el óvulo fecundado antes de que se transfiera al útero.

Puntuación de Apgar: Medida de la respuesta del bebé al nacer y ante la vida por sí mismo, que se realiza 1 minuto y 5 minutos después del nacimiento.

Q–R

Quimioterapia: Tratamiento del cáncer con medicamentos.

Radiación: Tipo de energía que se transmite en forma de rayos, ondas o partículas.

Recto: Última parte del tubo digestivo.

Reducción de embarazo fetal múltiple: Procedimiento utilizado para reducir el número de fetos en un embarazo múltiple.

Relaciones sexuales: Acto por medio del cual el pene del hombre entra en la vagina de la mujer. También se le llama "tener sexo" o "hacer el amor".

Resonancia magnética (RM): Prueba para visualizar los órganos y las estructuras internas mediante el uso de un campo magnético fuerte y ondas sonoras.

Restricción del crecimiento fetal: Afección en la que el feto tiene un peso estimado que es inferior al 90% de los demás fetos del mismo tiempo de embarazo.

Riñón: Órgano que filtra la sangre para eliminar los desechos que se convierten en orina.

Rotura prematura de membranas (RPM): Rompimiento de las membranas amnióticas que ocurre antes de que comience el parto. También se le llama rompimiento prematuro de las membranas.

Rotura uterina: Alteración en la cual el útero se desgarra durante el parto.

Rubéola: Virus que se puede transmitir al feto si la mujer se infecta durante el embarazo. El virus puede causar un aborto espontáneo o defectos congénitos graves.

S

Saco amniótico: Saco lleno de líquido dentro del útero de una mujer. El feto se desarrolla en este saco.

Sangrado de implantación: Pequeña cantidad de manchas o sangrado que ocurre al principio del embarazo, aproximadamente 2 semanas después de la ovulación. Esto puede ser una señal de que el óvulo fecundado se ha unido al endometrio.

Sedante: Agente o medicamento que alivia el nerviosismo o la tensión.

Semen: Líquido producido por las glándulas sexuales masculinas y que contiene a los espermatozoides.

Septicemia: Afección en la cual se encuentran toxinas infecciosas (generalmente de bacterias) en la sangre. Es una afección grave que puede poner en riesgo la vida. Los síntomas incluyen fiebre, frecuencia cardíaca alta, dificultad respiratoria y confusión mental.

Sífilis: Infección de transmisión sexual (ITS) causada por un organismo llamado Treponema pallidum. Esta infección puede causar problemas de salud importantes o la muerte en sus etapas posteriores.

Síndrome alcohólico fetal (SAF): Trastorno más grave resultante del consumo de alcohol durante el embarazo. El SAF puede causar anomalías en el desarrollo cerebral, el crecimiento físico y las características faciales del bebé o del niño.

Síndrome antifosfolipídico (SAP): Trastorno que puede conducir a una coagulación sanguínea anormal y a problemas durante el embarazo.

Síndrome de abstinencia neonatal (SAN): Grupo de problemas que le suceden a un recién nacido que estuvo expuesto a sustancias adictivas antes de su nacimiento. Una causa frecuente del SAN es el trastorno por uso de opiáceos.

Síndrome de dificultad respiratoria (SDR): Afección en la cual los pulmones del recién nacido no están maduros, lo cual genera dificultades respiratorias.

Síndrome de Down (trisomía 21): Trastorno genético que causa características faciales y corporales anormales, problemas médicos como defectos cardíacos y discapacidad mental. La mayoría de los casos de síndrome de Down son causados porque se tiene un cromosoma 21 adicional (trisomía 21).

Síndrome de Edwards (trisomía 18): Trastorno genético que causa problemas graves. Provoca una cabeza pequeña, defectos cardíacos y sordera.

Síndrome de inmunodeficiencia adquirida (SIDA): Conjunto de signos y síntomas, generalmente de infecciones graves, que sufre una persona que tiene el virus de inmunodeficiencia humana (VIH).

Síndrome de la muerte súbita infantil (SMSI): Muerte inesperada de causa desconocida de un bebé.

Síndrome de Patau (trisomía 13): Trastorno genético que causa problemas graves. Afecta al corazón y el cerebro y causa labio leporino, paladar hendido y la aparición de dedos adicionales en pies y manos.

Síndrome de rubéola congénita (SRC): Enfermedad que se puede encontrar en un recién nacido después de que el feto se ha infectado con el virus de la rubéola durante el primer trimestre del embarazo. Las complicaciones a largo plazo pueden incluir problemas cardíacos y oculares, sordera y discapacidad mental.

Síndrome de transfusión feto-fetal (STFF): Alteración de los gemelos idénticos en la cual un gemelo recibe más sangre que el otro durante el embarazo.

Síndrome de Turner: Problema que afecta a las mujeres cuando les falta un cromosoma X o este se encuentra dañado. Este síndrome hace que el cuello esté alado, que se tenga baja estatura y problemas cardíacos.

Síndrome de varicela congénita: Alteración que se puede encontrar en el recién nacido después de que el feto se ha infectado con varicela, generalmente durante el primer o segundo trimestre del embarazo. Las complicaciones a largo plazo pueden incluir problemas oculares, daño cerebral y deformación de las extremidades.

Síndrome del cromosoma X frágil: Enfermedad genética del cromosoma X que es la causa hereditaria más frecuente de discapacidad mental.

Síndrome del intestino irritable (SII): Trastorno digestivo que puede causar gases, diarrea, estreñimiento y dolor abdominal.

Síndrome del ovario poliquístico (SOPQ): Afección que conduce a un desequilibrio hormonal que afecta los períodos menstruales mensuales, la ovulación, la capacidad de quedar embarazada y el metabolismo de la mujer.

Síndrome del túnel carpiano: Afección que causa entumecimiento, hormigueo y dolor en los dedos y en las manos.

Síndrome HELLP: Tipo grave de preeclampsia. HELLP son las siglas en inglés de hemólisis, enzimas hepáticas elevadas y bajo recuento de plaquetas (**h**emolysis, **e**levated **l**iver enzymes, and **l**ow **p**latelet count).

Síndrome premenstrual (SPM): Término utilizado para describir un grupo de cambios físicos y conductuales que algunas mujeres experimentan antes de sus períodos menstruales mensuales.

Sistema inmunitario: Sistema de defensa natural del cuerpo contra los virus y las bacterias que causan enfermedades.

Sulfato de magnesio: Medicamento que puede ayudar a prevenir la parálisis cerebral infantil cuando se administra a las mujeres durante un trabajo de parto prematuro que pueden dar a luz antes de las 32 semanas de embarazo.

Surfactante: Sustancia producida por las células de los pulmones. Esta sustancia ayuda a mantener elásticos a los pulmones y evita que se colapsen.

T

Talasemia: Grupo de anemias heredadas.

Tecnología de reproducción asistida (TRA): Tratamientos o procedimientos que se realizan para iniciar el embarazo. Esto puede incluir el manejo de óvulos y espermatozoides o embriones.

Temperatura basal (TB): Temperatura del cuerpo en reposo.

Teratógeno: Agente que puede causar defectos congénitos cuando la mujer es expuesta a este durante el embarazo.

Término tardío: En el embarazo, es el período que va desde las 41 semanas y 0 días hasta las 41 semanas y 6 días.

Testículos: Par de órganos masculinos que producen espermatozoides y testosterona, la hormona sexual masculina. También se conocen con muchos otros nombres.

Tiroides: Glándula en forma de mariposa que se encuentra en la base del cuello en frente de la tráquea. Esta glándula produce, almacena y libera la hormona tiroidea, que controla el metabolismo del cuerpo y regula la forma en la que funcionan las partes del cuerpo.

Tocolítico: Medicamento utilizado para retrasar las contracciones del útero.

Tomografía computarizada (TC): Tipo de radiografía que muestra los órganos y las estructuras internas en una sección transversal.

Tos ferina: Infección respiratoria contagiosa. También se le llama tos convulsa.

Toxina: Sustancia producida por bacterias que es venenosa para otros organismos vivos.

Toxoplasmosis: Infección causada por Toxoplasma gondii, un microorganismo que se puede encontrar en la carne cruda, el suelo del jardín y las heces de los gatos (deposiciones). Esta infección puede dañar al feto.

Transductor: Dispositivo que envía ondas sonoras y convierte los ecos a señales eléctricas.

Transfusión: Inyección de sangre, plasma o plaquetas a la sangre.

Trastorno autoinmune: Afección en la que el cuerpo ataca a sus propios tejidos.

Trastorno autosómico dominante: Trastorno genético causado por un gen defectuoso. El gen defectuoso se encuentra en uno de los cromosomas que no es un cromosoma sexual.

Trastorno autosómico recesivo: Trastornos genéticos causados por dos genes defectuosos, uno heredado de cada uno de los padres. Los genes defectuosos se encuentran en uno de los pares de cromosomas que no sean los cromosomas sexuales.

Trastorno del espectro alcohólico fetal (TEAF): Grupo de discapacidades físicas, mentales, conductuales y de aprendizaje que pueden ocurrir en una persona cuya madre bebió bebidas alcohólicas durante el embarazo.

Trastorno disfórico premenstrual (TDPM): Forma grave del síndrome premenstrual (SPM) que interfiere con la vida diaria de una mujer. Los síntomas pueden incluir cambios bruscos del estado de ánimo, irritabilidad, desesperanza, ansiedad, problemas para concentrarse, cambios del apetito, problemas para dormir e inflamación.

Trastorno dominante: Trastorno genético causado por un solo gen.

Trastorno por el consumo de opiáceos: Enfermedad tratable que puede ser causada por el consumo frecuente de opiáceos. A veces se le llama adicción a los opiáceos.

Trastorno recesivo: Trastorno genético causado por dos genes, uno que se hereda de cada uno de los padres.

Trastornos convulsivos: Cualquier afección que cause convulsiones, las cuales producen cambios en el movimiento, la consciencia, el estado de ánimo o las emociones. La epilepsia es un tipo de trastorno convulsivo.

Trastornos genéticos: Trastornos causados por un cambio en los genes o en los cromosomas.

Trastornos hereditarios: Trastornos causados por el cambio en un gen que puede transmitirse de padres a hijos.

Trastornos ligados con el cromosoma X: Trastornos genéticos causados por genes defectuosos. Los genes se encuentran en el cromosoma X.

Trastornos relacionados con el sexo: Trastornos genéticos causados por un cambio en un gen que se encuentra ubicado en los cromosomas sexuales.

Tricomoniasis: Tipo de infección vaginal causada por un parásito. Esta infección se transmite a través de las relaciones sexuales.

Triglicéridos: Tipo de grasa corporal que se encuentra en la sangre y en los tejidos. Sus concentraciones altas pueden causar cardiopatías.

Trimestre: Período de 3 meses durante el embarazo. Puede ser el primero, el segundo o el tercero.

Trisomía: Problema donde hay un cromosoma adicional.

Tristeza posparto: Sentimientos de tristeza, miedo, ira o ansiedad que ocurren aproximadamente 3 días después del parto y generalmente terminan en 1 o 2 semanas.

Trombofilia: Afección que hace que la sangre no se coagule correctamente.

Trombosis venosa profunda (TVP): Afección en la que se forma un coágulo de sangre en las venas de las piernas u otras áreas del cuerpo.

Trompas de Falopio: Tubos a través de los cuales un óvulo viaja desde el ovario hasta el útero.

Tuberculosis (TB): Enfermedad que afecta los pulmones y otros órganos del cuerpo. La tuberculosis es causada por bacterias.

U

Ultrasonido: Prueba en la cual se utilizan ondas sonoras para examinar las partes internas del cuerpo. Durante el embarazo, el ultrasonido se puede usar para verificar al feto.

Ultrasonido transabdominal: Tipo de ultrasonido en el cual un dispositivo se mueve a través del abdomen.

Ultrasonido transvaginal: Tipo de ultrasonido en el cual el dispositivo se coloca dentro de la vagina.

Unidad de cuidados intensivos neonatales (UCIN): Lugar especial de un hospital en el cual los recién nacidos enfermos reciben atención médica.

Uretra: Estructura similar a un tubo. La orina fluye a través de este tubo cuando sale del cuerpo.

Útero: Órgano muscular de la pelvis femenina. Durante el embarazo, este órgano sostiene y nutre al feto.

V

Vacuna contra el sarampión, rubéola y parotiditis (SRP o triple viral): Vacuna que se administra para proteger contra el sarampión, la rubéola y la parotiditis. La vacuna contiene virus vivos que se han modificado para no causar las enfermedades. La vacuna no se recomienda para mujeres embarazadas.

Vacuna contra el toxoide tetánico, toxoide diftérico reducida y acelular de pertussis (Tdap): Inyección que protege contra el tétanos, la difteria y la tos ferina (tos convulsa).

Vacuna contra la influenza (gripe): Vacuna administrada para protegerse de la gripe.

Vacuna contra la influenza de virus vivos y atenuados: Vacuna contra la influenza (gripe) creada con virus vivos que se han modificado para no causar enfermedades. Se administra como aerosol nasal. No se recomienda en las mujeres embarazadas.

Vacuna contra la varicela: Vacuna administrada para proteger contra la varicela. La vacuna no se recomienda para mujeres embarazadas.

Vacuna: Sustancia que ayuda al cuerpo a combatir una enfermedad. Las vacunas están elaboradas de cantidades muy pequeñas de agentes débiles o muertos que causan las enfermedades (bacterias, toxinas y virus).

Vacunación: Administración de una vacuna que ayuda al sistema inmunitario natural del cuerpo a desarrollar una protección contra una enfermedad.

Vagina: Estructura en forma de tubo que está rodeada de músculos. La vagina comunica el útero con el exterior del cuerpo.

Vaginosis bacteriana (VB): Afección en la cual cambia el equilibrio normal de las bacterias debido a un crecimiento excesivo de otras bacterias. Los síntomas pueden incluir secreción vaginal, olor a pescado, dolor, picazón y ardor.

Varicela: Enfermedad contagiosa causada por un virus que produce pequeñas ampollas llenas de líquido en la piel.

Varicela: Enfermedad contagiosa causada por un virus. El virus causa varicela y herpes zóster.

Várices: Venas inflamadas y retorcidas, a menudo causadas por un flujo sanguíneo deficiente.

Vasectomía: Método anticonceptivo permanente para los hombres. En este procedimiento, se extrae una porción del tubo que transporta los espermatozoides.

Vejiga: Órgano hueco y muscular en el que se almacena la orina.

Venas: Vasos sanguíneos que transportan sangre desde varias partes del cuerpo de regreso hasta el corazón.

Ventilador: Máquina que sopla aire hacia los pulmones para ayudar a una persona a que respire.

Vérnix: Capa grasosa y blanquecina del recién nacido.

Versión cefálica externa (VCE): Técnica realizada durante el embarazo avanzado en la que el médico intenta mover manualmente al bebé que está de nalgas o de pie hacia una posición donde la cabeza esté hacia abajo.

Vía intravenosa (IV): Tubo que se inserta en la vena y se utiliza para administrar medicamentos o líquidos.

Violencia en la pareja: Uso de amenazas o acciones físicas, sexuales o emocionales contra la pareja romántica actual o previa. Este tipo de violencia tiene por objeto establecer un control sobre la otra persona.

Virus de inmunodeficiencia humana (VIH): Virus que ataca ciertas células del sistema inmunitario del cuerpo. Si no se trata, el VIH puede causar el síndrome de inmunodeficiencia adquirida (SIDA).

Virus de la varicela zóster: Virus que causa la varicela y el herpes zóster.

Virus del papiloma humano (VPH): El nombre de un grupo de virus relacionados, algunos de los cuales causan verrugas genitales y algunos otros están relacionados con el cáncer de cuello uterino, vulva, vagina, pene, ano, boca y garganta.

Virus: Agentes que causan ciertos tipos de infecciones.

Vulva: Área genital femenina externa.

Z

Zika: Enfermedad causada por el virus del Zika, que se transmite a través de las picaduras de mosquitos.

Tabla de índice de masa corporal

Para calcular su índice de masa corporal (IMC), busque su altura en pulgadas en la columna izquierda. Entonces mire a través de la línea para encontrar su peso en libras. El número en la parte superior de esa columna es su IMC.

	NORMAL						SOBREPESO					OBESO					
IMC	**19**	**20**	**21**	**22**	**23**	**24**	**25**	**26**	**27**	**28**	**29**	**30**	**31**	**32**	**33**	**34**	**35**
ALTURA (Pulgadas)	PESO CORPORAL (Libras)																
58	91	96	100	105	110	115	119	124	129	134	138	143	148	153	158	162	167
59	94	99	104	109	114	119	124	128	133	138	143	148	153	158	163	168	173
60	97	102	107	112	118	123	128	133	138	143	148	153	158	163	168	174	179
61	100	106	111	116	122	127	132	137	143	148	153	158	164	169	174	180	185
62	104	109	115	120	126	131	136	142	147	153	158	164	169	175	180	186	191
63	107	113	118	124	130	135	141	146	152	158	163	169	175	180	186	191	197
64	110	116	122	128	134	140	145	151	157	163	169	174	180	186	192	197	204
65	114	120	126	132	138	144	150	156	162	168	174	180	186	192	198	204	210
66	118	124	130	136	142	148	155	161	167	173	179	186	192	198	204	210	216
67	121	127	134	140	146	153	159	166	172	178	185	191	198	204	211	217	223
68	125	131	138	144	151	158	164	171	177	184	190	197	203	210	216	223	230
69	128	135	142	149	155	162	169	176	182	189	196	203	209	216	223	230	236
70	132	139	146	153	160	167	174	181	188	195	202	209	216	222	229	236	243
71	136	143	150	157	165	172	179	186	193	200	208	215	222	229	236	243	250
72	140	147	154	162	169	177	184	191	199	206	213	221	228	235	242	250	258
73	144	151	159	166	174	182	189	197	204	212	219	227	235	242	250	257	265
74	148	155	163	171	179	186	194	202	210	218	225	233	241	249	256	264	272
75	152	160	168	176	184	192	200	208	216	224	232	240	248	256	264	272	279
76	156	164	172	180	189	197	205	213	221	230	238	246	254	263	271	279	287

Fuente: National Heart, Lung, and Blood Institute. Clinical guidelines on the identification, evaluation, and treatment of overweight and obesity in adults. Departamento de Salud y Servicios Humanos de los EE.UU., Junio de 1998: 139

				OBESIDAD EXTREMA														
36	37	38	39	40	41	42	43	44	45	46	47	48	49	50	51	52	53	54
172	177	181	186	191	196	201	205	210	215	220	224	229	234	239	244	248	253	258
178	183	188	193	198	203	208	212	217	222	227	232	237	242	247	252	257	262	267
184	189	194	199	204	209	215	220	225	230	235	240	245	250	255	261	266	271	276
190	195	201	206	211	217	222	227	232	238	243	248	254	259	264	269	275	280	285
196	202	207	213	218	224	229	235	240	246	251	256	262	267	273	278	284	289	295
203	208	214	220	225	231	237	242	248	254	259	265	270	278	282	287	293	299	304
209	215	221	227	232	238	244	250	256	262	267	273	279	285	291	296	302	308	314
216	222	228	234	240	246	252	258	264	270	276	282	288	294	300	306	312	318	324
223	229	235	241	247	253	260	266	272	278	284	291	297	303	309	315	322	328	334
230	236	242	249	255	261	268	274	280	287	293	299	306	312	319	325	331	338	344
236	243	249	256	262	269	276	282	289	295	302	308	315	322	328	335	341	348	354
243	250	257	263	270	277	284	291	297	304	311	318	324	331	338	345	351	358	365
250	257	264	271	278	285	292	299	306	313	320	327	334	341	348	355	362	369	376
257	265	272	279	286	293	301	308	315	322	329	338	343	351	358	365	372	379	386
265	272	279	287	294	302	309	316	324	331	338	346	353	361	368	375	383	390	397
272	280	288	295	302	310	318	325	333	340	348	355	363	371	378	386	393	401	408
280	287	295	303	311	319	326	334	342	350	358	365	373	381	389	396	404	412	420
287	295	303	311	319	327	335	343	351	359	367	375	383	391	399	407	415	423	431
295	304	312	320	328	336	344	353	361	369	377	385	394	402	410	418	426	435	443

Formulario de historia clínica

Durante su primera consultas de cuidados prenatales, usted y su ginecólogo obstetra (ginecoobstetra) hablarán mucho sobre su salud. Es importante responder a todas las preguntas con honestidad y con todo el detalle que pueda. Use este formulario para ayudarle a prepararse. Puede llenar este formulario antes de su consulta y traer el libro con usted, o puede simplemente leerlo para ver algunas de las preguntas que se le harán.

Sus antecedentes menstruales

¿Cuál fue su primer día de su fecha de última menstruación? _____

¿Fue un período normal para usted en número de días y cantidad de sangrado? ❏ S ❏ N

¿Qué síntomas ha tenido desde su último período menstrual? _____

Sus embarazos pasados

Número total de embarazos ____

Número de embarazos que fueron:

    De término ____

    Prematuros ____

    Abortos espontáneos ____

    Abortos inducidos ____

    Embarazos ectópicos ____

    Partos múltiples ____

    Número de niños vivos ____

Complete la siguiente información para cada uno de sus últimos nacidos vivos.

Fecha de nacimiento	Edad gestacional al nacer (semanas	Duración del trabajo de parto (horas)	Peso al nacer	Sexo	Tipo de parto (vaginal, cesárea, instrumentado)	Anestesia	Lugar de parto	Complicaciones, incluyendo trabajo de parto prematuro, presión arterial alta, diabetes

Su historial médico familiar

Marque todo lo que corresponda.

_____ Alergias/reacciones a medicamentos

_____ Alergia/reacción al látex

_____ Alergias alimentarias/estacionales/ambientales

_____ Enfermedad neurológica o epilepsia

_____ Disfunción tiroidea

_____ Enfermedad de los senos o cirugía

_____ Enfermedad pulmonar, como el asma

_____ Cardiopatía

_____ Hipertensión (presión arterial alta)

_____ Cáncer

_____ Trastornos hematológicos (de la sangre)

_____ Anemia

_____ Trastornos gastrointestinales

_____ Hepatitis o enfermedad hepática

_____ Enfermedad o infección renal

_____ Coágulos de sangre en las piernas (trombosis venosa profunda [TVP])

_____ Diabetes mellitus (tipo 1 o tipo 2)

_____ Diabetes mellitus gestacional

_____ Trastornos autoinmunes (lupus, esclerosis múltiple, enfermedad inflamatoria intestinal)

_____ Trastornos dermatológicos (de la piel)

_____ Operaciones/hospitalización

      Si se marcan, enumere las fechas y los motivos

_____ Cirugía ginecológica

      Si se marcan, enumere las fechas y los motivos

_____ Anormalidad uterina

_____ Complicaciones anestésicas
_____ Antecedentes de transfusiones de sangre
_____ Infertilidad
_____ Tratamiento con tecnología de reproducción asistida (FIV, TEC)
_____ Antecedentes de resultados anormales de la prueba de Papanicolaou
_____ Antecedentes de infección de transmisión sexual (ITS)
_____ Enfermedad psiquiátrica
_____ Depresión, incluyendo depresión posparto
_____ Trauma o violencia
_____ Síndrome del ovario poliquístico (SOPQ)
_____ Otros

Su estilo de vida

Fumar

¿Fuma cuando no está embarazada? ❏ S ❏ N
En caso afirmativo, ¿cuánto? _____

¿Fuma actualmente? ❏ S ❏ N
En caso afirmativo, ¿cuánto? _____

Cigarrillos electrónicos

¿Fuma cigarrillos electrónicos cuando no está embarazada? ❏ S ❏ N
    Si la respuesta es sí, ¿cuánto? _____

¿Fuma cigarrillos electrónicos actualmente? ❏ S ❏ N
    Si la respuesta es sí, ¿cuánto? _____

Tabaco masticado, rapé, tiras de gel

¿Consume alguna de estas formas de tabaco cuando no está embarazada? ❏ S ❏ N
    Si la respuesta es sí, ¿cuáles y cuánto? _____

¿Consume actualmente estas formas de tabaco? ❏ S ❏ N
    Si la respuesta es sí, ¿cuáles y cuánto? _____

Alcohol

¿Bebe alcohol cuando no está embarazada? ❏ S ❏ N
En caso afirmativo, ¿cuánto? _____

¿Bebe alcohol ahora? ❏ S ❏ N
En caso afirmativo, ¿cuánto? _____

Drogas (ilegales y con receta)

¿Consume drogas (incluyendo opiáceos) cuando no está embarazada ❏ S ❏ N
Si la respuesta es sí, ¿qué tipo y cuánto? _____

¿Consume drogas (incluyendo opiáceos) ahora? ❏ S ❏ N
    Si la respuesta es sí, ¿qué tipo y cuánto? _____

Marihuana (médica o recreativa)

¿Consume marihuana cuando no está embarazada? ❏ S ❏ N

    Si la respuesta es sí, ¿qué tipo y cuánto? _____

¿Consume marihuana ahora? ❏ S ❏ N

    Si la respuesta es sí, ¿qué tipo y cuánto? _____

Su vida en casa

¿Se siente segura en su situación actual? ❏ S ❏ N

¿Se siente segura con su pareja actual? ❏ S ❏ N

Si usted contestó "no" a cualquiera de las preguntas, no deje este formulario donde su pareja pueda verlo. Es importante que usted se proteja a sí misma y a su bebé al encontrar un lugar seguro.

Sus antecedentes genéticos

Tenga en cuenta si usted, el padre de su bebé o cualquier persona de cualquiera de sus familias ha tenido alguna de las siguientes afecciones:

Afección	Sí	No
Defecto del tubo neural (DTN) (espina bífida, anencefalia)		
Cardiopatía congénita		
Síndrome de Down		
Enfermedad de Tay-Sachs		
Enfermedad de Canavan		
Disautonomía familiar		
Enfermedad de células falciformes o rasgo drepanocítico		
Hemofilia, talasemia u otro trastorno de la sangre		
Distrofia muscular		
Fibrosis quística		
Atrofia muscular espinal (AME)		
Enfermedad de Huntington		
Discapacidad intelectual o autismo		
Otro trastorno genético o cromosómico hereditario		
Defectos congénitos no mencionados anteriormente		
Aborto recurrente o un mortinato		

¿Ha tenido usted o el padre de su bebé un niño con un defecto congénito que no aparece en la lista anterior? ❏ S ❏ N

En caso afirmativo, ¿qué tipo? _____

Su historial de medicamentos

Enumere todos los medicamentos que toma (incluya suplementos, vitaminas, hierbas y medicamentos de venta libre). Anote la concentración y la dosis. Incluya los medicamentos recientes que haya dejado de tomar.

Medicamentos (incluidos los opiáceos)	Concentración (ejemplo: miligramos)	Dosis (con qué frecuencia)	Fecha de inicio	Fecha de término, si corresponde

Su historial de infección

¿Vive con alguien con tuberculosis (TB) o ha estado expuesta a la TB? ❏ S ❏ N

¿Usted o su pareja sexual tienen herpes oral o genital? ❏ S ❏ N

¿Ha tenido una erupción o una enfermedad viral desde su fecha de última menstruación? ❏ S ❏ N

¿Ha tenido un niño anterior con infección por estreptococos del grupo B (EGB)? ❏ S ❏ N

¿Alguna vez has tenido una ITS, como

Gonorrea ❏ S ❏ N

Clamidia ❏ S ❏ N

Infección por el virus de inmunodeficiencia humana (VIH) ❏ S ❏ N

Sífilis ❏ S ❏ N

Infección por el virus del papiloma humano (VPH) ❏ S ❏ N

¿Tiene infección por el virus de la hepatitis B o por el virus de la hepatitis C? ❏ S ❏ N

¿Ha estado expuesta al virus Zika? ❏ S ❏ N

¿Han viajado usted o su pareja fuera del país recientemente? ❏ S ❏ N

Su historial de vacunación

Vacuna	Sí (mes/año)	No
Tdap (tétanos, difteria y tos ferina [tos convulsa])		
Influenza (gripe)*		
Varicela*		
Virus del papiloma humano (VPH)		
Hepatitis A		
Hepatitis B		
Meningocócica		
Neumocócica		

*Algunas vacunas no se deberían administrar durante el embarazo, incluyendo el aerosol nasal para la gripe (pero la vacuna contra la gripe está bien), SRP y varicela. Todas las mujeres que estarán embarazadas durante la temporada de gripe (de octubre a mayo) deben recibir la vacuna contra la gripe en cualquier momento durante el embarazo. Las vacunas SRP y para la varicela deberían administrarse después del embarazo si es necesario.

Sus preguntas

Haga una lista de las preguntas que le gustaría hacerle a su ginecoobstetra

_____

_____

_____

_____

_____

_____

_____

_____

_____

_____

Adaptado del Registro de anteparto (2017) del Colegio Americano de Obstetras y Ginecólogos (ACOG).

Ejemplo de plan de parto

Un plan de parto es un esquema escrito de lo que le gustaría que sucediera durante el trabajo de parto y el parto. Este plan le permite a su ginecólogo obstetra (ginecoobstetra) y a otros profesionales de atención médica conocer sus deseos para su trabajo de parto y parto.

Revise su plan de parto con su ginecoobstetra mucho antes de su fecha de parto. Sin embargo, tenga en cuenta que tener un plan de parto no garantiza que el trabajo de parto y el parto irán de acuerdo con ese plan. Cosas inesperadas pueden suceder.

Recuerde que usted y su ginecoobstetra tienen un objetivo común: el parto más seguro posible para usted y su bebé. Un plan de parto es un gran punto de partida, pero usted debería estar preparada para los cambios que dicte la situación.

Plan de parto

Su nombre: _____

Nombre de su ginecoobstetra: _____

Nombre del doctor de su bebé: _____

Tipo de preparación para el nacimiento de su bebé: _____

Trabajo de parto (elija los que desee)

❏ Me gustaría poder moverme como desee durante el trabajo de parto.
❏ Me gustaría poder beber líquidos durante el trabajo de parto.

Prefiero:

❏ Una vía intravenosa (IV) para líquidos y medicamentos
❏ Un sello de heparina o solución salina (este dispositivo proporciona acceso a una vena, pero está conectado a una bolsa de fluidos)

❑ **No tengo preferencia**

Me gustaría tener a las siguientes personas conmigo durante el trabajo de parto (consulte la política de hospital o centro de maternidad sobre el número de personas que pueden estar en la habitación):

_____

_____

_____

_____

❑ Está bien ❑ no está bien que las personas en formación (p. ej., estudiantes de medicina o residentes) estén presentes durante el trabajo de parto y el parto.

Me gustaría probar las siguientes opciones si están disponibles (elija todas las que desee):
❑ Una pelota de parto
❑ Un taburete de parto
❑ Una silla de parto
❑ Una barra de cuclillas
❑ Una ducha o baño caliente durante el trabajo de parto. Entiendo que un baño sería utilizado sólo para la primera etapa del trabajo de parto, no durante el parto.

Opciones de anestesia (elija una):

❑ No quiero que me ofrezcan anestesia durante el trabajo de parto a menos que la solicite específicamente.
❑ Me gustaría la anestesia. Por favor, hable conmigo sobre las opciones.
❑ No sé si quiero anestesia. Por favor, hable conmigo sobre las opciones.

Parto

Me gustaría tener a las siguientes personas conmigo durante el parto (consulte la política del hospital o centro de maternidad):

_____

_____

_____

_____

❑ Prefiero evitar una episiotomía a menos que sea necesario.
❑ He hecho arreglos previos para almacenar la sangre del cordón umbilical.

Para un parto vaginal, me gustaría (elija los que desee):
❑ Usar un espejo para ver el nacimiento del bebé
❑ Que mi compañero de trabajo de parto me ayude a apoyarme durante el etapa de puje
❑ Que la habitación sea lo más tranquila posible

❏ Que una de mis personas de apoyo corte el cordón umbilical

❏ Que las luces sean atenuadas

❏ Poder hacer que una de mis personas de apoyo tome un video o fotos del nacimiento. (Nota: Algunos hospitales tienen políticas que prohíben grabar o tomar fotos. Además, si se permite, el fotógrafo debe posicionarse de manera que no interfiera con la realización de la atención médica.)

❏ Que mi bebé se ponga directamente sobre mi pecho inmediatamente después del parto

❏ Empezar a amamantar a mi bebé lo antes posible después del nacimiento

En caso de parto por cesárea, me gustaría que la siguiente persona estuviera presente conmigo:

_____

❏ Me gustaría ver a mi bebé antes de que le den gotas para los ojos.

❏ Me gustaría que una de mis personas de apoyo sostenga al bebé después del parto si no puedo hacerlo.

❏ Me gustaría que una de mis personas de apoyo fuera con mi bebé a la guardería.

❏ Me gustaría que mi persona de apoyo supiera qué vacunas recibirá mi recién nacido.

Plan de cuidado del bebé

Alimentar al bebé

Me gustaría (marque una):

❏ Dar lactancia materna exclusivamente

❏ Alimentar con biberón

❏ Combinar la lactancia materna y la alimentación con biberón

Está bien ofrecer a mi bebé (marque todas las que desee):

❏ Un chupete   ❏ Agua de azúcar

❏ Fórmula   ❏ Ninguna de las anteriores

Guardería y alojamiento conjunto

Si está disponible en mi hospital o centro de maternidad, me gustaría que mi bebé se quedara (marque uno):

❏ En mi habitación conmigo en todo momento

❏ En mi habitación conmigo excepto cuando estoy dormida

❏ En la guardería, pero que me sea traído para alimentarlo

❏ Todavía no lo sé. Voy a decidir después del nacimiento.

Circuncisión

❏ Si mi bebé es un varón, me gustaría que se circuncidara en el hospital o centro de maternidad.

Mi lista de verificación de cuidados posparto

El período posparto—las 12 semanas siguientes al nacimiento de un niño—es un momento importante para su salud. A medida que se recupera del parto y aprende a cuidar a su bebé, sus chequeos posparto le ayudarán a asegurarse de que está

- sanando física, mental y emocionalmente
- sintiéndose bien con su salud y el cuidado de su bebé
- sintiendo que puede pedir ayuda si la necesita

Use esta lista de verificación para hacer un seguimiento de las cosas que desea hablar con su ginecólogo obstetra (ginecoobstetra).

Mi cuidado personal

❏ No tengo suficiente sueño y descanso

❏ Tengo suficiente apoyo en casa, pero me gustaría más ayuda

❏ No tengo suficiente apoyo en casa

Mi salud y estilo de vida

❏ Me gustaría aprender más sobre la alimentación saludable y el ejercicio

❏ Tengo preguntas sobre el manejo de mis afecciones de salud (como presión arterial alta, diabetes)

❏ Quiero dejar de fumar y necesito ayuda

❏ Me gustaría beber menos alcohol y necesito ayuda

❏ Necesito ayuda con mi consumo de drogas

❏ Me preocupa mantenerme a mí y a mi familia seguros

Mi sangrado

❑ Me preocupa la cantidad, el color o el olor de mi sangrado

Mi incisión/desgarro

❑ Mi incisión/desgarro se ha estado curando bien, pero tengo preguntas
❑ Me preocupa que mi incisión/desgarro no esté sanando bien

Mi vejiga

❑ Tengo dolor u otros problemas al vaciar mi vejiga
❑ Tengo una fuga de orina con la actividad o después de sentir
una necesidad de orinar

Mis evacuaciones

❑ Tengo problemas para evacuar mis intestinos (dolor, estreñimiento)
❑ Tengo problemas para retener mis gases o heces

Mis sentimientos

En los últimos 7 días, yo
❑ me he sentido ansiosa o preocupada sin razón clara
❑ me he sentido triste, asustada o con pánico
❑ me he sentido tan infeliz que no puedo dormir
❑ he estado llorando mucho
❑ he tenido pensamientos de lastimarme a mí misma o a mi bebé

Mi planificación familiar

❑ Quiero hablar del momento de futuros embarazos
❑ Quiero hablar sobre los anticonceptivos

Mi vida sexual

❑ Estoy interesado en tener sexo, pero tengo preguntas
❑ No estoy interesado en tener sexo y me gustaría para hablar de ello

Mi lactancia materna y el cuidado del bebé

❑ La lactancia materna va bien, pero tengo preguntas
❑ Estoy teniendo dificultades para amamantar (dolor en el pezón, problemas
con el enganche)
❑ Me preocupa volver al trabajo/escuela y mantener mi suministro de leche
❑ Tengo preguntas sobre el cuidado de mi bebé

Formulario de antecedentes de exposición ambiental

Antes de quedar embarazada, o tan pronto como sepa que está embarazada, hable con su ginecólogo obstetra (ginecoobstetra) sobre los agentes a los que puede estar expuesta en casa o en el trabajo. Esto se denomina antecedente de exposición ambiental.

Use este formulario para revisar los lugares y situaciones en las que puede estar expuesta a sustancias tóxicas. Comparta los resultados con su ginecoobstetra.

Evaluación	Marque todo lo que corresponda
Preguntas sobre su casa o apartamento	
¿Vive en una casa o edificio de apartamentos construido antes de 1978?	
¿Vive al lado o cerca de una planta industrial, un negocio comercial, un vertedero o una propiedad no residencial?	
¿Alguna vez ha sido tratada usted o alguien que vive con usted por envenenamiento por plomo?	
¿Planea remodelar su espacio de vivienda?	
¿Ha añadido recientemente muebles nuevos, muebles restaurados o alfombras nuevas?	
¿Alguna vez has vivido fuera de los Estados Unidos?	
¿Alguna vez se ha mudado debido a un problema de salud?	
¿Usa un termómetro de mercurio en casa?	

Evaluación	Marque todo lo que corresponda
¿De dónde viene el agua potable?	
Pozo privado	
Suministro de agua de la ciudad	
¿Está usted expuesta al humo ambiental de tabaco en casa?	
¿Alguna persona que vive en su casa tiene síntomas inusuales?	
¿Ha cambiado la salud o el comportamiento de sus mascotas?	
¿Utilizan usted o los miembros de su familia cerámica importada, porcelana, o cristal para cocinar, comer o beber?	
¿Utiliza usted o su propietario aerosoles y polvos para insectos, matadores de malezas, o veneno de ratas o ratones?	
Dentro de su casa o apartamento	
Fuera de su casa o apartamento	
Para matar insectos en sus mascotas (aerosoles/polvos para pulgas y garrapatas)	
Preguntas sobre lo que usa y come	
¿Alguna vez ha usado remedios caseros como azarcón, greta o paylooah?	
¿Alguna vez ha comido dulces o alimentos enlatados importados de países extranjeros?	
¿Alguna vez ha comido alguno de los siguientes?	
Arcilla	
Tierra	
Cerámica	
Cascarillas de pintura	
¿Utiliza joyas que pueden contener plomo (incluyendo joyas compradas en grandes almacenes o en máquinas expendedoras)?	
¿Come alguno de los siguientes tipos de pescado?	
Atún patudo	
Caballa gigante	
Aguja	
Reloj anaranjado	
Tiburón	
Pez espada	
Blanquillo (del Golfo de México)	

Evaluación	Marque todo lo que corresponda
¿Come pescado capturado localmente?	
Preguntas sobre su lugar de trabajo	
¿Ha estado expuesta a alguna de las siguientes situaciones en el trabajo, ahora o en el pasado?	
Metales	
Polvo o fibras	
Productos químicos	
Humos	
Radiación	
Agentes biológicos	
Ruido o vibración altos	
Calor o frío extremos	
Si usted está expuesta a metales, polvos, fibras o químicos en el trabajo, ¿ha tenido el material sobre su piel?	
¿Lavas su ropa de trabajo en casa?	
¿Se ducha en el trabajo?	
¿Utiliza equipo de seguridad como guantes, máscaras o respiradores?	
¿Alguien en su casa tiene contacto con metales, polvo, fibras, productos químicos, humos, radiación o agentes biológicos?	
Preguntas sobre sus pasatiempos	
¿Realiza alguna de las siguientes acciones en su tiempo libre?	
Pintura	
Procesamiento en cuarto oscuro para realizar impresiones	
Escultura	
Soldadura	
Carpintería	
Restauración de coches antiguos	
Disparar armas de fuego	
Creación de vidrieras	
Creación de cerámica	
Jardinería	

Fuentes: Consortium for Reproductive Environmental Health in Minority Communities; U.S. Department of Health and Human Services, Agency for Toxic Substances and Diseases Registry; U.S. Food and Drug Administration, Advice About Eating Fish: What Pregnant Women and Parents Should Know.

Cuadro de mi equipo de cuidados posparto

Cuando planee sus cuidados posparto, debería pensar en quién desea en su equipo de atención. Este es un grupo de familiares, amigos y profesionales de atención médica que pueden ayudar con la atención médica, el apoyo emocional, el cuidado de niños, el cuidado de mascotas y las tareas domésticas.

Hable con su ginecólogo obstetra (ginecoobstetra) sobre su equipo de cuidados posparto antes de dar a luz. Después de dar a luz, revise y actualice su plan según sea necesario. Rellene este cuadro con los nombres y la información de contacto de todos los miembros de su equipo de cuidados posparto.

Miembro del equipo de cuidados	Lo que hacen	Nombre(s)	Información de contacto
Su familia y amigos	• Ofrecer apoyo emocional • Ayuda con el cuidado de niños, cuidado de mascotas, apoyo a la lactancia, comidas, tareas domésticas, transporte		
Su profesional de atención materna	• Se encarga de su salud durante el período posparto		
El doctor de su bebé	• Cuida de su salud y la salud de su bebé		
Otros profesionales	• Ayudan con las afecciones médicas • Ayudan con la lactancia materna • Otras necesidades especiales		

Índice

Los números de páginas seguidos por las letras *c*, *f* y *t* indican cuadros, figuras y tablas, respectivamente.